간호관리
단원별
기출문제집

간호관리
단원별 기출문제집

초판 1쇄 인쇄 2021년 4월 1일
초판 1쇄 발행 2021년 4월 5일

편저자 김명애
발행처 ㈜IMRN
주 소 경기도 파주시 금릉역로 84, 청원센트럴타워 606호 (금촌동)

ISBN 979-11-971867-3-8

* 책값은 뒤표지에 있습니다.

간호직 공무원의 꿈을 이룰 여러분들의 열정을 응원하며 정성을 가득담아 문제집을 출간하게 되었습니다.

간호사면허를 취득한 후 임상에서 활동하고 있는 우리나라 간호사의 96%는 병원에 있다는 사실을 알고 있었는지요? 보건소 보건지소 및 지역사회에서 활동하고 있는 간호사는 오직 4% 뿐입니다. ICN에 가입된 국가들의 평균적인 간호사 활동 영역 분포는 병원이 60%, 지역사회가 40%인 것에 비하면 비교가 불가능 할 정도로 턱없이 부족한 수치입니다.

항상 제가 주장하고 있는 것이지만 간호사는 병원에만 있어야하는 전문인이 아닙니다. 지역사회 곳곳에서 간호사의 전문성을 발휘하여 일차보건의료를 제공하는 자리에 우리 간호사가 있어야 합니다.

간호사의 임무는 국민들의 건강증진, 질병예방, 고통경감, 건강회복을 돕고 있는 것입니다. 우리나라 지역사회간호사의 비율도 40%까지 증가되어야 한다고 주장하는 일인으로서 이번 간호관리학 문제집은 저의 이러한 소망을 담아 한 문제 한 문제 정성껏 엮어나갔음을 제 자신 앞에서 인정할 수 있어 감사하게 생각합니다.

지금보다 더 많은 수의 지역사회 간호사가 필요한 시대가 도래할 것입니다. 지역사회 곳곳에서 일차보건의료를 담당하여 지역주민의 건강을 책임질 지역사회 간호사를 양성하고 간호사가 자율적으로 의료인의 역할을 할 수 있도록 돕는 것이 저의 사명이기에 스스로 부끄럽지 않으려고 최선을 다해 문제를 구성하고 문제에 해설을 달았습니다. 밤낮없이 고군분투하며 새로운 인생의 터닝 포인트를 향해 나아가는 수험생들을 위해 해줄 수 있는 저의 최선은 문제집을 풀면서 개념을 정리하도록 돕고 실전에서 오류가 없도록 충분한 연습의 기회를 드리는 것이라 생각해서 괄호문제와 최신기출문제, 기출응용문제 그리고 실전모의고사 문제까지 여러분이 합격에 한 발짝 더 나아갈 수 있도록 욕심을 담아 문제집을 만들었습니다.

기출문제의 중요성은 거듭 강조해도 부족함이 없기에 2010년 이후의 서울시와 지방직 기출 문제들을 모두 모았고 최대한 해설을 자세하게 달아두었습니다. 문제를 풀기 전에 먼저 해설을 보지 마시고 비판적 사고를 총동원하여 충분히 생각하고 문제를 풀어 본 다음 해설과 스스로 이해했던 부분과의 차이에 대해 잘 정리해두면 응용된 문제가 나와도 당황하지 않고 풀어나갈 수 있게 되리라 봅니다. 이제 얼마 남지 않은 정상을 향해 조금만 더 힘을 내시기 바랍니다. 자신만의 멋진 꿈을 이루기 위해 한발한발 내딛는 여러분은 발걸음에 진심어린 박수를 보내드리며 몸도 마음도 건강하게 끝까지 건승하시길 진심으로 기도하겠습니다.

꿈을 이룰 수험생 여러분 모두를 진심으로 응원하며

위아너스 **김명애**교수

“ We are nurse! We honor”

우리는 간호사입니다!

우리는 명예로운 사람들입니다!

목차

PART 01

핵심요약문제

PART 02

최신기출문제&기출응용문제

PART 03

실전모의고사

간호공무원시험의 결을 파악하라

PART 01

핵심
요약
문제

CHAPTER 01 간호관리학의 이해

01 간호관리의 정의

간호관리란 간호조직의 (　　　　)을 위해 간호 인력을 기술과 노력, 자원 활용 등 계획을 수립하여 간호사의 활동을 합리적, 효율적으로 (　　)하고 지휘하며 (　　)하는 과정이다.

02 간호관리의 과정적 측면

(1) Marriner - Tomey

(　　) → 조직 → (　　) → 지휘 → 통제(5단계)

(2) Henry Fayol

관리학파의 아버지로 사람보다는 일의 중요성을 강조

기획 → 조직 → 지휘 → (　　) → 통제(5단계)

(3) Stoner

기획 → 조직 → 지휘 → 통제(4단계)

(4) Gillis

(　　　　　　　) → 조직 → 인사 → 지휘 → 통제(5단계)

(5) Gulick

기획 → 조직 → 인사 → 지휘 → 조정 → (　　) → (　　) (7단계)

(6) POSDCoRB

Planning-Organization-(　　)-Directing-(　　　　　　)-Reporting-Budgeting

01 목표 달성 / 조직 / 통제 **02.** (1) 기획 / 인사 (2) 조정 (4) 자료수집과 기획 (5) 보고 / 예산 (6) Staffing / Coordination

03 간호관리의 기능적 측면

(1) ( )이 주장한 관리의 기능론적 관점에서 살펴보면 관리활동은 협동적 노력의 체계를 유지하는 기능을 수행하는 것이다.
관리의 기능적 요소에는 의사소통, 동기부여, 의사결정, 권한, 지도성 등이 있다.

(2) ( ) & Decker는 간호관리에 필요한 중요한 기술로서 의사소통과 정보체계, 동기부여, 지도성, 스트레스와 시간관리, 의사결정, 비판적 사고, 집단관리 등을 꼽았다.

04 관리와 행정의 유사성 및 차이점

		관리	행정
유사성		( )적 성격 목표추구를 위한 수단성 ( ) 요소가 중요하며 조직 안에서 이루어진다.	
차이점	권력성	정치권력과 무관	( ), 정치권력 내포 행정은 ( )에서 출발
	능률성	경쟁성과 능률성을 추구	( )이 높아서 경쟁성에 제한을 받음
	법의 제약성	법령의 제약이 적음	법령의 제약을 엄격히 받음.
	평등성	강조되지 않음	법 앞에서 평등한 개념, 고도의 ( )이 요구
	목표	분명하고 단일한 목표 추구	불분명하고 복잡한 목표 추구

05 간호관리 체계 모형

Gillis는 간호관리 체계이론을 설명하였는데 ( )에는 자료, 인력, 기구, 공급품이 속하고, ( )에는 자료수집, 기획, 조직, 인사, 지휘, 통제가 속하며 ( )에는 환자간호, 인력개발, 연구가 포함되었다.

03 (1) 버나드와 시몬(Barnard & Simon) (2)설리반(Sullivan) **04** 관료제 / 인적 / 강제성 / 국가정책 / 독점성 / 합법성 **05** 투입 / 변환과정 / 산출

06 조직성과

(1) (　　　)이란 개인이나 조직이 수행한 업무의 양과 질을 자원 활용의 정도를 고려하여 측정한 것으로 일정기간 동안의 투입과 산출의 비율로서 다음과 같이 나타낼 수 있다.

(2) (　　　)이란 목적에 부합했는가의 문제, 목표 달성의 정도를 나타낸다.

(3) (　　　)이란 자원을 최소로 활용하여 목표를 달성했는가의 능률성을 나타낸다.

07 관리자의 계층

(1) 최고관리자

① 환경과 관련하여 조직의 (　　　) 목표, 전략 등을 결정한다.

② 조직의 (　　　　　)을 맡고 있으며 간호부의 모든 활동을 기획·조직·지휘·통제한다.

(2) 중간관리자

① 최고관리자가 설정한 조직의 (　　　) 목표, 전략, 정책을 수용하고 집행을 위한 제반활동을 수행한다.

② (　　　　)가 해야 할 조직의 목표와 계획을 전달하고 그들의 지휘에 책임을 진다.

(3) (　　　　　)

① 아래로 다른 관리자 없이 현장에서 실제로 업무를 수행한다.

② (　　　) 목표를 결정하며, 구성원의 실무적 역할조정, 작업운영지휘, 현장감독 등의 역할을 수행한다.

08 민츠버그(Henry Mintzberg)의 관리자 역할

(1) 대인관계 역할

1) (　　　)

① 기본적인 관리자 역할로 조직을 대표한다.

② 간호단위의 장으로써 관리자는 의식적인 임무를 수행한다.

2) (　　　)

① 조직의 목표달성을 위하여 부하 직원의 활동을 지휘 조정한다.

② 부하직원들의 동기를 유발시키고 직원의 (　　)과 훈련을 담당하는 역할

06 (1) 생산성 (2) 효과성 (3)효율성 **07** (1) ① 장기적 ② 사회적 책임 (2) ① 전략적 ② 일선관리자 (3) 일선관리자 ② 운영적 **08** (1) 1) 대표자 2) 지도자 / 채용

3) (　　　)

① 경쟁자 및 조직 (　　)의 사람들을 다루는 일을 한다.

② 상사, 부하직원, 타 부서직원, 물품공급자, 환자 등과 함께 상호작용을 하면서 중간역할을 수행한다.

③ 조직의 성공에 영향을 미칠 수 있는 사람으로부터 자원을 모색하고 네트워크를 유지하는 역할을 한다.

(2) (　　　　　　)

관리자는 조직의 내.외부의 사람들과 교류하기 때문에 직원들보다 더 많은 정보를 갖는다.

1) 정보수집자

① 관리자는 계속적으로 주변환경을 (　　　)하면서 직·간접적으로 정보를 수집한다.

② 다양하고 특정한 정보를 조직과 환경에서 찾고 받는다.

2) (　　　)

관리자는 부하직원들이 일상적으로 접할 수 없는 정보를 그들에게 전달한다.

3) (　　　)

관리자는 부서를 외부사람에게 알리거나 혹은 조직 밖의 사람들과 (　　　)한다.

(3) 의사결정자의 역할

조직의 새로운 목표와 활동을 전개할 시기와 방법을 결정하기 위해 정보를 사용한다.

1) (　　　)

통제범위 내에서 변화를 창출하고 시도하는 역할을 한다.

2) 고충처리자 - (　　　　)

관리자 자신의 직접적인 통제 영역 밖의 변화되는 문제를 다룬다.

3) 자원분배자

관리자는 중요한 결정을 내리기 위해 조직의 모든 자원을 할당하는 책임을 가진다.

4) (　　　)

관리자는 업무를 수행하는데 있어서 정보와 권한을 가졌기 때문에 많은 시간을 협상에 보내야 한다.

3) 섭외자 ① 외부 (2) 정보관리 역할 1) ① 모니터 2) 전달자 3) 대변인 / 의사소통 (3) 1) 기업가 2) 문제해결자 4) 협상자

09 과학적 관리이론

① 과학적 관리는 관리자의 명령과 통제에 의한 일방적 경영관리이다.
② 과학적 관리는 (　　)의 과학, (　　)의 과학이지 경영의 과학이 아니다.
③ 조직 전체의 합리화가 아닌 공장 (　　)의 합리화를 시도하였다.
④ 공식적 조직의 (　　　)나 분업체계을 중시하였다.
⑤ 종업원의 인간성을 경시하면서 (　　　)·합리적 인간관을 강조하였다.
⑥ 과업의 (　　　)를 위해 지나치게 유일 최선의 방법을 강조하였다.

10 인간관계론의 특징

① (　　) 전기공장에서 공장의 조명과 근로자들의 생산성 간의 상관관계 실험하였다.
② 생산성은 물리적 환경보다는 인간의 (　　　)·(　　　) 욕구충족에 의해 결정된다.
③ 직장분위기, 조직구성원의 태도와 감정 등 사회적 인간으로서 (　　　　) 보상과 (　　　)·소속감 등 인간의 심리적 요인 중시한다.
④ 개인보다는 집단의 사기를 중시하고 비공식조직 및 소집단을 중시하고 (　　　　)의 관리를 강조한다.
⑤ 기계적 조직관과 합리적 (　　　)이라는 인간관에 대한 과학적 관리론에 반발하여 나타났다.

11 상황이론의 특징

① 조직은 하위체계들로 구성된 하나의 (　　　　)로 모든 조직과 모든 상황에 맞는 유일한 조직 이론은 없다고 본다.
② (　　)에 따라 관리기법이 알맞게 변해야 한다는 이론이다.
③ (　　)에 따라 적절한 일을 적절한 시간에 적절한 방법으로 수행하기 위한 틀을 제공한다.

정답

09 ② 작업 / 노동 ③ 내부 ④ 계층제 ⑤ 경제적 ⑥ 표준화 **10** ① 호손 ② 심리적 / 사회적 ③ 비경제적 / 안정감 ④ 인간중심 ⑤ 경제인 **11** ① 개방체계 ② 상황 ③ 상황

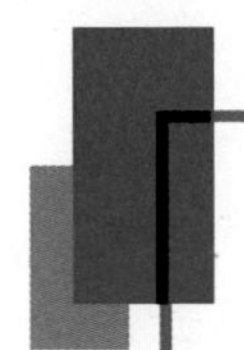

CHAPTER 02

기획

01 기획은 Plan이 아닌 (   )이며 기획 → 조직 → 인사 → 지휘 → 통제의 단계로 진행되는 관리과정의 첫 번째 단계이다.

02 기획의 특성

(1) 기획은 (   )이다.

기획은 미래에 일어날 일들을 미리 예측하고 상황을 분석하여 바람직한 상태로 미래가 전개시키기 위한 활동이다.

(2) 기획은 (   )을 선택하는 합리적 의사결정 과정이다.

(3) 기획은 (   ) 활동이다.

기획은 설정된 목표를 달성하기 위해 구체적인 방법을 제시하는 활동이다.

(4) 기획은 (   ) 과정이다.

03 기획의 원칙

(1) (   )의 원칙

① 비능률과 낭비를 피하고 효과성을 높이기 위하여 목적이 명확하고 구체적으로 명확히 제시되어야 한다.

② 간호조직의 공동목적을 달성할 수 있도록 계획안을 작성하여야 한다.

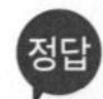

01 Planning **02** (1) 미래지향적 (2) 최선의 대안 (3) 목표지향적 (4) 행동지향적 **03** (1) 목적부합

(2) (　　　) 및 (　　　)의 원칙

① 기획은 간결하고 명료한 표현이어야 한다.

② 기획은 난해하거나 전문적인 용어나 술어는 가능한 한 피해야 하고 기획의 대상을 표준화하여야 한다.

(3) 신축성의 원칙

① 변화하는 상황에 대처해서 하부 집행기관이 (　　　)을 발휘할 수 있게 탄력적이어야 한다.

② 유동적인 환경과 상태에 대하여 (　　　)과 (　　　)을 가지고 필요에 따라 수정될 수 있어야 한다.

(4) (　　　)의 원칙

① 기획은 빈번한 수정으로 기획 자체가 방향을 잃어서는 안 된다.

② 일반적으로 안정성이 높으면 효과적이고 경제적이다.

(5) (　　　)의 원리 = 경제성의 원칙 = 효율성의 원칙

① 기획에는 인적·물적·시간적 요소가 많이 소요되므로 가능한 한 기존 자원을 최대로 활용하여 주어진 비용으로 최대의 효과를 나타내는 것이어야 한다.

② 현재 사용가능한 자원을 (　　　) 활용하고 새로운 자원은 (　　) 한다.

(6) 장래예측성의 원칙

외부 환경의 여러 가지 변화와 불확실성을 예측하고 이에 대처해야 한다.

(7) (　　　)의 원칙

계획안의 수행 단계에서 인원, 물자, 설비, 예산의 부족 등으로 차질이 생기지 않게 포괄적인 사전 검사가 이루어져야 한다.

(8) (　　　)의 원칙

어떠한 기획이든 그와 관련된 다른 기획 및 업무 사이에 적절한 균형과 조화를 이루지 않으면 안 된다.

(9) 필요성의 원칙

기획은 정당한 이유에 근거한 필요성이 있어야 한다.

(10) (　　　)의 원칙=계속성의 원칙

기획은 가장 큰 것부터 시작하여 구체화 과정을 통해 연차적으로 기획을 파생시킨다. 기본기획에서 여러 가지 구체화된 기획이 파생되는 현상을 기획의 (　　　)라고 한다.

(2) 단순성 / 표준화 (3) ① 창의력 ② 융통성 / 탄력성 (4) 안전성 (5) 능률성 ② 최대한 / 최소화 (7) 포괄성 (8) 균형성 (10) 계층화 / 계층화

(11) 일반성의 원칙

기획은 어느 특수한 관리계층만의 독특한 기능이 아니고 모든 관리 기능이기 때문에 일반성을 갖는다고 할 수 있다.

04 기획의 방법

(1) (   ) - 작업망 체계모형, 프로그램평가검토방법 : 불확실한 상황에 대하여 확률적인 방법에 의해 활동의 소요시간과 비용을 계산하며 각 하위 과업이 달성되는데 소요되는 시간을 낙관적 소요시간, 가능성이 많은 소요시간, 비관적 소요시간의 (   )로 추정한다.

(2) CPM - Critical Path Method (   ) : 활동 상호 간의 연관성을 고려하면서 프로젝트를 기획하고, 관리하며 통제할 수 있는 효율적인 프로젝트 관리기법으로 확정적인 값을 이용하여 활동의 소요시간과 비용이 소요되는 사항을 추정한다.

05 기획의 계층별 내용

(1) 비전

조직의 사업 영역과 성장 목표가 명시된 조직의 바람직한 (   )이다.

(2) 목적 및 사명

조직의 사회적 (   ) 혹은 (   )이며 조직의 사명을 명시하며, 기획계층의 상부에 위치하며 철학, 목표의 지표가 된다.

(3) 철학

조직구성원의 행동을 이끄는 조직의 목적달성을 위해 조직구성원을 움직이게 하는 (   ) 또는 (   )을 진술한 것

(4) 목표

(   )을 구체적 수치로 (   )한 것으로 조직구성원에게 제시하는 구체적 행동지침이며 업무를 수행하는 최종 지점이다.

(5) (   )

조직의 목표를 성취하기 위한 방법을 제시하고, 목표를 행동화하기 위한 과정 및 활동범위를 알려주는 포괄적인 지침으로 암시적인 경우도 있고, 문서화되는 등 직접적으로 표현되는 경우도 있다.

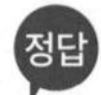

04 (1) PERT / 3가지 (2) 주경로기법 **05** (1) 미래상 (2) 존재 이유 / 존재가치 (3) 가치 / 신념 (4) 목적 / 표현 (5) 정책

(6) 절차

이론적 근거에 따라 단계적·(　　　)으로 활동을 기술하여 특정업무를 수행하는 관계나 방법을 제시하는 것이다. 절차는 정책보다 자세한 업무행위의 지침으로 요구되는 행동의 (　　　)를 기술한다.

(7) 규칙

절차에 관련되어 행동을 지시하고 특별한 상황에서 (　　　　　)과 (　　)해야 할 것을 알려주는 명확한 지침이다.

(8) 계획안

기획보다 하위의 구체적 개념으로 기획의 결과물로 목표달성을 위한 수단을 구체화한 (　　　)이다.

06 의사결정(decision making)의 정의

개인, 집단 또는 조직이 문제를 해결하기 위하여 목표를 설정하고 설정한 목표를 달성하기 위하여 이용 가능한 여러 대안 가운데 (　　)의 대안을 선택하는 과정이다.

07 문제의 적용 수준 및 구조화 정도에 따른 의사결정 유형

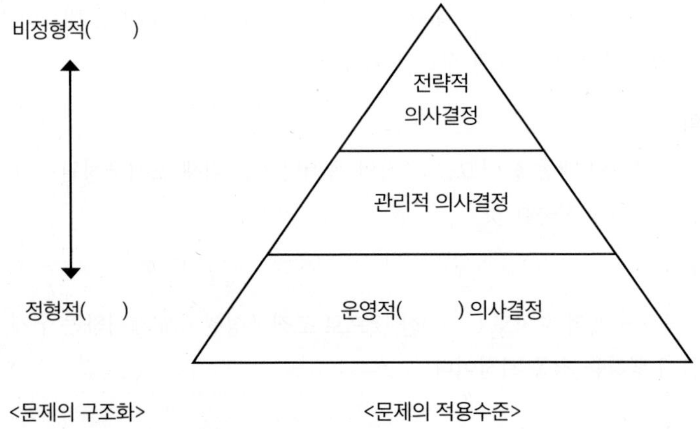

정답

(6) 순서적 / 시행순서 (7) 행해야 할 것 / 금지 (8) 청사진 **06** 하나 **07** 비구조적 / 구조적 / 업무적

08 개인·집단의사결정의 선택기준

(1) 의사결정의 질, 수용성, 정확성 등이 중요할 경우에는 (　　　　　　)을 택하는 것이 좋다.

(2) 신속성, 창의성, 비용 등이 중요할 경우에는 (　　)적인 의사결정을 택하는 것이 좋다.

09 의사결정 방법의 종류

(1) (　　　　　　)은 구성원들의 창의적인 사고를 촉진하기 위하여 개발된 집단사고 기법이다. 원활한 브레인스토밍의 진행을 위해서는 개방적 분위기에서 자유롭게 아이디어를 창출할 수 있어야 한다.

(2) 명목집단기법은 구성원들이 한 자리에 모여앉아 있으나 서로 대화나 토론 없이 (　　)에 아이디어를 적어서 제출한 후 제출 된 내용을 모아 토론 후 (　　　)로 의사결정을 하는 기법이다. 구성원 간의 대화가 없이 각자 독립적으로 자신의 의견을 제시할 수 있기 때문에 의사결정을 방해하는 타인의 영향력을 줄일 수 있다.

(3) (　　　　)은 전문가 집단의 신뢰성 높은 의사결정를 얻어내기 위한 기법으로 다수 전문가의 독립적인 아이디어를 우편으로 수집하고, 아이디어를 분석·요약한 후 응답자들에게 다시 제공하는 방법의 반복을 통해 의사결정하는 기법이다.

10 (　　　　)

일정기간 동안의 기업 경영활동을 화폐가치로 기록·계산하고, 기업의 노력과 경영성적, 기업이 소유한 자산·부채 및 기업자본의 재정상태 등을 명확하게 하기 위한 보고서이다.

(1) 대차대조표

① 기업의 재무상태를 (　　　　)에서 나타내는 표이다.

② 대차대조표의 왼편은 (　　)을 기록하는 차변, 오른편은 (　　)와 (　　)을 기록하는 대변이다.

(2) (　　　　)

일정기간 동안의 비용과 수익을 대응시켜 기업의 성과를 나타내는 보고서로 포괄계산서라고도 하며 이것의 궁극적인 목적은 일정 기간 동안의 경영성과인 (　　　)을 표시하는 데 있다.

08 (1) 집단의사결정 (2) 개인 **09** (1) 브레인 스토밍 (2) 종이 / 다수결 (3) 델파이법 **10** 재무제표 (1) ① 일정시점 ② 자산 / 부채 / 자본 (2) 손익계산서 / 순손익

(3) (　　　　　)는 일정 기간 동안 현금의 유입과 유출 내역을 보여주는 보고서이다.

11 예산은 조직활동의 기대되는 결과를 (　　　　　)로 표현해 놓은 업무계획서로 미리 (　　)된 것과 실제의 결과를 비교하여 조직의 운영을 계획하고 (　　)하는 과정이다.

12 간호부 예산의 유형

(1) (　　　　)-관리예산
회계연도 동안 그 조직의 일상적 운영을 유지하는 데 필요한 비용으로 부서의 활동을 완수하기 위해 (　　) 이내에 소비하거나 사용할 서비스나 재화가 포함된다.

(2) (　　　　)은 장기계획과 관련된 투자예산과 주요 설비비품의 구입을 위한 (　　　　)으로 이루어지며 주요 물품구입이나 프로젝트에 대한 비용으로 일정기간에 반복적으로 재사용되는 장비의 항목을 말한다.

(3) (　　　　)은 자본예산을 제외한 사실상의 운영예산으로 필요한 만큼의 가용자금을 마련하고 여분의 자금을 유익하게 사용하기 위해서 현금수입과 지출이 적합하게 유지되도록 계획하는 것으로 조직의 현금 입출금을 말하며 구성원의 급여, 세금, 외상매입금에 대한 지불 등이 포함된다.

13 예산수립 방법

(1) (　　　　　　) - (　　)기능
통제를 지향하는 예산으로 지출의 대상이 되는 물품 또는 품목을 한 줄로 나열한 것이다.

(2) 기획예산제도(　　)- (　　)기능
장기적 기획과 단기적 예산을 하나로 결합하여 기획과 동시에 통제가 가능한 예산 방법으로 의사결정의 일원성을 확보할 수 있어서 예산의 절약과 능률성을 최대로 하려는 기획지향 예산이다.

(3) 현금흐름표 **11** 화폐가치 / 계획 / 통제 **12** (1) 운영예산 / 1년 (2) 자본지출예산 / 지출설비예산 (3) 현금예산 **13** (1) 품목별 예산제도 / 통제 (2) PPBS / 기획

(3) 성과주의 예산(　　) - (　　)기능

예산을 투입하여 무엇을 성취하는가에 초점을 두는 것으로 부서의 기능, 활동 및 사업계획을 중심으로 예산을 편성하는 방법이다.

(4) (　　　) 예산제도 - (　　)기능

기준예산이라고도 하며 전년도 예산을 기준으로 하지 않고 "영(0)"을 기준으로 새롭게 예산을 편성하는 (　　) 중심의 예산제도이다.

14 진료비 지불제도의 유형

(1) (　　　　　　　) ; fee-for-service

의료진이 제공한 진료의 내용과 서비스의 양에 따라 항목별로 의료비가 책정되는 것

(2) (　　　　　) ; Diagnosis related group

제공한 서비스 항목과 수량에 직접 관계없이 사례에 기초하여 진료비를 지불하는 방식으로 DRG가 대표적인 방법

(3) (　　　)

일정한 수의 가입자가 의료공급자에게 등록하고, 등록기간 동안 의료공급자는 정해진 범위 안에서 모든 보건의료서비스를 가입자에게 제공하는 방식

15 간호원가 산정방법

(1) 환자분류체계에 따른 간호원가 산정방식은 환자의 (　　　　)에 따라 경환자군, 중등환자군, 중환자군, 위독환자군으로 나누어 각 군에 대한 간호원가를 산정하는 방법이다.

(2) 포괄수가체계에 의한 간호원가 산정방식은 환자를 (　　　　)로 분류하여 간호원가를 산정하는 방법으로 환자 수 대비 간호사 수의 기준을 확보해야 하고 질병군별 간호표준화가 이루어져야 한다.

(3) (　　　　　　)에 의한 간호원가 산정방식은 상대적 가치로 접근하여 점수화하고 이를 금액화하는 산정방법으로 간호업무의 표준화가 필요하다.

(3) PBS / 관리 (4) 영기준 / 감축 / 감축 **14** (1) 행위별수가체제 (2) 포괄수가제 (3) 인두제 **15** (1) 위급상태 (2) 질병군별 (3) 상대가치체계

16 MBO의 특징

(1) MBO는 (　　　　　　)이고 (　　　)인 목표를 추구하며 (　　　　　　), 목표설정, (　　　) 과정이 구성요소로 포함어야 한다.

(2) 목표의 달성도를 측정·평가하여 (　　　)을 통해 조직운영 활동을 강화한다.

(3) 명확한 목표를 제시하여 효과적인 통제의 수단으로 사용되며 개인의 능력을 마음껏 발휘할 수 있고 이에 따른 와 책임소재를 명확히 하여 스스로를 (　　)하는 과정이다.

17 시간관리의 단계별 특성

① 제1세대 시간관리

에너지가 많이 요구되는 여러 가지 일들을 표시하여 인식하려는 시도로 최초의 시간관리는 (　　　)에 기록하고 목록표를 작성하는 단계

② 제2세대 시간관리

2세대 시간관리는 미래를 계획할 수 있도록 달력과 약속기록부를 활용하여 앞으로 있을 일과 활동에 대한 (　　　)을 작성하는 단계

③ 제3세대 시간관리

현재 가장 많이 사용되고 있는 방법은 3세대 시간관리로 기존의 시간관리 개념에 (　　　　) 개념이 추가되어 가치 있고 중요한 것들을 명확하게 밝힌 것이다.

④ 제4세대 시간관리

시간을 관리하는 것이 아니라 우리 자신을 관리하는 것이라는 개념으로 대상과 시간에 초점을 맞추기보다 (　　　　)의 유지와 증진 그리고 결과의 달성을 강조하며 생산과 생산능력 간의 균형 유지에 중점

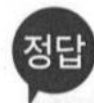

정답

16 (1) 결과지향적 / 단기적 / 구성원 참여 / 피드백 (2) 피드백 (3)통제 **17** ① 메모지 ② 스케쥴 ③ 우선순위 ④ 인간관계

CHAPTER 03 조직

01 (　　　)의 정의

조직목표를 가장 효과적으로 성취할 수 있도록 만들어가는 과정이며 (　　　)의 결과로 조직이 형성된다.

02 조직화의 원리

(1) (　　　)의 원리는 역할의 수직적 분담체계로서 권한, 책임, 의무 정도에 따라 공식조직을 형성하는 구성원 간 상하의 등급, 즉 계층을 설정하여 각 계층 간에 권한과 책임을 배분하고 명령계통과 지휘·감독체계를 확립하는 것을 말한다.

(2) (　　　)의 원리는 인간이 가지는 지식과 시간, 능력에는 한계가 있기 때문에 한 사람의 관리자가 직접적이고 효율적으로 지도, 감독할 수 있는 부하 직원의 수는 일정한 범위를 벗어나서는 안 된다는 원리이다.

(3) 조정의 원리는 (　　　)의 원리라고도 불리는 것으로 조직의 공동목표를 수행하게 조직 구성원들의 행동 통일을 기하도록 집단의 노력을 통합하여 조직의 안정성과 효율성을 도모하는 것이다.

(4) 명령통일의 원리는 조직의 각 구성원이 (　　　)의 직속상관으로부터만 명령과 지시를 받고 보고하는 책임을 지는 것으로 명령통일의 원리가 지켜지지 않으면 전체적 안정감이 위협받고 권위가 실추되게 된다.

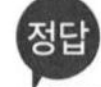

01 조직화 / 조직화 **02** (1) 계층제 (2) 통솔범위 (3) 목표통일 (4) 한 사람

03 권력의 유형

(1) (　　　) 권력

권력의 근원으로서 타인이 원하는 것을 보상해줄 수 있는 자원과 능력을 가진 경우를 지칭한다.

(2) 합법적 권력

권력행사자가 보유하는 지위에 바탕을 둔 권력으로, 이를 (　　)이라 한다.
합법적 권력은 공식적 지위가 높을수록 더욱 높아지는 경향이 있다.

(3) 강압적 권력

부하직원을 해고하거나 징계할 때 또는 봉급을 제한할 때 등의 권력을 의미하며, 직·간접적인 처벌의 결과로 위협을 가하게 된다.

(4) (　　　) 권력

개인이 갖는 특별한 자질에 기반을 둔 권력으로 다른 사람들이 호감과 존경심을 갖고 권력행사자를 닮으려고 할 때 생기는 권력-종교지도자, 영화배우, 유명스포츠맨 등을 따르는 것이다.

(5) (　　　) 권력

전문성, 기술, 지식 등에 기반을 둔 권력으로 특정 분야나 상황에 대하여 높은 지식을 가질 때 생기는 권력 의사의 지시에 따라 환자가 그대로 믿고 따르는 것이다.

(6) 정보적 권력

권력행사자가 유용한 정보에 쉽게 접근할 수 있다거나 희소가치와 중요성이 있는 (　　)를 소유하고 있다는 사실에 기반을 둔다.

(7) (　　　) 권력 - 관계적 권력

중요한 인물이나 조직 내의 영향력 있는 사람과 연줄을 갖고 있다는 사실에 기반을 둔다.

04 조직구조의 구성요인

(1) 조직구조를 결정하는 구성요인은 (　　　), 공식화, (　　　)이다.

(2) (　　　)은 조직에 분화정도를 의미하며 수평적 분화 · 수직적 분화 · 지역적 분산으로 나뉜다.

03 (1) 보상적 (2) 권한 (4) 준거적 (5) 전문적 (6) 정보 (7) 연결적 **04** (1) 복잡성 / 집권화 (2) 복잡성

(3) 공식화는 조직의 직무가 ( )되어 있는 정도를 나타내는 공식화는 조직성원의 행동을 규격화 시키기 위해 조직이 규칙과 절차에 의존하는 정도이다

(4) ( )는 권한의 배분 정도로 의사결정권이나 공식적 권한이 한 개인이나 단위 부서 및 권한 계층에게 집중되고 부하직원에게는 최소로 허용된 정도를 뜻한다.

05 조직의 유형

(1) 정태적 조직

1) ( )

공식조직의 가장 오래된 조직구조로서 단순한 조직구조이로 계층적 구조를 이루는 조직으로서 상관-부하관계를 강조하는 수직적이고 직접적인 명령계통을 갖는다.

2) 라인-스태프 조직

조직의 대규모와 복잡한 업무내용으로 라인 조직만으로는 조직의 운영이 어려워 라인 관리자의 업무에 조언과 지원을 해주는 ( )의 기능이 조합된 라인 - 스태프 조직이 나타났다.

3) ( )조직

직무를 비슷한 유형별로 통합하여 기능적으로 조직을 구조화한 것으로 업무활동과 관련된 특정과정에 대하여 위임받은 직능적 권한을 가지고 라인에 있는 직원들에게 직접 ( )을 내릴 수 있다.

(2) 동태적 조직

1) 프로젝트 조직

조직에 ( )을 부여한 일종의 대체 조직이며, 특정한 과제 또는 목적을 달성하기 위해서 만들어진 ( )·동태적 조직이다.

2) ( ) 조직

행렬조직 또는 그리드 조직이라고도 하며 프로젝트팀이 라인조직에 완전히 첨가된 형태의 조직구조을 갖추고 있으며 ( )적 구조와 ( )적 구조의 장점만을 받아들이도록 설계된 조직을 말한다.

3) ( ) 조직

각 부서 간 또는 명령계통 간의 의견이 불일치나 갈등을 조정하려는 조직으로 단독적인 결정과 행위에서 오는 폐단을 방지하고자 여러 사람으로 구성된 조직이다.

(3) 표준화 (4) 집권화 **05** (1) 1) 라인조직 2) 스태프-staff 3) 직능 / 명령 (2) 1) 기동성 / 임시적 2) 매트릭스 / 기능 / 생산 3) 위원회

06 조직문화를 구성하는 7S -'파스케일 & 아토스'와 '피터스 & 워터맨'의 분류

① (　　　　　) -shared value:조직구성원들 모두가 공동으로 소유하고 있는 가치관, 신념, 방침, 기본목적 등이 포함된다.
② (　　) -strategy: 조직이 추구하는 장기적인 방향과 기본성향을 결정하는 것으로 구성요소들에 배분하는 계획과 행동패턴을 말한다.
③ (　　) - structure : 조직인 전략을 수행하는데 필요로 하는 틀로서 구성원의 역할과 그들 상호 간의 관계를 연결시키는 패턴을 뜻한다.
④ 관리 시스템 - system : 일상적 조직체 (　　)과 경영과정에 관련된 모든 제도를 의미한다.
⑤ 구성원 - staff:구성원은 단순히 인력 구성을 말하는 것뿐만 아니라, 그들이 지닌 능력이나 지식 등의 집합체를 말하며 기업 문화 형성의 주체이기도 하다.
⑥ (　　) - skill: 조직 운영에 실제로 적용되는 관리기술과 기법들을 포함한다.
⑦ 리더십 스타일 style:구성원들을 이끌어 가는 전반적인 조직관리 스타일을 의미한다.

07 조직변화의 과정 - 레빈의 3단계 변화 모형

(1) (　　)단계 : unfreezing

무관심한 사람들에게 변화 욕구를 불러일으켜 개인들이 변화 욕구를 (　　)하는 과정이다.

(2) 변화단계 : 움직임기-moving

새로운 것을 받아들일 준비가 된 상태로 동일시와 (　　　)가 이루어지는 단계이다.

(3) (　　　)단계 - refreezing

추진력과 저항력 사이에 새로운 균형이 이룸으로써 변화가 바람직한 상태로 정착되는 단계이다.

08 조직 유효성의 정의

조직 유효성이란 (　　)가 있다는 의미를 갖는 말이다. 조직 유효성이란 조직의 (　　)를 평가하는 기준으로 조직이 얼마나 잘 되고 있는가를 표시하는 개념이며 조직 유효성에서는 ( )보다 ( )이 중요하다.

06 ① 공유된 가치 ② 전략 ③ 구조 ④ 운영 ⑥ 기술 **07** (1) 해빙 / 의식 (2) 내면화 (3) 재동결 **08** 효과 / 성과 / 질 / 양

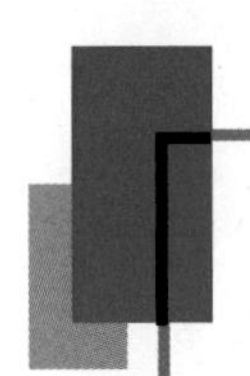

CHAPTER 04 인적자원관리

01 인적자원관리의 과정

(　　)관리	→	(　　)관리	→	(　　)관리	→	(　　)관리
• 직무(　) • 직무분석 • 직무평가		• 간호인력의 예측 및 계획 • 모집, 선발 • 배치		• 인력개발 • 승진 및 전보 • 경력개발 • 직무수행평가		• (　)관리 • 결근 및 이직관리 • 직원훈육 • 노사관계관리 • 협상

02 직무관리의 의의

직무관리란 조직구조를 구성하는 직무를 설계하여 직무체계를 형성하고 각 직무분석을 통해 과업내용과 직무를 수행하는 구성원의 자격조건을 결정하고, 그리고 직무를 평가하는 (　　　　), (　　　　), (　　　　)와 관련된 활동을 말한다.

03 (　　　　)는 직원의 만족감을 증대 시키고 조직의 생산성 향상을 위해 동기부여이론을 작업구조 설계에 응용하는 과정으로 직무내용이 직원 개개인의 능력 및 희망과 일치하게끔 작업, 작업환경 및 노동조건을 (　　　)하는 것을 말한다.

01 직무 / 확보 / 개발 / 유지 / 설계 / 보상 **02** 직무설계 / 직무분석 / 직무평가 **03** 직무설계 / 조직화

04 직무설계의 유형

① (　　　　　)는 직무를 가능한 세분화시켜 짧은 훈련기간, 짧은 업무과정, 직원의 신속한 충원 가능성을 통해 조직의 목표를 달성하도록 하는 것이다.

② 직무순환은 (　　　) 직무확대기법으로 단지 서로 하던 과업만 바꾸어서 수행하는 것이며 실제 직무에 커다란 변화가 있는 것은 아니다.

③ (　　　　)란 분업이나 전문화에 따라 발생될 문제점을 개선하기 위해여러 가지의 과업을 묶어서 하나의 새롭고 넓은 직무로 결합하는 것을 말한다.

④ (　　　　　)는 수직적 직무의 확대로 직무의 질(quality)을 높이고자 허즈버그의 2요인론에 기초하여 직원들이 수행하는 과업의 수와 빈도를 변화시킨 것이다.

⑤ 직무특성 모형은 개인 간 차이에 따른 (　　　)을 고려하여 직무를 설계하는 것으로 직무충실화 개념에 기본을 두고 있으나 현재 직무의 진단을 통해 기존 직무설계를 수정하는 데 초점을 둔다.

05 (　　　　)이란 직무내용, 근무조건, 다른 직무와의 관계 등 직무의 특성과 직무 수행에 필요한 기술, 태도, 적성 등 직무가 요구하는 개인적 특성을 결정하기 위해서 직무를 연구, 분석하는 것이다.

06 직무분석 결과

(1) (　　　　　)

① 직무에 대한 설명서로 직무분석의 결과에 따라 작성되며 직무에 대해 자세히 해설한 것이다.

② 해당 직무에 요구되는 직원의 (　　)과 직무에 대한 주요의무 및 (　　)의 범위를 서면으로 기록한 것이다.

③ 직무 (　　)를 위한 기록자료로 이용되며 직원채용, 급여결정, 승진, 배치 훈련 등 인적자원관리의 기초가 된다.

(2) (　　　　　)

① 직무가 요구하는 특성을 더욱 상세하게 기술한 것으로 특정임무를 효과적으로 수행하는 데 필요한 개인의 여건과 능력에 대한 기록이다.

04 ① 직무단순화 ② 수평적 ③ 직무확대 ④ 직무충실화 ⑤ 다양성 **05** 직무분석 **06** (1) 직무기술서 ② 특성 / 책임 ③ 평가 (2) 직무명세서

② 직무 수행자의 성격, 경험, 지식, 체력, 교육수준 등 (　　　) 특성 또는 (　　　　)에 대해 구체적으로 계량화하며 명시한 것이다.

07 직무평가의 방법

① (　　　)은 가장 오래되고 전통적인 방법으로 조직의 직무를 최상위 직무에서 최하위의 직무로 비교·평가하여 순위별로 계층화하는 것이다.
② (　　　　)은 서열법에서 발전한 것으로 직무에 대한 등급기술서를 작성하는 것으로, 유사한 성질을 가진 직무를 묶어서 직무를 분류하고 등급으로 구분하여 평가하는 방법이다.
③ (　　　　)은 서열법에서 발전된 기법으로서 조직의 모든 직무를 (　　　)별로 분류하여 계량화하는 방법이다.
④ 점수법은 직무를 계량화하는 방법 중의 하나로 직무의 중요성을 (　　　)로 표시하는 방법으로 직무를 구성하는 요소를 확인하고 분류한 다음 (　　　)에 따라 (　　)를 부과해 해당 직무를 화폐단위로 산출하게 되며 가장 높은 금액의 직무가 상대적 가치가 큰 직무이다.

08 간호인력 산정을 위한 접근방법

① (　　　) 방법은 간호제공자의 경험을 근거로 하여 환자의 유형을 확인하여 간호표준을 설정하고 주관적으로 간호요원의 수와 종류를 결정하는 방법이다.
② (　　　　) 방법은 간호업무를 통하여 인력의 수를 결정하는 방법으로 모든 간호활동을 분석하고 각각의 활동에 소요된 (　　　)을 측정하여 필요한 간호인력을 산정하는 방법이다.
③ (　　　　) 방법은 간호부서를 위한 행동목표를 기술하고, 환자의 유형에 맞추어 간호표준을 기술한 뒤 그 표준에 따라 정해진 업무수행 (　　)와 (　　　)를 토대로 해서 간호인력의 수를 결정하는 방법이다.

② 개인적 / 인적요건 **07** ① 서열법 ② 직무분류법 ③ 요소비교법 / 보상요소 ④ 화폐단위 / 중요도 / 점수 **08** ① 서술적 ② 산업공학적 / 간호시간 ③ 관리공학적 / 빈도 / 난이도

09 환자분류체계의 접근방법과 분류기준(Abdellah & Levine)

(1) (　　　　)체계

① (　　　)인 것으로서 전형적인 환자의 특성을 문장형식으로 기술하여 기준을 삼아 분류하는 것이다.

② 환자 특성에 따른 간호행위의 (　　　)에 따라 환자를 순위척도로 분류하는 방법으로 비슷한 특징을 나타내는 환자는 3~4군의 같은 범주로 나누는 방법이다.

③ 분류기준이 주관적이고 신뢰성에 한계가 있다는 단점이 있다.

(2) (　　　　)체계

① (　　　)인 것으로 환자를 간호할 때 나타나는 특정한 요소나 질병의 위급 정도를 나타내는 요소들을 이용하여 환자를 분류하는 것이다.

② 직접 간호요구의 대표적 지표를 설정하여 평가하는 방식으로 간호의 위급성 요인을 설명하고, 환자의 간호의존도 요인들을 찾아내어 각 요인별로 (　　　　) 점수를 내고, 그 총점으로 환자를 분류한다.

10 인적자원의 적정배치 및 이동을 위한 4가지 원칙

① (　　　　)주의:개인이 소유한 능력과 성격 등을 고려하여 최적의 직위에 구성원을 배치하여 최상의 능력을 발휘하게 하는 것을 의미한다.

② (　　)주의:능력을 발휘할 수 있는 영역을 제공하며 그 일에 대해서 올바르게 평가하고 평가된 실력과 업적에 대해 만족할 대우를 하는 원칙을 말한다.

③ (　　　　)주의:사람을 성장시키면서 사용하는 방법으로 상사에 의한 육성뿐 아니라 본인 자신의 의사와 의욕, 욕망을 중심으로 한 자기 육성의 의욕을 개발하는 것을 뜻한다.

④ (　　)주의:배치 및 이동에 있어서 단순히 본인만의 적재적소를 고려할 것이 아니라, 상하좌우의 모든 사람에 대해서 평등한 적재적소와 직장 전체의 적재적소를 고려할 필요가 있다.

11 간호전달체계의 유형

① (　　　　)은 환자방법이라고도 하며 가장 오래된 전인적인 간호방법으로 처음에는 24시간 독간호제도 의미하였으며 간호사가 근무하는 시간동안 분담받은 자신의 환자에 대한 간호를 총괄적으로 담당하는 방법이다.

09 (1) 원형평가 ① 주관적 ② 유사성 (2) 요인평가 ① 객관적 ② 간호의존도 **10** ① 적재적소 ② 실력 ③ 인재육성 ④ 균형 **11** ① 사례방법

② (   ) 간호법은 사례방법의 변형된 방법으로 간호사가 지정된 특정한 근무시간에만 그 환자의 총체적 간호를 책임지는 것을 의미하며 여덟 시간 근무 내에서 한명의 대상자에 대한 책임으로 정의될 수 있다.

③ 기능적 분담방법은 입원 환자의 수가 많은 것에 비해 간호인력이 적은 경우 단시간에 업무를 수행해야 할 때 간호업무를 적당한 (   )로 나누어서 분담하게 하는 방법이다.

④ (   )는 다양한 간호인력이 팀을 이루면서 몇 명의 환자를 공동으로 간호하는 방법으로 사례방법과 기능적 방법의 장점을 살리면서 부족한 부분을 보완하여 개별간호를 하려는 데 목적이 있다.

⑤ (   )방법은 한 명의 간호사가 환자의 병원 입원에서 퇴원까지의 24시간 전체의 간호를 책임지는 방법이다.

⑥ 모듈법은 팀간호법의 발전된 변형방법으로 팀간호를 용이하게 하기 위하여 (   ) 단위로 구성하는 방법이다.

⑦ (   )란 표준진료지침서를 사용하여 특정 기간 내 수행될 건강관리팀의 의무와 이를 통해 기대되는 환자의 결과를 미리 예상하여 건강 서비스를 제공하는 방법이다.

12 인력개발 교육 구성

(1) 예비교육

① (   )

- 취업 후 처음 (   ) 동안 직원에게 조직의 역사, 철학, 목적, 규칙, 규정, 정책, 절차 및 고용조건, 직원의 혜택 에 관한 사항을 소개하는 것

② 직무 오리엔테이션

- (   )이 끝난 후 신규 직원이 해야 할 특정업무에 대한 교육 및 훈련으로 중앙의 실무교육 담당자가 각 임상 간호단위에서 할 수도 있고 간호단위의 직원이 할 수도 있으며 표준화 또는 개별화될 수 있다.

(2) (   )

직원의 직무수행을 강화하기 위해 기관에서 제공하는 모든 현장 교육으로서 지식과 기술을 유지시키기 위하여 기획된다.

(3) (   )

전문직 자격을 취득한 후에 임상실무를 강화하기 위한 목적으로 지식·기술 및 태도를 향상시키기 위해 계획하여 제공하는 학습활동을 말한다.

② 총체적 ③ 기능별 ④ 팀간호 ⑤ 일차간호 ⑥ 지역적 ⑦ 사례관리 **12** ① 유도훈련 / 2~3일 ② 유도훈련 (2) 실무교육 (3) 보수교육

13 교육방법

(1) (   )

가장 오래 전부터 사용되어 오고, 가장 많이 사용되는 방법으로 많은 인원을 대상으로 교육이 가능하며 체계적이고 정밀한 정보전달이 가능하다.

(2) 토의방법 - discussion

① (   )은 특정 주제에 관하여 훈련생들에게 새로운 자료와 견해를 제공하고 훈련생들의 질의와 토론을 허용하는 것으로 대개 강의가 있은 후에 이루어지는 것이 보통이다.

② (   )는 토의주제에 관하여 풍부한 지식 또는 (   )을 지닌 패널들이 대규모 집단의 훈련생들 앞에서 의견을 발표하고 토론하는 방법이다.

③ 심포지엄은 특정 주제에 대해 (   )들이 서로 다른 측면에서 각자의 의견을 발표하고 훈련생들의 질문을 받아 질의 응답식 토론을 하는 방법으로 주제에 관한 전문적 견해를 능률적으로 제공함으로써 훈련생들의 관심을 높이고 깊이 있는 이해를 하게 한다. 여기서 최고의 전문가는 (   )이다.

(3) 역할연기

참가자 중에서 실연자를 선출하고 주제에 따른 역할을 여러 사람 앞에서 실제로 (   )를 하고, 사회자가 청중에게 이에 대한 논평을 하게 하는 방법으로 감독자 훈련에 적합하고 (   ) 및 고객에 대한 태도 개선에 효과적이다.

(4) 역할모델법 - role modeling

실제 상황에서 효과적인 간호중재에 대한 실험을 (   )가 대신함으로써 학습자가 복잡한 기술을 배울 수 있다.

(5) (   )

일종의 조직관리의 모의 연습으로 가상의 기업을 설정한 후 (   )에 대한 게임을 함으로써 종합적인 경영능력을 향상시키는 것을 목적으로 실시하는 방법이다.

(6) (   ) 기법

관리자의 (   ) 능력을 향상시키기 위한 모의훈련방법으로 조직의 정보를 미리 준 상태에서, 발생 가능한 여러 문제들을 종이쪽지에 적어 바구니속에 넣고, 학습자가 그중 하나를 꺼내면 사전에 받은 조직의 기존 자원을 활용하여 이 문제를 해결하도록 하고 일이 끝나면 다시 바구니에서 다음 쪽지를 꺼내어 문제를 해결하게 하는 방법이다.

정답

13 (1) 강의 (2) ① 포럼 ② 패널토의 / 대표성 ③ 전문가 / 사회자 (3) 연기 / 인간관계 (4) 교사 (5) 비즈니스 게임법 / 경영 (6) 인바스켓 / 의사결정

14 직무수행평가

(1) (　　　) 평정방법

평정요소마다 강약도의 등급을 나타내는 연속적인 척도를 도식하여 평정자가 해당되는 곳에 표시하는 방법으로 세계적으로 가장 많이 사용하는 방법이다.

(2) (　　　　) 평정법

평정항목을 미리 작성해 두고 단순히 가부 또는 유무를 표시하는 방법이다.

(3) (　　　　)

집단적 서열법으로 피평정자들의 우열을 인위적인 비율로 나누어 강제적으로 배분하는 방법이다.

(4) 목표관리법(MBO)

태도와 근무과정보다는 (　　)중심적 평정방법으로 (　　　)을 목표설정에 참여시켜 업무수행목표를 명확하고 체계적으로 설정하고 그 결과를 공동으로 평가·환류시키는 목표관리방식을 근무성적에 활용한 평정방법이다.

(5) 행태기준척도법

(　　　)평정척도법에 (　　　　　　)을 가미한 방법으로 평정의 임의성과 주관성을 배제하기 위하여 실제로 관찰될 수 있는 행태를 서술적 문장으로 평정척도를 표시한 도표를 사용한다.

15 직무수행평가의 오류

(1) (　　) 효과 = 헤일로 효과 = 연쇄 효과

피평정자의 긍정적 인상에 근거하여 모든 수행 측정에 높은 점수를 주는 경향을 말한다.

(2) (　　　)

헤일로 효과와 반대되는 것으로 평가자가 지나치게 혹독한 것을 말한다.

(3) (　　　) 경향

평정자가 평정에서 지나치게 관대하여 피평정자는 그의 실적과 상관없이 높은 점수를 받게 되는 것이며 특히 피평정자의 직위가 높을수록 심하게 나타난다.

14 (1) 도표식 (2) 체크리스트 (3) 강제배분법 (4) 결과 / 조직구성원 (5) 도표식 / 중요사건기록법 **15** (1) 후광 (2) 혼 효과 (3) 관대화

(4) (   ) 경향 = 집중화 경향

극단적인 평가를 기피하는 인간의 심리적 경향으로 발생되는 것으로 모든 직원들에게 중간 범위의 점수를 주는 경향을 말한다.

(5) (   )

시간적 오류로 볼 수 있으며 평정자가 평정을 할 때 최근의 실적이나 능력 중심으로 평정하는 데서 발생하는 오류로, 최근의 일들이 평정에 영향을 미치는 경우이다.

(6) (   )

한 평정자가 다른 평정자보다 일관적·지속적으로 과대 또는 과소 평정하는 것이다.

(7) 선입견에 의한 착오=(   ) 착오

사람에 대한 경직된 편견이나 선입견 또는 고정관념에 의한 오차를 뜻하며 성별, 종교, 연령, 출신학교, 출신지 등에 따라 판단하는 경우이다.

(8) (   ) 착오

2가지 평정 요소 간에 논리적인 상관관계가 있는 경우, 어느 한 요소가 우수하면 다른 요소도 우수하다고 쉽게 판단하는 경향을 말한다.

16 보상의 종류

① (   ):간호사의 근속일수, 학력, 면허증, 연령 등을 고려하여 결정되는 보수로 일반적으로 근무연수가 많아짐에 따라 임금이 상승한다.

② 직무급:직무가 지닌 (   )과 (   ) 등에 따라 상대적 가치를 분석·평가하여 임금을 결정하는 방법이다.

③ (   ) : 연공급과 연령, 자격, 근무연한, 능력, 직무가치 등 직무급의 여러 요소를 종합적으로 고려해서 임금을 결정하는 방법이다.

④ 성과급: 달성한 성과의 크기를 기준으로 임금액을 결정하는 임금체계로 개인의 (   )에 따라 임금액이 달라지는 변동급이다.

⑤ (   ) : 간호사의 생계비, 연령, 자격, 근무연한, 능력, 직무 등의 여러 가지 요소를 종합적으로 고려하여 결정되는 기본급 체계를 말한다.

(4) 중심 화 (5) 근접착오 (6) 규칙적 오차 (7) 상동적 (8) 논리적 **16** ① 연공급 ② 책임성 / 난이도 ③ 직능급 ④ 성과 ⑤ 종합결정급

17 직원 훈육의 정의

직원 훈육이란 직원에게 벌을 주는 것이 아니라 직원 자신이 스스로 행위를 적절히 조절함으로써 직원의 행위가 (   )되도록 (   )를 하는 것을 말하며 직원이 조직의 규칙이나 규정을 준수하게 교육하고 이를 위반하지 않게 (   )하며, (   )하는 인적자원관리의 한 형태이다.

18 노동조합 가입방법

① (   ):조합원자격이 있는 노동자만을 채용하고 고용된 노동자라도 조합원 자격을 상실하면 해고하게 하는 제도이다. 노동조합을 독점할 수 있어 교섭력이 강력하다.

② (   ):고용관계에서 고용주는 노동조합에 가입한 조합원이나 가입하지 않은 비조합원이나 모두 고용할 수 있는 제도이다.

③ (   ):오픈 숍과 클로즈드 숍의 중간형태이다. 고용주는 노동조합의 조합원 외의 근로자까지 자유로이 고용할 수 있으나 일단 고용된 근로자는 일정기간에 조합원이 되어야 한다는 제도이다.

④ (   ):조합원이 아니더라도 모든 종업원에게 단체교섭의 당사자인 노동조합이 조합회비를 징수하는 제도이다.

17 교정 / 동기부여 / 통제 / 징계 18 ① 클로즈드숍 ② 오픈숍 ③ 유니온숍 ④ 에이전시숍

CHAPTER 05
지휘

01 지휘의 개념

지휘는 구성원들에게 목표를 향한 (　　)을 구체적으로 제시하는 것으로 현대적 관리에서는 (　　)와 (　　)의 의미로 사용되기 시작하였다.

02 관리자와 리더의 특성 비교

관리자	리더
공식적 조직 내의 (　　)를 갖는다. 지위에 수반되는 권한에 기초한 (　　　) 권력을 갖는다. 특정 기능, 의무, 책임을 수반한다. 조직의 (　　)을 달성하기 위해 인간, 환경, 돈, 시간, 다른 자원들을 다루게 된다. 지도자보다 합리성과 통제를 위한 더 큰 공적 (　　)을 지닌다. 자발적 추종자뿐 아니라 (　　　　) 추종자도 지휘한다.	위임된 권한은 없지만 (　　　)과 같은 다른 의미의 권력을 지닌다. 관리자보다 더 폭넓고 다양한 역할을 지닌다. 공식조직의 부분이 아닐 수도 있다. 그룹과정, 정보수집, 피드백, 힘 부여하기 등에 초점을 둔다. (　　　　)를 강조한다. (　　　) 추종자를 지휘한다. 추구하는 목적에 조직의 목적이 반영될 수도 있고 반영되지 않을 수도 있다.

01 방향 / 지시 / 조정 **02** (관리자) 직위 / 합법적 / 목적 / 책임 / 비자발적 (리더) 영향력 / 대인관계 / 자발적

03 리더십 연구의 흐름

(1) (   )

리더는 특정 자질을 지녔으며 리더의 고유한 특성을 가지면 상황이나 환경에 관계없이 항상 리더가 될 수 있다고 생각하는 이론이다.

(2) 행동이론

① (   ) 리더십

리더가 조직의 모든 목표와 방침 및 작업과제를 혼자서 결정한다.

② (   ) 리더십

의사결정의 권한을 집단에 위양하는 지도성 유형으로 리더는 조직의 계획과 운영방침 결정을 하위자와 협의를 통해 결정하며, 사람들의 업무수행 능력을 향상시키는 분위기를 유발한다.

③ (   ) 리더십

리더는 조직의 계획이나 운영상의 결정에 관여하지 않고, 집단 구성원의 자의적 활동을 허용하는 유형이며 요청을 받았을 때에만 구성원의 결정에 참여한다.

④ 오하이오 대학에서는 (   )와 (   )로 대표되는 2가지 리더십 유형을 개발하였다.

⑤ (   ) 이론

블레이크와 무턴이 오하이오 주립대학의 구조주도형과 배려형 리더십 이론을 확대하여 리더의 행동 유형을 더욱 구체화하여 리더십 행동을 유도하기 위해 개발한 이론이다.

(3) 상황이론

리더십 유형을 상황과 관련시켜 서로 다른 종류의 리더와 리더십 행동이 부하와 상황에서 어떻게 더욱더 적합할 수 있는지를 설명하는 이론이다.

① (   ) 이론

피들러는 기존의 리더십 유형이론을 반박하고 효과적인 유형은 상황에 따라 달라진다는 상황과 유효한 리더십의 관계를 주장하였고 최초로 상황변수를 도입하여 리더와 상황과의 적합관계가 리더십 유효성에 가장 중요함을 밝혔다

② (   )이론

하우스는 동기부여의 기대이론에 기초를 두고 리더가 구성원들이 목표에 대해 스스로 인지하고 개발하게 하여, 목표를 달성하기 위한 경로 제시하거나 그 경로를 한층 쉽게 해결해 주고 구성원들이 목표에 기대를 높이려는 이론을 개발하였다.

03 (1) 특성이론 (2) ① 전제형 ② 민주형 ③ 자유방임형 ④ 구조주도 / 배려 ⑤ 관리격자 (3) ① 상황적합성 ② 경로-목표

③ (　　　　　　) 이론

허시와 블랜차드가 오하이오 대학의 리더십 연구인 구조와 배려의 측면을 바탕으로 리더의 행위를 (　　)행위와 (　　)행위의 2차원을 축에 상황적 요인으로 (　　　　　　)를 추가하여 리더십에 관한 3차원 모형을 제시하였다.

04 변혁적 리더십의 4가지 요소

㉠ 리더의 (　　　　):리더는 추종자에게 존경과 신뢰를 받고 비전과 사명감, 긍지를 심어준다.
㉡ (　　　　　　):리더는 추종자들에게 중요한 목표를 간단·명료하게 표현하고, 높은 기대치를 심어주며, 추종자의 노력을 집중시키기 위해 상징기법을 사용하며, 한다.
㉢ (　　　　):리더는 추종자들의 신중한 문제해결, 지식과 합리성을 장려한다.
㉣ (　　　) 관심:리더는 추종자 개인에게 관심을 가지고 주목하고, 조언과 지도를 아끼지 않는다.

05 (　　) 리더십이란 구성원들을 스스로 셀프리더가 되게 가르치고 이끄는 과정으로 슈퍼 리더는 구성원을 셀프 리더로 키운다.

06 (　　　) 리더십은 스스로를 리드하는 데 필요한 행동이나 사고와 관련된 일련의 전략을 말한다.

07 (　　　　)은 오늘날의 사회가 필요 이상으로 리더를 숭배하는 잘못된 문화에 젖어 있다고 비판하면서 리더보다 팔로워가 수도 많고 조직성과에 대한 기여도도 80~90%로 높으므로 리더보다 팔로워를 함양하는 데 관심을 가져야 한다는 이론이다.

③ 상황대응 리더십 / 과업 / 관계 / 구성원의성숙도 **04** ㉠ 카리스마 ㉡ 고무적 동기부여 ㉢ 지적 자극 ㉣ 개별적 **05** 슈퍼 **06** 셀프 **07** 팔로워십

08 동기부여이론

(1) 내용이론

① (　　)이론

매슬로우(A.H. Maslow)는 인간의 욕구는 타고난 것으로 보았으며 욕구의 강도와 중요성에 따라 다섯 단계로 분류하였다.

[매슬로우의 욕구 5단계 구분]

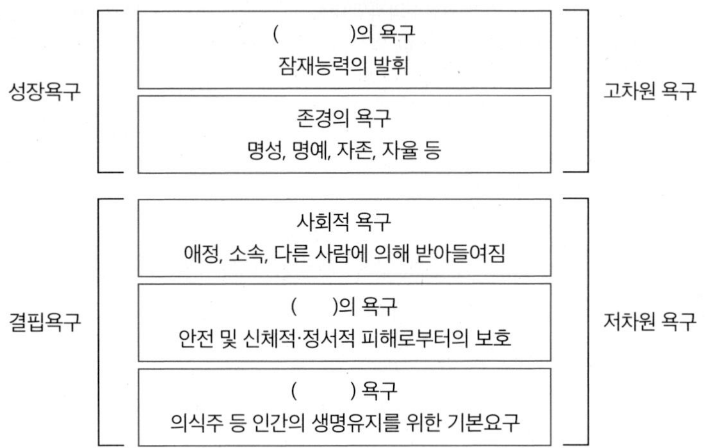

② (　　)이론

앨더퍼는 매슬로우의 욕구단계설을 3단계로 줄여서 개인의 욕구를 (　　),관계, (　　)으로 보았다. (Existence - Relatedness - Growth)

③ (　　　　)이론

허즈버그(Frederick Herzberg)는 메슬로우의 이론을 확대하여 2요인론인 (　　　　　)을 제안하였으며 인간에게는 이질적은 2가지 욕구가 동시에 존재한다고 주장했다.

④ 성취동기이론(Basic Needs Theory)

맥클리랜드(David C. McClelland)는 발전적인 직무수행을 할 수 있게 하는 동기유발의 요인을 (　　　)로 보았다.

- 성취동기이론의 3가지 욕구
  - ㉠ (　　)욕구 : 표준을 달성하고 나아가 표준을 능가하려는 욕구
  - ㉡ (　　)욕구 : 권력에 의해 동기부여가 되며 영향력과 통제를 행사하는 것을 원함
  - ㉢ (　　)욕구 : 인간적 환경에서 일하고 싶어 하고 우정을 중시함.

08 ① 욕구단계 / 자아실현 / 안전 / 생리적 ② ERG / 존재 / 성장 ③ 동기-위생 / 동기-위생이론 ④ 성취욕구 / 성취 / 권력 / 친교

⑤ 맥그리거는 X와 Y이론적 인간관으로 구분하고 유형에 따라 적절한 동기부여와 관리전략을 펼쳐야 한다고 주장하였다.

• X Y이론의 인간과 관리전략

	X이론	Y이론
인간관계	• (　　　　　　)이며 책임을 회피한다. • (　　)을 추구하고 변화를 싫어하며 수동적 행동을 한다. • 인간은 선천적으로 일하기 (　　　　)	• 인간은 일을 좋아하고 능동적이다. • 인간은 (　　　)을 지닌 존재이고 자기규제 능력이 있다.
관리전략	• (　　) · 정태적 · 기계적 구조 • (　　) · 권위주의적 리더십 • 강제, 명령, 위협, 벌칙 • 상부책임제도의 강화 • 경제적 보상체계의 강화	• 자기 평가제도 • 분권 · 권한의 위임 • (　　　)조직의 활용 • 인간적 · 자발적 처리 • MBO, 의사결정의 민주화 • 개방적 · 동태적 · 유기적 구조

⑥ (　　　　　　)이론

아지리스(Chris Argyris)는 개인과 조직 욕구 사이의 불일치가 클수록 긴장, 갈등, 불만족이 크다는 이론을 제시하면서 개인의 인격 성숙 상태의 정도를 (　　　　　　)의 연속 모형을 가지고 설명하였다.

(2) 과정이론

① (　　　　)

브룸(Vroom)은 레빈(Lewin)의 장이론에 근거하며 행동의 결정에서 여러 가지 가능한 행동대안을 평가하여 자기 자신이 가장 중요하고 가치 있는 결과를 가져 올 것을 믿음이 행동을 결정짓게 한다고 주장하였다.

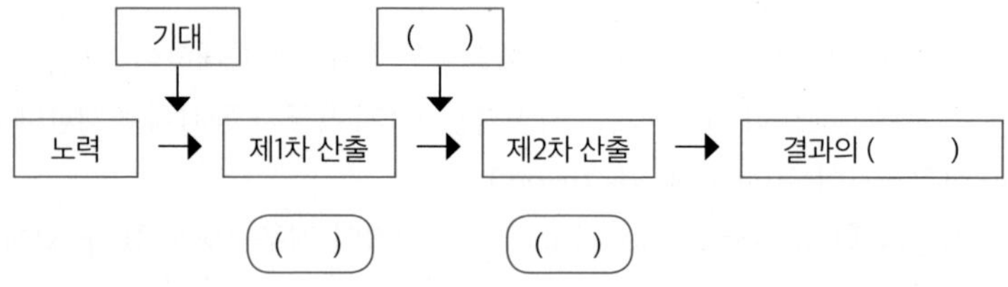

② (　　　)이론

아담스(Stacy Adams)는 직무에 대한 만족은 업무상황의 지각된 공정성에 따라 결정된다고 보고 개인 자신의 노력과 그 결과로 얻어지는 보상의 관계를 다른 사람과 비교했을 때 자신이 느끼는 공정성에 따라 행동동기가 영향을 받는다고 설명하였다.

(X이론) 자기중심적 / 안정 / 싫어한다 / 폐쇄적 / 집권 (Y이론) 창의력 / 비공식 ⑥ 성숙-미성숙 / 성숙-미성숙 (2) ① 기대이론 / 수단성 / 유인가 / 성과 / 보상 ② 공정성

• 공정성이론에서 불공정성 감소 방안

㉠ (　　)의 변경

구성원이 업무과다와 급여부족을 느낀다면 그들은 생산성을 감소시킬 것이며 보상을 잘 받는다고 느낀다면 그들의 업무수행을 증진하기 위해 노력할 것이다.

㉡ (　　)의 변경

노조의 압력 등으로 임금인상이나 작업조건을 개선하는 경우, 특히 이것이 다른 산업이나 조직과의 불공정성을 없애기 위한 것일 때 해당된다.

㉢ (　　　　)의 투입이나 결과의 왜곡

인지적으로 투입과 산출을 변형시키고 왜곡해서 동일한 결과를 얻을 수 있다고 생각한다. "내가 하는 일이 더 중요하니까 다른 사람들보다 보상을 더 많이 받아도 된다."

㉣ (　　　　)

사람들은 극한 불공정성이 없는 한 조직을 쉽게 떠나지는 않지만 한계에 도달했을 때는 직장을 떠나 다른 곳을 찾게 된다.

㉤ (　　)의 투입이나 결과의 왜곡

비교대상인 타인이 실제보다도 열심히 일하므로 보상을 많이 받는 것은 당연하다고 믿는다.

㉥ (　　　　)의 변경

비교대상을 변경함으로써 불공정성을 줄일 수 있다.

③ (　　　　)이론

로크(Edwin A. Lock)는 목표가 어떻게 설정되고 목표달성이 어떻게 추구되느냐에 따라 구성원의 동기 행동이 달라진다고 보았다. 동기 행동에 따라 과업의 성과가 달라지며 목표가 달성된 경우에는 만족과 보다 높은 동기를 가져오지만, 목표가 달성되지 않았을 경우에는 좌절과 보다 낮은 동기를 가져온다고 주장했다.

④ 강화이론

스키너(B.F. Skinner)의 학습이론을 구성하는 주요 이론적 기본의 하나로 강화란 행위자의 일정한 행위반응을 얻기 위해 (　　)을 제공하여 동기를 부여하는 것이며 긍정적 강화와 부정적 강화가 있다.

정답

㉠ 투입 ㉡ 결과 ㉢ 자기 자신 ㉣ 직장이동 ㉤ 타인 ㉥ 준거인물 ③ 목표설정 ④ 보상

09 의사소통의 유형

(1) (   ) - 사슬형, chain type

조직에 공식적인 권한체계가 명확히 정해져 있어 상사와 부하 간에만 의사전달이 이루어지는 수직적인 전달형태로 비능률적인 모형이다.

(2) (   ) - Y type

집단의 중심적 인물이나 리더는 아니지만 집단구성원을 대표할 인물이 있는 경우 사람들이 서로 의사소통하는 데 조정자의 역할을 하는 형태이다.

(3) 윤형 - 수레바퀴형, wheel type

구성원끼리 의사소통 없이 정보전달이 리더에 의해 이루어지는 유형으로 집단의 중심적 인물 또는 리더가 존재하여 구성원 간의 의사전달이 중심에 있는 사람에게 집중되는 형태이다. 가장 신속하고 능률적인 모형으로 팀에 강력한 (   )가 존재할 때 형성되며, 의사소통이 그 리더에게 집중된다.

(4) (   ) - circle type

집단 구성원 간에 서열이나 지위가 확실히 드러나지 않고 거의 동등한 입장에서 의사소통을 하는경우에 형성되는 의사소통망 형태이다.

(5) 개방형-완전연결형, all-channel type

팀에 리더가 없거나 공식적인 구조가 없어 구성원 누구라도 의사소통을 주도할 수 있으며 집단의 모든 구성원들이 다른 모든 구성원들과 (   ) 정보를 교환하는 의사전달 형태이다.

10 (   )

상대방의 권리를 침해하거나 상대방을 불쾌하게 하지 않는 범위에서 의사소통을 하며 자신이 원하는 바를 솔직하게 직접 나타낼 수 있는 행동을 의미한다.

정답

09 (1) 연쇄형 (2) Y자형 (3) 중심적 리더 (4) 원형 (5) 자유롭게 10 주장행동

11 개인 간의 갈등관리

① (   )은 자신과 상대방의 관심사를 모두 만족시키려는 소위 쌍방승리(win-win) 유형이다.
② (   )은 상대방의 관심사를 충족시키기 위해서 자신의 관심사를 양보하거나 포기하는 lose-win 방법이다.
③ (   )은 상대방을 압도함으로써 자신의 관심사를 충족시키는 win-lose 유형이다.
④ (   )은 직면한 문제를 피하여 갈등현장을 떠남으로써 자신과 상대방의 관심사를 모두 무시한다.
⑤ (   )은 상호교환과 상호 양보를 통해 자신과 상대방의 관심사를 부분적으로 만족시키는 형으로 갈등상황 처리에 가장 보편적으로 사용되는 방법이다.

12 (   )란 실무자들의 업무수행 능력을 향상시키고, 리더가 지닌 권한을 실무자에게 이양하여 그들의 책임 범위를 확대함으로써 구성원들이 보유한 잠재능력 및 창의력을 최대한 발휘하도록 하는 동기부여 방법으로 권한과 능력이라는 2가지 의미를 부여하는 것이라고 할 수 있다.

정답

11 ① 협력형 ② 수용형 ③ 강압형 ④ 회피형 ⑤ 타협형 12 임파워먼트

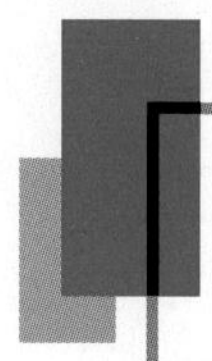

CHAPTER 06

통제

01 (　　　)

조직구성원들이 조직목표를 달성하기 위해 계획한 대로 행해지고 있는지를 확인하고, 차이가 있으면 수정하는 관리활동이다.

02 통제의 과정

(　　　　)→업무성과측정→(　　)과 성과비교→(　　)활동

03 의료의 질 구성요소

① (　　　)-effectiveness : 건강수준의 향상에 기여한다고 인정된 의료서비스의 수행 정도이며, 업무가 인간에게 미치는 영향, 목표의 적절성, 장기적 결과 및 인간주의적이며 이상적인 가치 등 올바른 산출과 관련된 개념
② (　　　)-efficacy : 의료서비스의 제공 시 자원이 불필요하게 소모되지 않고 효율적으로 활용 되었는지에 대한 정도
③ 기술수준-technical quality : (　　　　　)의 기술적인 수준으로 과거 서비스의 질은 이 부분만 을 강조함
④ (　　　)-accessibility : 시간이나 거리 등의 요인에 의해 의료서비스의 비용에 제한을 받는 정도
⑤ (　　　)-availability : 필요한 서비스를 제공할 수 있는 여건의 구비 정도

01 통제 02 표준설정 / 표준 / 수정 03 ① 효과성 ② 효율성 ③ 의료서비스 ④ 접근성 ⑤ 가용성

⑥ 적정성-optimality : 건강 개선과 그 건강 개선을 얻는 (   ) 간의 균형
⑦ (   )-legitimacy : 윤리적 원칙, 가치, 규범, 풍속, 법과 규제에서 표현된 사회의 선호도에 대한 순응
⑧ 지속성-continuity : 의료서비스의 (   ), (   ) 연결 정도와 상관성
⑨ (   )-adequacy : 대상 인구 집단의 요구에 부합하는 정도
⑩ 형평성-equity : 보건의료의 분배와 주민 혜택에서 (   )을 결정하는 원칙에 대한 순응
⑪ 이용자 만족도-consumer satisfaction : 의료서비스에 대한 (   )의 판단

04 질 보장(QA)과 총체적 질 관리(TQM) 비교

특징	질 보장(QA)	총체적 질 관리(TQM)
목표	( )진료의 질 향상	환자와 고객을 위한 ( ) 서비스와 진료에 대한 질 향상
범위	• 임상적 의료의 과정 및 결과 • ( )에게 취해진 활동	• 임상 · 비임상을 포함한 조직 전반 • 질 향상을 위해 취해진 ( ) 활동
목적	• 특정범위를 벗어난 결과를 초래한 개인과 특별한 원인을 규명 • ( )	• 지속적인 질 향상 • 특별한 것과 일반적인 원인 ( ) 강조하며 대부분 일상적인 원인에 주의를 더 기울임
중점	( )중심적	• 과정을 향상시키기 위한 예방과 계획 • 과정과 결과를 ( ) 중시
참여자	• QA프로그램, 임명된 위원회 • 제한된 참여	• 과정에 관여하는 ( ) 사람 • ( )이 참여

05 질 향상 활동방법

(1) (   )

불량률을 최소화하는 기업의 품질경영전략으로 조직 내의 다양한 문제를 구체적으로 정의하고, 현재 수준을 계량화하고 평가한 다음 개선하고 이를 유지관리하는 기법이다. 간호조직의 질향상에 적용하기 가장 좋은 방법이다.

(2) (   )

캐플란과 노턴이 제안한 것으로 조직의 성과관리시스템을 재무적, 고객, 내부 비즈니스 프로세스, 학습과 성장의 4가지 관점으로 현재 성과를 모니터링하는 방법이다.

정답

⑥ 비용 ⑦ 합법성 ⑧ 시간적 / 지리적 ⑨ 적합성 ⑩ 공정성 ⑪ 이용자 **04** (질 보장) 환자 / 환자 / 문제해결 / 결과 (총체적 질 관리) 모든 / 모든 / 모두 / 모두 / 모든 / 전체 직원 **05** (1) 6-시그마 (2) BSC-균형성과표

(3) (   )

조직성과로 요구되는 표준을 확인하기 위한 도구로, 최상의 성과를 낸 조직과 비교하여 생산,수령, 서비스를 측정하는 과정이다.

06 간호의 질 관리 접근방법

도나베디안(Avedis Donabedian)의 질 통제 모델에서 나온 구조적·과정적·결과적 접근방법이 있다.

(1) (   )는 간호가 수행되는 환경이나 사회적 수단을 평가하는 것이다.

(2) (   )는 간호과정의 운영상황을 측정하는 기준을 설정하고 그에 따른 평가결과를 반영하는 것이다.

(3) 결과적 평가는 간호의 결과로 나타난 환자의 건강상태 변화와 의료 이용 (   ) 등을 평가하는 것이다.

07 간호의 질 평가 시기

(1) 동시평가

환자의 만족도와 간호의 질을 높일 수 있는 방법으로 현재 (   )하고 있는 환자의 간호의 질을 평가해서 해당 환자에게 그 결과를 반영함으로써 간호의 질을 높이려는 것이다.

(2) (   )평가

수행된 간호에서 문제점을 발견하여 다음 간호계획이나 교육행정의 변화를 통해 시정하게 함으로써 간호의 질을 높이는 데 있다. 그러나 환자가 간호를 모두 받은 후에 평가하는 것이므로 해당 환자에게는 수정의 여지가 없다는 단점이 있다.

08 질 관리의 분석도구

(1) (   )-flow chart

특정 업무과정에 필요한 모든 단계를 도표로 표시하거나, 미리 정의된 기호와 그것들을 연결하는 선을 사용하여 그린 도표로 표시한 것이다.

(3) 벤치마킹 **06** (1) 구조적 평가 (2) 과정적 평가 (3) 만족도 **07** (1) 입원 (2) 소급 **08** (1) 흐름도

(2) (　　　)

시간의 경과에 따른 추이를 보기 위한 도표로 가로축은 시간, 세로축은 빈도를 정하고 데이터 포인트를 표시한 후 선을 이어서 경향성을 평가하는 것으로 그래프의 변화에 따른 특별한 원인을 예측할 수 있다.

(3) (　　　　　)- 물고기 등뼈 그림, fishbone diagram

일의 결과와 그것에 관련된 요인들을 계통적으로 나타낸 것이다. 이시카와 다이어그램, 인과관계도, 특성요인도,물고기 뼈 그림이라고도 하며, 결과에 어떤 요인이 어떤 관계로 영향을 미치는지를 연결하여 원인을 알 수 있다.

(4) 히스토그램

자료의 분포양상을 명확하게 제시하기 위한 도표로써 어떤 사건이나 측정의 빈도와 수를 (　　　　　)로 나타낸 것이다.

(5) (　　　　　)

막대그래프와 유사하나 빈도, 비용, 시간 등 측정결과를 높은 순에서 낮은 순 즉, 내림차순으로 나열한다. 가로축은 (　　　) 또는 (　　　　　)으로 나타내고 왼쪽 세로축은 빈도, 오른쪽 세로축은 (　　　　　)으로 표현한다.

정답

(2) 런차트 (3) 원인-결과도 (4) 막대그래프 (5) 파레토 챠트 / 빈도순 / 중요도순 / 누적빈도선

CHAPTER 07
간호단위관리

01 환경관리

(1) 심미적 환경

간호단위 관리에서는 안정감을 주는 (   ) 채도와 (   ) 명도를 사용하며 이러한 색채의 조화는 중요하며 심리적, 생리적으로 영향을 미친다.

(2) 온도와 습도

온도와 습도는 업무환경의 쾌적함과 환경오염에 영향을 주며 병원 환경에 권장할 만한 온도는 (   )℃ 이고, 습도는 (   )%이다.

(3) 소음

환자방은 (   )dB 정도로 처치실, 준비실, 간호사실은 (   ) dB 이하로 유지하는 것이 바람직하다.

02 안전관리에 관심을 기울이어야 하는 대상자

ⓐ 연령, 질병, 약물복용으로 인한 (   ) 상태
ⓑ 부주의, 무관심, 건망증 증상이나 시력, 청력의 장애를 보이는 환자
ⓒ 정신적, 감정적 변화로 인한 (   ) 결핍
ⓓ 졸도, 경련, 뇌출혈, 심장마비 등의 위급한 증상
ⓔ 의료인에게 협조를 거부하는 환자

01 (1) 낮은 / 높은 (2) 18~23 / 35~75 (3) 30 / 40 **02** ⓐ 무기력 ⓒ 판단력

03 물품공급방법

(1) (　　　　)

소모량이 일정하고 사용빈도가 높으며 부피가 (　　) 물품들을 대상으로 정기적으로 정해진 수량만큼 공급하는 방법이다.

(2) (　　　　)

물품 중 부피를 많이 차지하고 사용빈도가 높은 품목에 대하여 정기적으로 재고량을 파악 후 사용한 양만큼 채워주는 방법이다.

(3) 물품청구 : 필요시마다 청구가 가능

㉠ 정규청구 : 사용빈도가 일정치 않거나 사용빈도가 (　　) 품목으로 정규청구 시 정수보충물품과 같이 불출

㉡ 응급청구 : 응급상황 및 정수물품에 없는 물품으로 응급청구 시 (　　) 불출

04 간호기록의 원칙

(1) (　　　)

정확한 표기를 위해서는 사실 또는 관찰한 것만을 적어야 하며, 의견이나 관찰내용을 해석해서 기록하면 안 된다.

(2) (　　　)

환자의 건강문제와 간호에 관계되는 정보만을 기록해야 하며 환자가 간호사에게 준 다른 개인적인 정보는 기록하기에 부적합하다.

(3) 적시성

각 기록은 사전에 하는 것이 아니라 간호행위가 일어난 (　　)에 해야 한다.

(4) (　　　)

간호사가 환자에 대해 완전한 정보를 기록하려면 환자의 상태변화와 육체적인 증상이나 징후, 제공된 간호, 의사나 다른 의료요원의 방문 등 기본적인 정보를 필수적으로 포함하여야 한다.

(5) (　　　)

기록은 의사소통의 시간을 절약하기 위해서 간결해야 한다.

03 (1) 정수교환 / 작은 (2) 정수보충 (3) ㉠ 낮은 ㉡ 즉시 **04** (1) 정확성 (2) 적합성 (3) 직후 (4) 완전성 (5) 간결성

05 (　　)

환자 스스로의 내인성과 의료인에 의한 직접적인 전달 그리고 환경적인 요인과 의료기구에 의해 생길 수 있는 감염을 의미한다.

06 간호용어의 표준화

(1) (　　) 최소자료세트 - NMDS;Nursing Minimum Data Set

필수적인 자료수집을 위한 표준화 노력으로서 특수한 간호 영역에 관하여 동일한 정의와 범주를 갖는 정보 항목을 표준화시킨 최소한의 세트이다.

(2) (　　　　) 최소자료세트 -NMMDS;Nursing Management Minimum Data Set

(　　　　　)의 의사결정을 지원할 수 없는 한계를 극복하기 위해 관리적 차원에서 효과성 평가에 필요한 요소들을 추가로 삽입하여 간호단위 수준과 조직수준에서 제시되었다.

07 간호정보시스템의 활용 4영역인 CARE

CARE	예시
간호(　　)	전자간호기록, 처방전달시스템, 간호계획시스템, 간호 진단 및 중재, 결과시스템 등
간호(　　)	간호인력산정시스템, 환자분류시스템, 물품관리시스템, 질관리시스템, 간호수가시스템, 각종 보고서 등
간호(　　)	문헌검색시스템, 통계시스템, 데이터마이닝, 데이터웨어하우징 등
간호(　　)	컴퓨터지원교육시스템(Computer Assisted Learning System)

정답

05 병원감염 **06** (1) 간호 (2) 간호관리 / 간호관리자 **07** 실무 / 행정 / 연구 / 교육

CHAPTER 08 간호관리의 법적 측면과 간호윤리

01 면허취소[법 제65조]

① 의료인의 결격사유에 해당하게 된 경우
- (   ), 마약·대마·(   )의약품 중독자, (   )·피한정후견인, (   )이상의 형을 받기로 확정된 자

② 자격 정지 처분 기간 중에 의료행위를 하거나 (   ) 이상 자격 정지 처분을 받은 경우

③ 면허 조건을 이행하지 아니한 경우

④ 면허를 (   ) 경우

⑤ (   ) 의료기기를 한 번 사용한 후 다시 사용하여서는 안 된다는 의료법 제 4조 6항을 위반하여 사람의 생명 또는 신체에 중대한 (   )가 발생한 경우

02 자격정지[법 제66조]

보건복지부장관은 의료인이 다음의 어느 하나에 해당하면 (   )의 범위에서 면허자격을 정지시킬 수 있다.

① 의료인의 (   )를 심하게 손상시키는 행위를 한 때

② 의료기관 개설자가 될 수 없는 자에게 고용되어 의료행위를 한 때
(   )를 한번 사용한 후 다시 사용한 경우

③ (   )·(   ) 또는 증명서를 거짓으로 작성하여 내주거나 (   ) 등을 거짓으로 작성하거나 고의로 사실과 다르게 추가기재·(   )한 때

④ 태아의 (   ) 금지규정을 위반한 경우

정답

01 ① 정신질환자 / 향정신성 / 피성년후견인 / 금고 ② 3회 ④ 대여한 ⑤ 일회용 / 위해 **02** 1년 ① 품위 ② 일회용 의료기기 ③ 진단서 / 검안서 / 진료기록부 / 수정 ④ 성 감별

⑤ 의료인이 아닌 자로 하여금 의료행위를 하게 한 때
⑥ 의료기사가 아닌 자에게 의료기사의 업무를 하게 하거나 의료기사에게 그 업무 범위를 벗어나게 한 때
⑦ 관련 서류를 ( )·( )하거나 속임수 등 부정한 방법으로 진료비를 ( )한 때
⑧ 경제적 이익 등을 제공받은 때

03 진료에 관한 기록의 보존

기록의 보존기간은 의료가 개시된 시점이 아닌 끝난 시점부터를 말한다.

[「의료법 시행규칙」 제15조]

기간	종류
2년	• 처방전
( )년	• 진단서 • 사망진단서 • 신체검안서 • 진단서 등
( )년	• 환자명부 • 검사소견기록 • 간호기록부 • 조산기록부 • 방사선사진 및 그 소견서
( )년	• 진료기록부 • 수술기록 • 예방접종에 관한 기록 • 결핵예방에 관한 기록

04 간호사의 법적 의무

(1) 주의의무

① 나쁜 결과가 발생하지 않도록 의식을 ( )할 의무이며 과실의 유무 판단은 일반인의 주의 정도를 의미하는 것이 아니라 ( ) 간호사의 주의 정도를 말한다.
② 주의의무를 태만히 하여 타인의 생명과 건강에 위해를 초래할 경우 민사상의 책임과 별도로 ( )의 책임을 지게된다.
③ 주의의무는 ( )와 ( )의무의 이중적 구조로 구성되며, 사고가 발생한 후에 위반여부가 검토된다.

⑦ 위조 / 변조 / 거짓 청구 **03** 3 / 5 / 10 **04** (1) ① 집중 / 전문직 ② 형사상 ③ 결과 예견의무 / 결과 회피

(2) (   ) 의무

나쁜 결과가 발생할 개연성이 있는 의료행위를 하는 경우 또는 사망 등의 중대한 결과발생이 예측되는 의료행위 등과 같이 환자의 자기결정이 요구되는 경우, 환자에게 의료행위를 받을지를 결정하는 데 필요한 정보를 제공하고 동의를 구하여야 할 의무를 말한다.

05 (   )

의료인이 어떤 위험성이 있는 의료행위를 실시하기 전에 환자의 동의를 얻지 않고 의료행위를 시행하는 것이다. 환자가 의사를 스스로 표시할 수 없거나 주위에 결정을 대신해줄 법정대리인이 없는 응급상황에서는 전단적 의료가 가능하다.

06 (   )의무

의료진이 환자와의 신뢰를 바탕으로 진료 과정에서 알게 된 사실을 누설해서는 안되는 의무이다. 대상자의 치료와 간호를 위하여 필요할 경우와 공공의 이익을 위하는 경우를 제외하고 직접 관련되지 않는 자에게 공개할 경우 대상자의 동의를 얻어야 한다.

07 (   )의무

간호사는 본인이 위임한 간호보조자의 행위를 지도 및 감독하여야 할 의무가 있을 뿐만 아니라 다른 보건의료인의 행위가 실무표준행위에 위반되지 않고 적절한지를 관찰해야 하는 의무이다. 우리나라는 본 의무를 (   )의 한 내용으로 보고 있다.

08 법적책임

법적 책임이란 불법 또는 위법행위를 한 자에 대하여 법률상의 불이익 또는 법률적 제재가 지워지는 것을 말하며, 형사책임과 민사책임으로 나뉜다.

(1) 민사책임과 형사책임

(   )은 발생된 손해를 가해자에게 배상하게 함으로써 피해자를 구제하는 것을 목적으로 하는 데 반해, (   )은 국가가 (   )를 처벌함으로써 범죄를 억제하고 가해자를 제재하기 위함이다.

(2) 설명 및 동의 **05** 전단적 의료 **06** 비밀누설금지 **07** 확인 / 주의의무 **08** (1) 민사책임 / 형사책임 / 범죄자

09 불법행위책임

간호사가 업무상의 주의의무를 다하지 않아 환자에게 (   )를 가하게 되면 불법행위책임을 진다.

10 (   )

의료인이 주의의무를 태만히 하여 업무상의 과실로 인하여 사람의 생명과 신체를 침해하는 경우 형법에 근거하여 벌하는 죄이다.

11 간호사고와 과실 및 과오 비교 정의

(1) (   )

합리적이고 신중한 태도로 행동하지 않은 잘못

(2) (   )

과실의 특수한 형태로서 합리적이고 신중하게 행동하도록 교육받고 훈련된 전문가에게 기대되는 업무표준을 위반하는 경우

(3) 간호(   )

간호행위가 개시되어 종료되기까지의 과정이나 그 종료 후 당해 간호행위로 인하여 발생한 예상하지 못하고 원치 않았던 불상사의 총칭-(   )인 개념

(4) 간호(   )

간호사가 간호행위를 함에 있어 평균적인 간호사에게 요구되는 업무상의 주의의무를 게을리하여 환자에게 손해를 입힌 경우-(   )인 개념

12 윤리이론

(1) (   ) - J.S.Mill -J. Bentham

행동의 옳고 그름은 그 결과에 달려 있다는 결과주의의 대표적 이론이다. 최대다수의 최대 행복을 기본으로 한다.

09 손해 **10** 업무상 과실치사상죄 **11** (1) 과실 (2) 과오 (3) 사고 / 가치중립적 (4) 과오 / 법률적 **12** (1) 공리주의

(2) (　　　) - 칸트

행위의 동기에 의해서 바르고 옳은 행위가 존재한다는 비결과주의의 대표적인 이론으로 행위의 과정을 중요시 여겨 결과와 무관하게 (　　　)으로 옳은 행위는 수행되어야 한다는 이론이다.

13 도덕발달 이론

(1) 콜버그의 도덕발달 이론

도덕발달을 (　　) 중심성향으로 보았으며 도덕성을 도덕적으로 옳은 행위와 원칙으로 보았다. 행위자와 대상자의 구체적 상황을 고려하지 않았다.

(2) 길리간의 도덕발달이론

도덕발달을 (　　)중심 성향으로 보았으며 도덕성은 인간관계를 통해 실현되고 상황적 특수성이나 도덕원칙에 있어서 보편성은 인정하지 않았다.

14 간호윤리의 원칙

(1) (　　　) 존중의 원칙

인간은 누구나 개인이 스스로 선택한 계획에 따라 행동과정을 결정하는 자율권을 지니며, 그것이 타인에게 피해를 주지 않는 한 어느 누구도 그 권리를 침해받아서는 안 된다는 원칙이다.

(2) (　　　　)의 원칙 또는 무해성의 원칙

타인에게 의도적으로 해를 입히거나 타인에게 해를 입히는 위험을 초래하는 것을 금지한다는 원칙으로 의료인은 환자에게 해가 되는 행위를 해서는 안 되고 치료과정에서 환자에게 신체적으로 또는 정신적으로 상처를 주어서는 안 된다는 의미이다.

(3) (　　)의 원칙

발생할 수 있는 악결과를 미리 예측하여 예방할 의무와 당장의 해악을 제거할 의무를 포함하며 환자에게 예방과 더불어 이득을 제공하는 것은 적극적 선행의 원칙이라 한다.

(4) (　　)의 원칙

한판의 파이를 어떻게 공평하게 나누어 먹느냐의 의미로 해약과 이득이 공존하는 상황에서 이득을 분배하는 것을 뜻한다.

(2) 의무론 / 도덕적 **13** (1) 남성 (2) 여성 **14** (1) 자율성 (2) 악행금지 (3) 선행 (4) 정의

15 한국간호사 윤리강령

Ⅰ. 간호사와 대상자

3. ( ) 및 비밀유지

간호사는 간호대상자의 사생활을 보호하고, 비밀을 유지하며 간호에 필요한 정보 공유만을 원칙으로 한다.

4. 알 권리 및 ( ) 존중

간호사는 간호대상자를 간호의 전 과정에 참여시키며, 충분한 정보 제공과 설명으로 간호대상자가 스스로 의사결정을 하도록 돕는다.

5. ( ) 보호

간호사는 취약한 환경에 처해 있는 간호대상자를 보호하고 돌본다.

Ⅱ. 전문가로서의 간호사 의무

7. 간호( ) 준수

간호사는 모든 업무를 대한간호협회 업무 표준에 따라 수행하고 간호에 대한 판단과 행위에 책임을 진다.

10. ( )

간호사는 의료자원의 분배와 간호활동에 형평성과 공정성을 유지하여 사회의 공동선과 신뢰를 증진하는 데에 참여한다.

11. ( ) 간호 제공

간호사는 간호의 전 과정에서 인간의 존엄과 가치, 개인의 ( )을 우선하여야 하며, 위험을 최소화하기 위한 조치를 취한다.

Ⅲ. 간호사와 협력자

13. ( ) 준수

간호사는 의료와 관련된 전문직. 산업체 종사자와 협력할 때, 간호대상자 및 사회에 대한 윤리적 의무를 준수한다.

정답

15 Ⅰ. 3. 사생활 보호 4. 자기결정권 5. 취약한 대상자 Ⅱ. 7. 표준 10. 정의와 신뢰의 증진 11. 안전한 / 안전 Ⅲ. 13. 관계윤리

CHAPTER 09
간호와 마케팅

01 마케팅의 정의

마케팅은 시장( )이란 단어에 진행형인 ( )를 합성한 단어로 ( )이란 뜻을 가지고 있다.

02 마케팅 믹스란 고객만족을 통하여 조직목표를 효과적으로 달성할 수 있도록 조직이 행할 수 있는 통제 가능한 변수들의 결합이다. 마케팅 믹스는 ( )의 4가지이다.

03 서비스의 특징

(1) ( )
서비스는 뚜렷한 실체가 있지 않아 보거나 만질 수 없고, 서비스를 제공받기 전에는 어떤 것인지 실체를 파악하기 어려우며 서비스 상품은 진열할 수 없고 커뮤니케이션도 어렵다.

(2) 비분리성
동시성이라고도 하며 ( )과 ( )가 동시에 일어나는 것을 의미한다. 서비스가 제공되는 시점에 소비자가 존재해야 제공이 가능하고 서비스 제공자와 상호작용하는 것과 참여 여부의 정도가 서비스의 결과에 큰 영향을 미친다.

(3) ( )
변화가능성을 의미하는데 동일한 서비스라 하더라도 누가, 언제, 어디서, 어떠한 방법으로 제공하느냐에 따라 매번 달라지는 것을 의미한다.

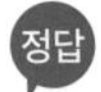

01 maket / ing / 움직이는 시장 **02** 상품, 가격, 유통경로, 촉진 **03** (1) 무형성 (2) 생산 / 소비 (3) 이질성

(4) (　　　)

소멸성은 비분리성에 기본을 두는 개념으로 서비스는 결코 저장될 수 없다는 의미이다.

04 서비스 마케팅 삼각형

(1) 외부 마케팅 : 약속 (　　　)

전통적인 마케팅으로 서비스를 제공하는 조직은 고객에게 일정 서비스에 대해 기대할 수 있게 하고 어떠한 서비스가 제공되는지에 대한 (　　)를 제공하고 약속하는 것이다.

(2) 내부 마케팅 : 약속 (　　)하게 만들기

내부 마케팅은 만족스런 서비스를 제공하기 위해서 조직이 (　　　)을 훈련시키고 동기부여시켜서 고객과 약속한 서비스를 (　　)할 수 있도록 하는 것이다.

(3) 상호작용 마케팅 : 약속 (　　　)

약속과 관련된 세번째 활동이며 고객의 관점에서 보았을 때 가장 중요한 부분이다.

05 서비스 마케팅 믹스에 따른 전략

(1) (　　)전략(Product)

제공되는 서비스가 소비자의 구매 욕구를 자극하는 가장 효용적인 핵심 서비스인지 또는 핵심 서비스를 지원하거나 강화하는 보충 서비스인지에 따라 구별하여 마케팅 전략을 세울 수 있다.

(2) (　　)전략(Price)

원가, 경쟁, 가치 등에 기반하여 설정된다.

(3) 유통 전략(Place)

서비스를 제공하는 조직이 세울 수 있는 유통 전략으로는 편의, 점포의 수, 직접 대 간접 유통, 위치와 시간관리 같은 것들이 있다. 이 중 서비스 제공자의 선택에 가장 큰 영향을 미치는 핵심요소는 편리함, (　　　)이다.

(4) (　　) 전략(Promotion)

내부적 커뮤니케이션을 포함한 고객과의 커뮤니케이션으로 광고, 홍보, 인적 접촉, 판매촉진 등이 있다.

(4) 소멸성 **04** (1) 정하기 / 정보 (2) 가능 / 조직원 / 제공 (3) 지키기 **05** (1) 제품 (2) 가격 (3) 접근성 (4) 촉진

06 STP전략

(1) (   )

소비자의 욕구를 분석하여 비슷한 성향을 지닌 사람들의 집단을 다른 성향의 사람들의 집단과 분리하고 하나의 집단으로 묶어가는 과정이다.

(2) 표적시장

① (   ) 마케팅은 잠재고객들이 동질적 선호 패턴을 나타낸다는 가정 하에 전체시장에 대해 한 가지 마케팅 믹스 전략을 적용하는 것이다.

② (   ) 마케팅은 잠재고객들이 군집화 된 선호패턴을 나타낸다고 생각하고 전체시장을 몇 개의 세분시장으로 나누고 그 세분시장을 표적시장으로 선정하여 그 표적시장에 적합한 제품이나 서비스를 제공하는 것이다.

③ (   ) 마케팅은 한 개 또는 더욱 소수의 세분시장만을 표적시장으로 삼고 표적시장에서의 시장 점유율을 확대하려는 전략이다.

④ (   ) 마케팅은 잠재고객들이 확산된 선호패턴을 나타내어 개별적으로 독특하기에 하나의 시장을 형성한다고 본다.

(3) (   )

'어느 한 제품이 주어진 시장에서 차지하는 위치, 장소를 의미'하는 것으로 특정제품이 경쟁제품과 비교하여 특정 속성에 대하여 소비자들의 마음속에 차지하는 상대적 위치를 의미한다.

07 간호서비스의 표적시장

① (   )시장 : 간호사, 의사, 타부서 및 타직종 직원, 병원행정가

② (   ) 시장 : 국회, 정부기관, 정치집단, 소비자 단체, 의료보험공단 등

③ (   ) 시장 : 의료용품 제조 및 공급업자, 의료관련 용역업자(예 세탁, 청소, 경비, 간병인 등의 용역)

④ 간호(   ) 시장 : 의료관련 전문단체(예 간호협회, 의사협회, 병원협회, 간호학회)

⑤ 간호리쿠르트 시장 : 간호학생, 잠재 간호사 지망생, 간호교육기관 등

⑥ 간호고객 시장 : 환자 및 그 가족, 건강한 개인, 지역사회, 일반대중 등

06 (1) 시장세분화 (2) ① 비차별화 ② 차별화 ③ 집중화 ④ 일대일 (3) 포지셔닝 **07** ① 내부 ② 영향자 ③ 공급업자 ④ 의뢰

간호공무원시험의 결을 파악하라

PART 02

최신기출문제 & 기출응용문제

CHAPTER 01
간호관리학의 이해

UNIT 01 _ 기출문제

01 카츠(Katz)가 제시한 관리자의 위계에 따라 요구되는 관리 기술(managerial skills)에 대한 설명으로 가장 옳은 것은? 2020 서울시

① 일선관리자는 중간관리자에 비해 실무적 기술(technical skill)이 더 요구된다.
② 일선관리자, 중간관리자, 최고관리자는 모두 같은 정도의 개념적 기술(conceptual skill)이 필요하다.
③ 중간관리자는 최고관리자와 일선관리자 사이에서 교량적 역할을 하므로 개념적 기술(conceptual skill)이 가장 많이 요구된다.
④ 최고관리자는 구성원에 대한 효과적인 지도성 발휘와 동기부여를 위해 인간적 기술(interpersonal or human skill)이 다른 관리자보다 더 요구된다.

✚ 해설 **[실무적 기술(전문적, 기능적 기술, technical skill)]**
① 일선관리자가 업무수행에 필요한 지식, 방법, 기구 및 설비를 사용할 수 있는 능력
② 전문화된 분야에서 고유한 도구, 절차, 기법을 사용할 수 있는 능력
③ 특정 분야를 감독하는 데 필요한 지식, 방법, 테크닉을 의미하며 이러한 것들은 경험, 교육, 훈련으로부터 습득됨

02 간호관리 체계모형의 투입 요소는? 2019 지방직

① 간호인력의 수
② 환자의 재원일수
③ 간호사 이직률
④ 환자 만족도

해설 **[간호관리 체계모형]**

(1) 길리스(Gillis)는 투입, 과정, 산출에 이르는 간호관리 체계이론을 설명하였는데 투입에는 자료, 인력, 기구, 공급품이 속하고, 과정에는 자료수집, 기획, 조직, 인사, 지휘, 통제가 속하며 산출에는 환자간호, 인력개발, 연구가 포함된다.

(2) 간호조직을 하나의 개방체계로 보았을 때 간호관리는 상위체계에 존재하는 하위조직의 관리활동이며, 투입을 산출로 바꾸는 전환과정이라 할 수 있다.

(3) 조직은 상호연결된 하위체계로 구성되어 있으며 조직 안의 인간, 즉 조직구성원은 집단이나 부서에 속하고 그 집단이나 부서는 다시 조직에 포함되는 상황에서 조직을 하나의 체계라고 규정한다면 인간이나 집단, 부서는 각각 조직이라는 상위체계에 대한 하위체계가 되는 것이다.

[간호관리 체계모형에 기초한 투입, 변환과정, 산출요소]

(1) 투입
- ① 간호인력, 물자(시설, 건물, 장비), 자금(재정), 정보, 기술, 시간, 환자 등
- ② 인력은 소비자 투입과 생산자 투입으로 구분
  - ㉠ 소비자 투입 : 환자의 상태와 간호요구도
  - ㉡ 생산자 투입 : 간호직원의 기술, 경험, 태도, 교육 및 훈련 등

(2) 변환과정
- ① 관리과정 : 기획, 조직, 인사, 지휘 및 통제
- ② 관리지원 기능 : 의사결정, 의사소통, 동기부여 및 갈등관리 등

(3) 산출요소
- ① 투입요소가 전환과정을 거쳐 얻은 결과
- ② 간호생산성을 측정하는 지표
- ③ 간호서비스의 양(간호시간), 간호서비스의 질(우수성의 정도), 환자 만족과 직원 만족, 직원개발(간호직원의 성장 및 만족), 연구(간호연구 성과), 재원일수, 환자의 간호상태(건강회복, 재활, 질병으로부터의 보호, 건강증진, 존엄사 등), 간호교육, 간호생산성, 조직개발 및 조직활성화, 간호직원의 결근율 및 이직률, 간호원가, 비용편익 등

(4) 환류(feedback)
- ① 내부환경과 외부환경의 상호 작용의 역동성
- ② 재정보고서, 질 평가 보고서, 직원에 대한 동료평가, 인준조사 보고서

03 인간관계론에 근거하여 조직구성원을 관리하고자 할 때 적합한 활동은? 2018 지방직

① 간호조직의 팀워크를 향상시키기 위해 동아리 지원 제도를 도입한다.
② 간호사의 급여체계에 차별적 성과급제를 도입하여 인센티브를 제공한다.
③ 일반병동에 서브스테이션(substation)을 설치하여 물리적 환경을 개선한다.
④ 다빈도 간호행위에 대하여 병원간호실무 표준을 설정한다.

해설 **[인간관계론의 특징]**

① 호손 전기공장에서 공장의 조명과 근로자들의 생산성 간의 상관관계를 실험하였다.
② 생산성은 물리적 환경보다는 인간의 심리적, 사회적 욕구충족에 의해 결정된다.
③ 직장 분위기, 조직구성원의 태도와 감정 등 사회적 인간으로서 비경제적 보상과 안정감·소속감 등 인

간의 심리적 요인을 중시한다.

④ 개인보다는 집단의 사기를 중시하고 비공식 조직 및 소집단을 중시하며 인간중심의 관리를 강조한다.

⑤ 기계적 조직관과 합리적 경제인이라는 인간관에 대한 과학적 관리론에 반발하여 나타났다.

04 페이욜(Fayol)이 제시한 행정관리론의 관리원칙이 아닌 것은? 2018 지방직

① 규율(discipline)의 원칙

② 공정성(equity)의 원칙

③ 고용안정(stability of tenure of personnel)의 원칙

④ 방향 다양성(diversity of direction)의 원칙

해설 **[페이욜(H. Fayol)의 14개 관리원칙]**

원칙	내용
분업의 원칙	한 사람이 같은 노력으로 같은 시간 내에 많은 것을 보다 더 잘 생산한다.
권한의 원칙 (권한과 책임의 원칙)	권한은 명령하고 복종시킬 수 있는 권리이며 책임과 떨어질 수 없다.
규율의 원칙	규율은 직·간접적인 여러 가지 협약에 의해 형성되고 모든 비즈니스에 중요하게 적용된다.
명령통일의 원칙 (명령일원화의 원칙)	조직구성원은 오직 한 사람의 상관으로부터 명령을 받아야 한다.
지휘일원화의 원칙 (방향의 일관성)	동일 목표를 갖는 일련의 업무활동은 관리자와 기획이 하나여야 한다.
공동목표 우선 원칙	한 종업원이나 개인의 이익이 조직전체의 이익에 우선하지 않아야 한다.
합당한 보상 원칙	성과에 대한 보상은 고용주나 종업원 모두에게 공정하고 만족할 수 있어야 한다.
집권화의 원칙	집권화를 강조하되 모든 상황은 집권화와 분권화 사이의 균형이 필요하다.
계층연쇄의 원칙 (사다리꼴 연쇄의 원칙)	모든 계층 간에는 단절됨이 없이 명령과 보고체계가 연결되어야 한다.
질서의 원칙	적재적소의 원칙을 의미하며, 손실과 낭비를 막을 수 있는 원칙이다.
공평의 원칙	경영자들은 모든 종업원에게 친절하고 공평하게 대하여야 한다.
고용안정의 원칙	종업원의 이직을 감소시키는 것은 비용절감에도 효과적이다.
창의성의 원칙 (솔선력 배양 원칙)	조직구성원에게 그들의 활동을 수행함에 있어서 보다 나은 새로운 방법을 찾아 행동계획을 세우고 실행에 옮기도록 용기와 자유를 주어야 한다.
사기(협동·단결·단합)의 원칙	팀의 사기를 높이는 것은 조직 내의 조화와 통일을 강화시킨다.

행정관리론은 조직의 관리기능을 중시하면서 관리층이 맡아야 할 조직 및 관리활동의 원리들을 발전시키는 데 기여하였으며 조직의 상층부를 중심으로 하향적 방식에 의한 조직의 합리화를 추구하였다.

05 페이욜(Fayol)은 행정관리론에서 관리에는 일정한 원칙이 있다고 주장하였다. 페이욜이 주장한 관리 원칙 중 '어떤 행위에 있어서도 종업원은 오직 한 사람의 상관으로부터 명령을 받아야 한다'는 원칙은?

2018 서울시

① 질서의 원칙(order)
② 집권화의 원칙(centralization)
③ 명령통일의 원칙(unity of command)
④ 계층연쇄의 원칙(scalar chain)

+해설 **[명령통일의 원리]**

① 명령통일의 원리는 조직의 각 구성원이 한 사람의 직속상관으로부터만 명령과 지시를 받고 보고하는 책임을 지는 것으로 명령통일의 원리가 지켜지지 않으면 전체적 안정감이 위협받고 권위가 실추된다.
② 명령통일의 장점
- 직원의 책임소재가 명백하여 부하에 대한 통제가 가능
- 조직의 관리자가 전체적 통합과 조정을 가능하게 하며 의사전달의 효용성을 확보하여 의사소통의 혼란을 줄임
- 명령과 보고의 상호 대상이 명백하고 조직 지위의 안정성이 확보

③ 명령통일의 한계점
- 기능적 전문가의 영향력이 감소하고 횡적 조직 간의 조정이 어려워짐
- 명령통일의 원리를 지나치게 강조하면 조직이 환경변화에 신속하고 융통성 있게 적응하기 어렵게 됨
- 행정의 분권화와 권한위임을 저해하여 행정의 지연 초래
- 의사소통의 과중한 부담 야기

06 조직 관리에 적용할 수 있는 베버(Max Weber)의 관료제론의 원칙으로 가장 옳은 것은?

2018 서울시

① 과학적인 시간-동작 분석 연구를 활용한다.
② 공식적 권한과 책임을 명확하게 정의해야 한다.
③ 능률 향상을 위해서 업무를 단순화, 표준화시킨다.
④ 생산성 향상을 위해서 정서적 요소를 고려해야 한다.

+해설 관료제 이론은 합법적 권한에 기초를 둔 관료제 모형으로 공식적인 규칙의 제정과 준수를 중요시한다.

[관료제 이론이 관리에 미친 영향]

① 조직 내 각 지위에 부여된 권리와 의무를 명확히 하였다.
② 조직의 위계질서에 맞는 구체적인 구성원의 행동지침, 규칙, 규정의 중요성을 심어주었다.
③ 막스 베버(Max Weber)의 관료제 5원칙
㉠ 원칙1 : 관리자의 공적인 권한은 지위에서 나오며, 관리자는 조직 안에서 공적인 권한을 가진다.
㉡ 원칙2 : 사람들은 누구나 지위를 갖는다. 지위는 사회적 위치나 개인적인 접촉이 아니라 직무 성과에 의한 것이다.

㉢ 원칙3 : 각각의 지위에 대한 공적 권한과 업무 책임 등이 명확하게 규정되어야 한다.
㉣ 원칙4 : 지위는 계층화되어야 한다. 종업원들은 업무를 누구에게 보고해야 하는지 알 수 있어야 한다.
㉤ 원칙5 : 관리자는 규칙, 표준 절차 및 규범을 명확하게 규정하여야 한다.

④ 장점
㉠ 자원의 효율적 배분이 가능
㉡ 공정한 대우로 관리의 객관성 확보
㉢ 원칙이 잘 지켜지면 조직의 업무 능률이 극대화됨

⑤ 단점
㉠ 인간적인 요인과 비공식적 요인의 중요성 간과
㉡ 규칙과 절차만 따르도록 강조하여 조직이 쉽게 경직됨
㉢ 의사결정에 시간이 많이 걸리며, 빠르게 변하는 환경에 대처하지 못함

07 카츠(Katz)가 제시한 간호관리자의 인간관계 기술에 대한 설명으로 옳은 것은? 2017 지방직

① 환경과 조직의 복잡성을 이해하고 대처하는 능력으로 최고관리자에게 많이 필요하다.
② 사람들과 효과적으로 의사소통하고 동기부여 해주는 능력으로 모든 계층의 관리자에게 필요하다.
③ 특정 업무를 수행하는 데 필요한 지식과 기술을 이용할 수 있는 능력으로 최고관리자에게 많이 필요하다.
④ 조직의 목적과 간호단위 내의 목표를 연결시키는 능력으로 현장의 일선관리자에게 많이 필요하다.

해설 **[인간적 기술(human skill)]**

① 다른 사람들과 성공적으로 상호작용하고 의사소통할 수 있는 능력
② 동기부여에 대한 이해와 리더십을 효과적으로 적용하는 것을 포함
③ 조직의 일원으로서 효과적으로 협력하여 다른 사람들과 함께 일할 수 있게 분위기를 구축하는 능력
④ 위협적이지 않으면서 개방적인 환경을 조성하는 능력
⑤ 사람들과 효과적으로 의사소통하고 동기부여 해주는 능력으로 모든 계층의 관리자에게 필요하다.

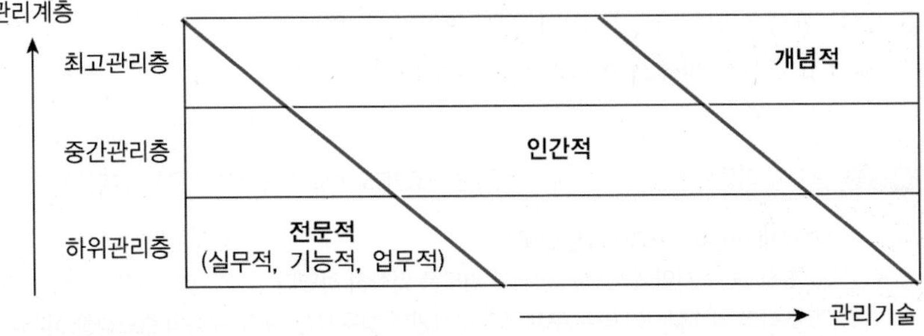

[그림] 관리기술의 상대적 중요성

실무적 기술은 낮은 관리계층에서 높은 관리계층으로 갈수록 덜 요구되는 반면 개념적인 기술은 높은 관리계층으로 갈수록 더 많이 요구된다.

08 간호관리이론 중에서 베버(Weber)의 관료제에 대한 설명으로 옳은 것은? 2017 지방직

① 비공식적인 조직을 활성화해야 한다.
② 근무경력에 따라 보수를 지급해야 한다.
③ 관리자는 구성원의 고용안정을 위해 노력해야 한다.
④ 지위에 따른 공적 권한과 업무 책임이 명확해야 한다.

해설 **[관료제 이론의 특징]**

① 합법적 권한에 기초를 둔 관료제 모형으로 공식적인 규칙의 제정과 준수를 중요시한다.
② 인간보다는 규칙을 호의보다는 능력을 중요시한다.
③ 조직 목표 수행을 위해 지위와 권위에 근거를 둔 리더십 구조를 강조한다.
④ 막스 베버는 권한의 형태에 따라 조직을 전통적 권한형태, 합리적·법적 권한형태, 카리스마적 권한형태의 3가지로 분류하였다.
㉠ 전통적 지배(traditional authority): 전통적으로 권한이 부여된 지배자가 시민을 지배하는 것으로 관례·관습·전통 등이 관료적 지배의 정당성에 근거를 두는 경우이다.
㉡ 카리스마적 지배(charismatic authority): 특정 인물의 초인적이고 비범한 개인적 자질이 갖는 힘에 의해 지배되는 형태로 히틀러의 정치가 대표적인 예이다.
㉢ 합리적 지배(rational-legal authority): 법적 적합성에 근거하여 지배하는 형태로 법치국가의 지배방식이 이에 속한다.

09 A 병원의 B 간호부장은 의료기관 서비스 평가를 앞두고 간호질 향상을 위해 성과급제를 도입함과 동시에 간호인력을 재배치하였다. 이는 간호관리자 역할 중 어떤 역할을 수행한 것인가? 2016

① 대표자 역할
② 섭외자 역할
③ 의사결정자 역할
④ 전달자 역할

해설 ③ 간호인력을 재배치하였기 때문에 의사결정자 역할에 포함되는 자원분배의 역할을 시행했음을 알 수 있다.

구체적	역할	역할 서술	연구로부터 확인된 활동
대인 관계 역할	대표자	법적이나 사회적으로 요구되는 상징적이고 일상적인 의무의 수행	의식에 참여하거나 공적·법적·사회적 기능을 수행
	지도자	부하직원들을 동기유발시키고 직원의 채용과 훈련을 담당	부하직원과의 상호작용
	섭외자	정보를 제공해주는 사람들과의 네트워크 유지	외부인과의 상호작용
정보적 역할	모니터	다양하고 특정한 정보를 조직과 환경에서 찾고 받음	일차적으로 정보를 받는 모든 메일을 관리하고 관련자들을 관리함
	전달자	외부인이나 부하직원으로부터 받은 정보를 조직의 다른 사람에게 전파함	수렴한 정보를 조직에 전달하며 부하직원과 구두로 의사소통을 유지함
	대변인	외부인에게 조직의 계획, 정책, 활동, 결과 등을 알리며 조직에서 전문가로서 활동함	이사회에 참석하고 정보를 외부에 알림
의사 결정 역할	기업가	조직과 환경에서 기회를 찾고 변화를 위한 사업을 추진함	개선을 위해 전략을 실행함
	고충처리자	조직이 기대하지 않았던 어려움에 당면했을 때 올바른 행동을 수행함	어려움과 위기를 해결하기 위해 전략을 수행함
	자원분배자	중요한 결정을 내리기 위해 조직의 모든 자원을 할당하는 책임을 가짐	스케줄링, 예산책정, 부하직원의 일에 관한 프로그램
	협상자	중요한 협상에서 조직을 대표함	협상 역할

[표] 민츠버그(Mintzberg)의 10가지 관리역할

- 염영희 외, 간호관리학, 수문사, 2014, 46p.

10 A간호사는 장기이식 병동의 간호단위관리자로, 며칠 전에 실시한 '간이식의 최신지견' 보수교육을 통해 알게 된 최신 정보를 병동간호사들에게 알려주었다. 또한 간이식실의 리모델링을 위해 타병원의 사례를 벤치마킹하고 이를 도입하고자 기획하고 있다. 다음 민츠버그의 관리자의 역할 중 A간호사의 역할에서 제외되는 것은? 2015

① 대표자　② 전달자　③ 섭외자　④ 기업가

해설 ③ 섭외자는 정보를 제공하는 사람들과의 네트워크를 유지하는 것으로 보기의 내용과는 관계가 없다. A간호사는 간호단위관리자로서 병동의 대표로 교육에 참석했다. 이것은 ① 대표자의 역할에 해당된다. '간이식의 최신지견' 보수교육을 통해 알게 된 최신 정보를 알려준 것은 ② 전달자의 역할에 해당되고, 타병원의 사례를 벤치마킹하고 도입하고자 기획하고 있다는 것은 변화촉진을 위한 ④ 기업가의 역할로 볼 수 있다.

민츠버그(Henry Mintzberg)는 관리자가 수행하는 10가지 특정 역할을 대인관계 역할, 정보적 역할, 의사결정 역할의 3가지 범주로 분류했다.

1. 대인관계 역할
   (1) 대표자 : 방문객 접대, 부하직원의 결혼식 참여, 의식행사 주관, 공적 내방객 접견, 서류서명 등
   (2) 지도자 : 구성원의 동기부여, 채용, 교육, 훈련, 지침지시, 승진 및 보상 등

(3) 섭외자 : 외부 이해관계자와 정보 네트워크 유지, 외부인과의 상호작용

2. 정보적 역할
   (1) 정보수집자 : 일차적인 정보와 관련자들을 관리
   (2) 전달자 : 정보와 관련된 회의 주관, 통신을 통한 정보 전달
   (3) 대변인 : 기자회견, 조직결정 사항 발표 등 조직의 공식 입장을 외부에 전달
3. 의사결정자의 역할
   (1) 기업가 : 기회의 포착과 변화를 위한 프로젝트 설계 및 수행
   (2) 고충처리자 : 화재나 사고 등 문제발생 시 해결방안 수립 및 시행
   (3) 자원분배자 : 스케줄링, 예산책정, 부하직원의 일에 관한 프로그램
   (4) 협상자 : 물품공급업자와의 협상, 조직 내 자원에 대한 교환, 구성원들과의 단체 교섭, 노사협정 등에 관한 동의 등

11 현대적 관리이론에 속하는 팀제이론, 네트워크조직이론, 학습조직이론, 프로세스조직이론의 주요 관점은? 2015

① 조직의 생존　　② 생산성 향상
③ 효율적 관리 운영 방안　　④ 조직의 질서 유지

해설 ②③④보기들은 현대적 관리이론의 기본이 되는 관료적 기능형 조직에 대한 내용으로 구조화된 조직의 운영과 결과물에 초점을 맞춘 것임을 알 수 있다.
현대적 관리이론은 급변하는 사회의 흐름에 맞춰 유기적으로 조직을 변화시키고 성장시킴으로 생존하기 위한 관점에서 외부와 상호작용하는 것이 가장 큰 특징이다. 현대적 관리이론은 관료제 조직을 기본 바탕에 두고 유기적으로 발전된 조직임을 기억해야 한다.
현대적 관리이론의 각 조직 유형은 다음과 같다.

1. 학습 조직은 학습지향적 성격을 지니며 정보화 사회의 가속화로 조직도 배워야 한다는 것을 기본이념으로 갖는 조직이다.
2. 프로세스 조직은 미래를 생각하며 앞으로 무엇이 가능하고 또 무엇을 해야 하는지를 고민하는 조직으로 고객가치를 가장 이상적으로 반영할 수 있도록 직무를 리엔지니어링하는 조직이다.
3. 네트워크 조직은 공생지향성의 특징을 가지며, 경직된 구조가 아니라 유연한 구조와 기술로 환경변화에 신축적으로 적응하는 조직이다.
4. 팀 조직은 개인지향성의 공동목표를 가진 두 사람 이상이 모여 시너지를 내기 위하여 만들어진 조직이다.

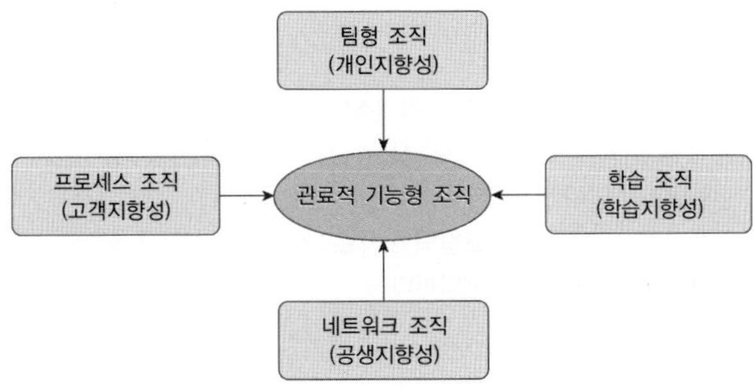

12 관리이론의 패러다임 변화를 일으키는 데 결정적 역할을 한 이론으로 짝지어진 것은? 2015

① 행정관리론, 상황이론
② 인간관계론, 체계이론
③ 관료제이론, 행태과학론
④ 과학적 관리론, 체계이론

해설 고전적 관리이론의 패러다임을 바꾼 것은 신고전적 이론의 인간관계론이며 현대적이론으로 패러다임을 바꾼 것은 외부환경과 상호작용하는 개방체계로 조직을 바라본 체계이론이다.
관리이론은 고전적 이론부터 시작되었으며 이론의 한계점을 극복하고자 신고전적 이론과 현대적 이론으로 점차 변화되어 왔다.

이론	맥락	조직의 관점	관리의 목표	관리자의 관점	근로자의 관점	이론의 예시
과학적 관리론	20세기 초 제조업	• 폐쇄체계 • 안정적이고 예측 가능 • 공식적 구조	계획, 통제, 평가 및 업무 흐름과 산출을 위해 과학적 방법과 경제적 인센티브 적용	개인적인 것을 추구하지 않고 목적지향적	신뢰성 있고 예측 가능하고 경제적으로 동기 유발	과학적 관리의 원칙 (Taylor, 2003)
인간 관계론	1차 세계대전 이후 행동주의와 노동조합의 증대	• 폐쇄체계 • 행위의 구조	근로자를 임파워시키기 위해 리더십을 적용하고 성과를 향상시키기 위해 협조를 구함	민주적 리더와 개방적 의사소통	사회적이고 사회·심리적으로 동기 유발	구조적 파워이론 (Kanter, 1972)
개방 체계 이론	2차 세계 대전 이후	• 개방체계이고 환경에 따른 적응체계 • 상호의존체계 • 과정으로서의 조직	안정성, 유동성, 성장 및 생존의 균형을 위해 시스템 기능을 통합	내적·외적인 한계 범위	동시다발적	간호서비스 수행이론 (Nursing service delivery theory, O'brinpallas, 2010)

13 길리스(Gillis)의 간호관리 체계이론의 주요 요소인 투입, 과정, 산출에 관한 설명으로 옳은 것은? 2014 서울시

① 산출에는 환자간호시간, 정보수집, 인력이 포함된다.
② 투입에는 정보, 인력, 공급품, 연구가 포함된다.
③ 과정에는 기획, 지휘, 통제하는 권한을 가진 간호관리자 집단이 포함된다.
④ 투입에는 인력, 환자간호시간, 자료수집이 포함된다.
⑤ 산출에는 인력개발, 연구, 의사결정이 포함된다.

해설 ① 인력은 투입요소에 해당하고 길리스의 전환과정은 자료수집과 기획-조직-인사-지휘-통제로 이어지는 것을 볼 때 정보수집(자료수집)은 전환과정에 속한다.
② 산출요소에 연구가 포함된다.
④ 산출에 환자간호시간이 포함되고 자료수집은 전환과정에 속한다.
⑤ 의사결정은 전환과정에 해당한다.

체계이론에서 과정은 관리과정과 관리지원기능으로 구분되며 관리과정은 기획, 조직, 인사, 지휘, 통제이고 관리지원기능은 의사결정, 의사소통, 동기부여 및 갈등관리 등이있다.

[간호관리 체계모형에 기초한 투입, 변환과정, 산출요소]

(1) 투입

① 간호인력, 물자(시설, 건물, 장비), 자금(재정), 정보, 기술, 시간, 환자 등

② 인력은 소비자 투입과 생산자 투입으로 구분

㉠ 소비자 투입 : 환자의 상태와 간호요구도

㉡ 생산자 투입 : 간호직원의 기술, 경험, 태도, 교육 및 훈련 등

(2) 변환과정

① 관리과정 : 기획, 조직, 인사, 지휘 및 통제

② 관리지원 기능 : 의사결정, 의사소통, 동기부여 및 갈등관리 등

(3) 산출요소

① 투입요소가 전환과정을 거쳐 얻은 결과

② 간호생산성을 측정하는 지표

③ 간호서비스의 양(간호시간), 간호서비스의 질(우수성의 정도), 환자 만족과 직원 만족, 직원개발(간호직원의 성장 및 만족), 연구(간호연구 성과), 재원일수, 환자의 간호상태(건강회복, 재활, 질병으로부터의 보호, 건강증진, 존엄사 등), 간호교육, 간호생산성, 조직개발 및 조직활성화, 간호직원의 결근율 및 이직률, 간호원가, 비용편익 등

(4) 환류(feedback)

① 내부환경과 외부환경의 상호 작용의 역동성

② 재정보고서, 질 평가 보고서, 직원에 대한 동료평가, 인준조사 보고서

14 다음 중 과학적 관리론에 대한 설명으로 옳지 않은 것은? 2014 서울시

① 근로자는 재정적 유인을 통하여 개인의 성과에 따라 보상을 받는다.

② 경영 전반에 과학적 관리방법을 제시하고 근로자 업무방법의 효율성을 최대화한다.

③ 근로자의 능력을 확인하여 각 근로자에게 적합한 업무를 수행할 수 있도록 배치한다.

④ 업무계획과 통제는 관리자의 역할로, 업무수행은 근로자의 역할로 이분된다.

⑤ 근로자의 인간적인 면은 경시되고 관리자의 일방적인 통제가 강조된다.

해설 자칫 혼돈을 줄 수 있는 문제이다. 문제에 나오는 "경영전반"이라는 문구를 주의해야 한다. 경영의 전반을 보았다라고 함은 관리자와 구성원과 환경 모두를 바탕에 두었다는 의미로 받아들일 수 있는데 과학적 관리론은 구성원들의 작업량 확보에만 중점을 두었기 때문에 경영의 전반적인 부분을 다루었다고 볼 수 없다.

[과학적 관리이론]

과학적 관리론은 테일러(F. Taylor)에 의해 1890년대에 시작되어 발전되었다. 근로자의 효율성과 생산성을 향상시키는 방법에 과학적 원칙을 적용한 이론으로 직무의 표준화를 주장했으며, 생산율에 따라 보수를 지급하는 제도를 채택했다.

과학적 관리론은 근로자의 효율성과 생산성을 향상을 위해 과학적 원리를 적용한 이론으로 조직 전반의 경영이 아닌 최적의 조건에서 노동자가 할 수 있는 최대의 작업량을 확보하는 것에 관심을 가졌다.

[과학적 관리이론의 특징]
① 과학적 관리는 관리자의 명령과 통제에 의한 일방적 경영관리이다.
② 과학적 관리는 작업의 과학, 노동의 과학이지 경영의 과학이 아니다.
③ 조직 전체의 합리화가 아닌 공장 내부의 합리화를 시도하였다.
④ 공식적 조직(계층제나 분업체계)을 중시하였다.
⑤ 종업원의 인간성을 경시하면서 경제적·합리적 인간관을 강조하였다.
⑥ 과업의 표준화를 위해 지나치게 유일 최선의 방법만을 강조하였다.

15 개방체계 이론에 관한 설명으로 옳지 않은 것은? 2013

① 조직을 둘러싼 환경을 강조한다.
② 조직의 여러 하위체계를 분리해서 본다.
③ 조직 내 하위체계는 다시 통합되어야 한다는 조직화 원리의 중요성도 부각된다.
④ 인간의 행동에 영향을 미치는 요소들 간에 복잡한 상호작용을 한다는 사실을 강조하였다.
⑤ 추상화의 수준이 높은 거대이론 또는 광범위이론에 바탕을 둔다.

해설 ② 개방체계에서 조직은 하나의 시스템이며 상호 의존하는 하부체계와 상호 관련이 있는 하부체계로 구성되어 있다고 보았다.

[체계이론의 특징]
조직은 투입, 변환, 산출이 계속 반복하여 이루어지며 균형 상태를 유지하려는 특성을 갖는다. 조직은 개방적이고 역동적이며 많은 목표와 기능을 갖는다.
(1) 체계의 개방성 : 환경과 에너지를 교환하는 정도
① 개방체계 : 환경과 내부의 구성요소 간에 서로 상호작용이 있는 집합체
② 폐쇄체계 : 환경과 내부의 구성요소 간에 서로 상호작용이 없는 집합체
(2) 전체성
부분들의 집합인 체계는 하나의 통합된 단일체로서 반응
(3) 경계
① 외부체계에서 들어오고 외부체계로 나가는 에너지의 흐름을 규제하는 기준
② 규범·가치·태도 및 다른 체계와의 상호작용 등 교환을 촉진하거나 억제하는 기능
(4) 체계의 에너지 교환
① 네겐트로피(negentropy) : 체계 생존에 중요한 요소로서 체계의 에너지를 증진시키는 긍정의 에너지
② 엔트로피(entropy) : 체계를 혼잡하게 하고 비조직화를 조장하는 부정의 에너지
(5) 균등종국성
하위체계는 각기 달리 활동하나 모든 체계는 공통된 목표 달성을 지향하여 종국적으로 전체 목표를 달성
(6) 항상성(동태적 균형)
본래의 목표 기능에서 일탈하려고 할 때 체계는 이를 방지하고 균형을 유지하며 항상성을 유지함
(7) 환류(회환, Feedback)
체계의 산출이 환경을 통해 평가되고 이 평가 결과가 다시 그 체계로 되돌아오는 것

16 효율성에 관한 설명으로 옳은 것은? 2013

가. 투입비용의 최소화
나. 산출량, 즉 목표달성 정도
다. 수단적 의미
라. 장기적 측정치

① 가, 나, 다
② 가, 다
③ 나, 라
④ 라
⑤ 가, 나, 다, 라

해설 효율성은 자원을 최소로 활용하여 목표를 달성했는가에 대한 능률성을 나타낸다.
관리자에게는 목표 달성(효과성)이 더 강조되지만, 목표를 달성했다고 해서 언제나 생산성이 높은 것은 아니며 자원을 낭비하지 않고 목표를 달성하는 것이 중요하다.
피터 드러커(Peter Druker)는 효과성과 효율성을 다음과 같이 구분하였다.

효과성(effectiveness)	효율성(efficiency)
올바른 일을 함을 의미(doing the right thing)	일을 올바르게 함을 의미(doing things right)
대외지향적 개념으로 조직과 환경 간의 관계의 질을 측정하는 개념	대내지향적 개념으로 기술의 수행에 관련되는, 즉 업적의 질에 대한 측정치
조직의 목적이 달성되는 정도를 측정하는 개념	최소한의 자원으로 목적을 달성했는지를 보는 개념으로 투입에 대한 산출의 비율
장기적 측정	단기적 측정

17 시대적으로 가장 최근의 관리이론은? 2013

① 과학적 관리론
② 상황이론
③ 관료제론
④ 행정관리론
⑤ 인간관계론

해설 ② 상황이론은 현대적 관리이론에 해당한다. 현대적 관리이론은 가장 최근의 이론이며, 통합적 관점으로 여러 가지 이론들이 이에 속하나 대표적인 이론으로는 체계이론과 상황이론을 들 수 있다.

① 과학적 관리론 ③ 관료제론 ④ 행정관리론은 고전적 이론에 해당한다.
⑤ 인간관계론은 신고전적 이론에 해당한다.

[상황이론의 요약]

(1) 상황적합성이론(피들러)
㉠ 효과적인 리더십을 그룹 효과성의 견지에서 정의하였다.
㉡ 3가지 상황요소 : 리더의 직위권력, 리더-부하관계, 과업구조

ⓒ 리더는 자연적 또는 고정적 유형을 가지고 있다.

(2) 상황대응 리더십이론(허시와 블랜차드)

ⓐ 효과적인 리더십을 상황에 적합한 리더십 유형의 대응으로 정의하였다.

ⓑ 부하의 특성(능력, 의욕), 부하의 성숙도

ⓒ 리더는 4가지 리더십 유형(지시형, 설득형, 참여형, 위임형) 중에서 선택한다.

(3) 경로-목표이론(하우스와 미첼)

ⓐ 효과적인 리더십을 부하의 목표 설정과 목표 달성에 대한 리더의 노력으로 정의하였다.

ⓑ 상황변수(환경요소, 개인적 특성)

ⓒ 리더는 4가지 리더십 유형(지시적, 지원적, 참여적, 성취지향적) 중에서 선택한다.

18 다음 관리이론 중 가장 최근에 소개된 것은? 2011

① 직무와 관련된 사회적 환경과 인간관계를 중시하는 이론

② 조직구조 및 조직효과성에 영향을 미치는 상황요인을 규명하는 이론

③ 근로자의 효율성과 생산성을 향상시키기 위해 과학적 방법을 적용하는 이론

④ 생산성 향상을 위해 조직 내 인간행동에 영향을 미치는 요인을 규명하는 이론

✚해설 ② 상황이론에 대한 설명이며 상황이론 가장 최근에 소개된 현대적 이론에 해당한다.

관리이론의 시대적 순서를 알고 있는지에 대한 문제가 반복되어 출제되고 있다. 시간의 흐름에 따른 관리이론을 각각 정리하고 개념을 잘 숙지하기 바란다.

①④ 신고전적 이론인 인간관계론에 대한 내용이다.

③ 고전적 이론인 과학적 관리론에 대한 내용이다.

19 관리이론 중 과학적 관리론이 강조하는 것을 설명한 것은? 2011

① 인간관계형성

② 관리의 행정화

③ 상황고려경영

④ 민주적인 관리

⑤ 생산성 증대

✚해설 ⑤ 고전적 관리이론 중 과학적 관리론에 대해 묻고 있는 것으로 과학적 관리론은 테일러(F. Taylor)에 의해 1890년대에 시작되어 발전되었으며 과학적 관리론의 궁극적인 목적은 생산성와 효율성의 향상이다.

② 관리의 행정화는 고전적 이론에 속하는 내용지만 이것은 페이욜(H. Fayol)에 의해 주장된 행정관리론의 특징이므로 답이 될 수 없다.

①④는 신고전적 이론에 속하는 인간관계론에 대한 내용이다.

③은 현대적 이론인 상황이론에 해당하는 내용이다.

20 민쯔버그의 관리자 역할 중 의사결정자 역할에 포함되지 않는 것은? 2011

① 대변자 역할
② 문제해결자 역할
③ 자원분배자 역할
④ 협상자 역할
⑤ 기업가 역할

해설 ① 대변자 역할은 정보적 역할에 해당된다.
의사결정 역할은 조직의 새로운 목표와 활동을 전개할 시기와 방법을 결정하기 위해 정보를 사용하는 역할이며 다음의 4가지 역할이 여기에 해당된다.
(1) 기업가(변화촉진자)
① 새로운 분야를 개척하며 통제범위 내에서 변화를 창출하고 시도한다.
② 조직의 변화에 대한 정보를 바탕으로 사업을 추진한다.
(2) 고충처리자(문제해결자)
① 관리자 자신의 직접적인 통제 영역 밖의 변화되는 문제를 다룬다.
② 관리자는 스케줄 문제, 장비 문제, 파업, 실패한 협상건 및 생산성을 감소시키는 작업환경 문제들을 다룬다.
(3) 자원분배자(자원할당자)
관리자는 중요한 결정을 내리기 위해 조직의 모든 자원을 할당하는 책임을 가진다.
(4) 협상자(중재자)
관리자는 업무를 수행하는 데 있어서 정보와 권한을 가졌기 때문에 협상에 많은 시간을 할애해야 한다.

21 관리체계모형에서 투입요소에 속하지 않는 것은? 2011

① 간호인력
② 자금
③ 병원건물
④ 간호연구성과
⑤ 간호정보

해설 ④ 간호연구성과는 산출요소에 해당한다.
투입요소에는 다음과 같은 것이 있다. 특별히 인력을 소비자 투입과 생산자 투입으로 구분하는 것도 숙지해야 하는 내용임을 잊지말자..
① 간호인력, 물자(시설, 건물, 장비), 자금(재정), 정보, 기술, 시간, 환자 등
② 인력은 소비자 투입과 생산자 투입으로 구분
㉠ 소비자 투입 : 환자의 상태와 간호요구도
㉡ 생산자 투입 : 간호직원의 기술, 경험, 태도, 교육 및 훈련 등

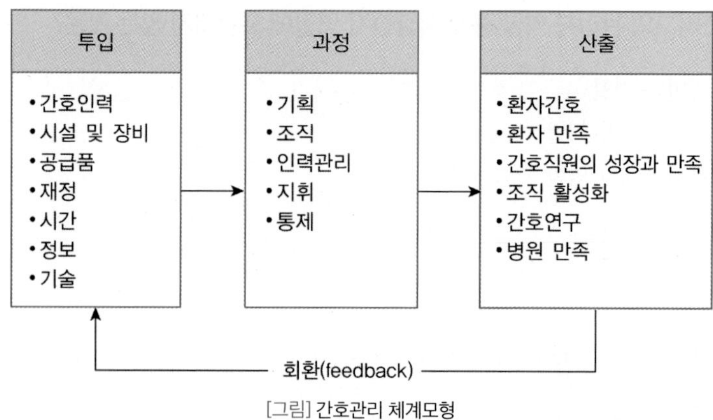

[그림] 간호관리 체계모형

22 관리의 기능에 대한 설명으로 옳지 않은 것은? 2010

① 조직－조직의 목표를 성취할 수 있도록 구성원들의 업무, 권한, 자원 등을 배당하는 과정이다.

② 통제－조직 목표 달성을 위한 활동이 계획대로 진행되고 있는지 확인하고 피드백을 통해 교정하는 과정이다.

③ 인사－조직 목표 달성을 위해 리더십을 발휘하고 직원들에게 동기를 부여하는 과정이다.

④ 기획－조직의 목표를 설정하고 이를 효율적으로 달성하기 위한 구체적인 행동방안을 선택하는 과정이다.

해설 ③은 지휘에 해당하는 설명이다. 인적자원관리인 인사는 조직목표의 효율적인 달성을 위해 유능한 인력을 조달하고 유지·개발하며 이를 활용하는 과정이다.

[관리의 기능 및 과정]

(1) 기획(planning)
① 조직의 목표를 달성하기 위하여 해야 할 활동과 구체적인 행동방안 순서를 계획하는 과정이다.
② 조직의 절차, 목적, 목표, 정책, 규칙을 정하고 장단기 계획과 예산 계획을 세우고 구체적인 업무를 계획하는 것이다.

(2) 조직(organizing)
① 조직구성원들이 조직의 목표를 성취할 수 있도록 업무, 권한, 자원 등을 배당하는 과정이다.
② 조직에는 직무분석, 직무개발, 직무평가 등이 포함된다.

(3) 인적자원관리(staffing)
① 조직목표의 효율적인 달성을 위해 유능한 인력을 조달하고 유지·개발하며 이를 활용하는 과정이다.
② 인적자원관리에는 모집과 선발, 채용, 배치, 경력개발 등이 포함된다.

(4) 지휘(directing)
① 조직목표 달성을 위해 리더십을 발휘하고 조직구성원들에게 동기를 부여하며 직무를 수행하도록 지도하고 격려하는 과정이다.
② 지휘에는 리더십, 동기부여, 갈등관리, 의사소통, 주장행동, 스트레스관리 등이 포함된다.

(5) 통제(controlling)

① 실제 수행된 업무성과가 계획된 목표나 기준에 일치하는지 확인하고 조직목표 달성을 위한 활동이 계획대로 진행되는지 평가한 후 피드백을 통해 목표 성취에 필요한 계획을 수정하는 과정이다.
② 통제에는 간호표준개발과 질 평가도구, 간호서비스 질 향상, 훈육, 간호수행평가 등이 포함된다.

23 과학적 관리론에 대한 설명으로 옳은 것은? 2010

① 시간-동작 분석 등을 근거로 한 업무의 표준화에 관심을 둔다.
② 행정조직의 합목적적이고 효과적인 관리의 원리를 발견하는 데 관심을 둔다.
③ 조직의 효율성을 높이기 위한 조직과 상황 간의 적합, 부적합 관계를 규명한다.
④ 합법적 권한에 근거한 권력을 강조하고, 공식적인 규칙의 제정과 준수를 중요시한다.

해설 ① 테일러(F. Taylor)에 의해 1890년대에 시작되어 발전된 과학적 관리론은 시간-동작을 분석하여 유일 최선의 방법(one-best-way)을 강조한 것이 특징이다.
② 페이욜(H. Fayol)에 의해 주창된 행정관리론에 대한 설명이다.
③ 영국의 번스(Burns)와 스톨커(Stalker), 미국의 로렌스(Lawrence)와 로쉬(Lorsch)에 의해 개발된 상황이론에 대한 설명이다.
④ 막스 베버(Max Weber)에 의해 주창된 관료제 이론에 대한 설명이다.

24 인간관계를 중요시했던 인간관계론에 대한 설명으로 옳은 것은? 2010

㉠ 인간의 사회적, 심리적 욕구 충족이 생산성 향상에 기여한다.
㉡ 개인의 존엄성을 중시한다,
㉢ 호손 연구에 의해 지지되었다.
㉣ 구조를 중시한다.

① ㉠, ㉡, ㉢
② ㉠, ㉢
③ ㉡, ㉣
④ ㉣
⑤ ㉠, ㉡, ㉢, ㉣

해설 ㄹ) 구조를 중시하는 것은 과학적 관리론에 대한 설명에 해당한다.

[인간관계론]
고전적 이론이 종업원이 일하는 물리적 환경에 중점을 두었다면, 인간관계론은 작업과 관계된 사회적 환경에 중점을 두었다. 인간관계론은 1940년대와 1950년대 초에 등장하였으며, 인간을 중시하는 이론으로 1924년부터 10년간 진행된 호손연구를 통해 발전 계기를 마련하였다.
(1) 인간관계론의 특징

① 호손 전기공장에서 공장의 조명과 근로자들의 생산성 간의 상관관계를 실험하였다.
② 생산성은 물리적 환경보다는 인간의 심리적, 사회적 욕구충족에 의해 결정된다.
③ 직장 분위기, 조직구성원의 태도와 감정 등 사회적 인간으로서 비경제적 보상과 안정감·소속감 등 인간의 심리적 요인을 중시한다.
④ 개인보다는 집단의 사기를 중시하고 비공식 조직 및 소집단을 중시하며 인간중심의 관리를 강조한다.
⑤ 기계적 조직관과 합리적 경제인이라는 인간관에 대한 과학적 관리론에 반발하여 나타났다.
⑥ 구성원의 사회적, 심리적 욕구충족을 위해 의사전달이 중요함을 인식하게 해주어 인사담당제도, 고충처리제도, 제안제도 등의 발달을 유도하였다.
- 기대가 충족 → 만족 → 생산성 향상에 이바지(심리적 욕구충족)
- 근로의욕이 일을 하게 되는 동기와 직결(동기부여이론)

⑦ 원활한 의사소통, 민주적 리더십, 의사결정 참여 증대에 대한 사회적, 심리적 욕구충족이 능률 향상에 기여한다(관리자의 역할 강조).

25 간호관리의 기능 중 지휘기능에 대한 설명 중 옳지 않은 것을 고르시오. 2011

① 업무의 구체적 지시와 방향을 제시하는 기능이다.
② 조직의 목적 달성을 위해 지도하고 조정하는 관리 활동이다.
③ 목표를 달성하기 위해 과업을 적극적으로 수행하도록 이끄는 관리기능이다.
④ 생산성의 향상을 위해 획일적으로 조직을 이끌어 갈 수 있는 기능이다.
⑤ 리더쉽, 커뮤니케이션, 동기부여 기능이 포함된다.

+해설 지휘는 조직목표 달성을 위해 리더십을 발휘하고 조직구성원들에게 동기를 부여하며 직무를 수행하도록 지도하고 격려하는 과정이며 획일적으로 이끌어 가는 기능을 갖는다고 보기는 어렵다. 지휘 기능에는 리더십, 동기부여, 갈등관리, 의사소통, 주장행동, 스트레스관리 등이 포함된다.

❖관리는 조직의 의도된 목표를 달성하는 과정으로서, 기획, 조직, 인사, 지휘, 통제 과정을 거치며 이는 다시 기획으로 피드백되는 과정이 반복적으로 순환하는 것이다.

26 행정과 관리를 서로 비교했을 때 차이점으로 옳은 것은? 2011

① 행정은 관리보다 경쟁성이 강하다.
② 행정은 관리에 비해 분명하고 단일목표를 추구한다.
③ 행정은 관리보다 정치권력을 많이 내포한다.
④ 행정은 관리보다 법령의 제약을 덜 받는다.
⑤ 행정은 관리보다 능률성을 강하게 추구한다.

해설 행정에 대한 문제를 풀 때는 국가를 떠올리고, 관리에 대한 문제는 전문병원을 떠올리면 쉽게 답을 구할 수 있다. 각각의 주최를 국가와 병원으로 두고 내용을 숙지하면 행정은 매우 포괄적인 내용으로 국민 전체를 대상으로 한다는 것과 관리는 전문병원에서 특정 환자군을 대상으로 한다는 점에서 확연한 차이를 알 수 있음으로 문제풀 때 도움이 되리라 본다.

① 경쟁성이 더 강한 것은 사익(私益)을 추구하는 관리이다.
② 관리는 행정에 비하여 목표가 분명하고, 단일한 목표를 추구한다.
④ 관리는 행정보다 법령의 제약을 덜 받는다.
관리와 행정의 유사점 및 차이점

구분		관리	행정
유사점		• 관료제적 성격 • 목표 추구를 위한 수단성 • 조직 안에서 이루어지며 인적 요소가 중요함	
차이점	권력성	정치권력과 무관	• 강제성, 정치권력 내포 • 행정은 국가정책에서 출발
	능률성	경쟁성과 능률성을 추구	독점성이 높아서 경쟁성에 제한을 받음
	법의 제약성	법령의 제약이 적음	법령의 제약을 엄격히 받음
	평등성	강조되지 않음	• 법 앞에서 평등한 개념 • 고도의 합법성이 요구
	목표	분명하고 단일한 목표 추구	불분명하고 복잡한 목표 추구

27 간호관리에 대한 설명으로 옳은 것을 모두 고르시오. 2010

㉠ 목표달성을 위한 수단
㉡ 간호의 질 향상
㉢ 질 높은 간호서비스를 제공하기 위한 지식과 기법
㉣ 투입과정 산출의 전환과정

① ㉠, ㉡, ㉢
② ㉠, ㉢
③ ㉡, ㉣
④ ㉣
⑤ ㉠, ㉡, ㉢, ㉣

해설 이상 모두 간호관리에 대한 설명으로 옳은 내용이다.

[간호관리의 정의]
(1) 간호관리는 인적 요소가 중요시되는 일련의 과정인 동시에 기능이다.
(2) 간호관리의 목표는 양질의 간호제공이며, 이를 위해 자원의 기술적 활용이 요구된다.
(3) 간호관리는 간호의 조직적 측면에서 접근하는 것으로 간호조직이 추구하는 목적을 보다 효율적이고 효과적으로 달성하기 위한 수단이다.

UNIT 02 _ 기출응용문제

01 다음 중 과학적 관리이론의 특징으로 맞는 것은?

① 구성원의 인간성을 중시하면서 사회적 인간관을 중요시하였다.
② 관리자의 명령과 통제에 의한 일방적 경영관리이다.
③ 비공식적 조직을 중시하였다.
④ 노동의 과학보다 경영의 과학을 중시하였다.

해설 과학적 관리론은 작업의 과학, 노동의 과학이며 조직 전체의 합리화가 아닌 공장 내부의 합리화를 시도하였다. 종업원의 인간성을 경시하면서 경제적, 합리적 인간관을 강조하였다.

02 우리나라에 간호관리의 중요성과 필요성이 대두된 것은 1970년대 후반부터라고 할 수 있는데 이런 사회적인 요청과 학문적 발전의 배경요인으로 맞지 않는 것은?

① 병원에서 간호관리의 비중 증가
② 전국민건강보험 실시로 인한 의료수요의 증가
③ 간호의 국제화와 이론적 체계구축
④ 국민들의 양질의 의료에 대한 요구증가

해설 전국민건강보험의 실시로 인한 의료수요증가와 병원에 대한 저수가정책이 계기가 되어 간호관리의 중요성이 대두되었고 국민 일인당 GDP의 상승과 국민의 건강권에 대한 인식증가도 영향을 미치게 되었다.

03 간호조직은 간호사들이 모인 집합장소이기 때문에 사회적 요소가 중요하며, 간호사들의 비공식집단, 집단역할을 이해하는 것이 간호관리의 초점이 된다는 이론적 관점은?

① 고전적 관리론
② 행동과학론
③ 과학적 관리론
④ 인간관계론

해설 인간관계론은 조직 내 구성원들의 비공식집단, 집단역할, 사회적 요소를 강조하는 이론이다.

04 과학적 관리론과 인간관계론의 차이점을 설명한 것으로 옳은 것은?

① 조직목표와 개인목표의 양립성 인정　　② 조직의 인간관
③ 인간가치의 수단화　　④ 조직을 폐쇄체계로 인식

+해설 과학적 관리론은 기계적·경제적·합리적 인간관을, 인간관계론은 사회적 인간관을 중시하였다.

05 인간관계론을 주장한 메리너와 토미가 주장한 관리의 과정은?

① 기획 - 조직 - 수행 - 평가
② 기획 - 조직 - 지휘 - 통제
③ 지료수집과 기획 - 조정 - 보고 - 예산
④ 기획 - 조직 - 인사 - 지휘 - 통제

+해설 간호관리의 과정적 측면에서 메리너와 토미는 기획 - 조직 - 인사 - 지휘 - 통제를 주장하였다.

06 인간관계론은 인간중심적인 조직이론의 토대를 형성하고 있다. 다음 중 인간관계론에 관한 설명으로 옳지 않은 것은?

① 인간의 사회적·심리적 욕구 충족이 생산성 향상에 기여한다는 이론이다.
② 개인의 존엄성을 중시하였다.
③ 호손연구에 의해 지지되었다.
④ 조직의 구조를 중시한다.

+해설 인간관계론은 인간론적 관점이다.
④는 구조론적 관점의 내용이다. 구조론적 관점에는 과학적 관리론, 의사결정론이 있다.

07 다음 관리이론 중 가장 최근에 소개된 것은?

① 비공식조직의 중요성이 생산성에 영향을 미치는 요인을 규명한 이론
② 조직구조 및 조직효과성에 영향을 미치는 상황요인을 규명하는 이론
③ 근로자의 효율성과 생산성을 향상시키기 위해 과학적 방법을 적용하는 이론
④ 생산성 향상을 위해 조직 내 인간행동에 영향을 미치는 요인을 규명하는 이론

해설 ②는 상황이론에 대한 설명으로 가장 최신이론에 해당한다.

[관리이론의 시대적 구분]
1. 고전적 조직이론 - 과학적 관리론
2. 신고전적 조직이론 - 인간관계론
3. 현대적 조직이론 : 상황이론, 체계이론, 목표에 의한 관리이론(MBO)

08 체계이론에 관한 설명으로 옳지 않은 것은?

① 외부환경과 작용하지 않는다.
② 조직은 투입, 변환, 산출이 계속 반복하여 이루어진다
③ 조직은 균형상태를 유지하려는 특성을 갖는다.
④ 상호의존하는 하부체계와 상호관련이 있는 하부체계로 구성된다.

해설 체계이론은 체계와 외부환경과의 상호작용을 통해 에너지를 주고 받는 개방체계의 특성이 있음을 설명하고 있다.

09 S병원의 간호부는 베버의 관료제이론에 맞게 부서를 운용하려고 한다. 다음 중 이에 해당하는 것은?

① 업무의 피로를 증가시키는 불필요한 동작들을 제거하고 표준화된 업무지침을 수립하였다.
② 동아리나 취미 동호회를 만들어 비공식집단과 소집단의 활동을 강화하였다.
③ 간호사의 욕구단계를 5단계로 나누어 단계별 동기부여 전략을 수립하였다.
④ 규칙과 절차를 재정비하고, 간호사들에게 권한과 책임을 명확히 하였다.

해설 ①은 시간 동작을 중요시했던 과학적 관리론이다.
②는 비공식집단의 중요성을 강조한 인간관계론이다.
③은 욕구5단계를 바탕으로 이루어진 행태과학론이다.
④은 관료제이론에 대한 설명이다.

10 과학적 관리론은 관리의 발달에 많은 기여를 하였지만 이 이론에 대한 비판도 적지 않다. 다음 중 과학적 관리론에 대한 비판으로 옳지 않은 것은?

① 인간에 대한 기계론적 이해
② 조직의 경직화와 비민주화 초래
③ 생산현장의 작업관리에만 관심
④ 조직전체의 관리에만 역점을 둠

해설 ④는 행정관리론에 대한 내용이다.

11 팀간호체계로 진행되고 있는 부서에서 신규간호사들이 스트레스와 이직률이 급증해 간호관리자는 기능적 방법과 팀간호를 혼용 사용하였다. 이와 관련이 깊은 관리이론은?

① 전통적 이론 ② 체계이론 ③ 카오스이론 ④ 상황이론

해설 2012년 부산시 기출문제에 "간호사 이직률을 낮추기 위해 창의적인 방법을 고안하려고 한다. 이와 관련된 이론은?" 이라는 문제가 출제되었다. 동일한 문제이나 2013년에는 사례가 좀 더 구체화되어 있다. 카오스이론 = 창의적인 방법을 고안하여 문제를 해결해 나가는 것

12 관리이론에 따라 인간을 보는 관점이 다르다. 다음 중 옳은 것은?

① 과학적 관리론 – 경제인
② 인간관계론 – 기계인
③ 상황론 – 경제인
④ 행동과학론 – 기계인

해설 과학적 관리론은 종업원의 인간성을 경시하면서 경제적·합리적 인간관을 강조하였고 조직의 기계화, 비인간화, 일방적인 경영관리로 인한 한계를 나타냈다.

13 능력에 따른 성과급제의 이론적 토대가 되는 관리이론은?

① 인간관계론 ② 상황이론
③ 체계이론 ④ 과학적 관리론

해설 과학적 관리이론은 로자의 효율성과 생산성을 향상시키는 방법에 과학적 원칙을 적용하면서 직무의 표준화를 주장했으며, 생산율에 따라 보수를 지급하는 제도를 채택했다. 성과급이란 구성원의 조직에 대한 현실적 공헌도, 즉 달성한 성과의 크기를 기준으로 임금액을 결정하는 임금체계를 의미한다.

14 간호부서장이 간호인력의 확보와 간호서비스 질 향상의 문제를 함께 해결하기 위해 "성과에 따른 인센티브"라는 새로운 정책을 도입하여 간호인력을 새롭게 재배치하려고 한다. 이 경우 간호부서장에게 가장 많이 요구되는 관리자의 역할은 무엇인가?

① 대표자 역할　　② 섭외자 역할
③ 정보제공자 역할　　④ 의사결정자 역할

해설 관리자 역할 중 의사결정자 역할은 조직변화에 대한 정보를 바탕으로 사업을 추진하는 기업가 역할과 조직의 중요한 문제들의 해결을 모색하는 문제처리자 역할, 조직 내의 자원활용과 관련된 의사결정을 하는 자원분배자 역할, 인간과 집단을 대상으로 차이점을 토의하고 합의에 도달하기 위한 협상자 역할이다.

15 중간관리자의 역할에 대한 설명으로 맞는 것은?

① 조직의 외부환경과 상호작용
② 구성원의 활동조정
③ 조직관리에 책임을 지는 관리자
④ 구성원의 실무적 역할조정

해설 ①③은 최고관리자의 역할이고, ④는 일선관리자의 역할이다.

16 카츠가 제시한 관리 기술 중 일선관리자에게 가장 많이 요구되는 관리기술로 옳은 것은?

① 부하직원을 동기부여하고 지도하는 지휘자로서의 활동
② 간호조직의 장기발전 전략수립 기술
③ 다양하고 광범위한 정보탐색과 획득 기술
④ 간호제공에 필요한 간호장비 사용에 대한 전문적 지식과 기술

해설 ①은 인간적 기술에 대한 내용이다.
②와 ③은 최고관리자에게 가장 많이 필요한 개념적 기술에 대한 내용이다.

17 A병원 간호부장은 새로운 감염관리 체계를 도입하기 위해 타 병원에 문의하거나 자료를 조사하여 장·단점 등에 관해 정보를 수집하고 간호단위의 간호사들에게 감염관리 관련 교육을 하기 위해 교육시간을 배분하고, 이를 병원장에게 보고하였다. 다음 중 간호부장의 역할에 해당하는 것은?

① 정보자 역할
② 지도자 역할
③ 대표자 역할
④ 의사결정자 역할

+해설 [관리자의 정보관리 역할]
1. 모니터 역할 : 정보의 탐지, 수집 및 선별, 조직에 영향을 미치게 될 정보를 위한 환경을 탐지하고 수신한다.
2. 정보보급자의 역할 : 부하와 다른 조직구성원과 함께 정보를 공유하고 어떤 정보가 얼마만큼 유용한 것인가를 결정하는 중요한 일을 한다.
3. 대변자 역할 : 조직 외부의 사람들에게 그 조직의 공식입장에 관하여 정보를 전해준다.

18 A간호사는 B병동의 10년차 일반간호사이며, B병동의 목적 달성을 위해 다른 구성원들에게 영향력을 행사해서 구성원을 변화시킨다. 이때 A의 영향력과 관련된 설명은?

① 공식적으로 조직 내의 직위를 가진다.
② 합법적으로 권력을 가진다.
③ 자발적·비자발적 추종자를 모두 이끈다.
④ 위임되는 권한을 가지지 않는다.

+해설 영향력과 관련된 설명을 찾으라는 것은 리더의 특성을 찾으라는 문제이다.
①②③은 관리자의 특성에 해당하고, ④는 리더의 특성에 해당한다.

19 다음 중 조직이론을 폐쇄-합리적 조직이론, 폐쇄-자연적 조직이론, 개방-합리적 조직이론, 개방-자연적 조직이론 등 4가지로 분류한 학자는?

① 고든(Gorden)
② 베버(M. Weber)
③ 스코트(W.R. Scott)
④ 하쥐츠(R.M. Hodgetts)

해설

구분		인간에 대한 관점	
		합리적	자연적(사회적)
조직에 대한 관점	폐쇄적	<폐쇄 - 합리적 조직이론> - 1상한 ① 1900~1930년 ② 과학적 관리론, 고전적 관료제론, 행정관리학파	<폐쇄 - 자연적 조직이론> - 2상한 ① 1930~1960년 ② 인간관계론, X - Y이론
	개방적	<개방 - 합리적 조직이론> - 3상한 ① 1960~1970년 ② 체계이론, 구조적 상황이론	<개방 - 자연적 조직이론> - 4상한 ① 1970년~ ② 팀제이론, 네트워크 조직이론, 프로세스 조직이론, 학습조직이론, 혼합이론

하쥐츠(Hodgetts)는 조직이론을 전통적 시대, 인간관계 시대, 인간자원 시대로 구분하였다.

20 간호관리자의 역할 가운데 의사결정자의 역할을 서술한 것이다. 제외되는 것은?

① 중요한 협상에서 조직을 대표한다.
② 조직의 모든 자원을 할당한다.
③ 변화를 위한 사업을 추진한다.
④ 직원을 동기유발하고 직원의 채용과 훈련을 담당한다.

해설 간호관리자의 역할은 대인관계 역할(대표자, 지도자, 섭외자), 정보적 역할(모니터, 전달자, 대변인), 의사결정자 역할(기업가, 고충처리자, 자원분배자, 협상자)로 나눌 수 있다.
④vt는 대인관계 역할 가운데 지도자의 역할이다.

21 관리자와 리더는 비슷하면서도 차이가 있다. 다음 중 리더의 특징에 해당하는 것은?

① 공식조직 내에서 지위를 갖고 있다.
② 미래지향적이며 변화와 혁신을 추구한다.
③ 직위권한에 기인한 합법적 권력을 갖는다.
④ 비자발적인 팔로워(follower)까지도 지휘한다.

해설 ①③④는 관리자에 대한 설명이다.

22 리더와 관리자를 비교한 내용을 옳은 것은?

① 리더는 "언제, 어떻게"에 관심을 둔다.
② 관리자는 지도자보다 합리성과 통제를 위한 더 큰 공적 책임을 지닌다.
③ 관리자는 대인관계를 강조한다.
④ 리더는 조직의 목적을 성취하기 위해 인간, 환경, 돈, 시간, 다른 자원들을 다룬다.

✚해설

리더	관리자
1. 공식조직의 부분이 아닐 수 있다. 2. 위임된 권한은 없지만 소위 영향력과 같은 다른 의미의 권력을 지닌다. 3. 관리자보다 더 폭넓고 다양한 역할을 지닌다. 4. 그룹과 정, 정보수집, 피드백, 힘 부여하기 등에 초점을 둔다. 5. 대인관계를 강조한다. 6. 자발적 추종자를 지휘한다. 7. 추구하는 목적에 조직의 목적이 반영될 수 있고 반영되지 않을 수도 있다. 8. 리더는 "무엇을, 왜"에 관심을 둔다. 9. 리더는 수평적인 관점을 갖는다. 10. 리더는 신뢰를 이끌어가고, 혁신을 주도한다.	1. 공식적 조직 내의 지위를 갖는다. 2. 관리자의 지위에 수반되는 권한에 기인한 합법적 권력을 지닌다. 3. 특정 기능, 의무, 책임을 수반하도록 기대된다. 4. 통제, 의사결정, 의사분석, 결과를 강조한다. 5. 조직의 목적을 성취하기 위해 인간, 환경, 돈, 시간, 다른 자원들을 다룬다. 6. 자발적 추종자뿐만 아니라 비자발적 추종자도 지휘한다. 7. 지도자보다 합리성과 통제를 위한 더 큰 공적 책임을 지닌다. 8. 관리자는 "언제. 어떻게"에 관심을 둔다. 9. 관리자는 수직적 관점을 갖는다. 10. 관리자는 통제하려고 하고, 책임을 수행한다.

23 조직의 전략적인 목표달성을 위한 부서별 계획을 위해 조직의 정책, 절차, 규칙을 정하는 사람은?

① 간호부장 ② 간호이사
③ 간호과장 ④ 수간호사

✚해설 최고관리자가 설정해 놓은 전략적인 목표를 달성하기 위해 부서별로 전술적 계획을 수립하는 사람은 중간관리자로 간호과장이 이에 속한다.

24 간호관리 체계모형에서 투입요소로 옳지 않은 것은?

① 간호인력
② 자금 및 간호정보
② 병원건물
④ 간호연구 성과

해설 ④ 간호연구 성과는 간호조직의 산출요소에 해당한다.

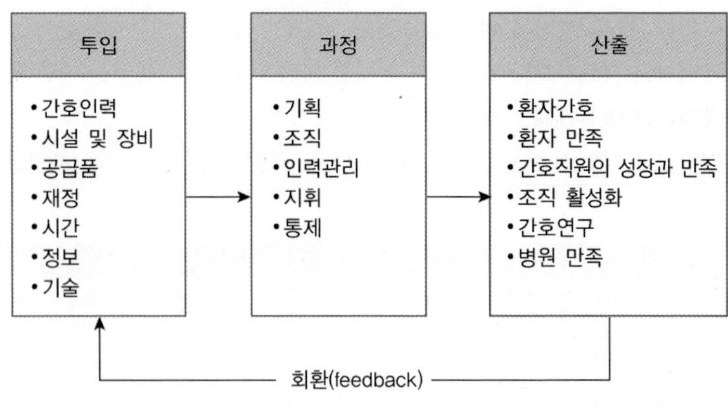

[그림] 간호관리 체계모형

25 민츠버그의 관리자 역할범주 중 의사결정자 역할이 아닌 것은?

① 기업가 역할
② 문제해결자 역할
② 자원배분자 역할
④ 대변자 역할

해설 ④ 대변자 역할은 정보적 역할에 해당한다.

26 페이욜(Fayol)이 제시한 행정관리론의 관리원칙으로 옳지 않은 것은?

① 공동목표
② 합당한 보상
③ 창의성
④ 방향의 다양성

해설 페이욜의 관리원칙 중 명령통일의 원칙, 지휘일원화의 원칙, 공동목표 우선의 원칙에 비춰볼 때 방향의 다양성은 반대되는 개념이므로 관리원칙으로 볼 수 없어 정답은 4번이 된다.

27 간호생산성을 향상하기 위한 전략으로 잘못된 것은?

① 생산요소를 적절히 배합한다.
② 효율적 자본설비를 활용한다.
③ 간호인력의 양을 우선시한다.
④ 생산구조를 변화시킨다.

✚해설 간호 생산성 향상을 위한 전략은 다음과 같다.
① 투입되는 인력의 효율적인 사용, 인력 대신 자본설비를 활용하여 생산요소를 적절히 배합한다.
② 개선된 생산품이나 설비 등을 활용한다.
④ 생산구조 변화, 컴퓨터 시스템 간호업무에 도입 등 구조와 시설에 변화를 준다.

28 Katz는 조직 관리 계층에 따라 요구되는 관리기술이 다르다고 하였다. 최고관리자에게 더 많이 요구되는 기술은?

① 조직문제를 규명하고 대안을 모색하여 해결책을 찾아 수행한다.
② 각 부서의 구체적인 업무를 지정한다.
③ 업무 수행에 필요한 지식, 방법, 장비 등을 사용한다.
④ 전문적인 지식을 바탕으로 전 직원을 직접 교육하는 기술이 요구된다.

✚해설 최고관리자에게 더욱 요구되는 관리 기술은 개념적 기술로 조직의 모든 이해관계와 활동을 조정, 통합할 수 있는 정신적 능력 및 조직을 전체로 보고 각 부분이 어떻게 의존관계를 유지하는지 통찰할 수 있는 능력을 의미한다.

29 다음 중 관료제의 순기능은 어느 것인가?

① 행정의 신축성 확보
② 인간적 관계의 강조
③ 비공식조직의 중요성 강조
④ 행정의 객관성 확보

✚해설 관료제의 순기능에는 자원의 효율적 배분, 공정한 대우로 관리의 객관성 확보, 조직에 수행되는 모든 과업을 분업화하고 전문화하여 업무의 능률을 극대화 등이 있다.

30 간호관리체계모형에서 산출요소가 아닌 것은?

① 간호사의 만족도
② 환자의 만족도
③ 간호연구개발
④ 환자의 간호사에 대한 태도

해설 **[간호관리체계모형의 투입요소와 산출요소]**
1) 투입요소 : 간호인력(수, 특성, 배합), 시설 및 장비, 공급품, 정보, 기술, 시간, 재정, 간호소비자의 특성(태도), 간접비(실무교육), 환자분류(간호의 강도), 간호표준, 환자간호전달체제 등
2) 산출요소 : 재원일수, 간호서비스의 양과 질(간호시간, 질평가, 점수 등)
환자의 간호상태(건강회복, 재화, 질병으로부터 보호, 건강증진, 존엄성 있는 죽음 등)
간호교육, 간호생산성, 조직의 개발 및 활성화, 간호사의 결근율 및 이직률, 간호원가

31 다음 중 중간관리자의 역할에 해당하지 않는 것은?

① 설정된 조직의 목표, 전략, 정책을 수용하고 집행을 위한 제반활동을 수행한다.
② 일선관리자가 해야 할 조직의 목표와 계획을 전달하고 일선관리자 지휘에 책임을 진다.
③ 중간관리자는 궁극적으로 조직의 성공, 실패를 좌우하는 책임을 지닌다.
④ 단기 실천계획 수립, 세부 행동절차 결정, 전술적 목표를 결정한다.

해설 ③ 최고관리자에 해당되는 내용이다. 최고관리자는 궁극적으로 조직의 성공, 실패를 좌우하는 책임을 지닌다.

32 다음 중 관료제의 순기능으로 적절한 것은?

① Red Tape(번문욕례)
② 자원의 효율적 배분
③ 부처 이기주의
④ 동조과잉

해설 관료제 이론은 권한체계에 기초를 두고 있으며 합리적인 관점에서 대규모 조직을 관료제로 보는 이론이다. 장점은 자원의 효율적 배분이 가능하고 공정한 대우로 관리의 객관성이 확보된다는 것이다. 단점은 인간적인 요인과 비공식 요인의 중요성을 간과하였고 규칙과 절차만 따르도록 강조하여 조직이 쉽게 경직된다는 것이다.

33 호손효과에 관한 설명으로 틀린 것은?

① 근로자의 사회적·심리적 욕구가 충족되어 동기화되면서 생산성이 향상될 수 있다.
② 공식적인 조직이 성과에 영향을 미친다.
③ 근로자의 태도 또는 감정은 그들이 속한 직장 내 분위기와 밀접한 관련이 있다.
④ 물리적 환경보다 인간의 사회·심리적 욕구충족이 생산성 향상에 크게 기여한다는 결론을 이끌어냈다.

✚해설 비공식 조직이 생산성에 미치는 영향을 확인하기 위해 호손연구를 통해 인간관계론은 직장 분위기, 조직 구성원의 태도와 감정 등 사회적 인간으로서 비경제적 보상과 안정감·소속감 등 인간의 심리적 요인을 중시하였다.

34 관료제의 병리현상으로 목표의 전환, 대치, 왜곡의 원인으로 수단, 절차를 너무 강조하는 데서 오는 현상은?

① 할거주의
② 무사안일
③ 독선권위주의
④ 동조과잉

✚해설 동조과잉이란 업무수행 과정에서 목표 달성의 수단인 규칙과 절차에 집착하는 것을 의미한다. 목표가 수단에 대치되거나 밀려나면서 조직 전체가 목표 달성이 우선이 되는 것이 아니라 규칙과 절차에만 얽매여 있는 경직된 태도를 의미한다.

35 간호관리의 학문적 성격으로 맞는 것을 모두 묶은 것은?

가. 통합하는 종합과학	나. 인간중심과학
다. 성과지향성	라. 상황적합성

① 가, 나, 다 ② 가, 다
③ 나, 라 ④ 가, 나, 다, 라

✚해설 간호관리의 학문적 특성으로는 통합성(종합과학), 인간중심성, 과학적 방법론, 성과지향성, 상황적합성 등이 있다.

36 간호관리자의 역할 가운데 의사결정자의 역할을 서술한 것이다. 제외되는 것은?

① 중요한 협상에서 조직을 대표한다.
② 조직의 모든 자원을 할당한다.
③ 어려움에 당면 시 올바른 행동을 수행한다.
④ 직원을 동기유발하고 직원의 채용과 훈련을 담당한다.

해설 간호관리자의 역할은 대인관계 역할(대표자, 지도자, 섭외자), 정보적 역할(모니터, 전달자, 대변인), 의사결정자 역할(기업가, 고충처리자, 자원분배자, 협상자)로 나눌 수 있다. ④는 대인관계 역할 가운데 지도자의 역할이다.

37 과업관리로 불리는 과학적 관리론은 테일러(F.W. Taylor)에 의해 제시되었다. 다음 중 테일러 시스템(Taylor system)의 특성이 아닌 것은?

① 성공 시 우대, 실패 시 상대적 손실 부담
② 저가격·고임금의 원리
③ 차별적 성과급제의 직능식 조직
④ 하루 일할 수 있는 최대의 과업결정

해설 테일러는 과업관리의 목표를 노동자의 입장에서는 고임금을 지급받는 것으로 고용자 입장에서는 낮은 비용을 지출하는 것으로 정하여 노동자와 고용자의 협업과 생산성에 초점을 맞추었다.
②번 보기의 저가격을 "저노무비"로 바꾸어야 맞는 내용이 된다.

38 공무원이 과거에는 성공적으로 수행하였던 행동을 새로운 환경에서는 이를 제대로 수행하지 못하는 경직성을 보이는데 이러한 현상을 설명하는 용어는?

① 목표의 전환
② 훈련된 무능
③ 번문욕례
④ 국지주의

해설 훈련된 무능은 관료제의 병폐의 하나로 한 가지 일을 전문적으로 수행함으로써 다른 업무는 잘 모르는 경우를 의미한다. 훈련된 무능은 전문가적 무능이라고도 한다.

39 간호관리체계모형에서 산출은 간호조직의 특성과 목표 등에 따라 달라진다. 산출의 기준으로 옳은 것은?

① 물자
② 자금
③ 실무교육
④ 환자만족
⑤ 의사소통

해설 산출은 생산성, 만족, 조직의 활성화이다.
- 생산성은 효율성과 효과성에 의해 결정된다.
- 만족은 사람들이 조직에 대하여 느끼는 전체적인 감정을 말한다. 간호관리의 산출로서 만족을 기준으로 삼는다.
- 조직의 활성화는 미래의 성공을 위해서 요구되는 전략, 자원, 기술의 혁신에 의해서 현재와 미래의 문제를 해결할 수 있는 능력을 일컫는다. 조직의 활성화는 직원의 사기양양과 생동감을 증가시키는 것도 포함한다.
- 그 외 질평가 점수, 재원일수, 간호시간, 환자의 상태 등이 산출기준에 포함된다.

40 간호관리의 특성에 대한 설명으로 옳은 것을 조합한 것은?

가. 간호관리는 간호조직의 측면에서 접근되는 것이다.
나. 인적 요소가 매우 중요하다.
다. 질적으로 우수한 양질의 간호서비스 제공이 목표이다.
라. 양질의 간호를 위한 자원의 기술적 활용이 요구된다.

① 가, 나, 다
② 가, 다
③ 나, 라
④ 가, 나, 다, 라

해설 가나다라 모두 간호관리의 특성에 대한 내용이다. 간호관리는 그 필요성이 점차 높아지고 있으며 향후 더 발전하게 될 간호학의 한 분야이다.

[간호학에서 관리의 중요성]

(1) 의료서비스의 질 향상과 조직의 업무 성과 증진이 어느 때보다 중요시되는 보건의료 시장에서 간호서비스는 환자와의 최접점에서 24시간 서비스를 제공하는 병원의 생산요소로서 주도적인 기여를 하고 있다.
(2) 간호조직의 유효성을 높이는 것은 병원 조직 전체의 성과와 직결되므로, 간호서비스 활동에 수반되는

다양한 변수들을 조정하고 통제하여야 한다.

(3) 병원규모의 대형화와 다양화, 병원 간의 경쟁 가속화로 인하여 비용 효과적이고 합리적인 조직관리가 요구되고 있으며 이에 맞는 간호관리가 필요하다.

41 카츠의 관리기술에 해당하지 않는 것은?

① 개념적 기술 ② 전문적 기술
③ 기획적 기술 ④ 인간적 기술

해설 ③은 해당사항이 없는 내용이다.

카츠(Katz)는 기획, 조직, 인사, 지휘, 통제의 기능을 관리자가 효과적으로 수행하기 위해 관리기술을 실무적 기술, 인간적 기술, 개념적 기술의 3가지 분야로 분류했다.

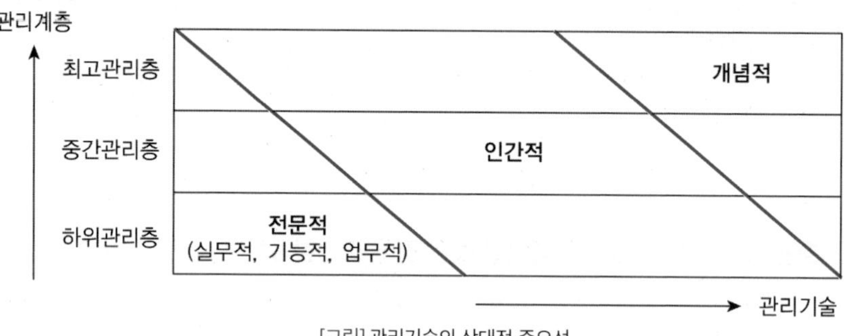

[그림] 관리기술의 상대적 중요성

42 1960년대 영국의 번스(Burns)와 스톨커(Stalker), 미국의 로렌스(Lawrence)와 로쉬(Lorsch)에 의해 개발된 이론으로 “조직에는 가장 좋은 하나의 방법이란 없다(There is no one best to organize)."는 것을 주요 골자로 한 관리이론은?

① 체계이론 ② 카오스이론
③ 상황이론 ④ 범이론적모형

해설 기존의 과학적 관리이론이 과업의 표준화를 강조하며 유일 최선의 방법을 주장하였는데 이에 대한 한계점에 대해 비판하며 등장한 것이 상황이론이다.

상황이론의 기본적인 원칙은 관리자가 의사결정을 할 때 상황과 상황적인 모든 요소를 고려하는 것이다. 상황이론은 영국의 번스(Burns)와 스톨커(Stalker), 미국의 로렌스(Lawrence)와 로쉬(Lorsch)에 의해 개발된 이론으로 “조직에는 가장 좋은 하나의 방법이란 없다”고 주장하며 조직 외부의 환경이 조직과 그 하위 시스템에 미치는 영향과 조직의 유효성이 높아지는 시스템 간의 관계를 설명하는 이론이다.

CHAPTER 02
기획

UNIT 01 _ 기출문제

01 특정 시점에서 조직의 재무상태를 보여주는 재무제표를 통해 알 수 있는 정보로 가장 옳은 것은? 2020 서울시

① 조직의 당기 순이익 금액을 확인할 수 있다.
② 조직의 손실 내역을 확인할 수 있다.
③ 조직이 유동부채를 상환할 수 있는지를 확인할 수 있다.
④ 현금이 유입된 영업활동을 확인할 수 있다.

해설 **[재무제표의 개념]**

① 일정 기간 동안의 기업 경영활동을 화폐가치로 기록·계산하고, 기업의 노력과 경영성적, 기업이 소유한 자산·부채 및 기업자본의 재정상태 등을 명확하게 하기 위한 보고서이다.
② 병원의 활동을 측정·기록하여 작성되는 회계보고서이며 일반적으로 병원에서 사용되는 재무제표로서는 대차대조표와 손익계산서가 있다.

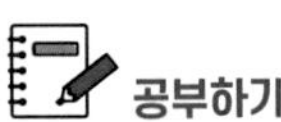

재무상태표 또는 대차대조표는 재무제표로서 특정 시점의 기업이 소유하고 있는 경제적 자원(자산), 그 경제적 자원에 대한 의무(부채) 및 소유주지분(자본)의 잔액을 보고한다. 재무상태표는 기업의 재무구조, 유동성과 지급능력, 환경변화에 대한 적응능력을 평가하는 데 필요한 정보를 제공한다.
일반적으로 재무상태표에 표시되는 재무정보들의 기준일인 재무상태표일은 기업의 결산일이며, 때에 따라 반기 또는 분기별로 작성되기도 한다.
재무상태표를 통해서 제공되는 정보는 기업의 재무상태표일 현재의 자산과 부채, 자본의 총계와 그 과목별 내역을 확인할 수 있다.

02 기획의 원칙에 대한 설명으로 가장 옳은 것은?

2020 서울시

① 계층화의 원칙: 구체성이 높은 계획부터 시작하여 추상성이 높은 계획까지 점진적으로 수립한다.
② 균형성의 원칙: 목표와 계획은 이해하기 쉬운 용어를 사용하여 간결하고 명료하게 표현한다.
③ 탄력성의 원칙: 환경의 변화에 따라서 수정할 수 있도록 목표와 계획을 융통성 있게 수립한다.
④ 간결성의 원칙: 목표와 계획이 조화롭게 균형을 유지하도록 수립한다.

해설 **[신축성의 원칙(= 탄력성의 원칙)]**
① 변화하는 상황에 대처해서 하부 집행기관이 창의력을 발휘할 수 있게 탄력적이어야 한다.
② 유동적인 환경과 상태에 대하여 융통성과 탄력성을 가지고 필요에 따라 수정될 수 있어야 한다.

공부하기

1) 계층화의 원칙(= 계속성의 원칙)
기획은 가장 큰 것부터 시작하여 구체화 과정을 통해 연차적으로 기획을 파생시킨다. 기본 기획에서 여러 가지 구체화된 기획이 파생되는 현상을 기획의 계층화라고 한다.
2) 균형성의 원칙
어떠한 기획이든 그와 관련된 다른 기획 및 업무 사이에 적절한 균형과 조화를 이루지 않으면 안 된다.
3) 단순성 및 표준화의 원칙(= 간결성의 원칙)
① 기획은 다른 부서와 함께 공유할 수 있어야 하기에 간결하고 명료한 표현이어야 한다.
② 기획은 난해하거나 전문적인 용어나 술어는 가능한 한 피해야 하고 기획의 대상을 표준화하여야 한다.

03 <보기>에서 설명하는 집단의사결정방법으로 가장 옳은 것은?

2020 서울시

<보기>
- 조직구성원들이 대면하여 상호 간의 대화나 토론 없이 각자 서면으로 아이디어를 제출하고 토론 후 표결로 의사결정을 하는 기법이다.
- 새로운 사실의 발견과 아이디어를 얻고자 할 때, 정보의 종합이 필요할 때, 최종 결정을 내릴 때 효과적이다.

① 브레인스토밍 ② 명목집단법
③ 델파이법 ④ 기능적 분담법

해설 명목집단기법은 구성원들이 서로 대화나 토론 없이 종이에 아이디어를 적어서 제출한 후 제출된 내용을 모아 토론 후 다수결로 의사결정을 하는 기법이다.

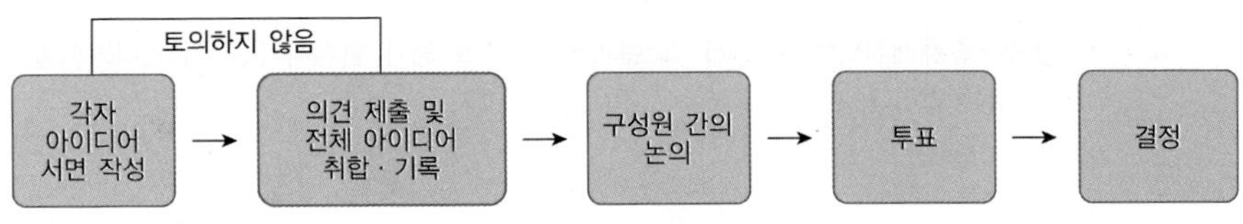

[그림] 명목집단기법의 진행 순서

04 빌딩이나 일정 기간 사용되는 주요 장비 구입 등에 대한 예산으로 가장 옳은 것은?

2020 서울시

① 운영예산　　② 자본예산
③ 현금예산　　④ 인력예산

해설 **[자본예산(=자본지출예산, capital budget)]**

① 자본지출예산이란 투자로 인한 수익이 앞으로 1년 이상에 걸쳐 장기적으로 실현될 가능성이 있는 투자 결정에 대한 전체적인 계획과정의 수립을 의미한다.

② 자본지출예산은 장기계획과 관련된 투자예산과 주요 설비비품의 구입을 위한 지출설비예산으로 이루어지며 주요 물품구입이나 프로젝트에 대한 비용으로 일정 기간에 반복적으로 재사용되는 장비의 항목을 말한다.

㉠ 투자예산 : 땅, 건물, 비싸고 긴 수명을 가진 중요 시설물의 구입, 신제품 개발 및 사업확장, 광고비, 시장조사비 및 연구개발 등에 대한 투자예산 등

㉡ 설비예산

- 장기 계획 : CT나 MRI 구입, 전략에 의한 건물 내부수리, 빌딩이나 주요 장비(보통 5~7년 이상의 긴 수명을 가진) 구입, 병원시설의 보수, 고가의 의료장비 구입, 의료연구소 설립 등
- 단기 계획 : 일년 예산범위 내에서 구입하는 장비, 호출기 구입, 병원침대 구입, 투약카트 구입 등

05 목표관리법(MBO)에 의한 간호사의 직무수행평가에 대한 설명으로 가장 옳은 것은?

2020 서울시

① 직무를 수행하는 간호사 당사자의 자율성을 강조하는 평가방법이다.
② 조직이 정한 목표에 따라 간호사가 자신의 직무업적과 성과를 통제하고 관리하도록 유도한다.
③ 간호사가 수행한 실적이 아닌 자질에 대한 평가가 이루어진다.
④ 직선적이고 권위적인 간호관리자가 선호하는 평가방법이다.

해설 **[목표관리법(MBO)에 의한 직무수행평가]**

태도와 근무과정보다는 결과중심적 평정방법으로 조직구성원을 목표 설정에 참여시켜 업무수행 목표를

명확하고 체계적으로 설정하고 그 결과를 공동으로 평가·환류시키는 목표관리방식을 근무성적에 활용한 평정방법이다.

06 기획에 대한 설명으로 옳지 않은 것을 <보기>에서 모두 고른 것은? 2019 서울시

<보기>

ㄱ. 기획은 활동목표와 방법(how to do)을 의미하는 반면, 계획은 새로운 아이디어를 포함하는 방향성을 지닌 창조행위(what to do)를 의미한다.
ㄴ. 기획의 원칙에는 목적부합, 간결성, 탄력성, 안정성, 경제성의 원칙 등이 있다.
ㄷ. 기획의 유형은 전략기획, 전술기획, 운영기획으로 분류할 수 있다.
ㄹ. 운영기획은 비전 지향적이고 창의적이며, 긍정적 방향으로 변화를 지향하고, 비교적 장기간에 걸쳐 수립하는 전체적인 기획을 의미한다.

① ㄹ
② ㄱ, ㄹ
③ ㄴ, ㄷ
④ ㄱ, ㄴ, ㄷ

해설 ㄱ. 계획(plan)은 활동목표와 방법(how to do)을 의미하는 반면, 기획(planning)은 새로운 아이디어를 포함하는 방향성을 지닌 창조행위(what to do)를 의미한다.
ㄹ. 운영기획은 확실성의 환경에서 이루어지며 중기적인 목적 수행과 관련된다. 일선관리자 층 또는 일반구성원이 주관하는 단기기획으로 중기적인 목적의 수행과 관련이 있다.

07 기획의 원칙에 대한 설명으로 옳은 것은? 2019 지방직

① 기획자의 전문성이 부각될 수 있는 전문용어를 사용한다.
② 기획자의 주관이 개입되지 않도록 객관적 정보를 통해 미래를 예측한다.
③ 조직의 목적 달성을 위해 처음 의도한 기획안은 변경하지 않아야 한다.
④ 추상성이 낮은 수준에서 높은 수준으로 순차적으로 기획한다.

해설 기획은 외부환경의 여러 가지 변화와 불확실성을 예측하고 이에 대처해야 한다.
① 단순성 및 표준화의 원칙(=간결성의 원칙) : 기획은 난해하거나 전문적인 용어나 술어는 가능한 한 피해야 하고 기획의 대상을 표준화하여야 한다.
③ 신축성의 원칙(=탄력성의 원칙) : 유동적인 환경과 상태에 대하여 융통성과 탄력성을 가지고 필요에 따라 수정될 수 있어야 한다.
④ 계층화의 원칙(=계속성의 원칙) : 기획은 가장 큰 것부터 시작하여 구체화 과정을 통해 연차적으로 기획을 파생시킨다.

08 다음 글에서 설명하는 것은? 2019 지방직

> 전년도의 경비에 근거하여 차기 연도의 물가상승률이나 소비자물가지수 등을 추가 혹은 곱하는 방법으로 차기연도의 예산을 세우는 방법

① 유동 예산제　② 점진적 예산제
③ 기획 예산제　④ 영기준 예산제

해설 **[점진적 예산제도(IB ; Incremental Budgeting)]**

① 점진적 예산제도는 목표지향 예산이다.
② 전년도의 경비에 근거하여 차기년도의 물가상승률이나 소비자물가지수 등을 추가하거나 곱한다.
③ 차기년도의 예산을 세우는 화폐중심적 방법이다.
④ 간단하고 신속하며 전문적 지식이 필요하지 않다.
⑤ 현재 책정되어 있는 수가에 대해서는 동기부여가 되지 않으며 우선순위가 고려되지 않기 때문에 비효율적이다.

09 목표관리(MBO)에 대한 설명으로 옳지 않은 것은? 2019 지방직

① 구체적인 목표와 측정 방법을 계획함으로써 조직성과를 향상시킨다.
② 단기목표에 치중하여 조직의 장기목표에 지장을 초래할 수 있다.
③ 객관적인 직무수행평가와 통제 활동을 용이하게 돕는다.
④ 성과의 질적 측면을 강조함으로써 계량적 목표 측정을 소홀히 한다.

해설 **[MBO의 장기적인 목표 등한시]**

① 목표관리는 목표와 성과의 계량적인 측정을 강조함으로써 가치, 질이 우선시되는 구성원의 발전과 인간관계의 개선과 같은 계량화할 수 없는 업무보다는 양을 중요시하는 경향이 있다.
② 조직의 미래보다는 단기목표를 강조하는 경향이 있다.

10 상급종합병원의 일반병동 간호관리료 차등제에 대한 설명으로 옳은 것은? 2019 지방직

① 7개 등급으로 구분하고 7등급을 기준으로 가산한다.
② 병상 수 대 간호사 수의 비가 2.5 : 1 미만이면 1등급이다.
③ 응급실, 신생아실, 분만실도 일반병동 간호관리료를 적용한다.
④ 직전 분기의 평균 병상 수 대비 당해 병동에서 간호업무에 종사하는 직전 분기 평균 간호사 수에 따라 산정한다.

해설 **[간호관리료 산정기준]**

㉠ 직전 분기 평균 가동병상 수(허가병상이 가동병상보다 많은 경우 허가 병상기준)와 해당 간호단위에서 근무하는 평균간호사의 수의 비율, 즉 평균 간호사 1인당 병상수에 따라 구분한다.
㉡ 간호사 1인당 병상 수에 따라 1~7등급으로 구분하고 6등급을 기준수가로, 등급이 올라갈 때마다 기준수가의 10%씩 가산폭이 확대된다.
㉢ 7등급은 보건의료기관 소재지역의 도시화 정도에 따라 차등감산이 이루어진다.
㉣ 성인과 소아중환자실은 1~9등급으로 구분되고 보건의료기관 종별 구분이 없이 하나의 기준이 적용되는 특징이 있다.

11 개인 의사결정에 비해 집단 의사결정이 가진 장점만을 모두 고르면? 2019 지방직

ㄱ. 결정의 질　　ㄴ. 수용성
ㄷ. 신속성　　ㄹ. 비용

① ㄱ, ㄴ　　② ㄷ, ㄹ
③ ㄱ, ㄴ, ㄹ　　④ ㄴ, ㄷ, ㄹ

해설

구분	장점	단점
개인적 의사결정	독창성, 신속성	• 합리성이 낮음 • 정보의 한계 • 집단적 의사결정보다 질서정연하지 못함
집단적 의사결정	• 풍부한 정보와 지식의 활용 • 분업과 협업 가능 • 충실한 대안 평가 가능 • 정당성과 합법성의 증대 • 해결책에 대한 수용성 증가	• 시간 낭비 • 지나친 순응압력 • 책임소재의 모호성 • 창의성 부족 • 집단 내 갈등

[표] 개인적 의사결정과 집단적 의사결정의 장단점

12 다음 괄호 안에 들어갈 말로 옳은 것은? 2019 지방직

백내장 수술 진료비를 행위별수가제가 아닌 포괄수가제로 지불한 결과, 진료 비용이 감소하였다. 백내장 수술 결과는 행위별수가제 환자군과 포괄수가제 환자군 간에 차이가 없는 것으로 나타났다. 따라서 백내장 수술에 대해 포괄수가제가 행위별수가제에 비해 (　　　)이 높다고 평가하였다.

① 효능성　　② 효과성
③ 효율성　　④ 형평성

해설 **[포괄수가제]**

① 제공한 서비스 항목과 수량에 직접 관계없이 사례에 기초하여 진료비를 지불하는 방식으로 행위별 수가제에 비해 형평성이 높으며, DRG(Diagnosis related group)가 대표적인 방법(미국 : Medicare, Medicaid)이다.

② 장점 : 의료비 절감 및 증가 억제, 조기퇴원 및 재원일수 단축, 자원이용 감축

③ 단점 : 투입비용을 줄이려는 동기가 강화되어 서비스의 질이 저하

13 다음 설명에 해당하는 기획의 원칙은?

2018 지방직

> 간호관리자가 병원 질관리 시스템 구축을 기획하기 위해 필요한 인원, 물자, 설비, 예산 등 모든 제반 요소를 빠짐없이 사전에 준비하였다.

① 탄력성

② 계층화

③ 포괄성

④ 간결성

해설 **[포괄성의 원칙]**

① 포괄성의 원칙은 새로운 부서를 만들거나 시스템을 구축할 때 반드시 필요한 기획의 원칙이다.

② 계획안의 수행 단계에서 인원, 물자, 설비, 예산의 부족 등으로 차질이 생기지 않게 포괄적인 사전 검사가 이루어져야 한다.

14 A수간호사는 목표관리법(MBO)을 적용하여 병동의 생산성을 높이고자 한다. A수간호사가 선택한 방법 중 가장 옳은 것은?

2018 서울시

① 병동간호사들의 친목활동 활성화

② 간호사들이 수행하는 간호업무의 표준화

③ 다학제간 접근을 통한 주경로기법(Critical Pathway) 도입

④ 병동간호사들과 협의하여 병동목표 설정

해설 MBO의 구성요소는 구성원의 참여, 목표설정, 피드백이며 구성원들이 자신의 수행할 목표를 상사와 협력하여 설정하기 때문에 구성원들의 직무 만족도가 높아지고 생산성이 증가하게 된다.

* 목표설정에 구성원을 참여시키는 목적

㉠ 목표의 실현 가능성을 높일 수 있다.

㉡ 구성원들의 목표 수용성 정도를 높일 수 있다.

15 보건의료기관의 재무제표 중 손익계산서에 대한 설명으로 옳은 것은?

2017 지방직

① 왼쪽 차변에 자산을 기록하고 오른쪽 대변에 부채와 자본을 기록한다.
② 유동자산과 유동부채를 비교하여 기관의 단기 지급능력을 파악할 수 있다.
③ 기관의 수익력을 파악하여 기관의 미래 경영성과를 예측할 수 있다.
④ 기관의 실제 현금의 입출금 내역과 잔액을 기록한다.

해설 **[손익계산서의 개념]**
㉠ 일정 기간 동안의 비용과 수익을 대응시켜 기업의 성과를 나타내는 보고서이다.
㉡ 손익계산서는 현금기준보다는 발생기준에 의해 작성되는데 이는 영업 기간 동안의 비용과 수익을 대응한다는 것을 의미한다.
㉢ 손익계산서의 궁극적인 목적은 일정 기간 동안의 경영성과인 순손익을 표시하는 데 있다.
㉣ 일정기간 내의 수익과 발생의 비용을 명확히 하여 기업의 경영성과(경영실적)를 나타내는 것이다.

16 조직의 재무상태표에 대한 설명으로 옳은 것은?

2017 지방직

① 자본은 부채와 자산의 합으로 표시한다.
② 조직의 미래 현금 흐름을 예측하는 데 유용하다.
③ 일정 기간 동안의 경영 성과를 비용과 수익으로 나타낸다.
④ 조직 재무 구조의 건전성을 나타낸다.

해설 **[재무상태표가 제공하는 중요한 재무 정보]**
㉠ 기업의 경제적 자원에 대한 정보를 제공한다.
㉡ 기업의 유동성과 지급 능력을 알 수 있다.
㉢ 기업 재무구조의 건전도를 알 수 있다.
㉣ 장기계획수립 시, 기업의 확장 또는 프로젝트의 계획에 대한 정보를 제공한다.

17 간호 인력예산 수립 시 고려해야 할 것만을 모두 고른 것은?

2017 지방직

ㄱ. 입원 환자 수	ㄴ. 결근·이직률
ㄷ. 간호전달체계	ㄹ. 간호소모품 사용량

① ㄱ, ㄴ ② ㄴ, ㄷ
③ ㄱ, ㄴ, ㄷ ④ ㄱ, ㄷ, ㄹ

해설 [인력계획의 과정]

① 효율적인 인력관리와 인력의 과부족 현상을 막기 위해 전문적인 지식을 동원하여 조직목표, 조직의 변화, 기대되는 조직의 성장성 등의 요소를 분석해서 충당해야 할 직무의 수와 종류를 장·단기로 분석한다.
② 현재 배치되어 있는 간호인력의 양과 나이, 경험, 교육, 특수기술 등을 세심하게 분석한다.
③ 간호인력 조사 및 분석 내용을 토대로 총 소요인력을 결정한다.
④ 필요한 총 소요인력이 결정되면 조직 내의 변화(퇴직, 새로운 업무 추진, 조직의 성장 등)를 예측하여 필요한 인력을 보충한다.

18 의사결정 방법 중에서 명목집단기법에 대한 설명으로 옳은 것은? 2017 지방직

① 대화나 토론없이 서면으로 의견을 제출한 후 조정된 의견에 대해 토론 후 표결하였다.
② 설문지로 전문가의 의견을 제시 후 수정된 설문지에 다시 의견을 제시하였다.
③ 문제에 대한 자신의 의견을 컴퓨터를 이용하여 제시하였다.
④ 집단의 리더가 제기한 문제에 대해 유용한 아이디어를 가능한 한 많이 제시하였다.

해설 [명목집단기법]

① 명목집단기법은 구성원들이 서로 대화나 토론 없이 종이에 아이디어를 적어서 제출한 후 제출된 내용을 모아 토론 후 다수결로 의사결정을 하는 기법이다.
② 구성원 간의 대화가 없이 각자 독립적으로 자신의 의견을 제시할 수 있기 때문에 의사결정을 방해하는 타인의 영향력을 줄일 수 있다.
③ 명목집단기법이 효과적인 상황
  ㉠ 새로운 사실을 얻어내고자 할 때
  ㉡ 조직구성원의 영향력에서 벗어나 창의적인 아이디어를 얻으려 할 때
  ㉢ 정보의 종합이 필요할 때
  ㉣ 최종 결정을 내릴 경우
④ 명목집단기법의 단계
  ㉠ 한 집단으로 구성원들이 모인다. 어떤 토의가 이루어지기 전에 각 구성원들은 독립적으로 문제에 대한 아이디어를 문서로 작성한다.
  ㉡ 다음에 각 구성원들은 집단에 하나의 아이디어를 제출한다. 각 구성원들은 모든 아이디어가 제출되고 기록될 때가지 탁상 주위를 돌아 다닌다.
  ㉢ 재조정된 아이디어에 대한 토론 후 의사결정을 한다.

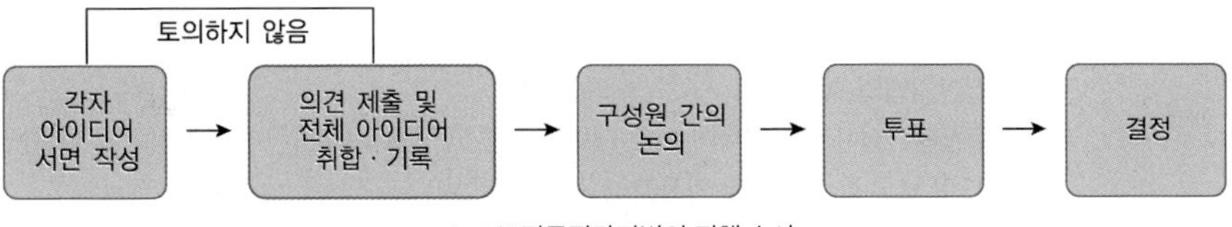

[그림] 명목집단기법의 진행 순서

19 일정 기간에 그 기업의 경영성과를 나타내는 보고서는? 2017 지방직

① 재무상태표
② 대차대조표
③ 현금흐름표
④ 손익계산서
⑤ 기본금변동표

해설
- 대차대조표(재무상태표): 일정 시점에서 그 기업의 재무상태를 표시하는 표이다.
- 현금흐름표: 일정 기간에 현금이 어떻게 조달되고 사용되었는가를 보여주는 재무제표로서 기업의 이익을 평가하는 데 유용하게 이용된다.
- 재무제표: 기업의 재무상태와 경영상태를 파악하는 지표이며, 대차대조표와 손익계산서가 있다.
- 손익계산서: 일정 기간에 그 기업의 경영성과를 나타내는 보고서이다.

20 다음은 창의적 집단 의사결정을 위한 단계이다. 어떤 기법을 사용한 의사결정인가? 2016

- 구성원들이 한 집단으로 모인다. 그러나 토의가 이루어지기 전에 각 구성원들은 독립적으로 문제에 대한 아이디어를 문서로 작성한다.
- 구성원들은 각자 아이디어를 제출한다.
- 모든 아이디어가 제출되고 기록된다.
- 재조정된 아이디어에 대한 토론 후 의사결정을 한다.

① 브레인스토밍
② 명목집단기법
③ 델파이기법
④ 전자회의

해설 명목집단기법은 함께 모여 앉아 있지만 각자의 아이디어를 서면으로 제출하기 때문에 명목상의 집단이라고 한다.

[명목집단기법의 특징]
① 명목집단기법은 구성원들이 서로 대화나 토론 없이 종이에 아이디어를 적어서 제출한 후 제출된 내용을 모아 토론 후 다수결로 의사결정을 하는 기법이다.
② 구성원 간의 대화가 없이 각자 독립적으로 자신의 의견을 제시할 수 있기 때문에 의사결정을 방해하는 타인의 영향력을 줄일 수 있다.
③ 명목집단기법이 효과적인 상황
㉠ 새로운 사실을 얻어내고자 할 때

ⓛ 조직구성원의 영향력에서 벗어나 창의적인 아이디어를 얻으려 할 때
ⓒ 정보의 종합이 필요할 때
ⓡ 최종 결정을 내릴 경우

구분	장점	단점
개인적 의사결정	독창성, 신속성	• 합리성이 낮음 • 정보의 한계 • 집단적 의사결정보다 질서정연하지 못함
집단적 의사결정	• 풍부한 정보와 지식의 활용 • 분업과 협업 가능 • 충실한 대안 평가 가능 • 정당성과 합법성의 증대 • 해결책에 대한 수용성 증가	• 시간 낭비 • 지나친 순응입력 • 책임소재의 모호성 • 창의성 부족 • 집단 내 갈등

[표] 개인적 의사결정과 집단적 의사결정의 장단점

21 간호사의 교대 근무시간은 각각 8시간을 엄수해야 한다. 이와 같은 것은 어떤 기획 유형에 해당되는가? 2016

① 목표
② 정책
③ 절차
④ 규칙

해설 **[규칙]**

1) 절차에 관련되어 행동을 지시하고 특별한 상황에서 행해야 할 것과 금지해야 할 것을 알려주는 명확한 지침이다.
2) 규칙과 규정의 대부분은 정책과 절차편람에 포함되어야 하며 자유재량권이 주어지지 않는다.
3) 규칙은 변동을 인정하지 않으며 변화가 있는 경우는 서면화된다.
4) 규칙은 절차에 관련되어 행동을 지시하지만 행동의 시간적 순서를 나타내는 것은 아니다.
5) 규칙은 정책보다 훨씬 더 엄격하고 제한된 것으로 표준적인 업무처리 방법상 기준이 된다.

[기획의 계층화 개념]

(1) 기획은 서열에 따른 계층을 형성하고 있으며 상위에 위치하는 기획은 다음 단계의 모든 기획에 영향을 미친다.
(2) 조직 내에는 많은 유형의 기획이 있으며 하위계층의 기획이 더 넓어지는 것은 기획의 구성요소의 수가 증가함을 의미한다.
(3) 기획의 구성요소는 상위계층으로 갈수록 일반적이고 추상적이며 하위계층으로 갈수록 구체적인 특징을 지닌다.

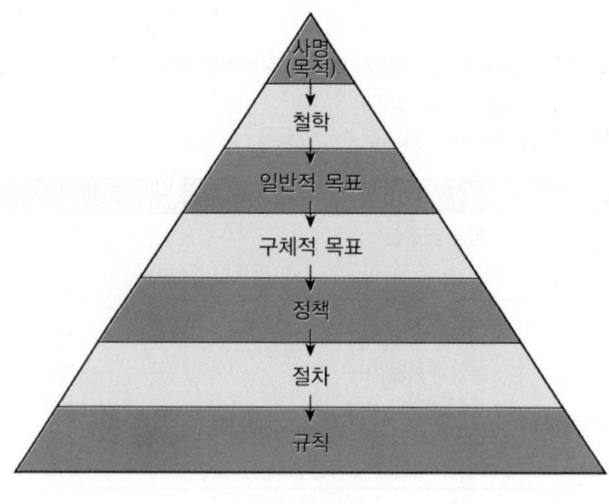

[기획의 계층화]

22 현황 분석을 위한 자료를 수집하고 계획안을 작성하는 관리과정에서 수행되는 간호활동에 대한 설명으로 가장 옳은 것은? 2016

① 간호직원에게 동기부여를 하기 위한 의사소통 활동이 활발히 이루어진다.
② 간호관리사업의 목표를 설정하고 예산을 배정하는 활동이 이루어진다.
③ 간호제공 방법을 개선함으로써 간호직원의 직무만족을 증가시키는 활동이 이루어진다.
④ 필요한 간호인력의 종류와 수를 정하고 이들을 채용할 계획을 수립하는 활동이 이루어진다.

해설 계획안은 기획보다 하위의 구체적 개념으로 기획의 결과물이며 목표 달성을 위한 수단을 구체화한 청사진이다. 계획안에 포함되어야 할 요소는 다음과 같다.
- 사업의 목적과 목표에 맞는 예상되는 결과를 예견해서 포함시켜야 한다.
- 목표 달성에 필요한 정책, 프로그램, 절차, 규칙 등의 수단이 포함되어야 한다.
- 활동에 필요한 자원의 종류와 양을 포함시킨다.
- 계획안 수행을 위한 의사결정의 절차와 방법이 명기되어야 한다.
- 계획안을 보완하기 위한 조정절차가 포함되어야 한다.

공부하기

[기획의 원칙에 적용되는 계획안]

1. 목적부합의 원칙(= 목적성의 원칙)
   ① 비능률과 낭비를 피하고 효과성을 높이기 위하여 목적이 명확하고 구체적으로 제시되어야 한다.
   ② 간호조직의 공동목적을 달성할 수 있도록 계획안을 작성하여야 한다.

2. 포괄성의 원칙
   계획안의 수행 단계에서 인원, 물자, 설비, 예산의 부족 등으로 차질이 생기지 않게 포괄적인 사전 검사가 이루어져야 한다.

23 다음 중 목표관리(Management By Objectives, MBO)의 장점에 대한 설명으로 가장 옳지 않은 것은? 2016

① 목표달성에 대한 구성원들의 몰입과 참여의욕을 증진시킨다.
② 구성원들에게 효과적인 자기관리 및 자기통제의 기회를 제공한다.
③ 관리자는 상담, 협상, 의사결정, 문제해결, 경청 등을 포함한 관리자로서의 능력이 향상된다.
④ 장기목표를 강조하여 구성원의 조직비전 공유를 촉진한다.

해설 MBO는 장기목표가 아닌 단기목표를 강조한다.
장기적인 목표를 등한시 하는 것은 MBO의 단점이며 목표관리는 목표와 성과의 계량적인 측정을 강조함으로써 가치, 질이 우선시되는 구성원의 발전과 인간관계의 개선과 같은 계량화할 수 없는 업무보다는 양을 중요시하는 경향이 있다. 특히, 조직의 미래보다는 단기목표를 강조하는 경향이 있다.

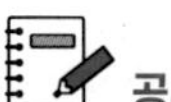
공부하기

[MBO의 순기능]

(1) 업무의 효율성과 생산성의 향상
명확한 목표와 수단·방법을 미리 계획하여 업무를 수행하기 때문에 업무 진행이 매우 효율적이고 업무의 양과 질도 개선된다. 조직의 생산성을 향상시키는 효과를 얻을 수 있다.

(2) 업무능력의 개발과 촉진
현재의 상황보다 높은 업무목표를 정해놓고 도전하는 것이 목표관리이므로 목표 달성을 위해 노력하는 과정에서 구성원의 능력이 향상되며 직업적 발전과 자기계발을 촉진하게 된다.

(3) 기획과 통제의 수단
목표관리는 통제기준으로서 명확한 목표를 제시해줄 뿐 아니라 자기통제를 통해 스스로 업무를 평가하고 이를 통제함으로써 객관적인 업적 평가 및 효과적인 통제를 가능하게 해준다.

(4) 공정한 업적 평가와 반영
조직원 개개인의 업적을 정확하게 평가하여 그 결과를 임금, 상여금, 승진에 올바르게 반영할 수 있다.

(5) 조직구성원의 활성화
목표관리란 구성원 스스로가 목표를 정하고 그것을 달성하기 위해 주체적으로 업무에 임하여 결과에 대해 자가평가하는 제도이다. 구성원 스스로가 업무계획과 효과적인 수단·방법을 결정하여 상사의 지원과 격려를 받으면서 의욕적으로 일하기 때문에 근무의욕이 향상되고 조직구성원이 활성화된다.

(6) 조직구성원의 참여와 민주성 제고
구성원의 광범위한 참여와 Y이론적 인간관, 자아실현인관 등을 전제로 하는 목표관리는 조직의 민주성을 제고한다. 또한 관료제에 나타나는 경직성, 집권적 구조, 권위적 행태 등 전통적 특성 타파에 기여할 수 있다.

24 A 병원의 대차대조표를 통하여 파악할 수 있는 정보로 가장 옳은 것은? 2016

① A 병원의 재무구조의 건전성을 알 수 있다.
② A 병원의 고정비용, 변동비용, 직접비용, 간접비용을 알 수 있다.
③ A 병원의 진료수익과 진료비용을 알 수 있다.
④ A 병원의 경영분석의 주요자료로 특히 수익성의 지표가 된다.

해설 **[대차대조표]**

(1) 대차대조표(재무상태표, balance sheet)는 특정 시점에서의 기업의 재무상태를 나타낸다.
특정 시점은 대차대조표 작성일 현재로 대차대조표일(balance sheet date)이라고도 한다.

(2) 작성자는 대차대조표일 현재의 모든 자산, 부채, 자본을 정확하게 표시해야 한다.
이때 대차대조표의 왼편을 차변(debtor)이라 하여 자산을 기록하고, 오른편은 대변(creditor)이라 하여 부채와 자본을 기록한다.

(3) 대차대조표에서 차변과 대변은 크기가 서로 같아서 등식이 성립한다.
차변인 자산 항목은 자금의 운영에 대한 것이고, 대변인 자본과 부채 항목은 자금의 조달에 대한 것이다.

유동자산

고정자산

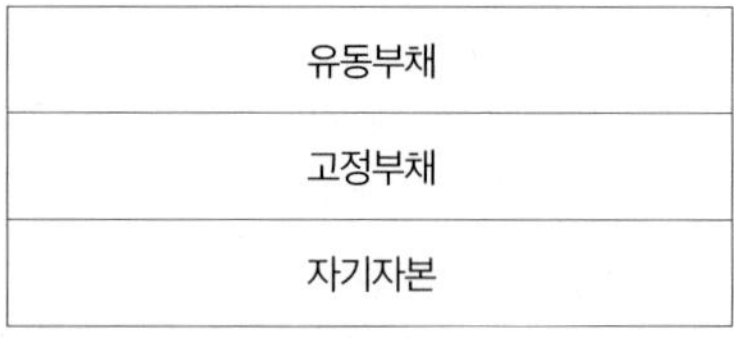

차변 : 자산 = 부채 + 자본 : 대변

[그림] 대차대조표의 구성

공부하기

[재무제표의 개념]

① 일정 기간 동안의 기업 경영활동을 화폐가치로 기록·계산하고, 기업의 노력과 경영성적, 기업이 소유한 자산·부채 및 기업자본의 재정상태 등을 명확하게 하기 위한 보고서이다.
② 병원의 활동을 측정 기록하여 작성되는 회계보고서이며 일반적으로 병원에서 사용되는 재무제표로서는 대차대조표와 손익계산서가 있다.

25 A간호부에서 간호부의 철학을 새롭게 기술하려고 한다. 그 예로 옳은 것은? 2015 서울시

① 인간존중의 사상을 바탕으로 환자중심의 간호를 제공한다.
② 세계와 함께 하는 21C 초일류 간호부가 된다.
③ 국민이 질 높은 삶을 영위할 수 있도록 한다.
④ 간호의 질 개선 계획을 수립하고 실천한다.

해설 ②는 조직의 비전, ③은 조직의 사회적 존재이유와 조직의 사명인 목적, ④는 목표
철학은 신념과 가치를 바탕으로 행동하게 하는 것이다.

[기획의 계층화 관련 개념 이해]

개념	유사개념	개념정의	예시
비전	꿈, 미래상	조직의 바람직한 미래상	국민과 함께 하는 21C 초일류병원
목적	기관의 설립이념	• 조직의 사회적 존재이유 • 조직의 사명을 명시한 것	S병원은 국가 중앙병원으로서 세계 최고 수준의 교육, 연구, 진료를 통해 국민이 건강하고 질 높은 삶을 영위할 수 있도록 최선을 다한다.
철학	경영이념	• 의사결정의 기준과 가치 • 조직구성원에게 요구하는 사고의 틀	• 환자 중심 • 인간 존중 • 지식 창조 • 사회 봉사
목표	행동규범	조직구성원의 행동지침	대상자에게 친절과 봉사로, 동료 간에는 신뢰와 협조로, 업무에서는 자율과 책임으로 깨끗하고 밝고 부드러운 병원을 만든다.

26 A병원에서는 차기년도 예산수립을 하기 위해 올해 각 부서에서의 활동을 확인하고, 효과성, 효율성, 중요성을 체계적으로 분석한 후 그 결과에 근거하여 자금사용의 우선순위를 결정하려고 한다. A병원에서 사용하고 있는 예산수립방법은? 2015 서울시

① 점진적 방법
② 영기준예산법
③ 기획예산제도
④ 활동기준원가계산

해설 예산을 편성함에 있어서 전 회계연도의 예산에 구애됨 없이 조직체의 모든 사업과 활동에 대해 영기준을 적용하여 각각의 효율성과 효과성 및 중요성을 체계적으로 분석하고 우선순위가 높은 사업, 활동을 선택하여 실행예산을 결정하는 예산제도인 영기준 예산법에 대한 설명이다.
이 문제에서의 "핵심은 우선순위를 결정하려고 한다" 이다. 우선순위라는 단어가 보이면 일단 영기준 예산법일 것이라고 생각해도 좋다.

[예산수립방법]

(1) 품목별 예산제도(LIBS ; Line Item Budgeting System) - 통제기능
품목별 예산제도는 통제를 지향하는 예산으로 지출의 대상이 되는 물품 또는 품목을 한 줄로 나열한 것이다.

(2) 기획예산제도(PPBS ; Planning Programming Budgeting System) - 기획기능
장기적 기획과 단기적 예산을 하나로 결합하여 기획과 동시에 통제가 가능한 예산 방법으로 의사결정의 일원성을 확보할 수 있어서 예산의 절약과 능률성을 최대로 하려는 기획지향 예산이다.

(3) 성과주의 예산(PBS ; Performance Budgeting System) - 관리기능
예산을 투입하여 무엇을 성취하는가에 초점을 두는 것으로 부서의 기능, 활동 및 사업계획을 중심으로 예산을 편성하는 방법이다.

(4) 영기준 예산제도(ZBB ; Zero-Base Budgeting) - 감축기능
① 영기준 예산제도는 기준예산이라고도 하며 전년도 예산을 기준으로 하지 않고 "영(0)"을 기준으로 새롭게 예산을 편성하는 감축 중심의 예산제도이다.

27 일정 기간의 경제적 상태를 나타내기 위한 일련의 회계보고서인 재무제표에 대한 설명으로 옳은 것은?

2015 서울시

① 재무상태표(대차대조표)를 통해 수익가치를 평가한다.
② 손익계산서는 조직의 재무상태를 나타내는 보고서이다.
③ 자산, 부채, 자본의 규모는 현금흐름표를 통해 알 수 있다.
④ 재무구조의 건전성 및 안정성은 재무상태표(대차대조표)를 통해 확인할 수 있다.

해설 일정 기간 동안의 기업 경영활동을 화폐가치로 기록·계산하고, 기업의 노력과 경영성적, 기업이 소유한 자산·부채 및 기업자본의 재정상태 등을 명확하게 하기 위한 보고서인 재무제표에 대한 문제이다.
조직의 재무상태 및 자산, 부채, 자본의 규모는 대차대조표를 통해 알 수 있고, 손익계산서는 일정 기간 동안의 경영성과인 순손익을 평가하게 해준다.
재무제표는 기업의 건전성을 알고자 공개되는 자료이다. 내가 어떤 기업에 투자를 하고 싶은 경우 그 기업의 운영 수익이 얼마나 건전하고 안정적인지에 대한 부분이 중요한 관심사가 될 것이다. 이러한 경우에 참고하는 것이 바로 재무제표이다.

공부하기

[재무관리란?]

기업가치를 극대화하기 위한 의사결정을 수행하는 관리활동으로 조직운영에 필요로 하는 자금을 합리적으로 조달하고 그 조달된 자금을 효율적으로 운영하는 것이다. 재무제표는 대차대조표, 손익계산서, 현금흐름표의 세가지를 통해 확인할 수 있다.

(1)재무관리란 기업가치를 극대화하기 위한 의사결정을 수행하는 관리활동이다.
(2) 조직운영에 필요로 하는 자금을 합리적으로 조달하고 그 조달된 자금을 효율적으로 운영하는 것이다.
(3) 자원분배를 계획하고 조직의 효율적 운영을 계획하기 위해 구상하는 일련의 활동이다.
(4) 병원 재무관리는 기본적으로 병원의 자금흐름과 관련된 모든 활동을 효율적으로 수행하기 위한 활동이다.

28 다음 중 예산편성방법에 대한 설명으로 옳은 것은?

2014 서울시

① 점진적 예산편성방법은 예산 신청의 정당성을 입증하는 방식이다.
② 점진적 예산편성방법은 예산 낭비의 가능성을 축소하고 자원을 최적 배분한다.
③ 영기준 예산편성방법은 전문적 지식이 많지 않아도 가능하고 간단하고 신속하게 수행할 수 있다.
④ 영기준 예산편성방법은 관리자의 참여와 의사결정의 질을 향상시킨다.
⑤ 영기준 예산편성방법은 프로그램의 우선순위가 고려되지 않기 때문에 비효율적이다.

해설 ① 예산 신청의 정당성을 입증하는 방식은 영기준 예산편성방법에 해당한다.

② 일의 중요도와 우선순위에 의해 결정되는 영기준 예산편성방법은 예산 낭비의 가능성을 축소하고 자원을 최적 배분할 수 있다.
③ 전문적 지식이 많지 않아도 가능하고 간단하고 신속하게 수행할 수 있는 것은 점진적 예산편성방법이다.
⑤ 점진적 예산편성방법은 프로그램의 우선순위가 고려되지 않고 기존의 예산편성정도를 기준으로 삼기 때문에 비효율적이다.

영기준 예산제도는 기준예산이라고도 하며 전년도 예산을 기준으로 하지 않고 "영(0)"을 기준으로 새롭게 예산을 편성하는 감축 중심의 예산제도로 관리자의 참여와 의사결정의 질을 향상시킨다.

[영기준예산제도의 장점]

- 실무자들의 아이디어를 받아 기획하고 구성원들의 예산관리 참여가 가능하여 혁신적인 분위기를 촉진한다.
- 기획과 예산 사이의 커뮤니케이션 장애를 없애고, 조직의 목적을 구상하며, 목표를 기획하게 한다.
- 우선순위를 고려하여 자원을 효율적으로 사용하게 한다.
- 중간관리자는 실행 가능한 예산을 수립하고 상급관리자와의 협력과 조정에 따라 예산의 순위를 결정하고 실행하게 되어 상급관리자와 중간관리자 간의 상호이해와 위임능력을 촉진한다.

[영기준예산제도의 단점]

- 새로운 예산 수립 방법이므로 관련 지식과 기술을 배우는 데 시간과 비용을 투자해야 한다.
- 과거 지출의 적절성을 다양한 시각에서 분석해야 하고, 과정이 복잡하여 시간이 많이 소요된다.

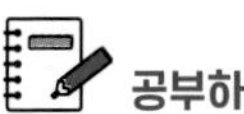

공부하기

[점진적 예산제도(IB ; Incremental Budgeting)]

① 점진적 예산제도는 목표지향 예산이다.
② 전년도의 경비에 근거하여 차기년도의 물가상승률이나 소비자물가지수 등을 추가하거나 곱한다.
③ 차기년도의 예산을 세우는 화폐중심적 방법이다.
④ 간단하고 신속하며 전문적 지식이 필요하지 않다.
⑤ 현재 책정되어 있는 수가에 대해서는 동기부여가 되지 않으며 우선순위가 고려되지 않기 때문에 비효율적이다.

29 다음 기획 유형 중 사전예비적 기획의 특성에 대한 설명으로 가장 옳은 것은? 2014 서울시

① 안정적인 환경에서 조직의 현상유지를 위해 에너지를 투자한다.
② 현재 상태의 불만족을 해결하여 조직을 편안한 상태로 회복시킨다.
③ 과거와 현재에 불만족하고, 미래를 위해서 첨단기술을 사용한다.
④ 조직의 위기에 반응하여, 발생한 문제를 집중적으로 해결한다.
⑤ 변화하는 욕구를 예측하여, 조직의 성장을 촉진시킨다.

해설 ① 비활동형 기획은 현재 안정적인 환경에서 조직의 현상유지를 위해 집중하는 기획의 유형이다.

② 반동적 기획은 현재의 불만족을 해결하여 조직을 편안한 상태로 회복시키는 기획의 유형이다.
③ 사전활동형 기획은 과거와 현재에 만족하지 않고 첨단기술을 사용하여 미래지향적으로 변화를 가속화시키는 기획의 유형이다.
④ 혼돈을 주기 위한 보기이다.

사전예비적 기획은 상호작용적 기획으로 불리기도 하며 과거와 현재, 미래를 모두 고려하여 계획을 세우기 때문에 변화하는 욕구를 예측하고 조직의 성장을 촉진시킨다.

간호관리는 기획-조직-인사-지휘-통제의 과정으로 이루어지며 그 중 첫 번째 과정인 기획은 관리에서 가장 중요한 부분이라 할 수 있다.

[기획의 특성]

(1) 기획은 미래지향적이다. 기획은 미래에 일어날 일들을 미리 예측하고 상황을 분석하여 바람직한 상태로 미래를 전개시키기 위한 활동이다.
(2) 기획은 최선의 대안을 선택하는 합리적 의사결정 과정이며, 행동지향적 과정이다.
(3) 기획은 목표지향적 활동이다. 기획은 설정된 목표를 달성하기 위해 구체적인 방법을 제시하는 활동이다. 변화하는 미래에 대응하여 조직의 욕구를 예측하고 조직의 성장을 촉진하는 것은 기획의 특성이다.

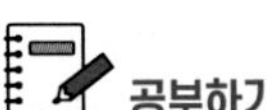
공부하기

[기획의 유형]

1. 시간에 따른 분류
   (1) 단기기획 : 1년 미만
   3년 미만의 기획을 말하며, 대개 1년 이내의 예산, 주요업무기획으로 세분화된 구체적인 기획이다.
   (2) 중기기획 : 1년 이상 ~ 5년
   대개 5년 내외(3 ~ 7년)의 기획으로 중기 기획은 단기 운영계획의 지침을 제공하며, 정치적 변수나 기획대상의 성격 등과 관련하여 가장 많이 이용되는 기획이다.
   (3) 장기기획 : 5년 이상
   10~20년의 기획을 말하며 미래에 대한 예측성이 낮고, 실현가능성이 적다. 중·단기 기획의 포괄적인 지침이 될 수 있으며 미래의 비전을 제시하는 이점이 있다.

2. 적용범위에 따른 분류
   (1) 전략적 기획
   ① 포괄적인 조직 전체의 활동계획이며 위험하고 불확실한 환경하에서의 기획이다.
   ② 상층관리층이 주관하며 장기적인 기획으로 기업의 장기적 목적과 관련이 있다.
   (2) 전술적 기획
   ① 전략적 기획을 바탕으로 하위 부서의 기획기준을 제공한다.
   ② 덜 위험하고 확실성이 낮은 환경하의 기획으로 중간관리층이 주관하며 중기기획 및 장기적인 목적의 수행과 관련이 있다.
   (3) 운영적 기획
   ① 하위 조직단위의 활동에 대한 기획으로 확실성이 높은 환경하의 기획이다.
   ② 일선관리자층 또는 일반구성원이 주관하는 단기기획으로 중기적인 목적의 수행과 관련이 있다.

30 다음 중 기획의 계층화에 대한 설명으로 옳은 것은? 2014 서울시

① 사명은 조직의 모든 활동을 안내하는 가치와 신념체계를 서술한 것이다.
② 철학은 조직의 존재 이유와 미래의 목표를 확인하는 진술문이다.
③ 정책은 구체적인 과업을 달성하는 방법을 단계로 기술한 계획서이다.
④ 절차는 조직의 의사결정 시 조직을 안내하는 진술문이다.
⑤ 규칙은 오직 하나의 행위 선택만을 허용하는 상황에 대해 기술한다.

✚해설 ① 사명은 조직의 존재 이유와 미래의 목표를 확인하는 진술문이다.
② 철학은 조직의 모든 활동을 안내하는 가치와 신념체계를 서술한 것이다.
③ 정책은 조직의 의사결정 시 조직을 안내하는 진술문이다.
④ 절차는 구체적인 과업을 달성하는 방법을 단계적으로 기술한 계획서이다.

기획은 서열에 따른 계층을 형성하고 있으며 상위에 위치하는 기획은 다음 단계의 모든 기획에 영향을 미친다.

공부하기

[기획의 계층별 내용]

(1) 비전
조직의 사업 영역과 성장 목표가 명시된 조직의 바람직한 미래상이다.

(2) 목적 및 사명
조직의 사회적 존재 이유 혹은 존재가치이다. 조직의 사명을 명시하고, 기획계층의 상부에 위치하며 철학, 목표의 지표가 된다.

(3) 철학
조직구성원의 행동을 이끄는 조직의 목적 달성을 위해 조직구성원을 움직이게 하는 가치 또는 신념을 진술한 것이다.

(4) 목표
① 목적을 구체적 수치로 표현한 것으로 조직구성원에게 제시하는 구체적 행동지침이며 업무를 수행하는 최종 지점이다.
② 조직의 비전을 실현하고 목적과 사명 및 철학을 실천하기 위한 구체적인 행동지침이다.
③ 일반적 목표와 구체적 목표
㉠ 일반적 목표는 목적과 철학을 달성하기 위한 행위를 진술하는 것으로, 광범위하지만 측정가능하고 현실적이다.
㉡ 구체적 목표는 일반적 목표와 같으나 언제 어떻게 성취할 것인지를 나타내기 때문에 더 구체적이며 더 측정 가능하다.

(5) 정책
① 정책은 조직의 철학과 목표로부터 도출되며 조직의 목표를 성취하기 위한 방법을 제시하고, 목표를 행동화하기 위한 과정 및 활동범위를 알려주는 포괄적인 지침이다.
② 정책은 암시적인 경우도 있고, 문서화되는 등 직접적으로 표현되는 경우도 있다.

(6) 절차

① 절차는 진행을 확인하거나 정책을 이행하기 위해 거치는 과정으로 단계적·순서적으로 활동을 기술하여 특정 업무를 수행하는 관계나 방법을 제시하는 것이다.
② 절차는 정책보다 자세한 업무행위의 지침으로 요구되는 행동의 시행순서를 기술한다.

(7) 규칙
① 절차에 관련되어 행동을 지시하고 특별한 상황에서 행해야 할 것과 금지해야 할 것을 알려주는 명확한 지침이다.
② 규칙은 정책보다 훨씬 더 엄격하고 제한된 것으로 표준적인 업무처리 방법상 기준이 된다.

31 전략적 기획에 관한 설명으로 옳은 것은? 2014

① 실제 업무수행에 필요한 활동계획을 작성한다.
② 실무적인 기술이 요구된다.
③ 중간관리계층의 관리자에 의해 수행되는 기획이다.
④ 조직의 목표를 설정하고 이를 달성하기 위하여 요구되는 전반적인 계획의 체계이다.
⑤ 조직의 중간기획과 관련된다.

해설 전략적 기획은 조직의 최고관리자가 수립하는 기획으로서 조직의 포괄적인 목표설정, 전략적 판단과 결정, 결정된 전략에 필요한 자원의 배분 등을 통해 설정된 조직의 목표를 달성하기 위한 전반적인 계획의 체계이다.

(1) 전략적 기획
① 포괄적인 조직 전체의 활동계획이며 위험하고 불확실한 환경하에서의 기획이다.
② 상층관리층이 주관하며 장기적인 기획으로 기업의 장기적 목적과 관련이 있다.

(2) 전술적 기획
① 전략적 기획을 바탕으로 하위 부서의 기획기준을 제공한다.
② 덜 위험하고 확실성이 낮은 환경하의 기획으로 중간관리층이 주관하며 중기기획 및 장기적인 목적의 수행과 관련이 있다.

(3) 운영적 기획
① 하위 조직단위의 활동에 대한 기획으로 확실성이 높은 환경하의 기획이다.
② 일선관리자층 또는 일반구성원이 주관하는 단기기획으로 중기적인 목적의 수행과 관련이 있다.

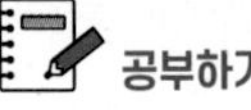

공부하기

[관리자의 계층]

(1) 최고관리자(Top manager)
① 환경과 관련하여 조직의 장기적 목표, 전략 등을 결정한다.
② 조직의 사회적 책임을 맡고 있으며 간호부의 모든 활동을 기획·조직·지휘·통제한다.
③ 조직 전체에 장기적 또는 전반적으로 영향을 미치는 의사결정을 하는 관리자이다.
④ 최고관리자는 궁극적으로 조직의 성공, 실패를 좌우하는 책임을 지닌다.
⑤ 간호부원장, 간호이사, 간호본부장, 간호부장 등

(2) 중간관리자(Middle manager)

① 최고관리자가 설정한 조직의 목표, 전략, 정책을 수용하고 집행을 위한 제반활동을 수행한다.
② 일선관리자가 해야 할 조직의 목표와 계획을 전달하고 일선관리자 지휘에 책임을 진다.
③ 중간관리자는 최고관리자와 일선관리자 상호 간의 관계를 조정하는 역할을 한다.
④ 단기 실천계획 수립, 세부 행동절차 결정, 전술적 목표를 결정한다.
⑤ 간호차장, 간호과장, 간호감독, 간호팀장 등

(3) 일선관리자(First-line manager)

① 아래로 다른 관리자 없이 현장에서 실제로 업무를 수행한다.
② 조직구성원을 직접 지휘 및 감독하는 관리층이다.
③ 구성원의 실무적 역할조정, 작업운영 지휘, 현장감독, 운영적 목표를 결정한다.
④ 기술적인 역량을 구성원에게 전달하거나 고객의 기대와 요구를 관련 부서에 전달하는 역할을 한다.
⑤ 병동 수간호사, 책임간호사, 간호 파트장 등

32 전략적 기획에 관한 설명으로 옳은 것은? 2013

가. 조직 전체적인 기획　　나. 장기적인 기획
다. 불확실한 환경하의 기획　　라. 실무담당자, 일선관리자의 기획

① 가, 나, 다　　② 가, 다
③ 나, 라　　④ 라
⑤ 가, 나, 다, 라

해설 전략적 기획은 최고관리자에 의해 불확실한 환경하에서 세워지는 기획으로 장기적인 조직 전체의 활동에 대한 계획이다.

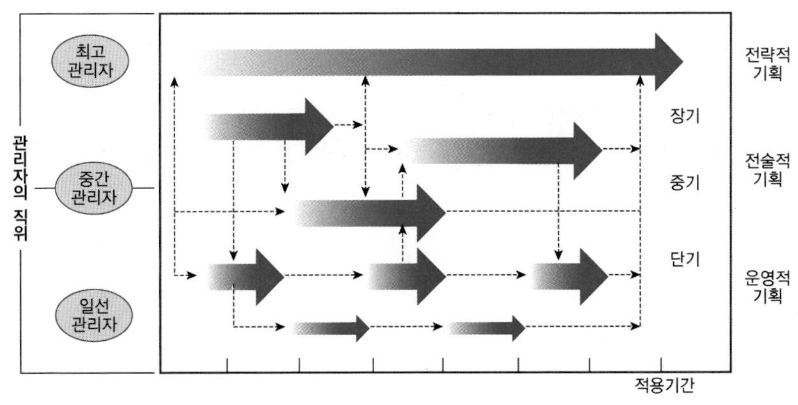

[그림] 전략적, 전술적, 운영적 기획 간의 관계

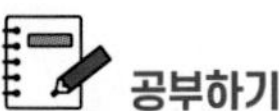
공부하기

[관리계층에 따른 기획의 범위]

(1) 최고관리자의 기획 범위

① 조직의 전반적인 전략적 기획, 장기계획

② 위험하고 불확실한 환경에서 이루어지며 장기적인 목적과 관련된다.

③ 조직이 지향하는 미래의 분명한 목표와 방향을 제공한다.

(2) 중간관리자의 기획 범위

① 전술기획, 중기계획

② 덜 위험하고 확실성이 낮은 환경에서 이루어지며 장기적인 목적 수행과 관련된다.

③ 조직의 광범위한 운영정책을 실제로 수행하는 조직구성원들을 지휘, 감독하는 것이다.

④ 전략 목적을 수행하기 위해 세워진 수행계획으로 목표와 관련된 프로그램이나 프로젝트 및 계획을 실행하기 위해, 필요한 실무와 인력에 관련된 방침, 절차, 규칙 등을 수립한다.

(3) 하위관리자 및 일선관리자 기획 범위

① 운영기획, 단기계획

② 확실성의 환경에서 이루어지며 중기적인 목적 수행과 관련된다.

③ 전술적 기획에 따라 수립된 목표를 수행하고, 계획수립 과정에 참여할 수도 있다. 하위 조직단위의 관리책임을 수행(직접적인 환자간호관리를 위한 일 단위, 주 단위 계획안, 간호단위 예산수립 등) 및 직접 환자간호에 관여한다.

33 MBO에 대한 설명으로 옳지 않은 것은? 2013

① 드러커가 처음 제시하였다.

② 상사와 부하 간에 상호작용을 통하여 전체의 목표를 이룬다.

③ 부하의 능력개발을 촉진한다.

④ 객관적으로 성과평가를 할 수 있다.

⑤ 목표설정이 용이하다.

해설 MBO는 구성원과 상사가 함께 목표를 설정하므로 목표설정이 용이하지 않다.
피터 드러커(P. Drucker)에 의해 제시되었으며 조직의 상하 구성원이 상호 협의하여 단기적 목표를 명확하고 체계 있게 계량화·통계화가 가능하도록 설정하고 업무수행 결과를 평가·환류시켜 조직의 효율성을 제고하려는 관리기법이다.

공부하기

[MBO의 한계점]

(1) 목표 설정의 곤란

조직의 목표를 명확하게 제시하는 것은 매우 어려운 일이며, 또한 최종목표에 동의하는 경우에도 중간목표 사이에는 이해가 상충되고 갈등이 발생하는 것이 보통이다.

(2) 장기적인 목표 등한시

① 목표관리는 목표와 성과의 계량적인 측정을 강조함으로써 가치, 질이 우선시되는 구성원의 발전과 인간관계의 개선과 같은 계량화할 수 없는 업무보다는 양을 중요시하는 경향이 있다.

② 조직의 미래보다는 단기목표를 강조하는 경향이 있다.

(3) 비신축성 경향

목표가 더 이상 의미가 없게 된 경우에도, 관리자들은 일정 기간 동안 이를 변경하지 않으려는 경향이 있다.

(4) 불확실한 상황에서 적용 곤란

불확실하고 유동적인 환경에서는 적용이 어렵다.

(5) 관료제 조직에 적용상 한계

인간중심주의적 또는 산출중심주의적 관리방식에 경험이 없는 조직에 목표관리를 도입하려고 하면 강한 저항에 부딪히게 되며 군대조직과 같이 계층성과 권력성이 강한 관료제 조직에는 적용상 한계가 있다.

34 기획의 원칙과 그에 대한 설명이 옳은 것을 모두 고른 것은? 2013

<보기>

가. 목적부합의 원칙 : 기획은 목표를 성취하기 위한 과정이므로 반드시 목적의식이 있어야 한다.

나. 탄력성의 원칙 : 기획은 변화하는 상황에 대처할 수 있고 하부 집행기관이 창의력을 충분히 발휘할 수 있도록 탄력성을 지녀야 한다.

다. 계층화의 원칙 : 기획은 일반적이고 추상성이 높은 것부터 시작하여 구체화 과정을 통해 연차적으로 기획을 파생시킨다.

라. 경제성의 원칙 : 현재 사용가능한 자원을 최대한 활용하고 새로운 자원은 최소화하여 최소의 비용으로 최대의 효과를 달성하는 방향으로 기획이 이루어져야 한다.

마. 구체성의 원칙 : 기획에 따라 관리의 전 과정이 진행되므로 기획은 최대한 구체적이고 자세하게 기술되어야 한다.

① 가, 나, 다
② 가, 다
③ 나, 라
④ 가, 나, 다, 라
⑤ 가, 나, 다, 라, 마

✚해설 기획은 간결하고 명료하게 표현되어야 하므로 구체성의 원칙은 맞지 않다.
기획의 원칙에 대해 깊이 있게 숙지하지 않은 경우에는 목적부합의 원칙에서 제시하고 있는 "목적이 명확하고 구체적으로 제시되어야한다"라는 부분 때문에 혼돈이 생겨서 구체성의 원칙을 맞는 것으로 오인할 수 있으니 주의하기 바란다.

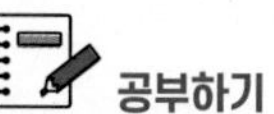

공부하기

[기획의 원칙]

(1) 목적부합의 원칙(= 목적성의 원칙)

비능률과 낭비를 피하고 효과성을 높이기 위하여 목적이 명확하고 구체적으로 제시되어야 한다.

→ 여기서 "구체적"이라는 의미는 명확한 목표를 제시하라는 것이지 길고 자세하게 기술하라는 의미는 아니다 !!!

(2) 단순성 및 표준화의 원칙(= 간결성의 원칙)

기획은 다른 부서와 함께 공유할 수 있어야 하기에 간결하고 명료한 표현이어야 하며 난해하거나 전문적인 용어나 술어는 가능한 한 피해야 하고 기획의 대상을 표준화하여야 한다.

(3) 신축성의 원칙(= 탄력성의 원칙)

변화하는 상황에 대처해서 하부 집행기관이 창의력을 발휘할 수 있게 탄력적이어야 하고 유동적인 환경과 상태에 대하여 융통성과 탄력성을 가지고 필요에 따라 수정될 수 있어야 한다.

(4) 안정성의 원칙

기획은 빈번한 수정으로 기획 자체가 방향을 잃어서는 안 된다. 일반적으로 안정성이 높으면 효과적이고 경제적이다.

(5) 능률성의 원리(= 경제성의 원칙, 효율성의 원칙)

기획에는 인적·물적·시간적 요소가 많이 소요되므로 가능한 한 기존 자원을 최대로 활용하여 주어진 비용으로 최대의 효과를 나타내는 것이어야 한다.

(6) 장래예측성의 원칙

외부환경의 여러 가지 변화와 불확실성을 예측하고 이에 대처해야 한다.

(7) 포괄성의 원칙

계획안의 수행 단계에서 인원, 물자, 설비, 예산의 부족 등으로 차질이 생기지 않게 포괄적인 사전 검사가 이루어져야 한다.

(8) 균형성의 원칙

어떠한 기획이든 그와 관련된 다른 기획 및 업무 사이에 적절한 균형과 조화를 이루지 않으면 안 된다.

(9) 필요성의 원칙

기획은 정당한 이유에 근거한 필요가 반드시 있어야 한다.

(10) 계층화의 원칙(= 계속성의 원칙)

기획은 가장 큰 것부터 시작하여 구체화 과정을 통해 연차적으로 기획을 파생시킨다. 기본 기획에서 여러 가지 구체화된 기획이 파생되는 현상을 기획의 계층화라고 한다.

(11) 일반성의 원칙

기획은 어느 특수한 관리계층만의 독특한 기능이 아니고 모든 관리 기능이기 때문에 일반성을 갖는다고 할 수 있다.

35 다음에서 설명하는 관리방법으로 옳은 것은? 2013

- 맥그리거의 Y이론에 입각한 인간모형에 기초를 두었다.
- 조직구성원의 자발적이고 능동적인 참여를 도모한다.
- 통제보다는 자율적 집단관계에 역점을 둔다

① 목표관리(Management By Objectives)
② 식스 시그마(Six Sigma)
③ 운용관리(Operation Management)
④ 임파워먼트(Empowerment)
⑤ 벤치마킹(Benchmarking)

해설 MBO는 조직의 상하 구성원이 상호협의하여 계량화·통계화가 가능한 단기적 목표를 명확하고 체계있게 설정하고 업무수행 결과를 평가·환류시켜 조직의 효율성을 제고하려는 관리기법이다.

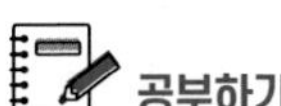

1. 6시그마(six sigma)
   ① 기업의 품질경영 전략으로 모든 프로세스 품질 수준이 6시그마를 달성하도록 한다.
   ② 고객 만족과 품질 혁신을 달성하기 위해 실행하는 21세기형 기업경영 전략이다.
   ③ 불량률을 3.4PPM(제품 백만 개당 불량품 수) 이하로 최소화하는 것이다.
   ④ 식스 시그마(6 sigma)는 환자와 보호자들의 명시적이거나 묵시적인 요구 사항을 충족시킬 수 있는 간호서비스의 향상에 적용하기에 가장 알맞다.

2. 벤치마킹(benchmarking)
   ① 조직성과의 표준을 확인하기 위한 도구이다.
   ② 최상의 성과를 낸 조직과의 비교를 통해 생산, 시스템, 서비스를 측정하는 과정이다.
   ③ 벤치마킹을 통해 성과를 낸 기관들과 비교하여 성과 차이의 원인과 방법을 확인할 수 있다.
   ④ 역할모델로 이용하여 조직의 생산성을 증대시킬 수 있다.

3. 임파워먼트
   ① 임파워먼트(empowerment)란 권한위임, 동기부여, 조직개발을 기반으로 한다.
   ② 실무자들의 업무수행 능력을 향상시키고, 리더가 지닌 권한을 실무자에게 이양하여 그들의 책임 범위를 확대하는 것이다.
   ③ 구성원들이 보유한 잠재능력 및 창의력을 최대한 발휘하도록 하는 동기부여 방법이다.
   ④ 권한과 능력이라는 2가지 의미를 부여하는 것이라고 할 수 있다.
   ⑤ 구성원들에게 자신의 일이 조직의 성패를 좌우한다는 강한 사명의식과 자신이 담당하는 일이 매우 중요하다는 의식을 갖게 한다.

36 하우스(House)의 경로-목표이론에서 다음 상황에 적합한 리더십 유형으로 옳은 것은? 2013

- 과업이 구조화되어 있을 때
- 공식권한체계가 명확하고 관료적일 때
- 구성원이 높은 사회적 욕구를 지니고 있을 때

① 지시적 리더십
② 참여적 리더십
③ 지원적 리더십
④ 성취지향적 리더십
⑤ 위임적 리더십

해설 경로-목표이론은 구성원들의 기대(목표경로)와 유의성(목표에 대한 매력)에 영향을 미치는 정도에 따라서 리더의 유형과 행위에 대한 동기가 나타난다는 것으로 하우스(House)에 의해 개발되었다.

[경로-목표이론의 지도성 유형]

㉠ 지시적 리더십 : 리더가 구성원들에게 원하는 것을 구체적으로 일일이 지시하여 목표를 달성할 수 있게 유도해 주는 리더십
- 리더가 강력한 직위권력을 지닌 경우
- 직무의 구조화가 애매모호한 경우
- 부하들이 리더에게 복종적이며 의존성이 큰 경우
- 부하들에게 긴장과 좌절이 조성되는 경우
- 부하들이 리더의 지시를 기대하는 경우

㉡ 지원적 리더십 : 리더가 구성원들에게 매우 우호적이고 친근하며 인간적인 관심을 갖고 있는 리더십
- 과업이 구조화되어 있는 경우
- 공식적 권한체계가 명확하고 관료적인 경우
- 부하들 간에 직무상 협조적인 분위기가 필요한 경우
- 부하가 높은 사회적 욕구를 가지고 있는 경우

㉢ 참여적 리더십 : 리더가 의사결정과 수행과정에서 구성원들에게 의견을 묻고 그들의 제안을 활용하는 리더십
- 업무가 비반복적이고 독자적인 특성을 띠며 흥미와 도전감이 유발되어 있어서 적절히 구조화된 경우
- 개인목표와 조직목표가 양립한 구성원들의 집단일 경우
- 부하가 과업수행에 충분한 지식을 가지고 있고 강한 독립심과 성취욕이 강한 경우
- 과업수행에 충분한 지식을 가지고 있는 경우

㉣ 성취지향적 리더십 : 리더가 구성원들에게 도전적인 목표를 설정해주고 구성원들이 최대한의 능력을 발휘할 것을 기대하면서 개선점을 추구하는 리더십
- 복잡한 과업을 수행하는 성취지향적인 부하인 경우
- 참여적 리더십의 경우와 유사한 상황에서 효과적

37 다음 글이 설명하는 기획의 원칙은? 2011

> A병원 간호부는 신규 가정간호사업을 기획하고 있다. 간호부장은 이 계획안 실행에 차질이 생기지 않도록 해당 병동에 간호인력, 물품, 기자재, 시설, 예산 등을 사전에 검토하도록 지시하였다.

① 간결성의 원칙
② 필요성의 원칙
③ 계층화의 원칙
④ 포괄성의 원칙

해설 새롭게 부서를 만들어야 하는 상황에서 간호부장은 병동 내에 셋팅 될 모든 것에 대해 검토하고 기획해야한다.
포괄성의 원칙이란 계획안의 수행 단계에서 인원, 물자, 설비, 예산의 부족 등으로 차질이 생기지 않게 포괄적인 사전 검사가 이루어져야 하는 것을 의미한다.

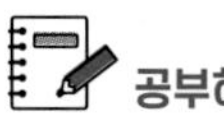
공부하기

[포괄성의 원칙이 적용되는 기획의 유형]

1. 최고관리자에 의한 전략적 기획
   ① 포괄적인 조직 전체의 활동계획이며 위험하고 불확실한 환경하에서의 기획이다.
   ② 상층관리층이 주관하며 장기적인 기획으로 기업의 장기적 목적과 관련이 있다.

2. 장기기획 : 5년 이상
   ① 10~20년의 기획을 말하며 미래에 대한 예측성이 낮고, 실현가능성이 적다.
   ② 중·단기 기획의 포괄적인 지침이 될 수 있으며 미래의 비전을 제시하는 이점이 있다.

38 프로젝트 수행에 필요한 활동을 시간 순서대로 나열한 후 각 활동에 소요되는 가장 짧은 시간, 가장 긴 시간, 일반적인 시간을 사용하여 현실적으로 소요되는 시간을 추정하는 방법은? 2013

① Gantt Chart
② Case Management
③ CPM (critical path method)
④ PERT (program evaluation and review technique)
⑤ PPBS (planning programing budgeting system)

해설 PERT는 각 하위작업이 달성되는 데 소요되는 시간을 세 가지로 추정하여 불확실한 상태에서 기획과 통제를 위한 네트워크 체계모형으로 프로젝트의 주요 활동을 확인하고, 활동들을 진행도표로 나열하고 각 활동의 소요시간을 할당한다.

[PERT(작업망 체계모형, 프로그램평가 검토방법)]

① 복잡한 프로젝트의 일정계획을 세우기 위하여 사용되는 흐름 도표이다

② 불확실한 상황에 대하여 확률적인 방법에 의해 활동의 소요시간과 비용을 계산하여 각 하위 과업이 달성되는 데 소요되는 시간을 3가지로 추정한다.

③ 3가지 소요시간은 낙관적 소요시간, 가능성이 많은 소요시간, 비관적 소요시간이다.

④ 관리자는 PERT를 사용하여 프로젝트 전체의 흐름을 파악하고, 각 과업들의 달성순서와 예상소요시간을 확인할 수 있다.

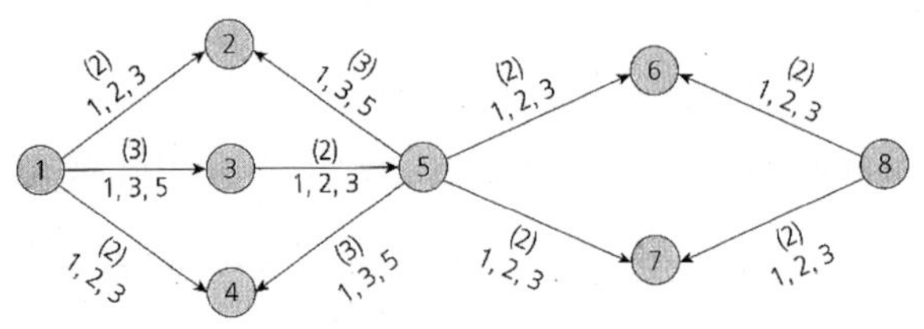

[그림] PERT모형

39 다음의 의사결정방식으로 기대할 수 있는 이점은? 2011

> 병원윤리위원회 위원장은 의료인의 연구활동에 관한 표준지침을 결정하기 위해 다양한 영역의 전문가로 구성된 병원윤리위원회 회의를 개최하였다.

① 의사결정의 비용

② 의사결정의 신속성

③ 의사결정의 탄력성

④ 의사결정의 수용성

해설 다양한 영역의 전문가로 구성되어 있는 위원회는 집단의사결정의 대표적인 모습이다.

[개인적·집단적 의사결정 접근방법]

① 개인적 의사결정

㉠ 개인이 자신의 평가기준에 따라 의사결정을 하는 것

㉡ 개인적 의사결정에 영향을 미치는 요인은 의사결정을 하는 관리자의 가치관, 자원 및 인력에 대한 태도, 문제에 대한 인식, 개인의 성격, 조직에서의 역할 등이다.

② 집단적 의사결정

㉠ 집단에 의해서 이루어지는 의사결정

㉡ 개인들의 집합인 집단에서 여러 사람이 함께 의사결정에 참여하는 방법

③ 개인·집단의사결정의 선택기준

㉠ 의사결정의 질을 향상시키기 위해서는 집단의사결정이 효과적인 상황과 개인의사결정이 효과적인 상황에 대한 선택기준을 설정해야 한다.
㉡ 의사결정의 질, 수용성, 정확성 등이 중요할 경우에는 집단의사결정을 택하는 것이 좋다.
㉢ 신속성, 창의성, 비용 등이 중요할 경우에는 개인적인 의사결정을 택하는 것이 좋다.

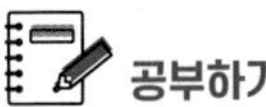

공부하기

[위원회 조직의 정의]

① 각 부서 간 또는 명령계통 간 의견의 불일치나 갈등을 조정하려는 조직으로 단독적인 결정과 행위에서 오는 폐단을 방지하고자 여러 사람으로 구성된 조직이다.
② 여럿이 함께 합리적인 의사결정을 함으로써 계층제의 경직성을 완화하고 조직의 운영과 의사결정에 합의성과 민주성이 확보된다.

40 효율적 조직 운영을 위해 간호조직에서 사용하는 목표관리법(MBO)에 대한 설명 중 옳은 것은? 2011

① 목표설정은 상급자 주도이므로 성과가 좋다.
② 조직 구성원과 관리자가 구성원의 업무에 대한 의무와 책임을 각각 작성한다.
③ 산출중심의 시각이므로 수정이 어렵다는 단점이 있다.
④ 목표성취에 대한 측정과 평가를 위한 기준은 관리자와 구성원이 독립적으로 작성한다.
⑤ 관리자의 역할은 구성원이 목표를 달성하도록 지지와 지원을 하는 것이다.

해설 ① 목표관리법은 상급자와 구성원이 함께 목표를 설정하는 것이다.
② 구성원의 업무에 대한 의무와 책임을 상급자와 구성원이 함께 작성한다.
③ 산출 중심으로 이루어지는 것이 MBO의 특징이긴 하지만 피드백과 중간평가를 통해서 계획을 수정하고 보충할 수 있다는 것이 MBO의 장점에 해당한다.
④ 목표달성도에 대한 기준을 구성원과 상급자가 함께 작성함으로 자발적인 통제가 가능하다.
⑤ 목표관리법은 조직 구성원이 스스로 업적목표의 달성도를 평가해서 그 결과를 보고하게 한다는 데 핵심이 있다. 그러나 성공적인 MBO를 위해서는 최고관리자 및 관리자의 적극적인 지지와 지원이 필요하다.

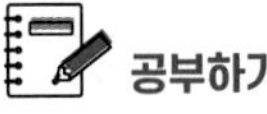

공부하기

[목표관리의 구성요소]

목표관리의 중요한 구성요소는 목표설정, 부하들의 참여, 피드백이며, 조직 구성원의 참여과정을 통하여 상급자와의 협의에 의해 양적으로 측정 가능하면서 구체적이며 단기적인 성취목표를 설정한 다음 스스로 업적목표의 달성도를 평가해서 그 결과를 보고하게 한다는 데 핵심이 있다.

1) 목표설정
① 목표관리에서 가장 중요한 것은 명확한 목표의 설정이다.
② 목표관리의 목표는 조직 전체의 목표와 조화를 이루고, 조직의 모든 수준에서 목표관리 접근에 부합되어야 한다. 따라서 조직구성원 개인 차원에서의 목표를 먼저 설정하는 것은 옳지 못하다.
③ 목표관리의 목표는 기획의 기술적인 측면과 인간적인 측면을 동시에 고려해야 한다.
④ 목표관리의 목표는 목표수행에 참여하는 자들에 의해 공식화되어야 한다.
⑤ 목표관리의 목표는 누가, 무엇을, 어떻게, 언제, 어디서 수행될 업무인가, 시간, 돈, 에너지, 자원, 정서에 소요되는 비용도 무엇인지에 대한 답변을 제시해야 한다.
⑥ 목표관리의 목표는 측정 가능하여 관찰 가능하고 행동용어로 기술되어야 하며 결과가 실제적으로 측정 가능해야 한다.
⑦ 목표를 설정하기 전에 책임소재가 명확히 기술된 책무수단이 설정되어야 한다.
⑧ 목표관리의 목표는 정기적인 회의를 통해 관리자와 다른 참여자 간에 구두나 문서 형식으로 검토되어야 한다.
⑨ 설정된 목표가 유용하지 않을 경우 변화나 삭제가 가능할 만큼 목표관리의 목표는 유연성이 있어야 한다.

2) 구성원의 참여
① 구성원들이 자신의 수행할 목표를 상사와 협력하여 설정하기 때문에 구성원들의 직무 만족도가 높아지고 생산성이 증가하게 된다.
② 목표설정에 구성원을 참여시키는 목적은 2가지이다.
㉠ 목표의 실현 가능성을 높일 수 있다.
㉡ 구성원들의 목표 수용성 정도를 높일 수 있다.

3) 피드백
① 목표를 수량화하여 구체적으로 명시함으로써 관리자가 구성원들의 업무진행 상황과 평가에 관한 정보를 제공할 수 있다.
② 피드백이 명확하게 이루어져야 집단의 문제해결 능력이 증진되고, 개인의 직무수행 능력도 증대된다.

41 효율적인 조직 운영을 위한 목표관리(Management By Objectives)기법에 관한 설명으로 옳지 않은 것은? 2010

① 이론적 배경은 Y이론과 목표설정 이론에서 찾을 수 있다.
② 개인의 능력발휘와 책임소재를 명확히 하고 자기를 통제하는 과정으로 과정지향적 목표가 특징이다.
③ 성공적이기 위해서는 구성원의 참여, 목표의 구체성, 업적측정의 가능성이 갖추어져야 한다.
④ 목표의 달성도를 측정·평가하여 피드백을 통해 조직운영 활동을 강화한다.

+해설 목표관리법(MBO)은 성과중심적, 결과중심적이라는 특징을 갖기에 과정지향적은 옳지 않는 설명에 해당한다.

[MBO의 성공 요건]

(1) 최고관리층의 적극적 지원
(2) 분권화, 자율적 관리 절차 및 자율성 강조
(3) 올바른 목표의 설정 및 평가
(4) 조직 내 원활한 의사소통과 환류 과정의 형성
(5) 성과에 대한 적절한 보상체계

 공부하기

[MBO의 특성]

(1) 목표관리는 목표설정 과정을 체계화한 것으로 이 과정은 목표설정으로부터 시작하여 기획과 통제를 통합하기 위한 기법이며, 관리자가 전략적 기획과 전술적 기획을 통합할 수 있도록 돕는 도구이다.
(2) 목표관리는 인간에 대한 긍정적인 철학과 참여적 관리 정신을 반영하고 있다.
(3) 목표관리의 목표설정은 상급자가 결정하던 기존의 목표설정과는 크게 다르다.
(4) 목표관리는 구성요소를 충분히 반영하여 기간 내에 완성되어야 한다.
(5) 목표관리는 자주적으로 목표를 설정하고 평가하며 피드백하는 과정적인 자기관리 시스템이다.

42 좋은 기획의 여건으로 옳은 것은? 2010

㉠ 간결하고 명확해야 한다.
㉡ 안정성이 있는 기획일수록 좋다.
㉢ 일관된 것이되, 변화는 상황에서 융통성이 있어야 한다.
㉣ 기존의 자원을 최대로 활용하고 새로운 자원은 최소로 사용한다.

① ㉠, ㉡, ㉢
② ㉠, ㉢
③ ㉡, ㉣
④ ㉣
⑤ ㉠, ㉡, ㉢, ㉣

해설 이상 모두 기획의 원칙에 해당한다.
㉠ 단순성의 원칙
㉡ 안정성의 원칙
㉢ 신축성의 원칙
㉣ 능률성의 원칙

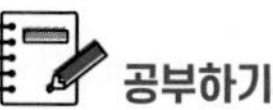

[좋은 기획의 조건]

1. 단순성 및 표준화의 원칙(= 간결성의 원칙) : 기획은 난해하거나 전문적인 용어나 술어는 가능한 한 피해야 하고 기획의 대상을 표준화하여야 한다
2. 안정성의 원칙 : 일반적으로 안정성이 높으면 효과적이고 경제적이다.
3. 신축성의 원칙(= 탄력성의 원칙) : 유동적인 환경과 상태에 대하여 융통성과 탄력성을 가지고 필요에 따라 수정될 수 있어야 한다.
4. 능률성의 원리(= 경제성의 원칙, 효율성의 원칙) : 최소투입, 최대효과를 통해 현재 사용 가능한 자원을 최대한 활용하고 새로운 자원은 최소화한다.

43 암시적일 수도 있고, 표현될 수도 있는 것으로 간호표준과 간호지침서로 제공될 수 있어서 질관리를 위한 구조적 접근방법으로 사용되는 것은? 2010

① 목적
② 철학
③ 목표
④ 정책
⑤ 절차

해설 간호단위에서 매뉴얼 또는 지침서 등의 문서화된 간호표준과 간호사로서 지켜야 할 윤리 및 행동에 대해 암묵적으로 인식되어진 것 모두 정책에 속한다.

[정책]

① 정책은 조직의 철학과 목표로부터 도출되며 조직의 목표를 성취하기 위한 방법을 제시하고, 목표를 행동화하기 위한 과정 및 활동범위를 알려주는 포괄적인 지침이다.
② 정책은 암시적인 경우도 있고, 문서화되는 등 직접적으로 표현되는 경우도 있다.
③ 의사결정과 행위의 기초가 되는 계획을 조정하고 업무통제를 도와주며 편람으로 활용 가능하고 적절하게 직원에게 이용되어 일관성 있는 관리를 가능하게 한다.
④ 정책은 일정기간이 지나면 규칙적으로 일어나는 활동에 사용되는 계획으로 반복적으로 수행되는 업무를 위한 지침을 제공하는 상시적 계획에 해당한다. 상시적 계획에는 규칙, 방침, 기준, 정책, 절차 등이 있다.

44 MBO에서 목표설정 시 고려해야 할 사항은? 2010

㉠ 기술적인 측면과 인간적인 측면을 동시에 고려해야 한다.
㉡ 구성원들이 수용가능해야 한다.
㉢ 측정가능해야 한다
㉣ 조직의 목표보다 개인의 목표를 먼저 설정해야 한다.

① ㉠,㉡,㉢　　② ㉠,㉢
③ ㉡,㉣　　④ ㉣
⑤ ㉠,㉡,㉢,㉣

해설 목표관리(MBO)의 목표는 조직 전체의 목표와 조화를 이루고, 조직의 모든 수준에서 목표관리 접근에 부합되어야 한다. 따라서 조직구성원 개인 차원에서의 목표를 먼저 설정하는 것은 옳지 못하다.

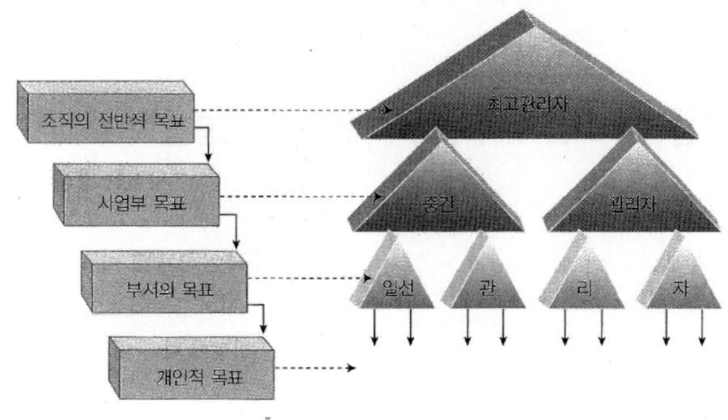

[MBO 과정의 3단계]

(1) 1단계 : 목표 설정
① 주요 조직목표를 확인하고 정의한다.
② 전체목표에서 파생된 주요 부서목표를 확인하고 정의한다.
③ 조직구성원을 위한 운영목표를 확인하고 정의한다.
④ 특정한 일에 대한 목표를 세우고 제안한다.
⑤ 특정한 일에 대한 방법을 만들고 제안한다.
⑥ 지속적으로 관리 집담회를 연다.
⑦ 개인목표와 개인 수행에 관한 합동조약을 한다.
⑧ 수행검토를 위한 주기적인 회의 일정표를 만든다.

(2) 2단계 : 목표수행 단계
① 피드백(feedback), 새로운 억제책, 새로운 투자를 기초로 한 목표를 적용하고 정돈한다.
② 부적절한 목표를 제거하고 관리 집담회 참석을 지속한다.
③ 필요하면 일정을 재조정한다.
④ 관리감시도구를 이용하여 제시된 일정표와 실제 수행을 지속적으로 비교한다.

(3) 3단계 : 성과측정 및 평가 단계
① 업적과 목표 달성도를 관리자와 조직구성원이 함께 평가한다.
② 새로운 내년도 계획을 위해 조직과 부서의 전체적인 목표를 검토한다.

UNIT 02 _ 기출응용문제

01 다음 중 MBO의 순기능으로 옳지 않은 것은 무엇인가?

① X이론적 인간관에 근거한 상급자의 참여
② 업무의 효율성과 생산성의 향상
③ 기획과 통제의 수단
④ 공정한 업적 평가와 반영

+해설 MBO는 X이론적이 아닌 구성원의 광범위한 참여를 유도하는 Y이론적 인간관에 근거하고 있다. 자아실현인관 등을 전제로 하는 목표관리(MBO)는 조직의 민주성을 제고하며 관료제에 나타나는 경직성, 집권적 구조, 권위적 행태 등 전통적 특성 타파에 기여할 수 있다.

02 당해연도에 발생한 모든 수익과 이에 대응하는 비용을 나타내는 것은?

① 재무제표　　② 대차대조표
③ 손익계산서　　④ 현금흐름표

+해설 손익계산서는 기업의 경영성과를 명확하게 보고하기 위하여 일정기간에 발생한 모든 수익과 이에 대응하는 비용을 기재하여 순손익을 계산한 보고서이다.

03 다음에서 설명하는 의사결정 방법의 종류는 무엇인가?

> 구성원이 많아도 6인씩 소그룹으로 나누어 일시에 시행함으로써 많은 아이디어를 얻을 수 있는 방법으로 일명 6.3.5법이라고 한다.

① 델파이법
② 집단노트기법
③ 강제연상기법
④ 브레인라이팅

+해설 브레인 라이팅은 6인의 참가자가 3개씩의 아이디어를 5분마다 내는 과정을 6번 반복하며 다른 사람의 카드를 시계방향으로 돌려가면서 돌려받은 사람이 이미 기록되어 있는 아이디어에서 새로운 힌트를 얻어 새로운 아이디어를 적어낸다.

04 예산을 투입하여 무엇을 성취하는가에 초점을 두는 것으로 부서의 기능, 활동 및 사업계획을 중심으로 예산을 편성하는 방법은 무엇인가?

① PBS ; Performance Budgeting System
② LIBS ; Line Item Budgeting System
③ PPBS ; Planning Programming Budgeting System
④ ZBB ; Zero-Base Budgeting

✚해설 ② LIBS(품목별 예산제도) : 품목별 예산제도는 통제를 지향하는 예산으로 지출의 대상이 되는 물품 또는 품목을 한 줄로 나열한 것이다.
③ PPBS(기획예산제도) : 장기적 기획과 단기적 예산을 하나로 결합하여 기획과 동시에 통제가 가능한 예산 방법으로 의사결정의 일원성을 확보할 수 있어서 예산의 절약과 능률성을 최대로 하려는 기획지향 예산이다.
④ ZBB(영기준 예산제도) : 영기준 예산제도는 기준예산이라고도 하며 전년도 예산을 기준으로 하지 않고 "영(0)"을 기준으로 새롭게 예산을 편성하는 감축 중심의 예산제도이다.

05 운영기획의 형태인 단용 계획과 상용 계획에 대한 설명으로 옳지 않은 것은?

① 상용계획을 구체화한 것이 단용 계획이다.
② 상용 계획의 예로 정책, 절차, 규칙 등이 포함된다.
③ 단용 계획은 프로그램이나 프로젝트 등이 포함된다.
④ 단용 계획은 단기간에 특정목적을 달성하기 위한 계획으로 효용성이 소멸되면 사용하지 못하는 계획이다.

✚해설 *단용계획 : 비교적 단기간 내에 특정목표를 달성하기 위한 계획이다. 특정목적이 성취되면 곧 소멸되는 계획으로 프로그램과 프로젝트가 이에 속한다.
*상용계획 : 일정기간이 지나면 규칙적으로 일어나는 특정목표에 사용되는 계획이다. 반복적으로 수행되는 업무에 대한 지침을 제공하기 위해 사용되는 지속계획으로 정책, 절차, 규칙이 이에 속한다.

06 목표관리의 특성에 관한 설명으로 옳지 않은 것은?

① 인간에 대한 긍정적인 철학과 참여적 관리정신을 반영하고 있다.
② 관리자로 하여금 전략적 기획과 전술적 기획을 통합할 수 있도록 돕는 도구이다.
③ 목표설정과정을 체계화한 것으로, 목표설정으로부터 시작해서 기획과 통제를 통합하기 위한 기법이다.
④ 계량화하기 어려운 업무의 경우에도 그 성과에 대한 적절한 보상이 이루어질 수 있게 보장는 방법이다.

해설 계량화할 수 있는 목표만을 강조하여 계량화할 수 없는 성과는 무시되는 경향이 있다는 것이 목표관리의 단점이다.

07 새롭고 고도의 판단력이 요구되는 상황에서 간호부서장은 창조적 의사결정을 해야 한다. 창조적 의사결정을 하기 위한 단계순서로 옳은 것은?

① 숙고 - 조명 - 검증 - 욕구 - 준비
② 검증 - 욕구 - 준비 - 숙고 - 조명
③ 욕구 - 준비 - 숙고 - 조명 - 검증
④ 준비 - 검증 - 욕구 - 준비 - 숙고

해설 새롭고 고도의 판단력이 요구되는 독창적인 의사결정은 창조적 사고과정을 통해서 얻어질 수 있으므로 창조적 사고과정의 흐름을 거치면 된다.
창조적 사고 과정은 욕구 - 준비 - 숙고 - 조명 - 검증단계를 거친다.

08 기업외부의 정보이용자가 경제적 의사결정을 하는 데 유용한 정보를 제공할 목적으로 하는 회계는?

① 재무회계
② 분식회계
③ 관리회계
④ 세무회계

해설 ② 기업이 고의로 자산이나 이익 등을 크게 부풀리고 부채를 적게 계산하여 재무 상태나 경영 성과, 그리고 재무 상태의 변동을 고의로 조작하는 회계이다.
③ 기업내부의 정보이용자에게 경제적 의사결정에 유용한 정보를 제공하는 회계는 관리회계이다.
④ 세법규정에 따라 세금을 계산하고 납부유무 정보제공를 제공하는 회계는 세무회계이다.

09 다음 중 원가분석에 대한 설명으로 옳은 것은?

① 원가분석에서 가장 중요한 점은 간접비 배분방식을 어떤 방식으로 결정하느냐라고 할 수 있다.

② 간접비(공통비)의 정확한 측정이 어려워 2차 자료 또는 기존에 보고된 값을 이용하는 것이 권장된다.

③ 진료부문에서 발생한 직접비와 진료지원부문에서 발생한 간접비를 합산하여 총원가가 산정된다.

④ 원가계산 시 계정 분류는 일반적으로 인건비, 재료비, 관리운영비로 분류된다.

해설 ① 간접비 배분방식은 각 부서별로 적정한 방식을 선택한다.
② 공통비용을 정확하게 측정하기 어려우나 공통비의 배분방식은 여러 가지가 있다.
→ 직접법, 계단법, 연립방정식법 등
③ 진료부문에서도 간접비(공통비)가 발생한다.

10 A병동의 박간호사는 최근 들어 자주 지각을 하였다. 수간호사는 김간호사의 지각 건에 대해 면담을 하려 했으나, 박간호사가 타 병원으로 이직을 할 것이라는 정보를 듣고 박간호사와의 면담을 취소하고 지각에 대해 더 이상 언급하지 않았다. 며칠 후 박간호사는 퇴사하였다. 이 상황에서 박간호사의 지각에 대해 이루어진 문제해결 또는 의사결정에 대한 적절한 설명으로 옳은 것은?

① 문제해결을 위한 가능한 대안이 도출되지 못하였다.

② 면담을 취소한 것은 문제인식이 이루어지지 않았기 때문이다.

③ 김간호사의 퇴사로 어떠한 의사결정도 이루어지지 않았다.

④ 수간호사는 지각문제를 해결하지 않는 의사결정을 하였다.

해설 의사결정은 여러 대안 중 한 행동방향을 선택하는 과정이며, 반드시 문제해결로 귀결되지는 않는다. 문제해결은 문제의 실제적인 원인이 된 상황분석에 초점을 두는 체계적인 과정이며 항상 의사결정 과정을 거친다. 이 상황에서, 수간호사는 박간호사의 지각에 대한 문제를 해결하지 않는 의사결정을 하였다.

11 목표에 의한 관리(MBO)의 과정 중 조직이 생존하고 성장해 나가는 데 있어서 꼭 필요한 거시적 목표를 확인해 나가는 단계로서 조직의 현황을 분석할 뿐만 아니라 조직이 무엇을 이루어야 하는지를 분석하는 과정으로 옳은 것은?

① 목표발견
② 목표설정
③ 목표확인
④ 목표실행

해설 본래 사명과 기본목표에 의거한 문제, 효과성, 효율성의 분석을 통해 조직의 기본목표와 연결되는 하위 목표 내지 구체적 목표를 설정한 후 그 다음으로 목표를 달성하기 위한 행동과정으로 사업 계획에 대한 구체적 내용, 즉 수단, 방법, 비용, 필요인력 등을 세운 후 목표를 수행하고 MBO과정에서 기대되는 결과와 실제 활동이 어떻게 변화가 있는지 중간평가를 통해 계획을 수정, 보완함으로써 환류효과를 제공하고, 최종 결과가 설정목표에 어느 정도 달성되었는지를 평가함으로써 본래 기본목표나 차기 목표의 지표로 재정립되는 순환과정을 거친다.

12 대상자에게 친절과 봉사로, 동료 간에는 신뢰와 협조로, 업무에서는 자율과 책임으로 깨끗하고 밝고 부드러운 병원을 만든다. 이와 같은 예시는 기획의 계층화 중 어디에 속하는가?

① 비전
② 목적
③ 철학
④ 목표

해설 문제의 예시는 기획의 계층화 중 목표와 관련 된 개념이다.

[목표]

① 목적을 구체적 수치로 표현한 것으로 조직구성원에게 제시하는 구체적 행동지침이며 업무를 수행하는 최종 지점이다.
② 조직의 비전을 실현하고 목적과 사명 및 철학을 실천하기 위한 구체적인 행동지침이다.
③ 일반적 목표와 구체적 목표
㉠ 일반적 목표
- 목적과 철학을 달성하기 위한 행위를 진술하는 것으로, 광범위하지만 측정 가능하고 현실적이다.
- 병원 전체의 목표는 원내 각 부서의 직종을 포괄하여 작성되므로 다소 추상적이다. 그러므로 직종별, 단위조직별로 구체화하여 작성할 필요가 있다.

㉡ 구체적 목표
- 일반적 목표에 비해 광범위하기보다는 선택적이어야 하고 단일하기보다는 부서에 따라 다양해야 한다.
- 구체적 목표는 간호의 생산성을 측정할 수 있는 도구이며 간호의 기본적 전략이다.
- 구체적 목표는 자원과 미래를 만들 수 있는 힘을 발휘하도록 사명과 방법을 제시함으로써 조직, 부서 모든 간호단위에 필수적이며 명확하게 기술되어야 효과적이다.

13 다음 중 MBO의 특징으로 옳은 것은 무엇인가?

① 단기적인 결과보다는 장기적인 결과를 강조한다
② 상급자와 구성원이 함께 목표를 설정하여 상·하 구성원의 업무만족을 증진시킨다.
③ 구성원의 자발적 참여가 어려워서 하급직원의 저항이 증가한다
④ 상급자에 의한 목표관리로 조직의 효율성이 감소한다

해설 MBO는 상급자와 구성원이 함께 목표를 설정하는 것으로 구성원의 자발적인 참여를 유도하고 동기부여하며 스스로 통제할 수 있기 때문에 조직의 효율성이 증대된다.

14 다음 중 간호단위관리자가 목표관리(MBO) 이용 시 나타나는 결과로 옳은 것은?

① 구성원의 목표에 대한 몰입과 동기부여가 증진된다.
② 조직의 장·단기 목표가 계량적으로 정확하게 나타난다.
③ 목표의 신축성이 나타난다.
④ 계량화될 수 없는 목표도 이룰 수 있다.

해설 간호단위 관리자 입장에서 문제를 풀어야 한다.
② 단기목표를 지나치게 강조하는 경향이 있어 조직의 장기목표가 무시될 수 있다.
③ 의미 없는 목표를 구성원들이 고집할 수 있어서 목표의 신축성이 결여되기 쉽다.
④ 계량화할 수 없는 성과는 목표로 설정하기가 곤란하다.

15 간호수가 산정방법에 대한 설명으로 맞는 것은?

① 일당 수가는 우리나라 외래 환자에게 적용되는 간호관리료이며 7등급으로 운영된다.
② 노인 장기요양보험 방문간호수가는 일당 수가제이다.
③ 노인 장기요양보험 시설수가는 일당 수가에 노인의 중증도를 고려한 등급별 수가가 복합된 형태이다.
④ 우리나라 병원간호수가제인 일당 수가로 환자 중증도와 관계없이 평균비용을 일괄 적용되는 것을 보완하고 있다.

해설 **[간호수가 산정방법의 예]**
① 일당 수가 : 우리나라 병원 입원환자에게 적용되는 간호관리료(7등급 운영)
② 방문당 수가 : 우리나라 가정간호수가 중 기본방문료(방문당 정액제)
노인 장기요양보험 방문간호수가는 방문시간당 정액제

③ 환자분류군 : 노인 장기요양보험 시설수가는 일당 수가에 노인의 중증도를 고려한 등급별수가가 복합된 형태
④ 질병군별 수가 : 현재 우리나라 병원간호수가에서 일당 수가와 함께 방문간호서비스에서 방문당 수가와 함께 병행하면서 일당 수가나 방문당 수가가 환자 중증도와 관계없이 평균비용이 일괄 적용되는 것을 보완해주고 있다.

16 모여서 대화나 토론 없이 개인의 의견 제출 후 최종결정을 내리는 것은?

① 명목집단기법
② 브레인스토밍
③ 델파이기법
④ 전자회의

해설 명목집단은 한 자리에 모여앉아 있지만 자신의 의견을 기술하여 제출한 후 의견을 취합하여 의사결정을 내리는 방식으로 다른 집단모임에서 발생할 수 있는 적의나 결과의 왜곡 등을 피할 수 있다.

17 다음은 무엇에 대한 설명인가?

- 상황과 관련된 개념을 자유롭게 연상해 본 후 연상된 개념목록을 만들고, 상황과 관련된 원래개념과 연상된 개념목록 간에 관련성을 찾아서 의사결정을 하는 기법이다.
- 목록을 논리적으로 분석함으로써 상황을 개선시키기 위한 유용한 개념을 선택할 수 있는 방법이다.

① 집단노트기법
② 강제연상기법
③ 브레인라이팅
④ 유추법

해설 집단의사결정 방법의 한 가지인 강제연상기법에 대한 설명이다.

① 집단노트기법
확인된 문제에 대하여 해결안과 아이디어를 기록하고, 다른 사람에게 넘기면 노트를 받은 사람이 노트의 내용을 보고 자신의 의견을 첨가하여 새로운 아이디어를 구성하고 전체적으로 종합하여 문제를 해결하는 방법이다.

③ 브레인라이팅
구성원이 많아도 6인씩 소그룹으로 나누어 일시에 시행함으로써 많은 아이디어를 얻을 수 있는 방법

으로 일명 6.3.5법이라고 한다. 6인의 참가자가 3개씩의 아이디어를 5분마다 내는 과정을 6번 반복한다. 다른 사람의 카드를 시계방향으로 돌려가면서 돌려받은 사람이 이미 기록되어 있는 아이디어에서 새로운 힌트를 얻어 새로운 아이디어를 적어낸다.

④ 유추법

하나의 상황을 다른 상황과 비교하고 둘 사이의 유사성을 밝히는 과정에서 문제해결을 위한 새로운 아이디어가 떠오르게 되는데 이러한 생각의 유사성을 이용하여 새로운 아이디어를 얻는 방법이다.

18 A병원의 간호부장은 신규병동 개설과 관련하여 대규모 일과성 프로젝트에 적용하여 각 활동들을 순서대로 분석한 뒤 각 활동의 시간을 세 가지로 분석하여 기획하였다면 이와 같은 기획 방법은 무엇인가?

① 간트챠트
② PERT(Performance Evaluation Review Technique)
③ 주경로 기법(CPM ; Critical Path Method)
④ 기획예산제도

+해설 PERT에 대한 설명이며 세 가지로 활동을 분석하였다고 하는 것이 핵심문구이다. PERT는 불확실한 상태에서 기획과 통제를 위한 네트워크 체계모형으로 프로젝트의 주요 활동을 확인하고, 활동들을 진행도표로 나열하고 각 활동의 소요시간을 할당한다. PERT는 각 하위작업이 달성되는 데 소요되는 시간을 낙관적 소요시간, 가장 가능성이 많은 소요시간, 비관적 소요시간의 세 가지로 나누어 분석한다.

[기획의 방법]

(1) 간트차트(Gantt chart, Bar chart)
① 일직선 위에 각 활동의 착수시간과 완료시간을 나타내면서 계획 대비 현재 활동의 진행상황을 표시할 수 있는 기법이다.
② 서로 다른 작업 간의 관계나 상호의존성을 표시할 수는 없다.

(2) PERT(작업망 체계모형, 프로그램평가 검토방법)
① 불확실한 상황에 대하여 확률적인 방법에 의해 활동의 소요시간과 비용을 계산하여 각 하위 과업이 달성되는 데 소요되는 시간을 3가지로 추정한다.
② 3가지 소요시간은 낙관적 소요시간, 가능성이 많은 소요시간, 비관적 소요시간이다.

(3) CPM(Critical Path Method, 주경로기법)
① 활동 상호 간의 연관성을 고려하면서 프로젝트를 기획하고, 관리하며 통제할 수 있는 효율적인 프로젝트 관리기법이다.
② 확정적인 값을 이용하여 활동의 소요시간과 비용이 소요되는 사항을 추정한다.

(4) 기획예산제도(PPBS ; Planning Programming Budgeting System)
장기적인 계획수립과 단기적인 예산편성을 연관시킴으로써 자원배분에 대한 의사결정을 일관성있게 합리적으로 하는 방법이다.

19 기획 단계에서 나타나는 보기와 같은 것을 무엇이라 하는가?

- 1년에 6회의 연차를 사용할 수 있다.
- 본인이나 가족의 요양상 필요시 병가를 사용할 수 있다.
- 병가를 사용하지 않은 사람은 연가를 쓸 수 있다.

① 비전
② 절차
③ 정책
④ 계획안

해설 정책은 암시적일 수도 있고 표현될 수도 있는 것으로 간호표준, 간호지침서로 제공될 수 있어서 질 관리를 위한 구조적 접근방법으로 사용된다.

[기획의 계층별 내용]

(1) 비전
조직의 사업 영역과 성장 목표가 명시된 조직의 바람직한 미래상이다.

(2) 목적 및 사명
조직의 사회적 존재 이유 혹은 존재가치이다. 조직의 사명을 명시하고, 기획계층의 상부에 위치하며 철학, 목표의 지표가 된다.

(3) 철학
조직구성원의 행동을 이끄는 조직의 목적 달성을 위해 조직구성원을 움직이게 하는 가치 또는 신념을 진술한 것이다.

(4) 목표
목적을 구체적 수치로 표현한 것으로 조직구성원에게 제시하는 구체적 행동지침이며 업무를 수행하는 최종 지점이다

20 여성건강간호를 중점으로 하는 A병원 간호부에서 현재 시범 병동에서 운영하고 있는 위기관리 프로그램을 다른 간호단위로 확대하려 한다. 가장 먼저 이루어져야 하는 것은?

① 시범병동 수간호사로부터 위기관리 프로그램의 적용 결과에 대한 보고를 받는다
② 시범병동에 입원한 환자를 면담하여 만족도를 조사한다.
③ 시범병동을 방문하여 간호사들의 업무수행상태를 관찰한다.
④ 시범병동의 간호 서비스를 평가할 수 있는 기준을 마련한다.

해설 프로그램 적용 결과에 대한 보고를 받고 사업의 효율성에 대한 객관적 평가를 한 후에 앞으로의 활동 방향 설정과 활동내용 등을 결정한다.

21 개인의사결정보다 집단의사결정이 더 유효한 경우가 아닌 것은?

① 창의적인 과업
② 구조화가 높은 과업
③ 의사결정의 정확도가 요구될 때
④ 위험이 큰 의사결정

해설 창의적 과업의 경우 개인의사결정이 더 유효하다. 이는 집단의사결정 시 나타나는 복잡한 집단상호작용 역학관계 때문인데,
첫째 지위가 높은 구성원의 지배현상이 나타나고,
둘째 집단사고 때문에 집단의사결정 시 창의력이 저해된다.
개인의사결정이 더 유효한 경우로는 ① 외에도 다단계의 문제해결이 요구되는 경우, 해결책의 적정성 여부가 불명확한 경우 등이 있다.

22 S병원 간호부에서 간호기록부 작성에 많은 시간이 드는 것을 발견했다. 관리자가 이를 개선하기 위한 대안 탐색 시 유념해야 할 점이 아닌 것은?

① 간호기록과 관련하여 가능한 많은 정보를 수집한다.
② 효과가 없을 것으로 예상되는 대안은 과감히 삭제한다.
③ 간호기록 시간을 줄이는 효과적 대안을 탐색한다.
④ 다른 병원이 이용하고 있는 간호기록 방법을 알아본다.

해설 관리자가 개선을 위해 대안을 탐색하는 단계에서는 가능한 많은 정보를 수집해야한다. 그 후에 이루어지는 대안의 평가와 선택 단계에서 대안을 선별한다.

23 조직의 효율화를 위한 관리기법으로 여러 분야에서 목표에 의한 관리(MBO)의 개념이 활용되고 있다. 옳지 않은 설명은?

① 관리자와 부하구성원들의 자발적인 참여를 통한 합의된 목표이다.
② 기대되는 결과와 각자의 개별목표, 권한, 책임범위를 상·하 협의하여 설정한다.
③ 정기적으로 각자의 성과와 업적을 측정 평가하는 것이다.
④ 계량화할 수 없는 성과가 중시되는 경향이 있다.

해설 목표관리 이론(MBO)은 기획과 통제를 목적으로 사용되며 상급관리자가 하급관리자와 함께 목표를 설정하기 때문에 조직의 모든 구성원에 의해 수용될 수 있는 목표가 설정되는 것이 특징이다.

24 간호서비스에서 전체 예산의 대부분을 차지하는 인력 예산을 세울 때 고려해야 할 요소가 아닌 것은?

① 간호업무분담체계
② 간호인력의 구성
③ 간호서비스의 수준
④ 전문의의 분야별 전공현황

✚해설 인력예산은 기관의 정규직원이나 임시직원들에게 지불되는 임금과 급료, 간호업무분담체계, 간호인력의 구성, 간호서비스의 수준, 치료시설의 사용률 등을 고려하여 세워야 한다.

25 박 간호관리자는 상위기관으로부터 2018년도 가정간호사업 계획안을 제출하라는 지시를 받고 준비 중에 있다. 효율적인 사업계획안을 작성하기 위해 박 간호관리자가 고려해야 할 원칙으로 가장 적절하지 않은 것은?

① 간호사의 행동통일을 기하도록 개별적인 노력을 통합하여 작성하여야 한다.
② 현재 사용가능한 자원을 최대한 활용하고 새로운 자원은 최소화하여야 한다.
③ 간호조직의 공동목적을 달성할 수 있도록 계획안을 작성하여야 한다.
④ 계획안을 작성할 때 가장 큰 것으로부터 시작하여 구체화 과정을 통해 연차적으로 파생하여야 한다.

✚해설 ① 행동통일을 위해 개별적인 노력이 아닌 조직적인 노력이 이루어지도록 작성하는 것이 바람직하다.
사업계획안을 작성하는데 바탕이 되는 원칙 중 ②는 능률성(경제성)의 원칙이고, ③은 목적성의 원칙, ④는 계층화의 원칙이다.
이외에도 유동적인 환경과 상태에 대하여 융통성과 탄력성을 가지고 필요에 따라 수정될 수 있어야 한다. → 신축성(탄력성)의 원칙

26 다음 중 효과성에 대한 설명으로 옳은 것은?

① 투입과 산출의 관계를 나타낸다.
② 목표달성의 정도를 나타낸다.
③ 목적을 달성하기 위해 자원을 생산적으로 사용했는가를 측정하는 개념이다.
④ 결과에 소요되는 시간을 최소화시킬 때 효과적이다.

해설 ①③은 효율성에 관한 개념이다.
④는 결과에 소요되는 시간을 최소화시킬 때 효율적이다.

27 다음 중 사명과 관련된 것은?

① 조직구성원의 행동을 이끌어가는 가치 또는 신념을 진술한 것이다.
② 업무행위의 지침으로 요구되는 행동의 시행순서를 기술한다.
③ 조직구성원의 구체적 행동지침이다.
④ 기획계층의 상부에 위치하며 철학, 목표의 지표가 된다.

해설 ① 철학 : 조직구성원의 행동을 이끌어가는 가치 또는 신념을 진술한 것이다.
② 절차 : 업무행위를 시간순서로 기술한 것이다.
③ 목표 : 조직구성원의 구체적 행동지침이다.

28 병원에서 손익계산서를 통하여 알 수 있는 것은?

① 고정자산, 유동자산
② 현금의 유입과 유출
③ 입원과 외래의 수익
④ 병원부채

해설 ①④은 대차대조표로 알 수 있고, ②는 현금흐름표로 알 수 있다.

29 예산에 관한 설명으로 옳은 것은?

① 화폐가치로 표현해 놓은 업무계획서
② 일정기간 기업의 경영성적과 재정상태를 기록, 계산한 회계보고서
③ 간호사가 입원환자의 요구에 부응하여 수행한 간호행위에 필요한 비용 또는 경비
④ 합리적 의사결정을 지원하여 재무관리 시 정보를 생산하고 미래지향적 활동을 하는 것

해설 **[예산의 개념]**
(1) 예산은 조직활동의 기대되는 결과를 수치로 표시한 것이다.
(2) 화폐가치로 표현해 놓은, 금액으로 표시된 업무계획서
(3) 미리 계획된 것과 실제의 결과를 비교하여 앞으로의 운영을 계획하고 통제하는 과정이다.

30 기획의 장점으로 옳지 않은 것은?

① 역할을 명료화하여 조직관리가 수월해진다.
② 통제를 위한 성과표준을 개발할 수 있게 해준다.
③ 목표와 정책을 구체화시켜 준다.
④ 책임과 권한 체계를 명확히 할 수 있다.

해설 기획의 장점 : 예측하기 힘든 변화에 대비할 수 있게 해준다.
④는 기획이 아니라 조직기능의 장점에 해당한다.

31 특정기간 동안의 기업의 성과를 나타내고 영업기간 동안의 비용과 수익을 대응시키는 재무제표는?

① 대차대조표
② 기본금변동계산서
③ 손익계산서
④ 이익잉여금처분계산서

해설 손익계산서는 기업의 경영성과를 명확하게 보고하기 위하여 일정기간에 발생한 모든 수익과 이에 대응하는 모든 비용을 기재하여 순손익을 계산한 보고이다.
기본금변동계산서와 이익잉여금처분계산서는 비슷한 의미를 가지고 있으며 기업의 이익잉여금의 처분사항을 명확히 보고하기 위한 목적으로 이월이익잉여금의 총변동 사항을 표시하는 보고서이다. 즉 당기에 처분 가능한 이익잉여금과 처분내역을 표시한 보고서이다.

32 다음 중 예산의 장점에 해당하지 않는 것은?

① 조직의 의사전달과 조정의 수단으로 제공된다.
② 간호관리자들의 문제와 위기를 예측하여 효율적으로 대처할 수 있게 한다.
③ 병원의 제반 활동을 비판적 또는 창조적 사고로 분석하게 한다.
④ 조직 운영의 평가와 인사고과에 반영하기 위한 준거수단으로 활용된다.

해설 예산이 조직 운영의 평가와 통제를 위한 수단으로 활용되기는 하나 인사고과에 반영하는 것과는 거리가 멀다.

[예산 수립의 필요성]
(1) 계획의 실현 가능성을 조기에 알려주어 종합적인 계획을 구체적으로 할 수 있다.

(2) 자원의 활용과 직원의 능률성을 높이고 원활한 정보교환이 이루어질 수 있다.
(3) 계획 수행 시 절차상의 승인 및 교섭 등의 번거로움을 피할 수 있다.
(4) 계획된 목표에 의한 관리가 이루어질 수 있게 한다.
(5) 간호관리자의 사고를 현재보다 미래지향적으로 변화시킨다.

33 조직의 사회적 존재가치와 필요성을 나타내는 것은?

① 정책 ② 철학
③ 목적 ④ 목표

✚해설 **[기획의 계층화]**
1) 비전(꿈) : 조직의 바람직한 미래상으로서 조직의 사업영역과 성장목표가 명시되어 있는 것
2) 목적(사명, 설립이념) : 조직의 사회적 존재이유로서 조직의 사명을 명시한 것
3) 철학 : 조직구성원의 행동을 이끌어가는 가치 또는 신념을 진술한 것
4) 목표 : 목적을 구체적 수치로 표현, 구체적 행동지침, 조직이 업무를 수행하는 최종지점
5) 정책 : 목표를 성취하기 위한 방법을 제시, 목표를 행동화하기 위한 과정 및 활동범위를 알려주는 포괄적 지침
6) 절차 : 정책을 실행하기 위해 거치는 과정
7) 규칙 : 구성원들이 행해야 할 것과 금지해야 할 것을 알려주는 명확한 지침

34 우편으로 전문가들의 의견을 듣고 조율하여 의사결정을 하는 방법은?

① 브레인스토밍
② 명목집단법
③ 델파이기법
④ 전자회의

✚해설 이 문제의 핵심 키워드는 "전문가들의 의견을 듣고"이다. 전문가집단에게 설문지를 보내어 우편으로 수집하고 재발송하는 작업을 통해 델파이기법은 진행이 되며 최종적인 안이 나올 때까지 전문가끼리 만나지 않는다. 최종합의에 이를 때까지 서로 논평을 반복하게 되는 것이 델파이기법이다.

35 병원의 예산을 수립할 때 1년 단위로 적절한 근거에 의해 계획되는 예산유형은 무엇인가?

① 자본지출예산 ② 운영예산
③ 영기준예산 ④ 가변성 예산

해설 ② 운영예산은 회계연도 동안 1년 단위로 조직의 일상적 운영을 유지하는데 필요한 비용을 의미한다(인건비, 교육훈련비, 소모품, 세탁비, 수선보수유지비, 오락비, 의약품비, 후생복지비 등).
① 자본지출예산은 내용연수가 1년 이상인 고정자산의 취득에 관한 계획의 재무적 표현이며 의료장비, 의료시설 등을 의미한다.
③ 영기준예산은 예산을 편성함에 있어서 전 회계연도의 예산에 구애됨 없이 조직체의 모든 사업과 활동에 대해 영기준을 적용, 각각의 효율성과 효과성 및 중요성을 체계적으로 분석하고 우선순위가 높은 사업, 활동을 선택하여 실행예산을 결정하는 예산제도이다.
④ 가변성 예산이라는 단어는 없다. 이것은 오답으로 등장한 용어이며 특별한 의미를 가진 예산 유형은 아니다. 문제를 풀 때 함정에 빠지지 않도록 조심해야 한다.

36 간호사의 시간관리 활동 중 긴급하지 않지만 중요한 일은?

① 서류함 정리
② 환자와 보호자의 질문에 대한 응답
③ 병동을 순회하는 도중 발견한 환자 문제
④ 다른 보건의료직과 원활한 관계 조성

해설 간호사 국가고시에 자주 출제되는 시간관리 관련 문제유형으로서 시간관리 활동은 다음과 같이 4상한으로 나눌 수 있다. 다음 보건의료직과 원활한 관계를 조성하는 것은 인맥관리로 볼 수 있으며 이것은 2상한에 속한다.

1상한 : 중요하고 긴급한 일	2상한 : 중요하나 긴급하지 않은 일
3상한 : 긴급하나 중요하지 않은 일	4상한 : 긴급하지도 중요하지도 않은 일

37 병원간호부에서 앞으로 5년간 사업으로 입원환자 대 간호사의 비율을 2:1 로 하는 목표를 세웠다. 이 목표를 세움으로 인한 가장 큰 장점은?

① 5년 후 필요한 간호인력을 보다 정확히 예측할 수 있다.
② 간호부를 둘러싼 환경변화에 대한 예측적 정확성이 높아진다.
③ 앞으로 5년 동안 간호인력 변화에 적극 대처할 필요가 없다.
④ 설정된 간호목표를 기초로 간호인력을 확보하기 위한 중·단기 계획을 세울 수 있다.

해설 5년간 사업은 장기계획으로 볼 수 있으며 장기계획을 세우게 됨으로써 중·단기 계획의 실천이 용이해진다.

38 다음 중 규칙에 대한 설명으로 옳지 않은 것은?

① 도덕을 유지하고 조직적 구조를 허용한다.
② 정책보다 더 엄격하고 제한되어 있다.
③ 해야 하는 것과 하지 말아야 하는 것을 명백히 알려주는 지침이다.
④ 행동의 시간적 순서를 제시한다.

+해설 ④는 시간적 순서를 나타내는 절차에 대한 설명이다.

39 다음 중 프로젝트 전체를 완성하는 데 필요한 기대요소량을 한 가지 요소로 표준화하여, 어떤 작업이 시작되기 전에 완성되어야 할 작업시간을 파악할 수 있는 기획방법은?

① LIBS
② PPBS
③ CPM
④ PERT

+해설 CPM은 활동 상호 간의 연관성을 고려하면서 프로젝트를 기획하고, 관리하며 통제할 수 있는 효율적인 프로젝트 관리기법으로 확정적인 값을 이용하여 활동의 소요시간과 비용이 소요되는 사항을 추정한다.

40 다음 중 목표관리의 단점에 해당하는 것은?

① 비용 절감
② 융통성 결여의 위험
③ 직원들의 사기저하
④ MBO철학의 단순함

+해설 **[MBO의 단점]**

- MBO철학의 어려움
- 목표설정자에 대한 지침제공의 실패
- 지나친 경제적 성과의 집착 및 부서 간의 경쟁 초래
- 단기목표의 강조
- 비용 절감의 어려움
- 융통성 결여의 위험

41 다음 중 의사결정의 개념에 해당하지 않는 것은?

① 선택적 행위
② 관리의 일반적 과정
③ 관리의 한시적 과정
④ 동적인 과정

해설 의사결정은 목표를 달성하거나 문제를 해결하기 위하여 이용 가능한 여러 대안의 집합 중에서 하나의 대안을 선택하는 관리의 지속적 과정이다.

[의사결정의 특성]

1) 계속성:의사결정은 지속적인 과정이다(목표달성을 위한 수단).
2) 보편성:의사결정은 관리의 일반적 과정이다(모든 계층에 필요).
3) 동태성:의사결정은 동적인 과정이다(미래 행동에 영향).
4) 변화 가능성(핵심적 과정)
5) 의사결정은 선택적 행위이다(여러 개의 대안 중 최선의 대안 선택).
6) 의사결정은 정신적 과정이다.

42 한 작업이 정시에 완성되지 않으면 그 작업이 완성될 때까지 다른 작업들을 시작할 수 없어서 전 사업이 지체되는 것을 기획자가 한 눈에 알 수 있는 기획방법은?

① 기획예산제도
② 주경로기법
③ PERT
④ 영기준예산제도

해설 CPM(Critical Path Method, 주경로기법)에 관한 문제이다.
CPM은 작업 완성을 위한 하나의 완성시간만을 추정하며 한 작업이 정시에 완성되지 않으면 다른 작업을 시작할 수 없어 전 사업이 지체되는 것을 기획자가 한눈에 알 수 있다(활동기간이 확실한 사업에 대해 가장 적절).

43 목표관리의 과정에 있어서 상급자와 부하직원 간에 요구되는 가장 중요한 요소는?

① 피드백
② 자율성
③ 상호신뢰
④ 목표설정

해설 ③ 상호신뢰는 상급자와 부하직원 간에 요구되는 가장 중요한 요소로서 상·하급자 간의 효과적인 수행을 위해 필요하다. 목표관리의 중요한 구성요소는 목표설정, 부하들의 참여, 피드백이다.
목표관리의 중요한 구성요소는 목표설정, 부하들의 참여, 피드백이다.

1) 목표설정 때 고려해야 할 사항
   ① 목표관리의 목표는 조직 전체의 목표와 조화를 이루고, 조직의 모든 수준에서 목표관리 접근에 부합되어야 한다. 따라서 조직구성원 개인 차원에서의 목표를 먼저 설정하는 것은 옳지 못하다.
   ② 목표관리의 목표는 기획의 기술적인 측면과 인간적인 측면을 동시에 고려해야 한다.
   ③ 목표관리의 목표는 목표수행에 참여하는 자들에 의해 공식화되어야 한다. MBO와 자신의 중요성을 이해함으로 증가된 수고를 감당하며 목표성취를 추구하게 해 준다.
   ④ 목표관리의 목표는 누가, 무엇을, 어떻게, 언제, 어디서 수행될 업무인가, 시간, 돈, 에너지, 자원, 정서에 소요되는 비용도 무엇인지에 대한 답변을 제시해야 한다.
   ⑤ 목표관리의 목표는 측정 가능하여 관찰 가능하고 행동용어로 기술되어야 하며 결과가 실제적으로 측정 가능해야 한다.
   ⑥ 목표를 설정하기 전에 책임소재가 명확히 기술된 책무수단이 설정되어야 한다.
   ⑦ 목표관리의 목표는 정규적인 모임을 통해 관리자와 다른 참여자 간에 구두나 문서 형식으로 검토되어야 한다.
   ⑧ 설정된 목표가 유용하지 않을 경우 변화나 삭제가 가능할 만큼 목표관리의 목표는 유연성이 있어야 한다.
2) 부하들의 참여
   ① 자신이 수행할 목표를 상사와 협력하여 설정한다.
   ② 목표의 실현 가능성을 증대시키며, 목표의 수용성을 높이기 위해 부하들을 참여시킨다.
3) 피드백
   ① 목표를 수량화하여 구체적으로 명시한다.
   ② 피드백이 명확하게 이루어져야 집단의 문제해결 능력이 증진되고, 개인의 직무수행 능력도 증대된다.

44 다음 중 DRG에 포함되지 않는 것은?

① 수정체 적출술
② 충수돌기
③ 자궁암 및 부속기 수술
④ 항문 및 항문주위 수술

해설 포괄수가제 모든 병·의원 확대 적용되고 있으며 우리나라에서는 4개 진료과 7개 질병군이 대상이 된다.
- 안과:㉠ 백내장수술(수정체수술)
- 이비인후과:㉡ 편도수술 및 아데노이드 수술
- 외과:㉢ 항문수술(치질 등), ㉣ 탈장수술(서혜 및 대퇴부), ㉤ 맹장수술(충수절제술)
- 산부인과:㉥ 제왕절개분만, ㉦ 자궁 및 자궁부속기(난소, 난관 등)수술(악성종양 제외)

45 보기의 내용과 관련이 가장 깊은 기획의 원칙은?

> 기획은 피라미드 구조로 나타낼 수 있으며, 개념과 사고 과정을 통해 신념과 목적, 철학, 목표, 정책, 절차, 규칙 등의 구성요소로 형성된다. 상층부의 기획요소들은 더욱 일반적이고 추상적인 특성을 지니는 반면 하부의 기획요소들은 훨씬 구체적이다.

① 포괄성의 원칙
② 탄력성의 원칙
③ 균형성의 원칙
④ 계층화의 원칙

해설 기획은 가장 큰 것으로부터 시작하여 구체화 과정을 통해 연차적으로 기획을 파생시킨다. 이와 같이 하나의 기본 기획에서 여러 개의 기획이 파생되는 현상을 기획의 계층화의 원칙이라고 한다. 보기에서는 '피라미드 구조, 상층부, 추상적, 하부, 구체적' 등의 단어를 통하여 계층화의 원칙임을 알 수 있다.

46 목표관리(MBO)에 관한 설명으로 가장 옳은 것은?

① 목표관리는 관리자와 구성원 상하 간 공동평가로 이루어지는 다면평가를 응용한 제도이다.
② 목표관리는 팀워크나 부서 및 팀의 목표보다는 구성원 개인의 업무달성의 능력과 업적을 더 중시한다.
③ 목표관리는 안정적인 환경에서보다는 유동적인 환경에서 효용성이 높다.
④ 목표관리는 투입지향의 목표설정을 하는 것으로 양적이고 구체적인 목표가 아니라 질적이고 추상적인 목표를 중시한다.

해설 [목표관리 (MBO)]

① MBO는 목표의 설정과 평가를 상하 간 공동으로 실시하는 다면평가의 기초를 제공한 제도이다. MBO에서 목표 설정은 최고관리자와 부하직원 상호 간에 공동으로 하향식 및 상향식의 방법으로 이루어진다. MBO에서 업적평가 또한 관리자와 구성원이 공동으로 평가한다.
② MBO는 개인별 목표달성과 보상도 중시하지만 팀워크의 극대화도 강조한다.
③ 유동적인 상황에서는 효용을 발휘하기 곤란하다. MBO는 목표의 신축성이 결여되기 쉽다. 조직을 둘러싼 환경의 변화로 과거에 설정한 목표가 이제는 더이상 조직의 목표로서 가치가 상실되었는데도 조직구성원들이 목표를 고집하는 경우가 있다.
④ 투입지향적·과정지향적 목표설정이 아니라 결과지향적이다. 또한 질적·추상적 목표가 아니라 양적·구체적 목표를 중시한다.

47 우리나라의 입원환자 간호관리료 차등제와 관련된 내용으로 맞지 않는 것은?

① 1995년 11월부터 간호사 확보수준에 따라 간호관리료를 6등급으로 세분화하는 간호관리료 차등제가 도입되었다.

② 2007년부터 간호사 확보수준이 낮은 보건의료기관에 대해서는 7등급을 신설하여 수가를 감산하는 제도를 도입했다.

③ 2007년 10월 1일부터는 신생아중환자실, 2008년 7월 1일부터는 성인중환자실에도 간호관리료 차등제를 도입하여 실시하고 있다.

④ 2008년 2월부터는 의료취약지역 의료기관에 대해서는 감산하지 않으며, 서울과 광역시는 현행대로(5% 감산) 유지된다.

✚해설 ① 1999년 11월부터 간호관리료 6등급제가 도입되었다.
현재 서울과 광역시는 현행대로 7등급 5% 감산 제도를 유지하고 있으며, 그 외 지역은 감산율이 5%에서 2%로 조정되었다. 이와 같이 간호사 인력을 구하기 어려운 지역은 그 사정에 따라 7등급의 감산율을 다르게 적용하도록 일부 개선되었다.

48 다음 실험과 가장 관련이 깊은 용어는?

> 기준선 카드와 비교선 카드가 각각 한 쌍을 이루도록 하여 참가자들에게 총 12쌍의 카드를 보여주고, 참가자들은 이들 12쌍에 대해 기준선 카드의 선과 길이가 같은 선을 비교선 카드에서 찾아내어, 각자 자신이 선택한 선을 다른 참가자들에게 공표한다(총 12회). 그런데 실험 참가자들 가운데 한 사람(실험 대상자)을 제외한 나머지 참가자들은 총 12회 중에서 7회에는 의도적으로 틀린 답을 말하고 5회는 옳은 답을 말하게 사전에 조작되었다. 조작되지 않는 한 사람이 실험 대상자이며 매회 가장 마지막에 답을 말하도록 순서를 정해놓는다. 이 실험의 결과에 따르면 실험 대상자들 중에서 한 번도 흔들리지 않고 정답을 말한 사람들은 전체의 20%에 불과하였고, 나머지 80%는 적어도 한 번 이상 집단 의견에 좇아 틀린 답을 선택하였다.

① 애쉬 효과　　② 로스구이 현상
③ 집단 극화현상　　④ 집단사고

✚해설 **[집단적 의사결정의 문제점]**

㉠ 집단사고(group think):응집력이 높은 집단에서 구성원들 간의 합의에 대한 요구가 지나치게 커서 현실적인 다른 대안의 모색을 저해하는 현상을 말한다. 이러한 집단사고가 발생하면 자신들의 비판적 사고는 접어둔 채 집단 합의에 부합하는 아이디어 표명에 몰두하고 강한 충성심을 발휘하여 만장일치의 분위기를 조성함으로써, 비현실적·비합리적·획일적·비윤리적인 의사결정을 할 수가 있다.

㉡ 애쉬 효과(Asch effect):1950년대 애쉬(S. Asch) 교수의 실험에서 유래된 말로서, 사람들이 심리적으

로 다른 사람의 의견을 따라가는 성향을 나타내는 말이다. 다수가 공유하는 틀린 생각 때문에 한 개인의 옳은 판단이 영향을 받게 되는 현상을 지칭한다.

㉢ 로스구이 현상:조직에서 문제의 본질을 깨닫지 못하고 더 간단하고 더 효과적인 대안이 있는데도 어렵고 값비싼 대안을 선택하여 터무니없이 큰 대가를 치르고 문제를 해결하는 것을 의미한다. 이것은 다음과 같은 중국의 한 우화에서 비롯된다. 옛날 중국의 한 시골마을의 젊은이가 밭에 나가 일하고 돌아와 보니 자신의 집이 홀딱 타버렸다. 불에 탄 집 안 곳곳을 살펴보던 중 돼지우리로 가보니 집에서 기르던 돼지가 고스란히 불에 타 죽어 있는데 그 냄새가 하도 구수하여 젊은이와 마을 사람들은 구이가 된 돼지의 살점을 한 점씩 먹어보았다. 그런데 그 맛이 기존에 먹어보았던 그 어떤 돼지고지보다 맛있어서 그 후로 그 마을 사람들은 돼지 로스구이를 먹고 싶을 때마다 집에 불을 질러 돼지로스구이를 먹곤 하였는데, 이 바람에 얼마 후 그 마을은 온통 잿더미가 되었다고 한다.

㉣ 집단 극화 현상:집단에서 어떤 의사결정을 하면 대부분 혼자 결정할 때보다 더 모험적인 쪽으로 의사결정이 이루어거나, 더 보수적인 쪽으로 의사결정이 이루어지는 현상을 말한다. 즉 집단의사결정은 개인의사결정보다 한쪽으로 치우치기 쉬운 경향을 일컫는다.

49 다음 중 병원 재무관리의 개념으로 맞는 것은?

① 투입과 지출의 관계를 설명한다.
② 특정기간 동안 조직의 경영성과를 나타내는 것을 말한다.
③ 병원 운영에 필요로 하는 자금을 합리적으로 조달하여 금융비용을 최소화하고 그 조달된 자금을 효율적으로 운영하여 투자가치를 극대화하기 위한 의사결정을 수행하는 관리활동이다.
④ 목표를 달성하고 효율적으로 달성하기 위해 구체적인 행동방안을 마련하는 것을 말한다.

✚해설 ①은 생산성, ②는 생산성과 효과, ④는 기획을 의미한다.

50 다음의 내용은 시간관리 매트릭스에서 어느 상한에 속하는가?

• 예방, 생산능력 활동	• 인간관계 구축
• 새로운 기획 발굴	• 중장기 계획, 오락

① 1상한　② 2상한
③ 3상한　④ 4상한

✚해설 **[시간관리 매트릭스의 구분]**
어떤 활동을 결정하는 2가지 요소를 긴급성과 중요성의 2가지 기준으로 구분한다.

구분	긴급함	긴급하지 않음
중요함	제1상한 • 위기(사고, 천재지변 등) • 급박한 문제 • 기간이 정해진 프로젝트	제2상한 • 예방, 생산능력 활동 • 인간관계 구축 • 새로운 기획 발굴 • 중장기 계획, 오락
중요하지 않음	제3상한 • 급한 질문, 눈앞의 급박한 상황 • 일부 우편물, 일부 보고서, 걸려온 일부 전화 • 다른 사람의 일에 간섭 • 인기 있는 활동	제4상한 • 바쁜 일, 하찮은 일 • 의미없는 메일 및 문자 확인, 전화 • 쾌락적 활동 • 지나친 TV 시청 및 컴퓨터 게임 • 현실도피를 위한 소일거리

[표] 시간관리 매트릭스(Time Management Matrix)

- 염영희 외, 간호관리학, 수문사, 2014, 148p.

51 <보기>의 내용과 가장 관련이 깊은 의사결정 모형은?

- 브룸(Vroom)과 예튼(Yetton)이 개발한 의사결정 모형이다.
- 의사결정 방법은 AⅠ, AⅡ, CⅠ, CⅡ, GⅡ 등의 5가지 방법으로 나뉜다.
- 의사결정의 상황은 A에서 G까지의 일곱 가지 속성으로, A, B, C는 의사결정의 질과 관련된 속성이며, D, E, F, G는 결정 사항에 대한 구성원의 수용과 관련된다.
- 특정 상황에서 조직구성원을 어느 정도 참여시켜야 효과적인 의사결정을 할 수 있는가를 설명하는 모형이다.

① 브레인스토밍
② 명목집단법
③ 브레인라이팅
④ 의사결정가지 모형

해설 브룸과 예튼이 개발한 의사결정 모형은 의사결정가지 모형으로 이것은 참여적 의사결정기법의 하나이다. 브룸(Victor H. Vroom)과 예튼(Phillip W. Yetton)이 개발한 의사결정트리 모형(의사결정가지 모형)은 특정 상황에서 조직구성원을 어느 정도 참여시켜야 효과적인 의사결정을 할 수 있는지에 관한 이론으로, 상황의 속성에 적합한 유효한 의사결정 방법을 의사결정자에게 제시해준다.

[참여적 의사결정기법]

1) 의사결정트리(decision tree) 모형의 개념 : 브룸(Victor H. Vroom)과 예튼(Phillip W. Yetton)이 개발한 의사결정트리 모형(의사결정가지 모형)은 특정 상황에서 조직구성원을 어느 정도 참여시켜야 효과적인 의사결정을 할 수 있는지에 관한 이론으로, 상황의 속성에 적합한 유효한 의사결정 방법을 의사결정자에게 제시해준다.

2) 의사결정트리(decision tree) 모형의 내용

구분	A I	A II	C I	C II	G II
결정과정의 참여자	관리자 혼자	관리자와 하급자들이 개별적으로	관리자와 하급자들이 개별적으로	관리자와 하급자들이 집단으로	관리자와 하급자들이 집단으로
참여방식	관리자 혼자	하급자들이 관리자의 구체적 질문에 응답	하급자들이 관리자와 1:1로 자료를 분석하고 대안을 추천함	하급자 집단이 자료를 공유하고 분석함	하급자 집단이 자료를 공유하고 분석하여 의견일치를 이룸
결정권자	관리자	관리자	관리자	관리자	하급자 집단

① 의사결정 방법은 조직구성원을 참여시키는 정도에 따라 A I, A II, C I, C II, G II 등의 5가지 방법이 있다. 여기서 A는 Autocratic(독단형), C는 Consultative(참여형), G는 Group(위임형)을 뜻한다.
   ㉠ A I :관리자 혼자서 문제를 해결하고 의사결정을 한다.
   ㉡ A II :관리자는 하급자들에게 정보를 요청하지만, 혼자서 의사결정을 한다. 하급자에게는 문제가 무엇인지를 알려줄 수도 있고 알려주지 않을 수도 있다.
   ㉢ C I :관리자는 하급자와 문제를 공유하며 정보와 평가를 그들에게 요청한다. 회합은 집단으로 이루어지지 않고 1:1로 이루어진디. 그 다음 관리자가 혼자서 의사결정을 한다.
   ㉣ C II :관리자와 하급자들은 문제를 토론하기 위해서 집단으로 모인다. 그러나 관리자가 최종적인 의사결정을 한다.
   ㉤ G II :관리자와 하급자는 문제를 토론하기 위해서 집단으로 만난다. 그리고 전체 집단이 의사결정을 한다.
② 의사결정의 상황은 A에서 G까지의 7가지 속성으로, A, B, C는 의사결정의 질과 관련된 속성이며, D, E, F, G는 결정사항에 대한 구성원의 수용과 관련된다.
   ㉠ A:의사결정의 질이 중요한가?
   ㉡ B:질 높은 의사결정을 하는 데 충분한 정보를 지니고 있는가?
   ㉢ C:해결해야 할 문제가 구조화되어 있는가?
   ㉣ D:결정사항에 대한 하급자들의 수용이 의사결정의 효과적인 시행에 중요한가?
   ㉤ E:관리자 혼자서 의사결정을 해도 그 결정을 하급자들이 잘 받아들일 것인가?
   ㉥ F:하급자들이 조직목표를 우선적으로 생각하는 입장에서 문제를 해결하려고 하는가?
   ㉦ G:바람직한 대안이 무엇인가에 대해 하급자 간의 갈등이나 의견 불일치가 있는가?
③ 의사결정트리 모형에서 유효한 의사결정이란 선택된 대안의 질이 우수하고 구성원이 이를 잘 수용하는 것을 뜻한다.
④ 의사결정트리 모형은 관리자들에게 특정상황에 적합한 의사결정 스타일을 사용해야 효과적인 의사결정을 한다는 것을 시사한다. 즉 참여적인 방법은 간호사의 수용과 지지를 얻을 수 있는 반면, 간호관리자의 개인 의사결정은 신속성과 효율성을 얻을 수 있다.
⑤ 간호관리자는 이 모형을 이용함으로써 의사결정 과정 시 간호사의 참여 범위를 판단할 수 있다.

52 다음 중 간호부 예산의 종류에 해당하지 않는 것은?

① 운영예산　　② 인력예산
③ 현금예산　　④ 준예산

+해설 준예산은 새 회계연도가 개시될 때까지 예산안이 국회에서 의결되지 못한 경우에 정부는 예산안이 의결될 때까지 전년도 예산에 준하여 집행하는 예산을 말한다.

53 다음 중 기획예산제도(PPBS)의 절차로 옳은 것은?

① 계획수립→사업안 작성→예산편성→관리통제
② 계획수립→예산편성→사업안 작성→관리통제
③ 사업안 작성→예산편성→계획수립→관리통제
④ 사업안 작성→계획수립→예산편성→관리통제

+해설 기획예산제도의 절차는 계획을 수립하고, 계획에 따른 사업안을 작성하며, 전체 예산을 편성하고, 계속 관리 통제하는 4단계의 작업을 거친다.

54 특수질병을 치료할 목적으로 설립된 보건조직이 그 질병치료가 불가능해짐에 따라 다른 종류의 질병 치료목적으로의 의료기관 설립에 종사한다면 이것은 조직목표의 변화 중 어디에 포함되는가?

① 목표의 전환
② 목표비중의 변동
③ 목표의 승계
④ 목표의 확대

+해설 난이도가 높은 문제에 속한다. 목표의 승계와 목표의 전환에 대한 의미 차이를 잘 숙지하기 바란다.
- 목표의 승계:목표가 달성 또는 불가능 시 새로운 목표 설정
- 목표의 전환:수단과 목표의 전환

55 상대가치체계에 의한 간호원가 산정방법에 대한 설명은?

① 환자 대 간호사 수 기준 확인
② 환자 중증도 판정
③ 질병군별 간호표준화
④ 간호행위별 표준화

해설 **[상대가치체계에 의한 간호원가 산정방법]**

① 미국 메디케어(medicare)는 의료수가를 적용하는 수가 산정방법이다.
② 상대적 가치로 접근하여 점수화하고 이를 금액화한다.
③ 보호자 없는 병동제에서 실시한다.
④ 간호업무의 행위별 표준화가 필요하다.

56 비용효과분석(CEA) 추구의 궁극적인 목적은?

① 실현가능성
② 효율성
③ 목표달성도
④ 상호의존성

해설 궁극적인 산출물(질병의 회복 정도, 퇴원, 건강증진 등)의 목표달성도와 관계된다.

CHAPTER 03
조직

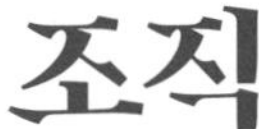

UNIT 01 _ 기출문제

01 다음 글에서 설명하는 조직화의 원리는? 2017 지방직

> ○ 조직의 공동 목표를 달성하기 위해 집단의 노력을 질서있게 배열함으로써 조직의 존속과 효율화를 도모한다.
> ○ 조직 내의 제반 활동을 통일시키는 작용으로,분업과 전문화가 매우 심화된 현재 보건의료 조직에서 각 하부 시스템간의 시너지 효과가 극대화 될 수 있도록 하는 원리이다.

① 통솔범위의 원리
② 분업전문화의 원리
③ 조정의 원리
④ 명령통일의 원리

해설 **[조정의 원리]**

① 조정의 원리는 목표통일의 원리라고도 불리는 것으로 조직의 공동목표를 수행하게 조직구성원들의 행동 통일을 기하도록 집단의 노력을 통합하여 조직의 안정성과 효율성을 도모하는 것이다.

② 분업 및 전문화가 발달된 조직의 효과적인 조정방법

㉠ 정보체계를 확립하고 계층적인 구조를 수직적으로 통합하여 명령통일을 단일화한다.
㉡ 조직의 목표 설정과 조직 활동을 조정·통합할 수 있는 계획을 수립한다.
㉢ 조직구성원이 모두 따를 수 있는 규정과 절차를 마련한다.
㉣ 조직 수평부서 간의 업무활동을 조정하고 통합한다.
㉤ 조직 수평부서 간의 업무활동을 구조적·기능적으로 통합한다.

02 조직관리 이론의 특성에 대한 설명으로 옳지 않은 것은? 2017 지방직

① 인간관계론－인간의 심리적, 사회적 욕구가 충족될 때 생산성이 향상된다.
② 관료제 이론 － 권한이나 규칙을 포함한 공식적인 시스템이 조직의 능률적 기반을 제공한다.
③ 과학적 관리론 － 분업과 직무 표준화를 통하여 효율적으로 직무를 설계한다.
④ 행정관리 이론 － 전문 능력에 따라 인력을 선발하고 권한을 위임함으로써 관리의 효율성을 높인다.

해설 **[행정관리론]**

(1) 행정관리론의 특징

① 페이욜(H. Fayol)은 관리자의 기능을 기획, 조직, 지휘, 조정 및 통제로 구분하였고 관리에는 14개의 일정한 원칙이 있다고 제시하였다.
② 건전한 경영원칙을 적용하는 것을 강조하여 경영의 문제를 조직의 상위계층에서 찾으려 했다.
③ 조직단위들의 구조적 관계, 관리기능의 유형, 관리의 과정, 분업과 통제에 관련된 원리 등을 연구하였으며, 행정조직의 합목적적이고 효과적인 관리의 원리 발견에 관심을 두었다.

(2) 행정관리론이 관리에 미치는 영향

① 조직의 관리 기능을 중시하고 관리자가 맡아야 할 조직 및 관리 활동의 원리를 발전시켰다.
② 조직의 상위층을 중심으로 하향적 방식에 의한 조직의 합리화를 추구했다.
③ 장점
㉠ 효율적인 행정원리를 발견하고 조직관리 전략에 관한 연구에 영향을 줌
㉡ 행정의 3요소인 사람, 장소, 작업 간의 체계적인 관계설정에 대한 이해도를 증가시킴
㉢ 권한과 책임을 합리적으로 배열하고 이행하도록 통제장치를 마련
④ 단점
㉠ 관리를 정태적이고 비인간적 과정으로 파악
㉡ 조직을 환경과 무관한 폐쇄체계로 간주
㉢ 원칙들 간의 충돌과 타당성 검증 제한

(3) 행정관리론의 한계

① 과학적인 방법으로 이론적 근거를 제시하는 데 불충분하다.
② 원칙이 서로 중복되어 충돌하며 이율배반적 원칙이 많다.
③ 원칙들 간의 의미가 애매하여 구체적 실제상황에서는 효과를 기대하기 어려움

03 다음 중 조직의 분권화에 대한 설명으로 가장 옳은 것은? 2016

① 중요한 의사결정이 조직의 상부에서 이루어진다.
② 구성원의 창의성이 낮아질 수 있다.
③ 업무의 전문화가 가능하다.
④ 위기에 신속하게 대처할 수 있다.

해설 ①②③은 조직의 집권화에 대한 설명이다. 조직의 분권화는 조직화의 원리 중 분업-전문화에 해당하는

내용이다.

[집권화의 특성]

㉠ 집권화는 공식 조직과 관련되어 있는 개념이다.
㉡ 조직의 상층부에서 결정되는 문제가 많을수록 집권화 정도가 높다.
㉢ 반대로 의사결정권이 하위층에 집중되면 분권화가 높다.
㉣ 모든 정보의 전달은 이해와 판단을 필요로 하며 조직의 정보가 밑에서 상층으로 이동할 때 하위자들은 정보 투입에 관여할 수 있다.

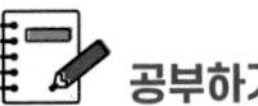

공부하기

[분업-전문화의 원리]

① 분업 - 전문화란 조직구성원들에게 한정된 활동에 대해서만 책임을 지고 수행하도록 업무를 분담하는 것이며 조직의 규모가 확대되고 업무의 전문성이 증가할수록 필요성이 더욱 요구된다.

② 분업 - 전문화의 장점
- 업무의 단순화 및 기계화가 가능하고 전문적인 지식과 기술을 습득할 수 있다.
- 업무를 가장 신속하게 수행할 수 있는 최선의 방법을 발견하게 된다.
- 업무가 분업 - 전문화될수록 보다 효과적·능률적으로 일할 수 있다.

③ 분업-전문화의 한계점
- 단순화 된 업무로 구성원이 일에 대한 흥미를 잃을 수 있으며, 개인과 부서 간 할거주의가 야기되어 조정과 통합을 방해한다.
- 단조로운 업무의 반복으로 흥미와 창의력이 상실되어 조직원들의 능력개발을 저해하게 된다.
- 업무의 기계화가 가속됨에 따라 비인간화가 초래되고 지나친 분업의 강조로 전체적으로 업무의 중복을 초래하게 된다.
- 재정적 낭비와 책임회피를 초래할 수 있고 비용이 많이 소요된다.

04 조직의 권한관계에 있어서 스태프(staff)권한에 대한 설명으로 옳은 것은? 2016

① 조직의 주요목표를 효과적으로 달성하도록 간접적으로 지원해준다.
② 조직 내에서 상하의 수직적 계층구조를 형성한다.
③ 목표수행에 직접적인 책임을 지고 업무를 수행한다.
④ 조직의 목표가 달성되도록 직접적으로 의사결정을 한다.

해설 조직이 대규모화되고 복잡한 업무내용으로 라인 조직만으로는 조직의 운영이 어려워 라인 관리자의 업무에 조언과 지원을 해주는 스태프(staff)의 기능이 조합된 라인 - 스태프 조직이 나타났다. 여기서 스태프(staff)의 기능은 라인 조직이 조직체의 전체적인 존립 목적을 원활히 수행하게 지원하고 조정을 촉진하며 자문·권고 등을 수행하는 것이다.

공부하기

(1) 라인-스태프 조직의 정의

① 명령통일의 원칙과 전문화의 원칙을 조화시켜 관리기능의 복잡화에 대응할 수 있게 라인 조직 외부에 스태프를 설치한 조직이다.

② 스태프는 전문가의 지식과 경험이 조직의 목표달성에 간접적으로 기여하고 관리의 질을 높여주는 역할을 하게 되지만 라인조직원에게 직접적인 명령이나 지휘를 하지 못한다.

(2) 라인 - 스태프 조직의 기능과 장점

① 전문화 스태프의 도움으로 효과적 관리활동이 가능하다.

② 라인 조직이 유지되고 있어 라인 조직의 장점을 지닌다.

③ 스태프로부터 조언과 권고를 받으며, 추진업무에 전념할 수 있어서 최고관리자의 통솔범위를 확대시킨다.

④ 전문적 기술과 지식의 활용으로 조직활동의 조정이 비교적 용이하여 조직의 신축성을 기할 수 있다.

⑤ 스태프의 권한이 각 부문 내에 한정되어, 라인의 활동에 안정감을 갖게 한다.

(3) 라인 - 스태프 조직의 단점

① 의사전달의 경로가 혼란에 빠질 가능성이 있다.

② 권한과 책임소재가 불분명할 수 있다.

③ 종합적 의사결정을 위한 정보의 축적 및 활용이 가능하다.

④ 스태프와의 조율시간이 오래걸려서 행정이 지연되고 비용이 많이 든다.

⑤ 계선과 막료 사이에 불화와 갈등이 생길 우려가 있다.

⑥ 효율성과 생산성 증대를 위해 많은 부문과 계층이 발생하여 조직이 비대해진다.

05 A 종합병원의 내과병동 수간호사는 다음과 같은 조직변화 전략을 채택하였다. 어떤 유형의 조직변화 전략에 속하는가? 2016

사람들은 변화로 인해 어떤 이익을 가질 수 있을지 알 수 있고 확신할 수 있을 때 변화하므로, 변화를 위해 구성원들에게 생기는 개인과 기관의 이득을 구체적으로 보여준다.

① 동지적 전략
② 권력-강제적 전략
③ 경험적-합리적 전략
④ 규범적-재교육적 전략

해설 **[계획적 조직변화를 위한 전략]**

(1) 경험적 - 합리적 전략(empirical-rational strategy)

사람은 합리적으로 생각하며 자신에게 유리한 쪽으로 행동한다는 가정을 바탕에 두며 변화로 인해서 생기는 개인과 조직의 이득을 구체적으로 보여주어야 한다.

(2) 규범적 - 재교육적 전략(normative-reeducative strategy)

인간관계를 중요한 수단으로 하며, 정보를 제공하고 구성원들의 가치관과 태도변화에 주안점을 두는 전략으로 사람은 교육에 의해서 가치관과 태도가 변화될 수 있다고 가정한다.

(3) 권력 - 강제적 전략(power-coercive strategy)
사람은 권력·강제력이 많은 권력자의 지시와 계획에 따른다는 것을 가정한다.

(4) 동지적 전략(fellowship strategy)
높은 사회적 욕구와 자존심을 필요로 하는 사람들을 변화시키는 데 효과적인 전략으로 모든 구성원을 동등하게 대하고 서로 알게 하여 집단의 결속력을 증진시킨다.

(5) 정책적 전략(political strategy)
공식적·비공식적 권력구조를 확인하여 변화를 위한 정책을 결정하고 이를 실행하는 데 영향력이 있는 사람을 이용하여 변화를 유도하는 방법이다.

(6) 경제적 전략(economic strategy)
경제적 요소를 활용하여 변화를 시도하는 전략이다.

(7) 학문적 전략(academic strategy)
연구결과나 학문의 이론을 활용하여 변화를 유도하는 전략이다.

(8) 공학기술적 전략(engineering strategy)
개인을 변화시키기 위해서 환경을 변화시켜야 한다는 전략으로 병실구조를 바꾸어 직접간호시간을 늘리는 것이 그 예이다.

06 조직구조의 기본유형인 관료조직이 빠르게 변화하는 외적환경에 적응하고 효율성을 높이기 위하여 추진하는 변화는? 2015 서울시

① 직무표준화로 조직의 공식화 정도를 높여 업무수행능력을 향상시킨다.
② 계층의 수를 확대하여 통솔범위를 좁힘으로써 관리의 효율성을 증진시킨다.
③ 조직의 수직적 분화 정도를 낮추고 팀제 조직으로 전환하여 업무의 효율성을 향상시킨다.
④ 분업의 정도를 높여 짧은 시간 내에 숙련된 기술을 습득함으로써 능률성을 향상시킨다.

해설 수직적 구조인 관료제를 기본 구조에 두고 새롭게 구성된 미래 조직 유형에 대해 묻고 있는 문제이다. 수직적 분화가 계속 이루어지면 조직의 관료화로 경직 될 수 있기 때문에 빠르게 변화하는 외적환경에 신속하게 적응하기 위해서는 빠른 의사결정이 가능한 현대적 관리이론의 특성에 맞게 팀제 조직으로 전환하는 것이 필요하다.

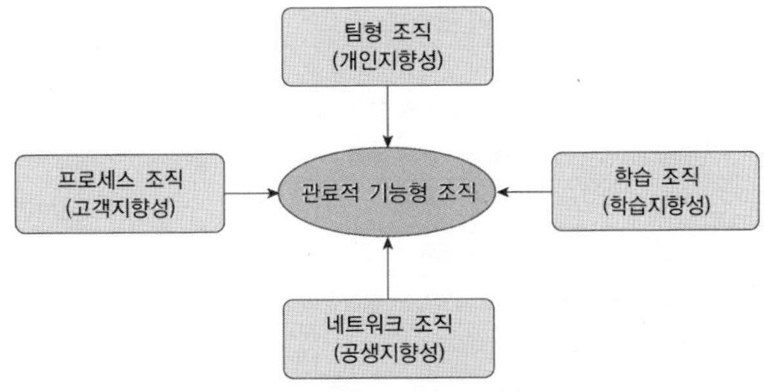

[그림] 미래사회의 창조적 조직구조

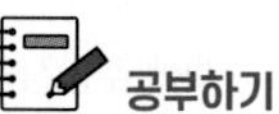

공부하기

(1) 팀 조직(team organization)

팀 조직은 개인지향성의 공동목표를 가진 두 사람 이상이 모여 시너지를 내기 위하여 만들어진 조직이다. 인적 자원의 유용한 활용, 의사결정의 신속화, 개인중심에서 팀 중심으로의 업무 추진, 명령계통의 단축 등 수평적 조직원리를 바탕에 두고 운영되는 것이 특징이다.

(2) 학습 조직(learning organization)

학습 조직은 학습지향적 성격을 지니며 정보화 사회의 가속화로 조직도 배워야 한다는 것을 기본 이념으로 갖는 조직이다.

(3) 프로세스 조직의 개념

프로세스 조직은 미래를 생각하며 앞으로 무엇이 가능하고 또 무엇을 해야 하는지를 고민하는 조직으로 고객가치를 가장 이상적으로 반영할 수 있도록 직무를 리엔지니어링하는 조직이다.

(4) 네트워크 조직(network organization)

네트워크 조직은 공생지향성의 특징을 가지며, 경직된 구조가 아니라 유연한 구조와 기술로 환경변화에 신축적으로 적응하는 조직이다.

07 수직적 구조를 가지고 있는 조직과 관련된 것은? 2015 서울시

① 인간관은 X이론에 바탕을 두고 있다.
② 자기통제(자율적)가 가능한 구성원이 많다.
③ 상향적 의사소통이 주로 일어난다.
④ 관리 폭이 넓다.

해설 관료제의 전형적인 형태인 수직적 구조는 X이론에 바탕을 두고 있는 전통적인 조직구조이다.

[수직적 구조를 갖는 조직과 수평적 구조를 갖는 조직의 비교]

구분	수직적 구조를 갖는 조직(공식조직)	수평적 구조를 갖는 조직(비공식조직)
조직의 생성	인위적·계획적 조직	자연발생적, 능동적, 자생적 조직
제도화	제도적·정태적	비제도적, 동태적
지향과 특징	• 조직의 목표달성:통합, 조정 • 높은 분화와 문서화 정도	*조직구성원의 욕구충족 *낮은 분화, 감정의 논리(사회적 논리)
논리	능률성(기계적 능률)	감정의 논리(사회적 논리)
가시성	가시적, 외면적	비가시적, 내면적
범위	전체적 질서	부분적 질서
대인관계	구성원 간의 관계 사전에 규정	상호관계가 주로 욕구나 필요에 의존
리더십	리더가 임명	리더가 자연 부상되거나 선출
행동의 통제	상벌로 구성원의 행동을 통제	욕구충족을 바탕으로 구성원을 통제
비고	• 과학적 관리론 • 합리적 경제인관(X이론)	*인간관계론 *사회적 인간관(Y이론)

08 다음 중 조직변화의 과정에 대한 설명으로 옳은 것은? 2014 서울시

① 해빙단계는 변화의 욕구가 조직에 팽배하여 대안을 실행하는 단계이다.
② 해빙단계는 변화의 필요성과 문제를 확인하고 목적과 목표를 정의한다.
③ 변화단계는 변화의 필요성과 문제를 인식하고 변화하고자 하는 동기를 갖는다.
④ 변화단계는 개인의 인격에 변화를 통합하여 정착되고 지속되는 단계이다.
⑤ 재결빙단계에서 실행 결과를 지속적으로 평가하여 통제하는 것이 필요하다.

+해설 재결빙단계는 변화했다가도 원위치로 돌아가려는 속성이 있기 때문에 지속적인 지원과 강화 활동이 필요하다.

① 변화의 욕구가 조직에 팽배한 것은 해빙 단계의 특징이 맞으나 대안을 실행하는 것은 변화 단계의 특징에 속한다.
② 변화의 필요성과 문제를 확인하고 목적과 목표를 정의하는 것은 변화단계이다.
③ 변화의 필요성과 문제를 인식하고 변화하고자 하는 동기를 갖는 것은 해빙단계이다.
④ 개인의 인격에 변화를 통합하여 정착되고 지속되는 단계는 재결빙단계이다.

해빙단계는 내적·심적·동기적 변화 욕구 단계이고, 변화단계는 문제확인부터 계획수립, 목표·목적 정의, 대안실행까지, 재결빙단계는 변화가 끝난 후 재인격화, 고착화, 정착화, 지속화 단계이다.

[조직변화의 과정]

조직은 항상 변화하며 이러한 조직의 계획적 변화를 설명하는 대표적인 이론은 레빈(K. Lewin)의 3단계 변화 모형이다.

(1) 해빙 단계(unfreezing)
① 무관심한 사람들에게 변화 욕구를 불러일으켜 개인들이 변화 욕구를 의식하는 과정이다.
② 구성원들이 변화에 저항하지 않고 협조할 수 있도록 기존 체제에 대한 비효율·불합리를 공개하거나 변화로 얻을 수 있는 구체적 정보를 알려준다.

(2) 변화 단계(움직임기, moving)
① 새로운 것을 받아들일 준비가 된 상태로 동일시와 내면화가 이루어지는 단계이다.
② 변화를 위해 구체적으로 대안을 탐색하고 목적과 목표를 설정하며 이를 어떻게 달성할 것인지에 대해 결정하고 선택된 대안을 실천하는 단계이다.

(3) 재동결 단계(refreezing)
① 재동결은 추진력과 저항력 사이에 새로운 균형을 이룸으로써 변화가 바람직한 상태로 정착되는 단계이다.
② 변화했다가도 원위치로 돌아가려는 속성이 있기 때문에 구성원들에게 지속적인 지원과 강화 활동을 제공하여 신뢰와 안정을 쌓는 것이 필요하다.
③ 변화된 부서나 개인에게 응분의 보상을 주는 것은 변화된 상태를 안정화(stabilization)하고 시간이 지남에 따라 변화의 효과가 소멸되는 것을 막는 방법이 된다.

09 다음은 적절한 간호조직문화의 예이다. 맞지 않는 것은?

2014 서울시

① 무엇보다 우선하는 일치된 목표가 존재
② 간호단위간 비슷한 목표
③ 모든 간호사를 같은 일원으로 간주
④ 조직단위를 넘어서는 강한 친교단체 존재
⑤ 갈등을 해소하려는 공식적, 비공식적 체계 존재

+해설 조직 내에서 비공식조직은 필요하지만 조직단위를 넘어서는 친교단체는 조직의 질서를 위협할 수 있다.

[간호조직문화가 간호조직에 미치는 영향]

(1) 간호사들이 공유하는 가치나 신념 및 태도, 행동, 일상 업무수행에 영향을 미친다.
(2) 간호조직의 외부(대상자) 및 내부고객(간호조직의 간호직원)의 만족도와 간호사의 조직에 대한 적응, 몰입, 직무 만족도에 영향을 미친다.
(3) 간호서비스의 질을 향상시키고 간호조직의 효과성·효율성·생산성에 영향을 미친다.
(4) 간호사들의 지각, 조퇴, 결근, 이직률에 영향을 미친다.

공부하기

[조직문화의 중요성]

① 조직문화가 조직 속에서 다양한 기능을 수행하기 때문이다.
② 조직문화는 전략의 수립과 진행과정에 영향을 미치며 조직의 성패를 결정한다.
③ 조직문화는 경쟁력의 원천이 되어 상당히 오랫동안 지속적으로 경쟁력 우위를 확보할 수 있다.
④ 조직문화는 구성원의 만족도와 생산성에 영향을 미치며 조직의 성과와 관련이 있다.
⑤ 조직의 환경과 변화에 적응하기 위해 조직문화의 접근방법이 필요하다.
⑥ 조직의 모든 관리과정에 광범위하게 영향을 미친다. 조직문화는 일상의 업무처리 과정, 상호교류, 특히 의사결정 과정에 명백히 작용하므로, 조직문화에 대한 올바른 이해가 효율적 관리나 관리의 성공 가능성을 높인다.
⑦ 조직 구성원에게 정체성을 심어주고 이것을 통해 그들을 결합시킨다.

10 다음 중 매트릭스 조직구조에 대한 설명으로 옳은 것은?

2014 서울시

① 명령복종의 관계에 따라 의사결정의 신속화가 가능하여 업무수행이 용이하다.
② 수평적 의사소통이 단절되어 전문적 지식과 기능을 활용하기 어렵다.
③ 부서간 업무가 중복되어 조직의 운영에 능률성 저하와 혼란을 초래할 수 있다.
④ 조직의 규모가 크고 부서간 의존도가 높고 생산과 기능의 전문화가 필요한 경우 유리하다.
⑤ 라인과 스탭기관 간에 권한과 책임의 한계가 불분명하여 행정의 지연이나 지출의 낭비를 초래할 수 있다.

해설 매트릭스조직은 생산과 기능의 두 가지 면에서 전문화가 필요할 때 적용하는 것으로 조직환경이 매우 불확실 할 때, 조직에서 비관례적인 기술이 필요할 때, 조직의 규모가 중·대규모일 때, 부서간에 상호의존성이 높을 때 적합하다.

[매트릭스 조직의 특성]

① 계층적인 명령계통에서 이루어지는 수직적 통합과 프로젝트팀의 구성원 사이의 상호작용으로 이루어지는 수평적인 통합 측면이 서로 보완되어 있다.
② 한 사람의 부하가 두 명의 상위자로부터 명령을 받아야 하는 특성으로 명령통일 원칙에 위배된다.
③ 라인 조직이나 라인 - 스태프 조직보다 계층 수가 적고 의사결정이 분권화되어 있어서 공식적 절차와 규칙에 얽매이지 않는다.
⑤ 라인과 스탭간이 아니라 권한-라인 간에 마찰이 발생할 수 있고 책임에 대한 혼란을 일으킬 수 있다.

 **공부하기**

[매트릭스 조직의 장점]

① 다수의 복잡하고 상호의존적인 활동을 수행할 때 여러 활동의 조정을 촉진시킬 수 있다.
② 직원의 능력을 최대한 이용할 수 있어서 조직의 인적자원 활용이 효율적이다.
③ 급변하는 환경에 신속히 대응할 수 있어서 불확실한 환경변화에 적합한 신축성 있는 조직구조이다.

[매트릭스 조직의 단점]

① 조직의 이중구조로 인한 권력투쟁의 조장으로 갈등이 발생될 가능성이 크다.
② 권한 - 라인 간에 마찰이 생길 수 있고 책임에 대한 혼란을 일으킬 수 있다.
③ 권한문제를 해결하기 위해 관리시간이 필요하며 결과적으로 비용이 증가된다.

11 통솔자의 통솔범위에 영향을 미치는 요인으로 옳지 않은 것은? 2014 서울시

① 조직의 기획과 통제 능력
② 스태프의 지원능력
③ 비공식 구조의 활용 정도
④ 감독할 업무의 성질
⑤ 통솔자의 능력과 시간

해설 조직화의 과정 중 통솔범위의 원리에 대해 묻는 것으로 통솔범위는 인간이 가지는 지식과 시간, 능력의 한계로 인해 한 사람의 관리자가 직접적이고 효율적으로 지도·감독할 수 있는 부하직원의 수는 일정한 범위를 벗어나서는 안 된다는 원리이다.

[통솔자의 통솔범위에 영향을 미치는 요인]

-통솔자의 능력과 시간
-감독할 업무의 성질
-스태프(막료부서)의 지원능력
-계층제의 기능

-정책과 직무 및 권한의 명백한 정도
-통솔자의 심리상태
-조직의 기획과 통제 능력
-작업장소의 지리적 분산 정도
-행정조직의 제도화 정도와 전통 및 규모

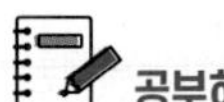

공부하기

[관리자가 통제의 폭을 결정할 때의 고려사항]

1) 부하의 과업성격
2) 조직방침의 명확성
3) 객관적 표준과 평가기준의 이용가능성
4) 객관적 평가기준
5) 부하의 능력
6) 정보전달 능력 및 기법
7) 전문스태프의 이용기능성
8) 지역적 위치
9) 기획조정 기능

12 간호부에서 질적 간호를 제공하기 위하여 대상자의 유형에 맞춘 특수한 간호요구나 치료가 가능하도록 전략적으로 간호조직을 개편하려고 한다. 이러한 시도에서 사용할 수 있는 조직의 원리는? 2013

① 조정의 원리
② 계층제의 원리
③ 명령통일의 원리
④ 통솔범위의 원리
⑤ 분업-전문화의 원리

해설 질적 간호를 제공하기 위해 대상자의 유형에 맞춘 특수한 간호요구나 치료가 가능하도록 간호조직을 개편하는 것은 업무의 전문성을 높이기 위한 것으로 볼 수 있다.
업무의 전문성은 분업-전문화의 원리에 해당하기에 4번이 정답이다.

[분업 - 전문화의 원리란]

1) 조직구성원들에게 한정된 활동에 대해서만 책임을 지고 수행하도록 업무를 분담하는 것이다.
2) 조직의 규모가 확대되고 업무의 전문성이 증가할수록 필요성이 더욱 요구된다.
3) 전문적인 지식과 기술을 습득할 수 있고 업무의 전문화와 능률의 향상을 기대할 수 있다.
4) 업무의 단순화 및 기계화가 가능하나 이러한 기능이 가속화 될수록 비인간화가 초래될 수 있다.

13 조직구조의 기본변수에 관한 설명으로 옳은 것은?

2013

가. 수직적 분화가 높으면 공식화가 높다.
나. 수평적 분화가 높으면 공식화가 낮다.
다. 전문적일수록 분권화와 낮은 공식화를 이룬다.
라. 비숙련자는 높은 공식화와 분권화와 관련된다.

① 가, 나, 다 ② 가, 다
③ 나, 라 ④ 라
⑤ 가, 나, 다, 라

해설 공식화는 조직의 직무가 표준화되어 있는 정도를 나타내는 것이다.
공식화는 조직구성원의 행동을 규격화시키기 위해 조직이 규칙과 절차에 의존하는 정도를 의미한다.
첨단 과학기술을 적용하는 일 등의 고도로 전문화된 업무일수록 공식화의 정도는 낮다.
그러나 단순하고 반복적인 일이라 하더라도 규정과 규칙이 더 많이 존재하면 공식화의 정도는 높아진다.

[조직구조의 구성요인]

- 복잡성은 조직의 분화 정도를 의미하며 수평적 분화, 수직적 분화, 지역적 분산으로 나뉜다.
- 공식화는 조직구성원의 행동을 규격화시키기 위해 조직이 규칙과 절차에 의존하는 정도이다.규칙과 절차 규정 등에 얽매이는 성향을 보이므로 공식화가 높다는 것은 수직적 구조를 가진 조직임을 의미한다.
- 집권화는 권한의 배분 정도로 의사결정권이나 공식적 권한이 한 개인이나 단위 부서 및 권한 계층에게 집중되고 부하직원에게는 최소로 허용된 정도이다. 공식화가 높은 조직은 집권화 되어 있다는 의미를 갖는다.

14 조직문화에 대한 설명으로 틀린 것은?

2013

① 조직문화는 조직구성원에게 정체성을 마련해준다.
② 조직문화는 학습되며 변하지 않는다.
③ 조직문화는 구성원의 공유하는 가치와 신념을 포함한다.
④ 조직문화는 비교적 안정적이고 지속적이다.
⑤ 조직문화는 조직의 업무성과에 실질적인 영향을 미친다.

해설 ② 조직문화는 사람이 만든 것이고, 학습을 통해 배워서 익히는 것이며 새내기와 후속 세대에 전수된다.
조직문화는 집단에서 자연발생적으로 생기는 규범이며 지배적 가치로 사람들이 상호작용할 때 관찰 가능한 행동의 규칙성, 즉 사용하는 언어나 존경 또는 복종의 표현방식 등이다.

[조직문화의 특성]

① 조직문화는 인간의 사고와 행동을 결정하는 결정요인이다.
→ 사람들은 조직문화를 학습하고 공유한다.

② 조직문화는 사람이 만든 것이고, 배워서 익히는 것이며 새내기와 후속 세대에 전수된다.
→ 역사의 산물로서 현대를 과거 • 미래와 연결시킨다.
③ 조직문화는 스스로 통합성을 유지하며 비교적 안정적이고 계속적이며 변화저항적인 특성을 지닌다.
→ 그러나 시간이 흐르면 많든 적든가에 변하지 않는 조직이란 없으며 조직문화 또한 서서히 변한다.
④ 조직문화는 문화를 공유하는 집합체이므로 초개인적 특성을 지닌다.
→ 조직문화에는 조직구성원 개개인의 특성이 반영되지 않는다.
⑤ 조직문화는 각기 독특한 특성을 지니고 있지만 상위문화인 사회문화와 공유하는 것도 많다.
→ 그래서 조직들 사이에는 공통점이 있는데 그 이유는 문화가 조직 간에 전파되어 보편화되는 경향이 있기 때문이다.

15 조직화의 원리 중 '목표통일의 원리'라고도 불리는 것으로서 조직의 공동목표를 수행하는데 있어 행동의 통일을 기할 수 있도록 집단의 노력을 질서 있게 배열하고 조직과 환경간의 균형을 유지함으로써 조직의 존속과 효율화를 도모하는 기능을 하는 것은 무엇인가? 2013

① 계층제의 원리
② 명령통일의 원리
③ 통솔범위의 원리
④ 분업전문화의 원리
⑤ 조정의 원리

해설 "목표통일의 원리"라고도 불리는 것은 조정의 원리이다.
조정의 원리는 조직의 공동목표를 수행하게 조직구성원들의 행동 통일을 기하도록 집단의 노력을 통합하여 조직의 안정성과 효율성을 도모하는 것이다.

분업 및 전문화가 발달된 조직에 효과적으로 조정의 원리를 적용하기 위한 방법은 다음과 같다.
㉠ 정보체계를 확립하고 계층적인 구조를 수직적으로 통합하여 명령통일을 단일화한다.
㉡ 조직의 목표 설정과 조직 활동을 조정·통합할 수 있는 계획을 수립한다
㉢ 조직구성원이 모두 따를 수 있는 규정과 절차를 마련한다.
㉣ 조직 수평부서 간의 업무활동을 조정하고 통합한다.
㉤ 조직 수평부서 간의 업무활동을 구조적·기능적으로 통합한다.

16 파스케일과 아토스(Pascale & Athos) 그리고 피터스와 워터맨(Peters & Waterman)은 조직문화의 구성요소로 7S를 제시하였다. 이 7S에 속하는 요소로 옳지 않은 것은? 2013

① 공유가치 (Shared value)
② 전략 (Strategy)
③ 구조 (structure)
④ 지위 (status)
⑤ 관리시스템 (management system)

해설 7S인 공유가치(Shared value), 전략(Strategy), 구조(Structure), 관리시스템(System), 구성원(Staff), 기술(Skill), 리더십 스타일(Style) 중에서 가장 중심에 위치한 구성요소는 공유가치이다.

['파스케일 & 아토스'와 '피터스 & 워터맨'의 분류]

① 공유가치(Shared value),:전통적으로 가장 중요시했고 조직구성원들에 주입시켜 온 가치관, 신념, 방침, 기본목적 등으로서 전통적 문화가치, 인간관, 조직관, 세계관 등이 포함된다.

② 전략(Strategy) : 조직이 목적을 달성하기 위하여 조직의 자원을 장기간에 걸쳐 조직체의 여러 구성요소들에 배분하는 계획과 행동패턴을 말한다.

③ 구조 (Structure): 조직의 전략 실행에 필요한 조직구조와 직무설계, 방침과 규정, 상호 관련 관계 등 조직구성원의 행동에 영향을 주는 공식요소를 포함한다.

④ 관리시스템(System) : 의사소통·의사전달 제도, 평가·보상 제도와 같은 관리제도, 경영 계획 및 목표설정 시스템, 결과 조정 및 통제 시스템 등 주어진 조직구조에서 조직체의 목적과 전략 달성에 적용되는 모든 제도와 시스템을 포함한다.

⑤ 구성원(Staff):구성원은 단순히 인력 구성을 말하는 것뿐만 아니라, 그들이 지닌 능력이나 지식 등의 집합체를 말하며 기업 문화 형성의 주체이기도 하다.

⑥ 기술(Skill):조직구성원들이 지닌 조직 운영에 실제로 적용되는 경영관리상의 능력 요소인 기술로서 동기부여, 갈등관리, 통제, 조정, 과업수행상의 구체적인 기술과 방법을 포함한다.

⑦ 리더십 스타일(Style) :개방적, 참여적, 민주적 스타일 등 구성원들을 이끌어 가는 전반적인 조직관리 스타일을 말한다.

17 조직화 원리에 대한 설명으로 옳은 것은? 2011

① 계층제의 원리-한 사람의 하위자는 한 사람의 직속 상사에게서 지시를 받아야 조직질서가 효과적으로 유지된다.

② 통솔범위의 원리-한 사람의 관리자가 통솔하는 직원의 수가 적을수록 조직의 계층 수는 줄어든다.

③ 분업 · 전문화의 원리-사람마다 성격과 능력에 차이가 있으므로 구성원에게 가능한 한 한 가지 주된 업무를 분담시킨다.

④ 명령통일의 원리-직위별로 권한과 책임의 정도를 등급화 함으로써 명령계통과 지휘체계를 확립한다.

해설 **[조직화의 원리]**

조직화의 원리는 계층제의 원리, 통솔범위의 원리, 분업-전문화의 원리, 조정의 원리, 명령통일의 원리, 책임과 권한의 원리로 이루어진다.

(1) 계층제의 원리

계층제는 역할의 수직적 분담체계로서 권한, 책임, 의무 정도에 따라 공식 조직을 형성하는 구성원 간 상하의 등급, 즉 계층을 설정하여 각 계층 간에 권한과 책임을 배분하고 명령계통과 지휘·감독체계를 확립하는 것을 말한다.

(2) 명령통일의 원리

조직의 각 구성원이 한 사람의 직속상관으로부터만 명령과 지시를 받고 보고하는 책임을 지는 것으로 명령통일의 원리가 지켜지지 않으면 전체적 안정감이 위협받고 권위가 실추된다.

(3) 통솔범위의 원리

인간이 가지는 지식과 시간, 능력에는 한계가 있기 때문에 한 사람의 관리자가 직접적이고 효율적으로 지도·감독할 수 있는 부하직원의 수는 일정한 범위를 벗어나서는 안 된다는 원리이다

(4) 분업 - 전문화의 원리

조직구성원들에게 한정된 활동에 대해서만 책임을 지고 수행하도록 업무를 분담하는 것으로 조직의 규모가 확대되고 업무의 전문성이 증가할수록 필요성이 더욱 요구된다.

(5) 조정의 원리

목표통일의 원리라고도 불리는 것으로 조직의 공동목표를 수행하게 조직구성원들의 행동 통일을 기하도록 집단의 노력을 통합하여 조직의 안정성과 효율성을 도모하는 것이다.

(6) 책임과 권한의 원리

① 책임과 권한의 원리는 분업 및 전문화의 원리와 함께 공식적인 조직구조의 근간을 형성하는 중요한 원리이다.

② 분업 및 전문화의 원리에 의하여 외면적·형식적인 조직단위가 형성된 뒤 조직의 내면적·실질적인 역할을 규정하고 수행해 나가기 위한 권한과 책임 필요하다.

③ 책임과 권한의 원리는 할당된 직무를 수행하기 위해서 책임의 명료화 및 권한이 있어야 한다는 것이다.

④ 권한과 책임, 그리고 책무의 의무는 그 크기와 정도가 모두 같은 삼위일체를 형성해야 한다.

18 조직의 변화 촉진자로서 간호사가 알아야 할 변화이론에 대한 설명으로 옳지 않은 것은? 2011

① 해빙단계 - 변화욕구의식, 즉 변화동기를 갖는 단계를 말한다.

② 재동결단계 - 변화가 완결된 상태, 원위치로 돌아가려는 속성이 없어진 단계이다.

③ 재동결단계 - 변화를 개인의 인격과 통합, 변화가 조직에 정착되고 지속되는 단계이다.

④ 변화단계 - 변화를 위한 구체적 대안을 탐색하여 목적과 목표설정, 대안을 실천하는 단계이다.

⑤ 변화단계 - 새로운 것에 대한 수용을 유도하여 이를 내면화하는 단계이다.

+해설 간호사가 알아야할 변화이론이라고 묻고 있으나 레빈의 변화이론에 대한 기본적 이해가 있으면 풀 수 있는 문제이다.

레빈(K. Lewin)의 3단계 변화 모형은 조직의 계획적 변화를 설명하는 대표적인 이론이다.

(1) 해빙 단계(unfreezing)는 무관심한 사람들에게 변화 욕구를 불러일으켜 개인들이 변화 욕구를 의식하는 과정으로 동기부여가 되는 단계이다.

(2) 변화 단계(움직임기, moving)는 새로운 것을 받아들일 준비가 된 상태로 동일시와 내면화가 이루어지는 단계이며 변화를 위해 구체적으로 대안을 탐색하고 목적과 목표를 설정하며 이를 어떻게 달성할 것인지에 대해 결정하고 선택된 대안을 실천하는 단계이다.

(3) 재동결 단계(refreezing)는 추진력과 저항력 사이에 새로운 균형을 이룸으로써 변화가 바람직한 상태로 정착되는 단계이다. 이 단계에서는 변화했다가도 원위치로 돌아가려는 속성이 있기 때문에 구성원들에게 지속적인 지원과 강화 활동을 제공하여 신뢰와 안정을 쌓는 것이 필요하다.

리피트(R. Lippitt)와 왓슨(J. Watson)은 계획적 변화를 7단계로 설명하였으며, 레빈의 3단계와 비교하여

내용을 정리하면 다음과 같다.

레빈 3단계	리피트와 왓슨 7단계	
해빙	탐색	변화를 탐색
	진입	다음 단계의 문제를 놓고 협력관계를 구축
	진단	문제를 인지하여 달성할 특정 개선 목표를 명확히 밝힘
	계획	구체화된 목표에 부합되는 조치 단계의 구체화
변화	행동	계획 단계에서 행동으로 구체화
재동결	안정화	안정 및 평가
	종결	추진해온 변화의 마무리와 새로운 변화 탐색

19 조직화의 원리 중 권한과 책임 정도에 따라 직무를 등급화 하여 상위조직단위 사이를 지휘,감독하게 하는 것을 의미하는 것은? 2011

① 통솔범위의 원리
② 계층제의 원리
③ 명령일원화의 원리
④ 분업-전문화의 원리
⑤ 권력과 권한의 원리

✚해설 ② 계층제(hierarchy)는 권한, 책임 및 의무의 정도에 따라 구성원들 간에 상하의 등급과 계층을 설정하여 권한과 책임을 배분하고, 명령계통과 지휘·감독체계를 확립하는 것이다.

[계층제의 원리]

(1) 계층제의 의의
계층제는 조직에 있어 직무를 책임과 난이도에 따라 등급화하고 상하 계층 간에 명령과 복종관계를 적용하는 조직원리이며 역할의 수직적 분담체계라고 할 수 있다.

(2) 계층제의 장점(순기능)
㉠ 의사결정의 책임이 분명하다.
㉡ 공식적인 의사소통의 통로가 된다(계층제의 의사소통은 수직적 의사소통이다).
㉢ 지휘와 감독을 통한 조직의 질서유지의 통로가 된다.
㉣ 권한위임의 통로가 된다.
㉤ 조직의 목표 설정과 업무배분의 수단(수직적 분업)이 된다.
㉥ 조직의 통솔, 통합, 조정을 위한 수단이 된다.
㉦ 조직의 갈등 및 분쟁의 해결을 위한 수단이 된다.
㉧ 조직의 내부통제의 통로가 된다.
㉨ 상명하복에 따른 조직의 안정성을 유지하는 기능을 한다.
㉩ 승진을 통한 사기의 앙양을 도모할 수 있다.

(3) 계층제의 단점(역기능)
㉠ 지나친 수직관계는 조직의 경직성을 초래하고, 역동적이고 융통성 있는 인간관계의 형성을 저해한다.

ⓛ 계층 수가 많아짐에 따라 의사소통의 왜곡이 초래되고 환경에 신축성 있는 대응을 어렵게 한다.
ⓒ 직무수행을 위한 합리적 조직으로 기능하기보다는 인간을 비합리적으로 지배하는 경향이 있다.
ⓔ 조직구성원들의 개성을 무시하고 소속감을 저하시키고 창의성을 방해할 수 있다.
ⓜ 하위층의 근무의욕을 상실시키고 특히 자율성을 소중히 여기는 전문가를 소외시킨다.

20 조직 구조에 대한 설명으로 옳지 않은 것은? 2010

① 조직이 잘 설계되었는가의 여부는 조직구조의 특성과 상황변수의 적합성에 따라 달라진다.
② 정해진 방법에 따라 반복적으로 수행되는 업무의 경우, 낮은 수준의 공식화가 요구된다.
③ 안정된 환경에서는 조직의 효율성과 합리성을 높일 수 있는 기계적 구조가 적합하며, 동태적 환경에서는 환경변화에 대한 적응력을 높일 수 있는 유기적 구조가 적합하다.
④ 조직 구조 설계에 고려해야 할 변수는 조직이 처한 환경의 특성, 보유하고 있는 기술의 특성, 전략, 조직의 규모 등이다.

해설 ② 정해진 방법에 따라 반복, 단숙하게 수행되는 업무는 규칙과 규정이 많다는 특징을 가지고 높은 수준의 공식화가 요구된다.

조직구조의 구성요인과 결정요인을 각각 정확히 이해하고 있는지 묻고 있는 문제이다. 조직구조의 구성요인은 복잡성, 공식화, 집권화이고 조직구조의 결정요인은 전략, 환경, 규모, 기술 등이다. 두 가지의 개념을 각각 잘 정리하고 숙지하여 문제를 풀어나가야 한다.

21 조직유효성에 영향을 주는 투입요소를 모두 고른 것은? 2010

㉠ 리더쉽 전략	㉡ 조직목표
㉢ 조직정책	㉣ 조직몰입

① ㉠,㉡,㉢
② ㉠,㉢
③ ㉡,㉣
④ ㉣
⑤ ㉠,㉡,㉢,㉣

해설 다른 문제집이나 교제에서 조직유효성의 투입요소에 조직몰입을 포함 시킨 것을 볼 수 있는데 이는 틀린 내용이다. 조직몰입은 산출요소에 포함된다.(수문사 교재 참고)
조직 유효성의 결정요인 : 리커트(Likert)의 조직 유효성 관련 변수 분류

투입요소	매개변수	산출요소
• 리더십 전략·기술 및 스타일 • 관리결정 • 조직의 목표·정책 및 구조 • 기술 등	• 목표에의 추종 • 동기부여 및 사기 • 리더십의 숙련성 • 의사소통 • 갈등해소 • 의사결정 등	• 산출물 • 비용 • 판매 • 수입 • 노사관계 • 조직몰입 • 직무만족

① 투입요소(인과변수): 조직의 발전과정과 그 결과 및 업적에 영향을 미치는 요인으로 리더십 전략·기술 및 스타일, 관리결정, 조직의 목표·정책 및 구조, 기술 등이 이에 속한다.
② 변화요소(매개변수): 조직의 내적 상태를 나타내는 것으로 목표의 추종, 동기부여 및 사기, 리더십의 숙련성, 의사소통, 갈등해소, 의사결정 등이 이에 속한다.
③ 산출요소(종속변수): 조직 업적을 나타내는 종속변수로 산출물, 비용, 판매, 수입, 노사관계, 조직몰입, 직무만족 등이 이에 속한다.

공부하기

조직유효성에 영향을 주는 또 다른 요인 - 개인, 집단, 조직의 유효성을 분류하는 경우

개인유효성, 집단 유효성, 조직 유효성으로 분류되는 세 가지 변수에 의해 조직유효성은 결정된다.
조직 유효성은 집단 유효성에 그리고 집단 유효성은 개인 유효성에 의존하게 되는 이것을 다음과 같이 도식화 할 수 있다.

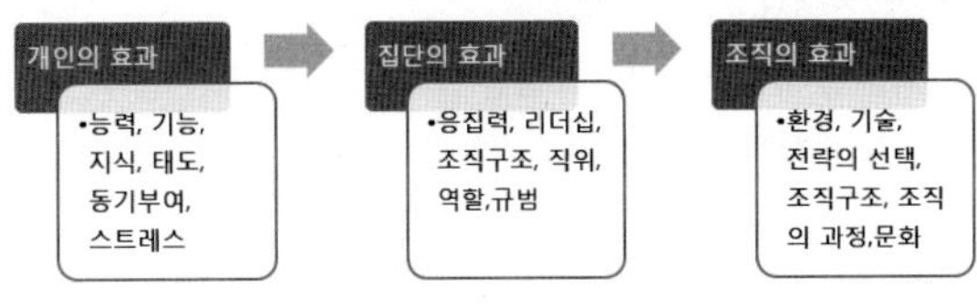

22 조직구조의 구성요인은? 2010

㉠ 과업의 분화	㉡ 공식화
㉢ 권한의 배분	㉢ 규모

① ㉠,㉡,㉢ ② ㉠,㉢
③ ㉡,㉣ ④ ㉣
⑤ ㉠,㉡,㉢,㉣

해설 조직구조의 구성요인은 여러차례 기출문제에 나오고 있음으로 꼼꼼하게 숙지하기 바란다.

조직학자들이 조직을 연구하고 분류하면서 가장 기본적으로 사용하는 방법은 조직을 구조적으로 보는 것이다. 조직을 구조적으로 보았을 때 많은 조직학자들이 조직구조를 결정하는 구성요인으로 복잡성, 공식화, 집권화를 제시하고 있다.

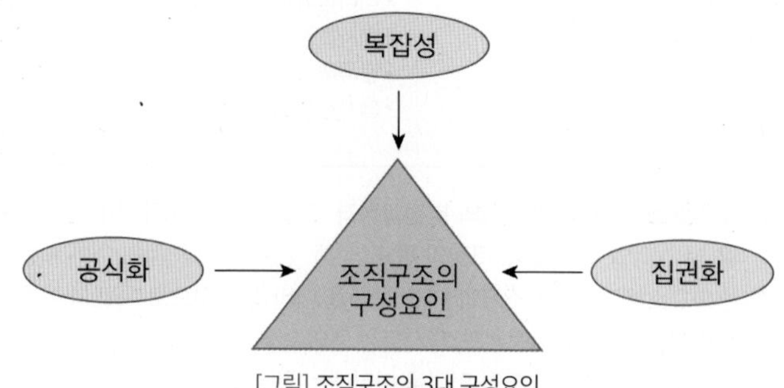

[그림] 조직구조의 3대 구성요인

공부하기

[조직구조 3대 구성요인이 중요한 이유]

1) 복잡성이 조직구조에서 중요한 이유?

구조의 복잡성이 증대됨에 따라 권한의 분화. 분산된 활동들이 자연스럽게 증가된다.

이로 인해 관리자는 목적 달성을 위한 조직 통합이 필요하고 책임 또한 증대한다.

이러한 현상은 분권화의 가장 큰 장점인 경제적 효율성의 의미를 상실 할 수 있기 때문에 복잡성은 조직구조에서 중요하다.

2) 공식화가 조직구조에서 중요한 이유?

조직은 공식화를 통해서 조직원의 행동을 규제한다. 공식화는 업무진행 과정이나 결과의 변이성을 줄여주고 조정활동을 촉진시키며, 담당자의 자유재량 범위를 축소하여 비용을 감소시키는 경제적 이득을 얻게 한다.

공식화가 낮은 업무는 더 많은 판단력이 요구되므로 이러한 능력을 가진 구성원에게 더 많은 급여로 보상해야 하기 때문에 조직의 효율성을 높이기 위해서는 가능한 한 직무를 공식화해야 한다.

3) 집권화가 조직구조에서 중요한 이유?

집권화는 의사결정에 포괄적이고 종합적인 관점을 제시할 수 있고, 조직전체의 능률성과 경제성을 높일 수 있기 때문에 중요하다. 그러나 집권화가 높은 조직은 높은 조직대로 또 낮은 조직은 낮은 조직대로 각각의 장점이 존재한다. 그러므로 조직의 집권화 정도는 조직의 상황적 요인(결정사항의 중요성, 방침의 통일성, 조직규모, 업무의 성격, 통제기술 등)에 의해 결정되어야 한다.

23 프로젝트에 관한 설명으로 옳은 것은? 2010

㉠ 일시적인 조직. ㉡ 상황변화에 신속하고 합리적으로 대응할수 있는 구조 ㉢ 구성원들 간에 수평적 관계 ㉣ 수직적 구조

① ㉠,㉡,㉢
② ㉠,㉢
③ ㉡,㉣
④ ㉣
⑤ ㉠,㉡,㉢,㉣

해설 **[프로젝트 조직(project organization)]**

(1) 프로젝트 조직의 정의

프로젝트 조직은 조직에 기동성을 부여한 일종의 대체 조직이며, 특정한 과제 또는 목적을 달성하기 위해서 만들어진 임시적·동태적 조직이다.

(2) 프로젝트 조직의 특징

① 임시적으로 만들어진 조직이다.
② 상황변화에 신속하고 합리적으로 대응할 수 있다.
③ 조직구성원의 책임과 권한이 상하관계가 아닌 좌우관계이다.
④ 수평적 분화가 높은 조직구조이다.

(3) 프로젝트 조직이 효과적인 경우

① 과업의 중요성이 조직에 결정적인 영향을 미칠 때
② 특정 과업이 구체적인 시간제약과 성과기준을 지닌 경우
③ 특정 과업이 예전의 과업에 비해 독특하고 생소한 성질의 것일 경우
④ 특정 과업의 수행이 상호의존적인 기능을 필요로 하는 경우

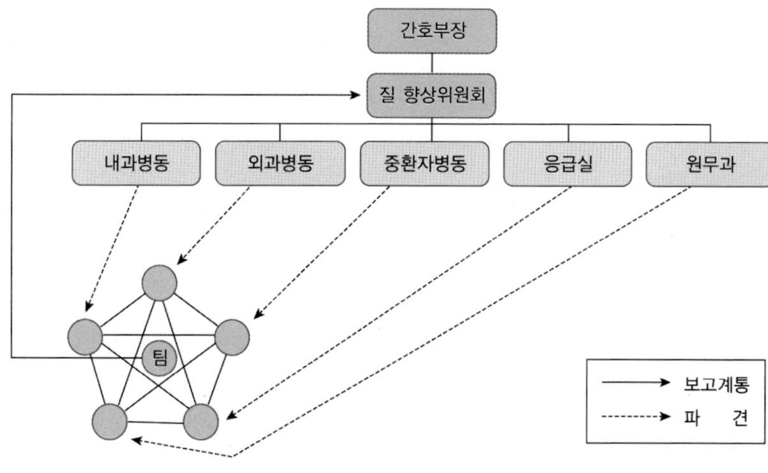

[그림] 프로젝트 조직

CHAPTER 03 | 조직

24 권한의 위임(delegation)에 대한 설명으로 옳은 것만을 모두 고른 것은? 2010

ㄱ. 관리자들의 효과적인 시간 관리를 돕는다.
ㄴ. 부하 직원들의 경험과 잠재력을 개발할 수 있다.
ㄷ. 사안이 중요할수록 위임의 정도가 높아진다.
ㄹ. 조직 구조의 분산으로 조직 전체의 비용이 증가한다.

① ㄱ, ㄴ
② ㄱ, ㄷ
③ ㄱ, ㄴ, ㄷ
④ ㄱ, ㄴ, ㄹ

해설 **[권한위임(authority delegation)]**

(1) 권한위임의 정의
권한위임은 상급자가 하급자에게 책임에 상응하는 권한을 넘겨주는 것을 말하며 이것은 관리자들의 효과적인 시간관리를 돕고 부하직원들의 경험과 잠재력을 개발할 수 있다.

(2) 권한위임의 장점
- 관리자가 중요한 문제를 해결할 시간적 여유를 가질 수 있다.
- 효과적·효율적인 업무수행이 가능하다.
- 조직 내 구성원들의 사기와 인간관계를 증진시킬 수 있다.
- 하급관리자가 일선업무의 문제에 관심을 갖게 되고 능력을 개발할 수 있다.
- 융통성 있고 신속한 의사결정으로 급변하는 환경에 적절히 대응할 수 있다.

(3) 권한위임의 단점
- 조직 전체라는 의식보다 부서 우선의식이 팽배해질 수 있다.
- 조직의 분산화로 조직 전체의 비용이 증가된다.

UNIT 02 _ 기출응용문제

01 다음 중 통솔범위에 영향을 주는 요인에 해당되지 않는 것은 무엇인가?

① 통솔자의 의사소통능력 ② 부하직원의 업무능력다.
③ 기업의 분산 정도 ④ 주관적인 평가표준

해설 ④ 주관적인 평가기준이 아니라 객관적인 평가기준이 있어야만 부하들이 그 기준에 따라 행동하고 우왕좌왕 하지 않게 되어 통솔범위는 넓어진다.
① 통솔자의 의사소통능력이 뛰어나면 통솔범위가 넓어진다.
② 부하직원의 업무능력이 뛰어나면 통솔자의 권한위임이 많아지므로 통솔범위 넓어진다.
③ 기업의 분산 정도는 지역적 분산 정도와 같은 의미로 볼 수 있으며 기업의 분산 정도가 크다는 것은 통솔자가 통솔할 때에 제약을 받게 되므로 통솔범위가 좁아진다.
④ 객관적인 평가기준이 있다면 부하들이 그 기준에 따라 행동하고 우왕좌왕 하지 않을 것이므로 통솔범위는 넓어진다.

02 권한위임에 대한 설명으로 옳지 않은 것은?

① 권한이 위임되었다고 해서 최종 책임까지 위임되는 것은 아니다
② 중요한 업무일수록 위임가능성이 높다.
③ 관리자의 시간활용의 효율성이 높다.
④ 표준화된 업무일수록 권한위임가능성이 높다.

해설 중요한 업무는 최고결정권자가 맡아야 하므로 위임가능성이 낮다.

03 계선-막료 조직의 단점이 아닌 것은?

① 권한과 책임의 한계가 불명확하다.
② 의사전달의 경로가 혼란에 빠질 가능성이 있다.
③ 업무와 행정이 지연되고 비용이 많이 들어간다.
④ 조직의 신축성을 기할 수 없고 조정이 어렵다.

해설 ④는 혼돈을 주기 위한 보기로 조직의 신축성을 기할 수 있고 조정이 용이한 것은 계선- 막료 조직의 장점에 해당한다.

04 조직의 집권화와 분권화에 대한 설명이다. 올바른 것은?

① 시간과 상황에 따라 달라지지 않으나 위기 상황에서는 분권화 된 조직이 훨씬 효율적이다.
② 조직의 하층부에 의사결정권이 집중되어 있을 때 집권화의 정도가 높다.
③ 조직의 상층부로 위임되는 권한의 양이 많을수록 분권화의 정도는 더욱 커진다.
④ 집권화와 분권화는 의사결정권이 조직 내의 어떤 단일위치에 집중되고 있는 정도를 말한다.

✚해설 조직의 집권화와 분권화는 시간과 상황에 따라 달라질 수 있으며 조직의 상층부에 의사결정권이 집중되어 있을 때 집권화의 정도가 높고 조직의 하층부로 위임되는 권한의 양이 많을수록 분권화의 정도는 더욱 커진다. 위기 상황에서는 집권화 된 조직이 효율적으로 운영된다.

05 다음은 조직의 통솔 범위에 관한 사항이다. 올바른 것은?

① 부하직원이 유능하고 경험이 많으며 좁아진다.
② 지역적으로 분산되어 있으며 업무가 복잡하고 전문화 될수록 넓어진다.
③ 결과에 대한 객관적 평가 기준이 명확할수록 좁아진다.
④ 통솔자가 유능할수록 통솔 범위는 넓어진다.

✚해설 ① 부하직원의 유능하고 경험이 많으면 권한위임이 가능함으로 통솔범위는 넓어진다.
② 업무가 전문화되고 복잡할수록 통솔자의 통솔범위는 좁아진다.
③ 결과에 대한 객관적 평가 기준이 명확해지면 통솔범위는 넓어진다.

06 다음은 권한과 권력의 차이점을 설명한 것이다. 옳지 않은 것은?

① 권한이란 조직규범에 의해서 그 정당성이 인정된 합법적인 권력이다.
② 권한은 스스로 자신의 직무를 수행할 수 있는 자유 재량권을 의미한다.
③ 권력은 개인에게 부여되는 것은 아니므로 조직을 떠나면 없어진다.
④ 관리자는 조직에서 부여한 권력을 지녀야 한다.

✚해설 권한은 조직에서 부여하는 공식적인 권력이며 조직을 떠나게 되면 상실된다.
그러나 권력(power)은 개인에게 부여되며 조직을 떠나도 없어지지 않는다.

07 다음 설명과 관련된 조직구조의 유형은 무엇인가?

> 조직의 기능구조와 생산구조가 분리된 것이 아닌, 프로젝트 조직이 전통적 라인조직에 완전히 통합되어 두 구조가 한 조직에 섞인 형태이다. 이 조직은 생산과 기능에 모두 중점을 두는 이중적 조직이기 때문에 불확실한 환경변화에 적합하다.

① 직능 조직　　② 메트릭스 조직
③ 네트워크 조직　　④ 위원회 조직

해설 메트릭스 조직은 다른 말로 행렬조직 또는 그리드 조직이라고도 하며 기능적 구조와 생산성 구조의 장점만을 받아들이게 설계되어 있다.

08 다음 중 효과적인 권한위임이 되기 위한 전략으로 맞지 않는 것은?

① 하급자의 능력 기술, 자질에 따라 가장 적합한 사람에게 업무를 위임한다.
② 사안의 중요성이 높으면 위임정도도 높아진다.
③ 전문적 지식과 견해가 필요한 것은 전문가에게 위임한다.
④ 업무의 복잡성을 고려하여 위임의 정도를 달리한다.

해설 ② 의사결정의 내용이 조직에 미치는 영향이 큰 중요한 업무일수록 권한위임 작아진다.
권한위임의 결정요인은 다음과 같다.
1. 조직규모 : 조직의 규모가 클수록 권한위임 정도가 높아진다.
2. 사안의 중요성 : 의사결정의 내용이 조직에 미치는 영향이 큰 중요한 업무일수록 권한위임 작아짐
3. 과업의 복잡성 : 전문적인 지식과 견해가 필요한 것일수록 전문가에게 위임
4. 조직문화 : 하급자의 능력을 인정하고 신뢰할 때 조직에서 권한 위임정도가 높다.
5. 하급자의 자질 : 하급자의 자질이 높은 경우 위임되기 쉽다.

09 조직구성원 모두가 함께 공유하는 가치와 신념, 규범과 전통 등을 포괄하는 총체적 개념으로 신규간호사의 조직에의 적응을 돕고, 특히 업무와 직종이 다양하게 어우러진 병원 조직을 이해하는데 중요한 것은?

① 조직구조　　② 조직변화
③ 조직문화　　④ 조직유효성

해설 가치와 신념, 규범과 전통 이외에도 지식과 이념, 습관과 기술 등을 포괄하는 종합적이고 총체적인 것을 조직문화 또는 기업문화라고 한다.

10 분권화와 집권화에 관한 설명으로 옳지 않은 것은 무엇인가?

① 큰 사업을 할 때는 분권화가 좋다.
② 구성원의 자발적 협조를 유도할 때는 분권화가 좋다.
③ 위기에 신속히 대처할 때는 집권화가 좋다.
④ 신속한 업무처리와 의사결정이 필요할 때는 집권화가 좋다.

✚ 해설 ④ 평상시 신속하게 업무처리를 위한 의사결정에는 분권화가 좋다.

11 다음의 내용 중 위원회의 장점에 해당하지 않는 것은?

① 다수의 참여로 민주적이며 의사결정에서 합의성을 띤다.
② 최적의 의사결정을 불가능할 때는 적절히 타협을 할 수 있다.
③ 이해관계를 조정할 수 있고 신중하고 공정하게 결정할 수 있다.
④ 조직원의 참여와 원활한 의사전달을 도모할 수 있다.

✚ 해설 ②는 위원회의 단점에 해당되는 내용이다. 위원회의 특징 상 최적의 의사결정이 되지 않고 타협에 따라 이루어질 가능성이 있다.

(1) 위원회 조직의 정의
① 각 부서 간 또는 명령계통 간 의견의 불일치나 갈등을 조정하려는 조직으로 단독적인 결정과 행위에서 오는 폐단을 방지하고자 여러 사람으로 구성된 조직이다.
② 여럿이 함께 합리적인 의사결정을 함으로써 계층제의 경직성을 완화하고 조직의 운영과 의사결정에 합의성과 민주성이 확보된다.

(2) 위원회의 특징 및 장점
① 다수의 참여로 민주적이며 의사결정에서 합의성을 띤다.
② 특정한 주제를 심의하고 결정하며 조직 내부의 각 부문의 조정을 촉진한다.
③ 이해관계를 조정할 수 있고 신중하고 공정하게 결정할 수 있다.
④ 조직원의 참여와 원활한 의사전달을 도모할 수 있다.

(3) 위원회의 단점
① 시간과 에너지, 재정 등의 비용낭비가 심하다.
② 최적의 의사결정이 되지 않고 타협에 따라 이루어질 가능성이 있다.
③ 일이 지연되고 책임을 전가하기 쉽다.
④ 유력한 소수에 의한 독재의 우려가 있다.

12 라인-스태프 조직의 기능과 장점에 해당하는 내용이 아닌 것은?

① 전문화 스태프의 도움으로 효과적 관리활동이 가능하다.
② 라인 조직이 유지되고 있어 라인 조직의 장점을 지닌다.
③ 스태프로부터 조언과 권고를 받으며, 추진업무에 전념할 수 있어서 최고관리자의 통솔범위를 확대시킨다.
④ 같은 업무의 반복으로 기술적 발전과 기능적 숙련도의 발전이 가능하다.

+해설 ④는 직능조직의 장점에 해당하는 내용이다.

[직능 조직]

(1) 직능 조직의 정의
직무를 비슷한 유형별로 통합하여 기능적으로 조직을 구조화한 것으로 업무활동과 관련된 특정 과정에 대하여 위임받은 직능적 권한을 가지고 라인에 있는 직원들에게 직접 명령을 내릴 수 있다.

(2) 직능 조직이 적용 가능한 경우
① 조직이 안정되고 확실한 환경일 때
② 조직이 중·소규모일 때
③ 조직의 기술이 관례적이며 상호 의존성이 낮을 때
④ 조직이 기계적 효율성과 기술적인 질을 중요시할 때

(3) 직능 조직의 장점
① 자원의 효율적 이용이 가능하고 같은 업무의 반복으로 기술적 발전과 기능적 숙련도의 발전이 가능하다.
② 중앙집권식 의사결정으로 조직의 통합성 유지가 가능하고 기능 간에 조정력이 강화된다.

(4) 직능 조직의 단점
① 기능을 초월할 때 조정력이 약화될 수 있고 의사결정 시 중앙집권화로 인해 우선순위에서 밀리는 업무는 딜레이되어 시간이 소모된다.
② 환경변화에 효율적으로 대처하지 못한다.
③ 다기능적인 업무를 수행할 때 책임소재가 불분명하다.

13 수간호사가 자신의 병원의 간호사를 추천하여 상을 주는 권력은?

① 합법적 권력(legitimate power)
② 보상적 권력(reward power)
③ 강압적 권력(coercive power)
④ 전문적 권력(expert power)

+해설 수간호사라는 권력을 통해 간호사를 추천하여 상이라고 하는 보상을 주는 것이기에 보상적 권력에 해당한다.

14 비공식조직의 특성으로 옳은 것은?

① 공적 성격의 목적 추구
② 과학적 관리이론과 관련
③ 합법적 절차에 따른 규범의 성립
④ 비연속적, 자연발생적

해설 ①②③ 공식조직의 특성에 해당한다.

15 파스케일(R.T. Pascale)과 피터스(T.J. Peters) 등은 조직문화에 영향을 주는 요소로 '7S'모형을 제시하였다. 7가지 구성요소 중에서 다른 조직문화 구성요소들에 지배적인 영향을 미치는 핵심요소에 해당하는 것은?

① 전략(Strategy)
② 리더십 스타일(Style)
③ 관리시스템(System)
④ 공유가치(Shared value)

해설 7S는 공유가치(Shared value), 전략(Strategy), 구조(Structure), 관리시스템(System), 구성원(Staff), 기술(Skill), 리더십 스타일(Style)로 구성되며, 이 중에서 가장 중심에 위치한 구성요소는 공유가치이다.

16 직원들의 창의력이 떨어지고 업무에 대한 흥미가 상실되는 것은 무슨 원리가 너무 강조된 것인가?

① 계층제의 원리
② 통솔범위의 원리
③ 명령통일의 원리
④ 분업- 전문화의 원리

해설 분업과 전문화가 지나치게 강조될 경우 다음과 같은 현상이 발생한다.
① 단순한 업무의 반복으로 구성원 개인의 흥미와 창의력이 소실로 능력계발을 저해 함.
② 업무의 기계화는 조직 내 인간화를 저해하여 비인간화를 초래함
③ 지나친 분업은 재정적 낭비를 가져옴
④ 문제 발생 시 책임회피 원인이 됨

17 통솔범위의 영향요인으로 옳지 않은 것은?

① 계층단계가 많을수록 통솔범위가 좁아진다.
② 지역적으로 분산될수록 범위가 좁아진다.
③ 부하직원의 능력이 높을수록 통솔범위는 좁아진다.
④ 복잡하고 창의성을 요구할수록 통솔범위는 좁아진다.

✚해설 **[통솔범위의 결정요인]**

통솔범위가 넓어지는 경우	통솔범위가 좁아지는 경우
- 계층단계가 적은 경우 - 조직방침이 명확하게 규정되어 있는 경우 - 직무가 표준화, 구조화, 일상적, 반복적, 비전문적이고 단순한 경우 - 부하의 업무수행결과에 대한 객관적 평가기준이 명확한 경우 - 계획 . 지시. 명령 또는 조직의 문제를 신속하게 전달하는 시스템을 갖춘 경우 - 전문스탭의 조언과 지원을 많이 받는 경우 - 부하들이 지역적으로 분산되지 않은 경우 - 관리자의 기획, 조정 기능이 적은 경우	- 계층단계가 많은 경우 - 조직방침이 불명확한 경우 - 직무가 전문적이고 복잡한 경우 - 직무가 창의성을 요구하는 경우 - 부하의 업무수행결과에 대한 객관적 평가기준이 불명확한 경우 - 부하가 훈련부족으로 무능하고 무경험인 경우 - 계획 . 지시. 명령 또는 조직의 문제를 전달하는 데 많은 시간이 걸리는 경우 - 관리자의 기획,조정 기능이 많은 경우 - 부하들이 지역적으로 분산되어 있는 경우

18 다음 중 조직구조의 구성요인에 해당하지 않는 것은 무엇인가?

① 자원의 배분정도
② 직무의 표준화 정도
③ 권한의 배분정도
④ 과업의 분화 정도

✚해설 조직구조의 구성요인은 복잡성, 공식화, 집권화 등이다.
②직무의 표준화는 정도는 공식성, ③권한의 배분 정도은 집권화에 해당되며, ④과업의 분화 정도는 복잡성에 해당된다.
조직구조의 결정요인과 구성요인을 혼돈하지 않도록 주의하자.
1. 조직구조의 구성요인은 조직 자체의 구성요소와 관련된 요인으로 복잡성, 공식화, 집권화가 이에 속한다.
2. 조직구조의 결정요인은 조직구조의 형성에 영향을 주는 요인으로 규모, 전략, 기술, 환경 등이 포함된다.

19 프렌치와 레이븐의 권력의 유형 중 조직에서 필요한 지식, 기술을 가지고 있을 때 권력의 유형은?

① 조정적 권력
② 합법적 권력
③ 강압적 권력
④ 전문적 권력

해설 전문적 권력(expert power)은 권력을 가진 사람이 갖고 있는 전문성, 기술, 지식 등에 기반을 둔 권력으로 특정 분야나 상황에 대하여 높은 지식을 가질 때 생기는 것이다. 예를 들어 의사의 지시에 따라 환자가 그대로 믿고 따르는 것을 의미한다.

프렌치와 레이븐의 권력의 유형은 다음과 같이 나뉠 수 있다.

- 조직적 권력:보상적 권력, 강압적 권력, 합법적 권력
- 개인적 권력:준거적 권력, 전문적 권력

① 보상적 권력(reward power)

권력의 근원으로서 타인이 원하는 것을 보상해줄 수 있는 자원과 능력을 가진 경우를 지칭한다. 관리자는 임금인상, 승진, 업무 할당, 더 많은 책임감 부여, 새로운 설비의 제공, 칭찬, 충고나 조언, 부하직원들에 대한 호감 등과 같은 잠재적 보상물을 갖고 있다. 이러한 권력의 목표는 이 같은 보상을 가치 있게 하는 것이다.

② 합법적 권력(legitimate power)

권력행사자가 보유하는 지위(직위)에 바탕을 둔 권력으로, 이를 권한이라 한다. 합법적 권력은 권력수용자가 권력행사의 적당한 영향력 행사권을 인정하고 그곳에 추종해야 할 의무가 있다고 생각하는 것을 바탕으로 한 권력이다. 합법적 권력은 공식적 지위가 높을수록 더욱 높아지는 경향이 있다.

③ 강압적 권력(coercive power)

㉠ 긍정적인 보상을 부여할 능력을 가진 보상적 권력과는 달리 공포와 두려움에 기반. 이 권력을 가진 사람은 타인에게 처벌을 가하거나 불쾌한 결과를 가져올 능력을 가진다.

㉡ 부하직원을 해고하거나 징계할 때 또는 봉급을 제한할 때 등의 권력을 의미하며, 직·간접적인 처벌의 결과로 위협을 가하게 된다.

④ 준거적 권력(referent power)

개인이 갖는 특별한 자질에 기반을 둔 권력으로 다른 사람들이 호감과 존경심을 갖고 권력행사자를 닮으려고 할 때 생기는 권력(종교지도자, 영화배우, 유명스포츠맨 등)이다.

⑤ 전문적 권력(expert power)

그 사람이 갖고 있는 전문성, 기술, 지식 등에 기반을 둔 권력으로 특정 분야나 상황에 대하여 높은 지식을 가질 때 생기는 권력 의사의 지시에 따라 환자가 그대로 믿고 따르는 것이다.

⑥ 정보적 권력(informative power)

권력행사자가 유용한 정보에 쉽게 접근할 수 있다거나 희소가치와 중요성이 있는 정보를 소유하고 있다는 사실에 기반을 둔다.

⑦ 연결적 권력(관계적 권력, connective power)

중요한 인물이나 조직 내의 영향력 있는 사람과 연줄을 갖고 있다는 사실에 기반을 둔다.

20 다음은 권한위임의 필요성을 설명한 것이다. 알맞지 않은 것은?

① 의사소통의 노력과 시간을 줄일 수 있다.
② 신속하고 합리적인 의사결정과 업무수행을 할 수 있게 한다.
③ 관리자 자신의 능력, 시간, 지식의 한계를 보강할 수 있다.
④ 하위자들이 할당된 업무에 책임을 지므로 최고관리자의 책임을 덜어 줄 수 있다.

✚해설 권한이 위임되었다고 해서 최고관리자의 최종 책임까지 위임되는 것은 아니다.

21 던컨(W.J. Duncan)은 조직변화를 자연적 변화와 계획적 변화로 구분하였다. 다음 중 계획적 변화의 특징에 해당하지 않는 것은?

① 동태적
② 목표지향적
③ 사전적(事前的)
④ 실증적(實證的)

✚해설 ④ 실증적(實證的)이라는 것은 경험이나 관찰, 실험 등에 의해 증명이 되는 것을 의미한다. 그러므로 보기 ④만 사후적, 과거지향적인 개념을 갖고 나머지 보기들은 모두 사전적, 미래지향적 의미를 갖는다.
사전적, 목표지향적은 모두 계획적 변화에 해당하고 실증적·경험적인 것은 자연적 변화의 특징에 해당한다. 계획적 조직변화는 조직이 목표달성과 유효성 증대를 위하여 과거의 경험 및 조직의 내외환경에 대한 이해의 바탕 위에서 사전적, 의도적, 전략적, 동태적으로 변화를 설계·기획하는 것이다.

22 미래학자 앨빈 토플러(Alvin Toffler)가 주장한 애드호크라시(adhocracy)의 특징이 아닌 것은?

① 고정된 계층구조가 없다.
② 영구적 부서가 없다.
③ 공식화된 규칙이 없다.
④ 쇄신성, 적응성이 없다.

✚해설 ④ 쇄신성은 묵은 것이나 폐단을 없애고 새롭게 하는 것을 의미한다. 애드호크라시는 미래조직으로 쇄신성과 적응성이 강한 성격을 갖는다.

애드호크라시는 관료제와 대조를 이루는 개념으로 임무가 완수되면 해산되었다가 새로운 임무가 주어지면 재구성되는 속성이 있다. 애드호크라시는 탈관료제 조직으로 조직의 기본변수인 복잡성·공식성·집권성이 낮은 조직이다.

23 개인 수준에서의 조직변화 저항요인과 관리방법으로 옳지 않은 것은?

① 지위손실에 대한 안일함
② 선택적 지각
③ 고용안정에 대한 위협감
④ 무관심한 태도와 안일함

+ 해설 **[개인 수준에서의 저항요인]**

① 인지적 편차:인지적 편차는 개인적인 관리자의 상황지각이나 상황의 원인을 해석하는 것에 영향을 준다. 개인이 보유하던 인지적 편차 때문에 환경변화 지각이 매우 달라진다.
② 선택적 지각:사람들의 지각은 작업태도 및 행동 결정에 중요한 역할을 한다. 사람들은 조직에 존재하던 관점과 일치되는 정보만을 받아들이려는 경향이 있다. 조직에서 변화가 일어날 때 조직구성원들은 자기 부서에 영향을 주는 사안에만 개인적으로 관심을 보이거나 변화로 인한 자신들의 혜택이 줄어들 때에는 더 큰 저항을 한다.
③ 고용안정에 대한 위협감:변화에 대한 구성원의 저항감은 첫째로 고용안정에 대한 위협감에서 온다. 구성원들은 그들의 직장을 위협한다고 느낄 때 변화의 정당성이나 타당성에 관계없이 그들의 고용안정을 위협하는 변화에 맹목적으로 그리고 강하게 저항한다.
④ 지위손실에 대한 위협감:고용안정은 위협받지 않더라도, 구성원들은 조직구조나 직무내용 그리고 업무환경의 변화로 인하여 안정된 지위나 대우 또는 확립된 위치에 손실이 예측되는 경우 이를 두려워하고 새로운 변화에 저항감을 갖는다.
⑤ 무관심한 태도와 안일함:현대 조직에서 권한의 집권화와 업무체제의 관료화는 구성원들을 소외시키고 조직의 효율성 증대를 위한 개혁이나 변화에 대하여 무관심하게 만든다. 특히 관료조직의 경직된 문화는 구성원들에게 목적의식을 잃게 하고 어떠한 개혁에도 저항하는 역기능적 행동을 조성한다.

24 다음은 조직혁신기법은 무엇에 관한 설명인가?

- 시스템이나 조직을 새로운 방향으로 조정하는 것을 의미하는 것
- 기업차원에서는 일반적으로 사업구조의 재구축
- 사업의 통폐합, 재편, 철수, 특정부문의 분리·독립
- 기존사업 분야의 포기, 또는 새로운 사업 분야의 개척 등
- 사업구조에서의 리뉴얼(renewal)

① 벤치마킹(benchmarking)
② 리스트럭처링(restructuring)
③ 리엔지니어링(reengineering)
④ 다운사이징(downsizing)

해설 [조직혁신기법의 종류]

1) TQM(Total Quality Management, 총체적 품질관리)
   ① 품질을 통한 경쟁우위의 확보에 중점을 두고, 고객만족, 인간성 존중, 사회에의 공헌을 중시
   ② 최고관리자의 리더십 아래 전 조직원이 참여하여 총체적 수단으로 끊임없는 개선과 혁신에 참여
2) 벤치마킹(benchmarking)
   ① 국내의 우수기업이나 국외의 우수조직들이 성공한 합리적인 경영방식 등을 수용하여 채택하는 방식
   ② 역할수행방식이나 업무수행과정, 전략적 이슈와 도출방식 등을 변화시킴으로써 조직구성원들의 행동을 개선하는 것
3) 리스트럭처링(restructuring)
   시스템이나 조직을 새로운 방향으로 조정하는 것을 의미하는 것으로, 기업차원에서는 일반적으로 사업구조의 재구축, 즉 사업의 통폐합, 재편, 철수, 특정부문의 분리·독립, 기존사업 분야의 포기, 또는 새로운 사업 분야의 개척 등 사업구조에서의 리뉴얼(renewal)
4) 리엔지니어링(reengineering)
   프로세스 리엔지니어링을 의미하는 것으로, 기존 제도에 질 좋은 서비스를 제공할 수 있게 재공정을 하는 것
5) 다운사이징(downsizing)
   조직의 비대화에 따른 비효율에 대한 대응으로서, 인력과 기구 및 기능을 감축

25 침상수 500개인 S대학병원의 간호부에서는 최근 당뇨병 환자교육을 위한 조직을 구성하였다. 이 조직은 향후 3년간 당뇨환자 교육 프로토콜을 준비하도록 간호실무 교육담당자, 간호차장, 내과병동간호과장, 당뇨환자 간호경력 5년 이상인 간호사 4인 등으로 구성되어 있다. 이 조직은 어떤 유형에 속하는가?

① 직능조직　　② 라인 – 스태프조직
③ 프로젝트팀 조직　　④ 행렬조직

해설 프로젝트 조직은 조직에 기동성을 부여한 일종의 대체 조직이며, 특정한 과제 또는 목적을 달성하기 위해서 만들어진 임시적·동태적 조직이다.

26 딜(T.E. Deal) & 케네디(A.A. Kennedy)는 조직문화의 가장 중요한 요소 5가지를 들고 있다. 다음 중 여기에 해당하지 않는 것은?

① 조직의 환경　　② 기본 가치
③ 중심인물　　④ 리더십 스타일

해설 딜 & 케네디가 제시한 조직문화의 가장 중요한 요소 5가지는 조직의 환경, 기본 가치, 중심인물, 의례와 의식, 문화망이다.

27 간호조직을 성인, 아동, 수술 환자와 같이 대상자의 유형에 맞춘 특수한 간호가 가능하도록 한 조직의 원리는?

① 조정의 원리
② 계층제의 원리
③ 명령통일의 원리
④ 통솔범위의 원리
⑤ 횡적 분업 전문화

해설 분업 전문화의 원리는 업무의 종류와 성질별로 나누어 가능한 한가지 업무를 분담시켜 조직 관리상의 업무를 분담시켜 조직 관리상의 능률을 향상시키는 것으로 횡적 분업 전문화(수평적 분화)와 종적 분업 전문화(수직적 분화)로 나눌 수 있다.

28 다음에서 설명하고 있는 개인적 권력은 무엇인가?

> 관리자는 임금인상, 승진, 업무 할당, 더 많은 책임감 부여, 새로운 설비의 제공, 칭찬, 충고나 조언, 부하직원들에 대한 호감 등과 같은 잠재적 보상물을 갖고 있다. 이러한 권력의 목표는 이 같은 보상을 가치있게 하는 것이다.

① 강압적 권력
② 보상적 권력
③ 합법적 권력
④ 준거적 권력

해설 **[보상적 권력(reward power)]**
① 권력의 근원으로서 타인이 원하는 것을 보상해줄 수 있는 자원과 능력을 가진 경우를 지칭한다.
② 관리자는 임금인상, 승진, 업무 할당, 더 많은 책임감 부여, 새로운 설비의 제공, 칭찬, 충고나 조언, 부하직원들에 대한 호감 등과 같은 잠재적 보상물을 갖고 있다. 이러한 권력의 목표는 이 같은 보상을 가치있게 하는 것이다.

29 조직 구조의 구성요소에 대한 설명으로 옳은 것은?

① 조직 구조의 수평적 분화, 수직적 분화, 지역적 분산은 서로 독립적이다.
② 직무의 전문화는 수평적 분화를 증대시킨다.
③ 공식화는 수직적 분화를 증가시킨다.
④ 고도로 공식화된 직무에서 업무 수행자는 최대한의 재량권을 가진다.

해설 ① 조직 구조의 수평적 분화, 수직적 분호, 지역적 분산은 서로 밀접하게 관련된다.
③ 공식화가 일반적으로 수직적 분화를 증가시키지는 않는다.
④ 고도로 공식화된 직무에서 업무 수행자는 최소한의 재량권만 가진다.

30 A병원에서는 간호단위를 대상자의 유형에 따라 신생아, 아동, 성인, 응급간호, 중환자 간호단위로 구분하였다. 점진적으로 더 나은 질적 간호 제공을 위하여 특수한 치료와 간호제공을 필요로 하는 대상자의 요구를 파악하여 전략적으로 새로운 간호단위를 개발하려는 시도를 하고 있다. 이러한 시도는 조직의 어떤 원리를 적용하려는 시도인가?

① 계층제의 원리
② 분업 – 전문화의 원리
③ 명령통일의 원리
④ 통솔범위의 원리

해설 분업-전문화의 원리는 조직의 규모가 확대될수록 조직의 합리성을 높이려면 조직의 업무를 종류와 내용별로 나누는 분업 또는 전문화가 필요하다는 원리이다.

31 조직화의 원리 중 분업 및 전문화의 원리와 함께 공식적인 조직구조의 근간을 형성하는 중요한 원리는 무엇인가?

① 통솔범위의 원리
② 책임과 권한의 원리
③ 조정의 원리
④ 명령통일의 원리

해설 **[책임과 권한의 원리]**
① 책임과 권한의 원리는 분업 및 전문화의 원리와 함께 공식적인 조직구조의 근간을 형성하는 중요한 원리이다.
② 분업 및 전문화의 원리에 의하여 외면적·형식적인 조직단위가 형성된 뒤 조직의 내면적·실질적인 역할을 규정하고 수행해 나가기 위한 권한과 책임 필요하다.
③ 책임과 권한의 원리는 할당된 직무를 수행하기 위해서 책임의 명료화 및 권한이 있어야 한다는 것이다.
④ 권한과 책임, 그리고 책무의 의무는 그 크기와 정도가 모두 같은 삼위일체를 형성해야 한다.
- Job : 조직 내 직위를 갖는 개인에 의해 수행되는 일이 직무이다.
- R & A : 개인이 그 직무를 수행하기 위해서는 이를 필요로 하는 권한과 책임이 반드시 있어야 한다.
- A' : 권한과 책임이 부여된 자느 ㄴ당연히 자신이 수행한 업무결과에 책임지는 책무의 의무도 가져야 한다.

32 다음 중 권한위임의 정도에 영향을 미치는 요소가 아닌 것은 무엇인가?

① 조직규모
② 사안의 중요성
③ 상급자의 자질
④ 조직문화

해설 ③ 상급자보다는 하급자의 자질이 높은 경우 위임되기 쉽다.

[권한위임의 정도]
① 조직규모 : 조직의 규모가 클수록 권한위임의 정도가 높아진다.
② 사안의 중요성 : 의사결정의 내용이 조직의 장래에 미치는 영향이 큰 중요한 업무일수록 의사결정에 대한 권한이 위임되는 정도가 작아진다.
③ 과업의 복잡성 : 전문적인 지식과 견해가 필요한 것일수록 전문가에게 위임한다.
④ 조직문화 : 조직 분위기가 하급자의 능력을 인정하고 신뢰할 때 조직에서는 권한이 위임되는 정도가 높다.
⑤ 하급자의 자질 : 하급자의 자질이 높은 경우 위임되기 쉽다.

33 조직구조를 결정하는 4가지 요인은 전략, 규모, 기술, 환경이다. 이 중 기술에 대한 내용으로 옳지 않은 것은?

① 기술이 복잡하면 복잡할수록 이를 관리하는 관리자와 관리계층의 수가 증가한다.
② 일상적인 기술일수록 복잡성은 낮고 비일상적인 기술일수록 복잡성은 높다.
③ 일상적인 기술일수록 공식성은 높고 비일상적인 기술일수록 공식성은 낮다.
④ 일상적인 기술일수록 분권화는 높고 비일상적인 기술일수록 집권화를 초래한다.

해설 ④ 일상적인 기술일수록 집권화는 높고 비일상적인 기술일수록 분권화를 초래한다.

34 기존의 전략, 기술, 규모, 환경은 조직구조를 결정하는 데 50~60% 정도의 영향만 미치고 나머지는 조직의 조정활동에 의해 영향을 받는다고 주장하는 현대 조직이론에서서 추가된 조직구조 결정요인은 무엇인가?

① 카리스마
② 권력 – 통제
③ 리더십
④ 조직문화

해설 현대 조직이론에서는 조직구조 결정요인에 "권력-통제" 추가되었다. 일반적으로 전략, 규모, 기술, 환경이라는 4가지 변수가 조직구조를 결정짓는 요인이라는 것에 대부분의 학자들이 동의한다. 그러나 현대 조직이론에서는 위의 4가지 요인은 조직구조를 결정하는 데 50~60% 정도의 영향만 미치고 나머지 40~50%는 조직의 조정활동, 즉 조직구조에 대한 권력 - 통제의 관점으로 설명할 수 있다고 한다.

35 계획적 조직변화를 위한 전략 중에서 개인을 변화시키기 위해 환경을 변화시켜야 한다는 전략은 다음 중 무엇인가?

① 정책적 전략(political strategy)
② 권력–강제적 전략(power-coercive strategy)
③ 공학기술적 전략(engineering strategy)
④ 경험적–합리적 전략(empirical-rational strategy)

해설 ③ 공학기술적 전략(engineering strategy)개인을 변화시키기 위해서 환경을 변화시켜야 한다는 전략으로 병실구조를 바꾸어 직접간호시간을 늘리는 것이 그 예이다.
① 정책적 전략(political strategy):공식적·비공식적 권력구조를 확인하여 변화를 위한 정책을 결정하고 이를 실행하는 데 영향력이 있는 사람을 이용하여 변화를 유도하는 방법이다.
② 권력 - 강제적 전략(power-coercive strategy):사람은 권력-강제력이 많은 권력자의 지시와 계획에 따른다는 것을 가정한다.
④ 경험적 - 합리적 전략(empirical-rational strategy):사람은 합리적으로 생각하며 자신에게 유리한 쪽으로 행동한다는 가정을 바탕에 두며 변화로 인해서 생기는 개인과 조직의 이득을 구체적으로 보여주어야 한다.

CHAPTER 04
인적자원관리

UNIT 01 _ 기출문제

01 직무관리 과정 중 직무설계의 방법에 관한 설명으로 가장 옳지 않은 것은? 2020 서울시

① 직무 충실화는 맥클리랜드(McClelland)의 성취동기 이론을 기초로 적극적인 동기유발을 위하여 직무수행자 스스로가 그 직무를 계획하고 통제하는 기법이다.

② 직무 단순화는 과학적 관리의 원리와 산학공학 이론을 기초로 과업을 단순하고 반복적이고 표준적으로 설계하여 한 사람이 담당할 과업의 수를 줄여 직무를 단순화시키는 기법이다.

③ 직무순환은 조직구성원들을 한 직무에서 다른 직무로 체계적으로 순환시킴으로써 다양한 과업을 수행할 수 있도록 하는 기법이다.

④ 직무확대는 과업을 수평적으로 확대하는 기법으로, 수행하는 과업의 수를 증가시켜서 과업의 단순함이 감소함으로써 직무에 대한 만족도를 높이고 결근이나 이직을 감소시키려는 기법이다.

해설 직무충실화는 수직적 직무의 확대로 직무의 질(quality)을 높이고자 허즈버그의 2요인론에 기초하여 직원들이 수행하는 과업의 수와 빈도를 변화시킨 것이다.

[직무출실화의 장단점]

① 직무충실화의 장점

㉠ 구성원 스스로 직무수행을 한 결과 느끼는 성취감과 인정감을 통해 개인적인 성장을 경험한다.

㉡ 직무에 따른 경제적인 보상보다 심리적 만족을 얻도록 동기유발을 하거나 새로운 지식 획득의 기회를 제공하고 근무시간 조정 및 결과에 따른 피드백을 제공하여 개인이 자아실현을 할 수 있는 기회를 제공한다.

㉢ 새로운 지식획득 기획제공, 근무시간 조정, 결과에 따른 피드백을 제공함으로써 직무에 따른 경제적인 보상보다는 심리적 만족을 유도할 수 있도록 동기유발을 하거나 개인이 자아실현을 할 수 있는 기회를 제공해 준다.

② 직무충실화의 단점

㉠ 직무를 대한 높은 수준의 지식과 기술이 요구되기 때문에 능력이 안 되는 경우 구성원으로 하여금 불안과 갈등 및 착취당한다는 느낌을 갖게 할 수 있다.
㉡ 관련된 직무를 전체적으로 검토해야 하기 때문에 비용이 많이 들어가므로 비용보다 이점이 많을 때 실시해야 한다.

02 환자분류체계의 목적으로 가장 옳지 않은 것은? 2020 서울시

① 간호수가의 산정을 위한 정보를 제공한다.
② 간호인력의 배치에 활용한다.
③ 병원표준화 실현에 활용한다.
④ 간호사의 승진체계 책정에 활용한다.

해설 **[환자분류체계의 목적]**

① 초기 목적은 환자들의 다양한 간호요구를 합리적으로 결정하여 간호인력 산정 및 배치, 병원표준화 실현에 활용하는 것이었다.
② 현재는 생산성 감지기능, 간호수가 산정, 간호비용분석, 예산수립 및 간호의 질을 평가하는 정보의 원천으로 활용하고 있다.
③ 효과적인 인력배치는 환자의 간호요구를 만족시키고 효과적인 업무할당과 간호사의 효율적인 근무시간 배치가 가능해진다. 환자분류체계의 효율성은 물리적 구조, 직원의 능력과 연계된다.
④ 환자분류체계를 근거로 차등화된 간호수가를 산정할 수 있다.

03 <보기>의 상황에서 간호관리자가 수행해야 할 간호사 훈육 진행과정에 대한 설명으로 가장 옳은 것은? 2020 서울시

> <보기>
> 내과병동 간호관리자는 병동에 배치된 지 1달 된 신규간호사가 아무런 연락 없이 결근하여 면담을 시행하였다. 그러나 면담 1주일 후 신규 간호사는 사전 연락 없이 낮번 근무 출근을 하지 않았다.

① 면담 후에도 규칙을 위반하였기 때문에 일정 기간 동안 정직시킨다.
② 무단 결근 문제뿐만 아니라 평상시 행동에도 문제가 있다는 점을 포함해서 훈육한다.
③ 규칙을 위반하는 행동이 또 다시 발견되었기 때문에 신규 간호사에게 구두로 경고한다.
④ 면담을 했음에도 불구하고 간호사의 행동이 개선되지 않았기 때문에 다른 부서로 이동시킨다.

해설 면담이 후에도 직원이 반복적으로 위반행동을 하는 경우에는 비공식적 질책이나 구두경고를 해야 한다.

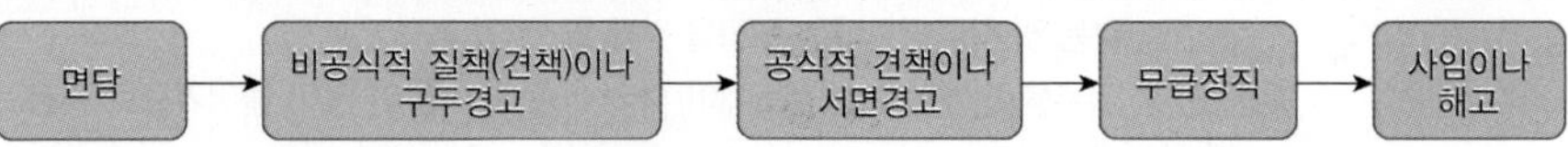

04 조직 내 간호인력 수요예측에 관한 설명으로 옳지 않은 것은?

2019 지방직

① 간호업무량을 파악하기 위해 시간-동작 분석 결과를 활용한다.

② 간호인력 수요는 환자 수, 환자 요구도, 병상점유율의 영향을 받는다.

③ 사전에 직무분석을 통해 직무 내용 및 해당 인력의 자격요건을 결정한다.

④ 간호 업무의 난이도와 중요도를 반영하기 위해 서술적 방법으로 인력을 산정한다.

해설 정해진 업무수행 빈도와 난이도를 바탕으로 간호인력의 수를 결정하는 것은 관리공학적 방법이고 서술적 방법은 간호제공자의 경험을 근거로 환자의 유형을 확인하여 간호표준을 설정하고 주관적으로 간호요원의 수와 종류를 결정하는 것이다.

05 직무평가방법에 대한 설명으로 옳은 것은?

2019 지방직

① 서열법 – 표준 척도 없이 직무별 중요도와 가치를 종합적으로 비교하는 방법

② 점수법 – 중요도가 유사한 직무를 묶어서 분류 후 그룹별 특성을 기술하고 점수를 부여하는 방법

③ 직무등급법 – 기준이 되는 특정 직무를 선정하고 다른 직무를 기준 직무와 비교하여 등급을 결정하는 방법

④ 요소비교법 – 직무평가 요소별로 중요도에 따라 점수를 부여하고 직무별 총점을 산출하는 방법

해설 ② 점수법은 직무를 계량화하는 방법 중의 하나로 직무의 중요성을 화폐단위로 표시하는 방법이다.
③ 직무등급(분류)법은 서열법에서 발전한 것으로 직무에 대한 등급기술서를 작성하는 것으며 유사한 성질을 가진 직무를 묶어서 직무를 분류하고 등급으로 구분하여 평가하는 방법이다.
④ 요소비교법은 서열법에서 발전된 기법으로서 조직의 모든 직무를 보상요소별로 분류하여 계량화하는 것으로 우선 조직 내의 가장 중심이 되는 직무(key job)를 선정한 뒤 직무를 평가할 수 있는 요소를 선정하고 이것을 기준으로 직무들을 비교함으로써 조직에서 각 직무가 차지하는 상대적 가치를 수량적으로 판단한다.

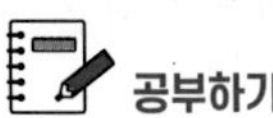

[서열법(ranking)]

① 서열법은 가장 오래되고 전통적인 방법으로 조직의 직무를 최상위 직무에서 최하위의 직무로 비교·평가하여 순위별로 계층화하는 것이다.
② 비교적 간단하고 신속하게 수행할 수 있는 방법으로 주로 직무의 곤란과 책임 정도, 감시를 받는 정도, 그 밖에 작업조건 등을 고려하여 직무를 평가한다.
서열법을 적용한 간호직 업무 : 간호부장, 간호차장, 간호과장, 간호감독, 수간호사, 간호사, 간호조무사 순으로 제시
③ 조직이 갖고 있는 직무기술서나 직무명세서를 이용하면 순위를 순위를 용이하게 결정할 수 있다.
④ 장점 : 등급을 신속하게 매길 수 있고 사용이 쉽고 간단하다.
⑤ 단점 : 직무의 종류가 많으면 서열을 매기는 것이 불가능하고 각각의 직무에 대한 판단기준이 없으며 어떤 가정 아래 등급이 이루어졌는지를 알 수 없다.

06 <보기>의 간호전달체계의 종류는?

2019 서울시

<보기>
전문직 간호사와 간호보조인력이 함께 팀을 이루어 일을 하는 것으로, 일반적으로 2~3명의 간호요원이 분담 받은 환자들의 입원에서 퇴원까지 모든 간호를 담당한다.

① 팀간호
② 일차간호
③ 모듈간호
④ 사례관리

해설 모듈간호는 팀간호와 일차간호가 더해진 방법으로 팀간호를 더욱 용이하게 하기 위해 지리적으로 환자를 할당하여 간호인력을 침상 곁에 더 가까이 있게 하고자 하면서 동시에 가능한 한 적은 인원의 팀을 구성하여 의사 소통의 단계를 줄이고 직접 환자간호 시간을 늘여서 질적 간호를 제공하고자 하는 방법이다.

07 직무수행평가는 구성원이 가지고 있는 능력, 근무성적, 자질 및 태도 등을 객관적으로 평가하는 것이다. 직무수행평가 유형에 대한 설명으로 가장 옳은 것은?

2019 서울시

① 도표식 평정척도법(graphic rating scale)은 최고부터 최저 순위까지 상대서열을 결정하는 방법이다.
② 강제배분법(forced distribution evaluation)은 각 평정 요소마다 강약도의 등급을 나타내는 연속적인 척도를 도식하는 방법이다.
③ 중요사건기록법(critical incident method)은 논술형태로 조직구성원의 성과에 관해 강점과 약점을 기술하는 방법이다.
④ 행위기준고과법(BARS, behaviorally anchored rating scale)은 전통적인 인사고과시스템이 지니고 있는 한계점을 극복·보완하기 위해 개발된 평가기법이다.

해설 **[행태기준 척도법(행위기준고과법 : BARS)]**

① 도표식 평정척도법에 중요사건 기록법이 더해진 방법으로 평정의 임의성과 주관성을 배제하기 위하여 실제로 관찰될 수 있는 행태를 서술적 문장으로 평정척도에 표시하여 사용한다.

② 직무분석에 기초하여 주요 과업 분야를 선정하고 바람직한 또는 바람직하지 않은 행태의 유형과 등급을 구분·제시한 뒤 각 등급마다 중요 행태를 명확하게 기술하여 점수를 부여하는 방법으로 평정의 임의성과 주관성을 배제할 수 있다.

08 다음 글에서 설명하는 환자분류방법은?

2019 지방직

> 간호서비스 유형과 양을 결정하는 환자군별 특징을 광범위하게 기술하고 이를 기준으로 유사성에 기초하여 환자를 분류한다.

① 요인평가법 ② 원형평가법
③ 점수평가법 ④ 서술평가법

해설 원형평가체계는 주관적인 것으로서 전형적인 환자의 특성을 문장형식으로 기술하여 기준을 삼아 분류하는 것이다. 환자 특성에 따른 간호행위의 유사성에 따라 환자를 순위척도로 분류하는 방법으로 비슷한 특징을 나타내는 환자를 3~4군의 같은 범주로 나누어 분류하며, 분류기준이 주관적이고 신뢰성에 한계가 있다. 이 방법을 적용하기 위해서는 전형적인 환자간호를 위해 필요한 평균 간호시간을 결정해야 한다.

09 우리나라 간호서비스에 대한 지불제도인 간호수가에 관한 설명으로 가장 옳은 것은?

2019 서울시

① 간호관리료는 간호사 확보수준에 따라 입원료를 차등 지급한다.
② 가정간호는 간호서비스 제공시간에 따라 수가가 산정된다.
③ 장기요양시설에 입소하는 환자는 상대가치요소를 고려하여 수가가 산정된다.
④ 간호행위별 수가를 산정하기 위해서는 포괄수가제를 적용한다.

해설 간호관리료 산정기준은 직전 등급 대비 입원료 가산방식으로 3개월(4/4분기) 단위로 산정된다. 즉, 일반병동 평균병상수 대 일반병동에서 근무하는 간호사 수에 따라 1~7등급으로 구분된다.

[간호관리료 산정에 포함되는 병상]

전체병상 중에서 응급실, 신생아실(NICU 포함), 분만실, 집중치료실, 격리실, 무균치료실, 인공신장실, 낮병동, 정신과 폐쇄병동을 제외한 일반병동

② 우리나라 가정간호수가는 기본방문료로 산정되는 방문당 정액제이다.
③ 노인 장기요양보험 시설수가는 일당수가에 노인의 중증도를 고려한 등급별 수가가 복합된 형태이다.
④ 우리나라 간호수가는 행위별수가제(30여 항목)와 일당수가제가 적용 된다.

10 진료비 지불제도 중 행위별 수가제에 대한 설명으로 옳은 것은? 2018 지방직

① 의료서비스 항목별로 가격을 매겨 지불하는 방식이다.
② 과잉 진료를 줄일 수 있지만 의료서비스의 질도 저하될 위험이 있는 방식이다.
③ 유사한 질병군 별로 미리 책정된 일정액의 진료비를 지불하는 방식이다.
④ 환자의 입원 1일당 또는 외래진료 1일당 의료서비스 수가를 정하여 지불하는 방식이다.

해설 ②③④는 포괄수가제에 해당된다.
포괄수가제는 제공한 서비스 항목과 수량에 직접 관계없이 사례에 기초하여 진료비를 지불하는 방식으로 형평성이 높으며, 대표적인 방법으로는 DRG(Diagnosis related group)가 있다.
포괄수가제의 장점은 의료비 절감 및 증가 억제, 조기퇴원 및 재원일수 단축, 자원이용 감축이고 단점은 투입비용을 줄이려는 동기가 강화되어 서비스의 질이 저하된다는 것이다.

11 자원기준 상대가치 수가제도(Resource-Based Relative Value System)에 대한 설명으로 옳지 않은 것은? 2018 지방직

① 상대가치 점수는 매년 변하지만 환산지수는 변하지 않는다.
② 의료행위에 필요한 육체적, 기술적 노력을 반영할 수 있다.
③ 환자의 위급성과 위험성에 따른 업무량의 강도를 반영할 수 있다.
④ 의료행위에 제공되는 인력, 시설, 장비 등의 소모량을 반영할 수 있다.

해설 상대가치 점수에 따른 점수당 단가는 건강보험요양급여비용 개정에 따라 환산지수가 변한다.

공부하기

[상대가치체계에 의한 간호원가 산정방법]

① 상대적 가치로 접근하여 점수화하고 이를 금액화하는 산정방법으로 간호업무의 표준화가 필요하다. 보호자 없는 병동에서 실시하며 미국의 메디케어(medicare)가 여기에 속한다.
② 장점 : 난이도 있는 간호의 제공으로 간호의 양과 질을 높일 수 있다.
③ 단점 : 환자가 간호의 양을 선택할 수 있고 과잉간호가 발생할 우려가 있다.
④ 행위별 수가로 산정가능한 주요 간호행위의 상대가치 점수
간호사가 제공하는 다양한 간호서비스 중에서 행위별 수가로 별도 보상 받는 행위는 30여 항목에 불과

하며, 수가화된 항목을 제외한 나머지 간호행위에 대한 가치는 입원료의 한 영역인 간호관리료에 일당수가로 포괄화되어 있다.

12 직무충실화에 의하여 동기부여가 효과적인 사람은?

2018 지방직

① 존재욕구가 강한 사람
② 친교욕구가 강한 사람
③ 자아실현욕구가 강한 사람
④ 소속욕구가 강한 사람

해설 직무충실화가 이루어지면 구성원은 직무수행에 필요한 자원과 직무장소를 스스로 통제하고 직무수행 방법도 스스로 결정하여 직무에 대한 성취감, 인정감, 만족감을 느끼게 된다. 자아실현 욕구가 강한 사람은 직무에 따른 경제적인 보상보다는 심리적 민족을 느낄 때 동기부여가 된다.

13 다음 설명에 해당하는 간호전달체계 유형은?

2018 지방직

○ 비용의 절감과 질 보장을 목적으로 환자가 최적의 기간 내에 기대하는 결과에 도달할 수 있도록 고안됨
○ 모든 의료팀원들의 다학제적 노력을 통합하여 환자결과를 향상시키는 데 초점을 둠

① 사례관리
② 팀간호방법
③ 일차간호방법
④ 기능적분담방법

해설 사례관리란 DGR 개념이 도입되면서 적용된 방법으로 표준진료지침서를 사용하여 특정 기간 내 수행될 건강관리팀의 의무와 이를 통해 기대되는 환자의 결과를 미리 예상하여 건강 서비스를 제공하는 방법이다. 대상자를 보건의료체계 중심에 두고 관리하기 때문에 입원환자의 재원기간을 단축하고 비용을 절감할 수 있다. 의료팀 간의 의사소통이 촉진되어 의료서비스의 지속성을 확보하고 간호의 질을 보장하며, 대상자와 가족의 자가간호 능력 향상으로 만족도가 높아진다.

14 다음 기준을 사전에 설정한 후 이에 따라 해당 직무의 등급을 평가하는 방법은? 2018 지방직

> ○ 1등급: 높은 수준의 학습과 오랜 경험을 필요로 하고, 판단력과 독자적인 사고가 항상 요구되는 과업을 수행
> ○ 2등급: 높은 수준의 학습을 필요로 하고, 판단력과 독자적인 사고가 자주 요구되는 과업을 수행
> ○ 3등급: 사전에 간단한 학습을 필요로 하는 과업을 수행
> ○ 4등급: 매우 단순하고 반복적인 과업을 수행

① 서열법
② 점수법
③ 요소비교법
④ 직무분류법

해설 **[직무분류법(job-classification method)]**
① 직무분류법은 서열법에서 발전한 것으로 직무에 대한 등급기술서를 작성하는 것이다.
② 유사한 성질을 가진 직무를 묶어서 직무를 분류하고 등급으로 구분하여 평가하는 방법이다.
③ 업무의 내용, 책임, 교육 등을 명시하여 유사한 직무를 같은 등급으로 묶고 각 등급이 타 등급과 명확하게 구분될 수 있도록 구체적으로 기술한다.
④ 장점: 서열법보다는 직무 차이를 구체적으로 밝혀주고 또 쉽게 이해할 수 있게 하므로 조직의 지위와 급료문제를 쉽게 이해시킬 수 있다.
⑤ 단점: 조직에 존재하는 직무가 많을 경우에는 모든 직무를 다 확인하고 등급을 매기기가 매우 어렵고 같은 직무를 놓고도 각기 다른 등급으로 평가할 수 있어 평가결과에 일관성을 부여하기가 어렵다.

15 내부모집과 외부모집의 일반적인 특징의 비교로 바르게 연결한 것은? 2018 지방직

		내부모집	외부모집
①	모집 범위	넓다	좁다
②	모집 비용	많다	적다
③	인력개발 비용	적다	많다
④	신규직원 적응 기간	짧다	길다

해설 내부모집은 간호조직 안에서 필요한 인력을 채용하는 것으로 익숙한 환경에서 업무가 시작되기 때문에 적응기간이 짧다.

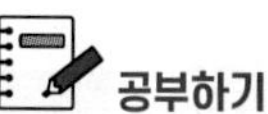
공부하기

[모집방법 결정]

㉠ 내부 모집 : 간호조직 안에서 특정한 직무를 수행할 적임자를 찾아내는 것

장점	단점
• 직원의 사기와 응집력이 향상됨 • 고과기록을 참고하여 적합한 직원을 적재적소에 배치하는 것이 가능 • 직원의 능력개발 강화 • 간편하고 홍보비 등의 비용이 절감됨 • 해당 직위에 적절한 사람 배치 가능	• 모집범위 제한으로 유능한 인재의 영입에 한계로 인해 조직발전의 장애를 초래 • 동창, 친족관계, 동향관 등으로 파벌 조성이 가능 • 급속한 성장기에 다수 인원 채용 시 인력공급 불충분으로 공급부족 현상이 발생할 수 있음 • 창의성이 결여

㉡ 외부 모집 : 퇴직, 사고, 이직과 같은 자연적인 인력변동과 함께 조직의 성장이나 기술 변화 등으로 인해 내부 모집만으로는 불충분한 경우 조직 밖에서 필요 인력을 모집하는 것이며 연고자에 의한 추천도 외부모집에 해당한다.

장점	단점
• 모집범위가 넓어 유능한 인재 확보 가능 • 경력자를 선발할 경우 인력개발 비용이 절감 • 새로운 정보·지식이 제공되고 조직에 활력 제공 • 조직을 홍보하는 효과가 있음	• 권력에 의해 부적격자를 채용할 가능성이 있음 • 기관 내부에 파벌이나 불화 조성의 우려 • 내부인력의 사기가 저하될 수 있음 • 채용에 따르는 비용이 소요됨 • 채용된 직원의 적응기간이 장기화될 우려

16 직무수행 평가 시 발생 가능한 오류로서 평가자가 피평가자의 특정 요소가 부족하다는 인상을 받으면, 피평가자의 다른 요소들까지 실제보다 낮게 평가하는 오류는? 2018 서울시

① 혼효과(horns effect)
② 자기확대 효과
③ 근접 착오(recency error)
④ 논리적 착오(logical error)

해설 **[혼 효과]**

① 후광 효과의 반대로 평정자가 지나치게 비평적인 성향일 때 피평정자는 실제 능력보다 더 낮게 평가된다.
② 간호관리자가 완벽주의자라면 상대적으로 피평정자들을 낮게 평가할 것이다.
③ 피평정자가 평정자의 의견에 반대하는 사람이라면 그를 낮게 평가함으로써 평정자는 자신의 감정을 해소하려 할 수도 있다.

17 <보기>와 같이 실시하는 인사고과방법으로 가장 옳은 것은? 2018 서울시

<보기>

항목	불만족(2)	기준이하(4)	기준만족(6)	기준초과(8)	탁월함(10)
간호지식	최소한의 지식조차 없음	제한된 지식 보유	만족스러운 간호지식과 능력을 갖춤	평균이상의 지식 보유함	간호지식과 능력이 탁월하여 이를 발휘하고 있음

① 목표관리법(MBO)
② 중요사건 서술법(Critical incident method)
③ 체크리스트(Checklist)
④ 행위기준 평정척도법(BARS)

해설 ① 목표관리법(MBO)은 태도와 근무과정보다는 결과중심적 평정방법으로 조직구성원을 목표 설정에 참여시켜 업무수행 목표를 명확하고 체계적으로 설정하고 그 결과를 공동으로 평가·환류시키는 목표관리방식을 근무성적에 활용한 평정방법이다.
② 중요사건기록법(critical incident method)은 성공적인 직무수행에 결정적인 역할을 한 사건이나 사례를 중심으로 직무를 기록하는 방법이다.
③ 체크리스트는 평정항목을 미리 작성해 두고 단순히 가부 또는 유무를 표시하는 방법이다.

18 직무급에 대한 설명으로 옳은 것은? 2018 지방직

① 근속연수에 따라 임금을 결정한다.
② 개인의 조직 공헌도에 따라 임금을 결정한다.
③ 직무의 책임성과 난이도 등에 따라 임금을 결정한다.
④ 직무특성과 근로자의 직무수행능력에 따라 임금을 결정한다.

해설 직무급 : 직무가 지닌 책임성과 난이도 등에 따라 상대적 가치를 분석·평가하여 임금을 결정하는 방법이다. 동일한 직무에는 동일한 임금을 지급한다.
㉠ 장점 : 인건비 효율 증대, 작업능률 향상, 임금 불만 해소, 노동생산성 향상
㉡ 단점 : 직무가치에 대한 객관적 평가가 어렵고 연공 중심의 풍토에서 오는 저항이 심함

19 다음 글에서 설명하는 길리스(Gillies)의 간호인력 산정에 대한 접근 방법은? 2017 지방직

K병원의 간호부장은 환자분류체계에 따른 환자유형별 간호표준을 정하고,그 표준에 따라 정해진 업무 수행빈도와 난이도를 기초로 하여 필요한 간호 인력의 수요를 예측 하였다.

① 서술적 접근방법
② 원형적 접근방법
③ 산업공학적 접근방법
④ 관리공학적 접근방법

해설 **[관리공학적 방법(management engineering method) : 질적접근]**

① 관리공학적 방법은 간호부서를 위한 행동목표를 기술하고, 환자의 유형에 맞추어 간호표준을 기술한 뒤 그 표준에 따라 정해진 업무수행 빈도와 난이도를 바탕으로 간호인력의 수를 결정하는 방법이다.
② 계속적인 평가와 질 통제 방식에 따라 간호의 질, 돌보아야 할 환자 유형, 병상수용 능력 등의 정보를 분석하여 인력을 모집히고 선발한다.
③ 일련의 종합적인 데이터에 근거해서 인력 산정을 결정하는 것으로 병원의 특징에 관한 정보에 의해서 결정된다.
④ 예를 들면 환자를 간호요구에 따라 분류한 후 각 분류군에 따라 필요한 시간을 산출하여 총 간호업무량에 따라 간호사를 모집하고 선발·배치한다.

적정 간호사의 수(명)

$$= \frac{\text{간호단위 총 업무량}}{\text{8(일평균 근무시간)}} \times 1.3$$

$$= \frac{\text{간호단위 총 직접간호시간} + \text{간호단위 총 간접간호시간}}{\text{8(일평균 근무시간)}} \times 1.3$$

= 간호단위 근무간호사 실제 수 × 1.3

• 1일 총 간호업무량 = 1일 총 직접간호활동시간 + 1일 총 간접간호활동시간 + 1일 총 개인시간

20 의료법 상 의료기관 인증을 신청하여야 하는 기관은? 2017 지방직

① 30 병상의 종합병원
② 30 병상의 병원
③ 요양병원
④ 한방병원

해설 **[의료법 제58조의4 (의료기관 인증의 신청 및 평가)[개정 2020.3.4][[시행일 2020.9.5]]]**

① 의료기관 인증을 받고자 하는 의료기관의 장은 보건복지부령으로 정하는 바에 따라 보건복지부장관에게 신청할 수 있다.

② 제1항에도 불구하고 요양병원의 장은 보건복지부령으로 정하는 바에 따라 보건복지부장관에게 인증을 신청하여야 한다.
③ 인증을 신청하여야 하는 요양병원이 조건부인증 또는 불인증을 받거나 인증 또는 조건부인증이 취소된 경우 해당 요양병원의 장은 보건복지부령으로 정하는 기간 내에 다시 인증을 신청하여야 한다.
④ 보건복지부장관은 인증을 신청한 의료기관에 대하여 인증기준 적합 여부를 평가하여야 한다. 이 경우 보건복지부장관은 보건복지부령으로 정하는 바에 따라 필요한 조사를 할 수 있고, 인증을 신청한 의료기관은 정당한 사유가 없으면 조사에 협조하여야 한다. [신설 2020.3.4]
⑤ 보건복지부장관은 평가 결과와 인증등급을 지체 없이 해당 의료기관의 장에게 통보하여야 한다.

21 다음 글에서 설명하는 직무설계 방법은? 2017 지방직

○ K병원 간호부는 간호·간병통합서비스를 시행하려고 한다. 이에 따라 기능적 간호업무 분담체계를 팀 간호 체계로 전환하고자 한다.
○ 이때 단순업무를 담당하는 간호사에게 난이도가 높고 보다 질적인 간호업무를 수행하도록 하여 성취감을 발휘할 수 있도록 한다.

① 직무충실화
② 직무순환
③ 직무확대
④ 직무단순화

해설 **[직무충실화(job enrichment)]**

① 직무충실화는 수직적 직무의 확대로 직무의 질(quality)을 높이고자 허즈버그의 2요인론에 기초하여 직원들이 수행하는 과업의 수와 빈도를 변화시킨 것이다.
② 직무충실화가 이루어지면 구성원은 직무수행에 필요한 자원과 직무장소를 스스로 통제하고 직무수행 방법도 스스로 결정하여 직무에 대한 성취감, 인정감, 만족감을 느끼게 된다.
③ 직무충실화에는 높은 수준의 지식과 기술이 요구되며 직무를 수행함에 있어 기획, 지휘, 통제에 대한 자주성과 책임감을 갖게 하여 관리적 기능도 위임되도록 직무를 질적으로재구성하게 된다.
④ 일반적으로 직무를 충실하게 하기 위해서는 직무방법, 작업흐름, 의사소통의 유형, 의사결정 방법, 감독 등에 대한 변화가 필요하다.
⑤ 어떤 특정 직위의 직무를 충실히 하기 위해서는 그 직무와 관련된 다른 모든 직위의 직무기술서들을 변화시켜야 한다.
⑥ 직무충실화는 현대 경영이 당면하고 있는 모든 직무설계 문제들에 대한 해법이라고는 할 수 없지만 동기부여라는 측면에서 가치 있는 기법인 것만은 분명하다.
⑦ 직무충실화는 복잡한 인간 및 상황변수들을 고려한 뒤에 선택적으로 적절히 사용해야 한다.

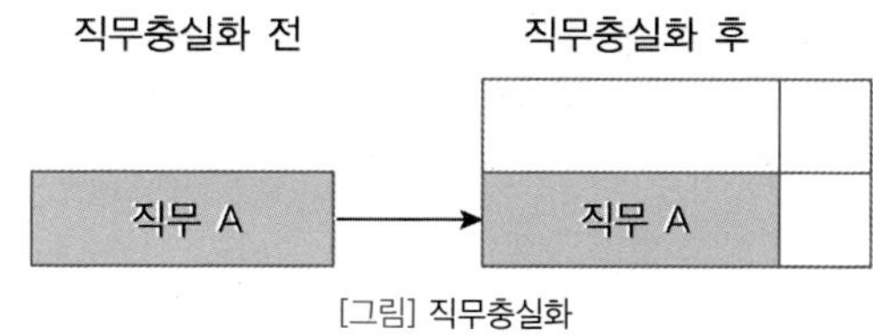

[그림] 직무충실화

22 다음 글에서 설명하는 직무수행평가의 오류 유형은?

2017 지방직

> 수간호사는 우연하게 A간호사의 부정적인 면을 보게 되었다. 수간호사는 그 일로 인하여 A간호사에 대하여 불신을 하게 되었고, 다른 업무요소도 부족하다고 판단하여 직무수행평가 점수를 실제 능력보다 낮게 주었다.

① 후광효과(haloeffect)
② 혼효과(horneffect)
③ 중심화경향(centraltendency)
④ 관대화경향(leniencytendency)

해설 **[혼 효과(horneffect)]**

① 후광 효과의 반대로 평정자가 지나치게 비평적인 성향일 때 피평정자는 실제 능력보다 더 낮게 평가된다.
② 간호관리자가 완벽주의자라면 상대적으로 피평정자들을 낮게 평가할 것이다.
③ 피평정자가 평정자의 의견에 반대하는 사람이라면 그를 낮게 평가함으로써 평정자는 자신의 감정을 해소하려 할 수도 있다.

23 간호부 규정을 위반한 간호사의 훈육원칙으로 옳은 것은?

2017 지방직

① 간호사의 문제행동에 초점을 둔다.
② 훈육 규칙은 유동적으로 적용한다.
③ 훈육은 가능한 한 시간을 갖고 천천히 처리한다.
④ 훈육은 처음부터 공개적으로 시행하여 재발을 예방한다.

해설 **[훈육의 원칙]**

① 최선을 다할 것을 예상하는 긍정적인 자세
② 구성원들과 규칙과 규정에 대해 의사소통하여 충분히 이해하도록 한 뒤 적용
③ 신속하고 주의 깊게 비공개적으로 사실을 조사하여 자료를 수집
④ 훈육행위에 앞서 훈육의 규칙과 규정을 명확히 설정
⑤ 직원의 상황을 고려하여 공개적보다는 프라이버시를 지켜주며 훈육
⑥ 사람이 아닌 문제가 된 행위에 초점을 맞춤
⑦ 훈육 후 행동변화의 여부를 확인
⑧ 규칙과 규정을 일관성 있게 적용
⑨ 상황이나 능력에 따라 유연성 있게 대처

24 사례관리에서 적용하는 표준진료지침(Critical Pathway, CP)의 특징으로 가장 옳은 것은?

2016

① 같은 질병군에 속한 환자들 간의 진료과정에 개별성이 중요하게 요구되고 변이가 큰 질환을 우선적으로 다룬다.

② 환자의 입원일 수 단축을 목표로 하며 의료의 질이 저하되는 약점이 있다.

③ 간호영역에 한정하여 적용한다는 점에서 간호과정(nursing process)과 일맥상통한다.

④ 질병군별 포괄수가제(DRG)의 도입과 비용-효과적인 환자관리의 필요성이 증가하면서 그 중요성이 강조된다.

해설 **[표준진료지침]**

- 표준진료지침서(Critical Pathway 또는 Clinical Pathway, CP)는 효과적인 사례관리를 위한 환자관리 도구의 하나로서, 다학제 팀이 특정 환자집단을 위해 개발한 실무지침서이다.
- 표준진료지침서는 특정 진단명에 대한 의료서비스의 제공 순서와 시점 등을 미리 정해둔 표준화된 주요 진료과정으로서, 의료팀이 어떤 의료행위를 어떤 시기에 제공할지를 도식화한 것이다.
- 표준진료지침서는 일련의 간호를 수행하기 위하여 환자간호의 비용효과적인 측면을 계획, 사정, 적용, 평가하는 구조화된 간호방법론으로 여기에는 시간 및 활동의 순서가 연속성이 있도록 도표화 해 놓은 것을 말한다.

공부하기

[포괄수가제]

① 제공한 서비스 항목과 수량에 직접 관계없이 사례에 기초하여 진료비를 지불하는 방식이다.
② 장점 : 의료비 절감 및 증가 억제, 조기퇴원 및 재원일수 단축, 자원이용 감축
③ 단점 : 투입비용을 줄이려는 동기가 강화되어 서비스의 질이 저하
④ 우리나라의 경우 4개 진료과 7개 질병군이 대상
  ㉠ 안과 : 백내장수술(수정체수술)
  ㉡ 이비인후과 : 편도수술 및 아데노이드 수술
  ㉢ 외과 : 항문수술(치질 등), 탈장수술(서혜 및 대퇴부), 맹장수술(충수절제술)
  ㉣ 산부인과 : 제왕절개분만, 자궁 및 자궁부속기(난소, 난관 등)수술(악성종양 제외)

7개 질병군에 해당되는 수술을 받았어도 의료급여 대상자 및 혈우병 환자와 HIV감염자는 포괄수가제(DRG) 적용에서 제외된다.

25 다음 중 내부모집의 특성에 대한 설명으로 옳지 않은 것은? 2016

① 조직 내 구성원의 사기가 높아질 수 있다.
② 조직 내 파벌이 조성될 수 있다.
③ 새로운 직위에 대하여 구성원의 적응이 쉬운 편이다.
④ 인력개발 비용을 줄일 수 있다.

+해설 ④는 외부모집의 장점에 해당한다.

공부하기

(1) 내부 모집은 간호조직 안에서 특정한 직무를 수행할 적임자를 찾아내는 것이다.

장점	단점
• 직원의 사기와 응집력이 향상됨 • 고과기록을 참고하여 적합한 직원을 적재적소에 배치하는 것이 가능 • 직원의 능력개발 강화 • 간편하고 홍보비 등의 비용이 절감됨 • 해당 직위에 적절한 사람 배치 가능	• 모집범위 제한으로 유능한 인재의 영입에 한계로 인해 조직발전의 장애를 초래 • 동창, 친족관계 등으로 파벌 조성이 가능 • 급속한 성장기에 다수 인원 채용 시 인력공급 불충분으로 공급부족 현상이 발생할 수 있음 • 창의성이 결여

(2) 외부 모집은 퇴직, 사고, 이직과 같은 자연적인 인력변동과 함께 조직의 성장이나 기술 변화 등으로 인해 내부 모집만으로는 불충분한 경우 조직 밖에서 필요 인력을 모집하는 것이다. 연고자에 의한 추천도 외부 모집에 해당한다.

장점	단점
• 모집범위가 넓어 유능한 인재 확보 가능 • 경력자를 선발할 경우 인력개발 비용이 절감 • 새로운 정보·지식이 제공되고 조직에 활력 제공 • 조직을 홍보하는 효과가 있음	• 권력에 의해 부적격자를 채용할 가능성이 있음 • 기관 내부에 파벌이나 불화 조성의 우려 • 내부인력의 사기가 저하될 수 있음 • 채용에 따르는 비용이 소요됨 • 채용된 직원의 적응기간이 장기화될 우려

26 A 병원 간호부는 간호사들의 업무성과를 평가하여 그 결과에 따라 보수를 차등지급하고 있다. 이 제도의 단점으로 볼 수 있는 것은? 2016

① 서열이 존중되는 조직의 안정성을 해칠 수 있다.
② 인건비 관리가 비효율적이다.
③ 직원의 동기가 감소된다.
④ 조직의 생산성이 감소된다.

+해설 성과급에 대한 설명으로 이 제도는 서열과 관계없이 능력에 따라 보상을 달리 하는 것이기 때문에 조직의 안정성에 영향을 미치게 된다.

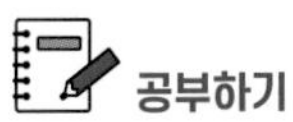

공부하기

보상의 종류에는 기본급, 수당(부가급), 상여수당(보너스), 복리후생이 있다.

이 중 기본급이란 직원의 기본 근무시간에 대해 지급되는 일정 금액으로 연공급, 직무급, 직능급, 성과급, 종합결정급 등이 포함된다.

① 연공급 : 간호사의 근속일수, 학력, 면허증, 연령 등을 고려하여 결정되는 보수이며, 일반적으로 근무연수가 많아짐에 따라 임금이 상승한다.
  ㉠ 장점 : 직원의 사기 유지 및 질서확립, 애사의식 고취
  ㉡ 단점 : 능력 있는 젊은 층의 사기 저하, 소극적이고 종속적인 근무태도 야기
② 직무급 : 직무가 지닌 책임성과 난이도 등에 따라 상대적 가치를 분석·평가하여 임금을 결정하는 방법이다. 동일한 직무에는 동일한 임금을 지급한다.
  ㉠ 장점 : 인건비 효율 증대, 작업능률 향상, 임금 불만 해소, 노동생산성 향상
  ㉡ 단점 : 직무가치에 대한 객관적 평가가 어렵고 연공 중심의 풍토에서 오는 저항이 심함
③ 직능급 : 연공급과 연령, 자격, 근무연한, 능력, 직무가치 등 직무급의 여러 요소를 종합적으로 고려해서 임금을 결정하는 방법이다.
④ 성과급 : 구성원의 조직에 대한 현실적 공헌도, 즉 달성한 성과의 크기를 기준으로 임금액을 결정하는 임금체계이다. 업적급 또는 능률급이라고도 하며 개인의 성과에 따라 임금액이 달라지는 변동급이다.
⑤ 종합결정급 : 간호사의 생계비, 연령, 자격, 근무연한, 능력, 직무 등의 여러 가지 요소를 종합적으로 고려하여 결정되는 기본급 체계를 말한다.

27 인력수요 예측방법 중 산업공학적 산정방법(management engineering approach)에 대한 설명으로 옳은 것은? 2016

① 관리자의 경험을 근거로 주관적으로 간호요원의 종류와 수를 결정하는 방법이다.
② 돌보아야 할 환자유형, 병상수용능력 등의 정보를 분석하여 인력을 결정한다.
③ 모든 간호활동을 분석하고 각각의 활동에 소요된 간호시간을 측정하여 간호업무의 흐름을 분석하고 각 업무에 필요한 간호인력을 산정하는 방법이다.
④ 간호요구에 따라 환자를 분류한 후 각 분류군에 따라 필요한 시간을 산출하여 총 간호업무량에 따라 간호사를 배치하는 방법이다.
⑤ 간호해야 할 환자의 유형에 따라 간호표준을 기술하고 그 표준에 따라 정해진 업무수행 빈도와 난이도를 기초로 해서 간호사 대 환자의 비율을 결정한다.

해설 ①는 서술적 방법, ②④⑤는 관리공학적 방법에 대한 내용이다.

산업공학적 방법은 간호업무를 통하여 인력의 수를 결정하는 방법으로 모든 간호활동을 분석하고 각각의 활동에 소요된 간호시간을 측정하여 필요한 간호인력을 산정하는 방법이다.
산업공학적 산정방법은 생산성 향상을 위해 시간 - 동작 분석과 같은 기술을 이용하며, (환자당 간호시간×환자 수 = 총 간호시간)을 구한 후 근무시간을 나누어주어, 필요한 간호사 수를 구할 수 있다. 이 방법은 양적인 접근방식으로 수행된 간호의 질은 포함하고 있지 않아서 전문적 간호의 복잡한 특성이 제한을 받는다.

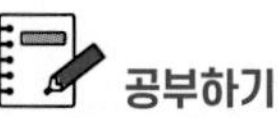

공부하기

[관리공학적 방법(management engineering method) : 질적접근]

① 관리공학적 방법은 간호부서를 위한 행동목표를 기술하고, 환자의 유형에 맞추어 간호표준을 기술한 뒤 그 표준에 따라 정해진 업무수행 빈도와 난이도를 바탕으로 간호인력의 수를 결정하는 방법이다.

② 계속적인 평가와 질 통제 방식에 따라 간호의 질, 돌보아야 할 환자 유형, 병상수용 능력 등의 정보를 분석하여 인력을 모집하고 선발한다.

③ 일련의 종합적인 데이터에 근거해서 인력 산정을 결정하는 것으로 병원의 특징에 관한 정보에 의해서 결정된다.

④ 예를 들면 환자를 간호요구에 따라 분류한 후 각 분류군에 따라 필요한 시간을 산출하여 총 간호업무량에 따라 간호사를 모집하고 선발·배치한다.

적정 간호사의 수(명)

$$= \frac{\text{간호단위 총 업무량}}{\text{8(일평균 근무시간)}} \times 1.3$$

$$= \frac{\text{간호단위 총 직접간호시간 + 간호단위 총 간접간호시간}}{\text{8(일평균 근무시간)}} \times 1.3$$

= 간호단위 근무간호사 실제 수 × 1.3

• 1일 총 간호업무량 = 1일 총 직접간호활동시간 + 1일 총 간접간호활동시간 + 1일 총 개인시간

28 A노인요양병원 간호부에서 경력간호사를 선발하기 위해 '병원경력 5년, 석사 이상, 노인전문간호사 자격증 취득자우대'의 조건으로 간호사 외부모집공고를 시행하였다. 이러한 공고 내용은 다음 중 무엇으로부터 얻을 수 있는가? 2015

① 직무설계
② 직무평가
③ 직무기술서
④ 직무명세서

해설 직무분석의 결로 나오게 되는 직무기술서와 직무명세서는 출제빈도가 높은 부분이므로 깊이 있게 개념을 정리하도록 한다. 직무명세서는 인적인 부분에 대해서 자세하게 명시되어 있다.

직무명세서는 직무가 요구하는 특성을 더욱 상세하게 기술한 것으로 특정임무를 효과적으로 수행하는데 필요한 개인의 여건과 능력에 대한 기록이다.

직무명세서는 직무 수행자의 성격, 경험, 지식, 체력, 교육수준 등 개인적 특성 또는 인적 요건에 대해 구체적으로 계량화하며 명시한 것이다. 문제에서 병원경력 5년, 석사 이상, 노인전문간호사 자격증 취득자 우대등의 인적인 사항에 대해 자세히 공지하고 있으므로 직무명세서에 대한 내용임을 알 수 있다.

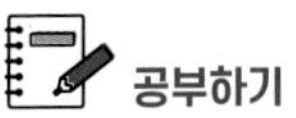

공부하기

[직무분석 결과]

직무기술서와 직무명세서는 모두 조직구성원 모두에게 공개되어야 하며 이해되기 쉽고 정확하며 간결하게 표현되어야 한다.

(1) 직무기술서

① 직무기술서는 직무에 대한 설명서로 직무를 수행하는데 요구되는 다양한 사항들을 계량화하여 구체적으로 서면화한 것이다.

② 직무기술서의 내용으로는 직무명, 근무위치, 직무의 개요, 직무의 내용, 기구와 장비, 물품과 서식, 감독, 근무조건, 위험 등이 있다.

③ 해당 직무에 요구되는 직원의 특성과 직무에 대한 주요 의무 및 책임의 범위 등 직무에 대해 자세히 해설한 것이다.

④ 직무기술서는 직무 평가를 위한 기록자료로 이용되며 직원채용, 급여결정, 승진, 배치 훈련 등 인적자원관리의 기초가 된다.

(2) 직무명세서

① 직무명세서는 각 직무를 수행하는데 필요한 자격요건을 직무기술서에서 찾아내 더욱 상세히 기술한 것이다.

② 직무를 적절히 효과적으로 수행하는 데 필요한 특별한 인적 특성이나 요건(교육, 경험 등)과 능력에 대한 기록이다.

③ 직무명세서는 직무 수행자의 성격, 경험, 지식, 체력, 교육수준 등 개인적 특성 또는 인적 요건에 대해 구체적으로 계량화하며 명시한 것이다.

④ 직무명세서는 주로 모집과 선발에 사용되지만 직무기술서와 함께 직무개선과 재설계, 경력계획, 경력상담에도 사용이 된다.

29 신입간호사가 희망하는 부서에 배치되었으나 부서업무에 잘 적응하지 못한다면 부서 재배치 시 신중하게 고려할 원칙은? 2015

① 실력주의

② 균형주의

③ 적재적소주의

④ 인재육성주의

해설 신입간호사가 희망하는 부서에 배치되었으나 부서업무에 잘 적응하지 못한다면 재배치시에 무엇보다도 개인이 능력과 성격 등을 고려하여 구성원이 최상의 능력을 발휘 할 수 있는 곳으로 배치하도록 한다.

[인적자원의 적정배치 및 이동을 위한 4가지 원칙]

① 적재적소주의:개인이 소유한 능력과 성격 등을 고려하여 최적의 직위에 구성원을 배치하여 최상의 능력을 발휘하게 하는 것을 의미한다.

② 실력주의:능력을 발휘할 수 있는 영역을 제공하며 그 일에 대해서 올바르게 평가하고 평가된 실력과

업적에 대해 만족할 대우를 하는 원칙을 말한다.

③ 인재육성주의:사람을 성장시키면서 사용하는 방법으로 상사에 의한 육성뿐 아니라 본인 자신의 의사와 의욕, 욕망을 중심으로 한 자기 육성의 의욕을 개발하는 것을 뜻한다.

④ 균형주의:배치 및 이동에 있어서 단순히 본인만의 적재적소를 고려할 것이 아니라, 상하좌우의 모든 사람에 대해서 평등한 적재적소와 직장 전체의 적재적소를 고려할 필요가 있다.

30 인적자원관리의 패러다임 변화에 따른 인적자원관리(SHRM)의 중요 관심은? 2015

① 통제 중심의 인적자원관리

② 활용 중심의 인적자원관리

③ 개발 중심의 인적자원관리

④ 경쟁력 강화의 인적자원관리

해설 사람을 일의 한 부분으로 보았던 일반적인 인사관리에서 최근에는 효율적인 사람 관리를 통해 구성원을 핵심역량의 한 부분으로 인정하기 시작한 전략적 인사관리로 발달했다.

[인적자원관리의 개념적 발전단계]

구분	인사관리(PM)	인적자원관리(HRM)	전략적 인적자원관리(SHRM)
시기	한국 : 1980년대	한국 : 1990년대	한국 : 21세기
배경 환경	• 안정적 경제성장 • 노동조합압력, 노동법 정비	• 국내외 경쟁 심화 • 노동시장의 다양화	• 세계화 무한경쟁 • 급격한 환경변화
인사 개념	인적자원을 통제하고 감시하는데 들어가는 비용의 관점에서 접근	인적자원을 개발하고 적극적으로 활용하여 조직의 경쟁력 강화를 유도할 자원의 관점에서 접근	세계화와 무한경쟁시대로 들어오면서 효율적인 사람관리를 통한 핵심역량의 강화가 조직체의 경쟁력 확보에 가장 중요한 요소로 간주되고 있음을 의미, 인적자본 개념
인사 역할	• 개별적 인사기능 강화 및 체계화 • 인사부서의 전문화 • 노사관계의 비중 강화	• 인사부서의 역할강화 • 인적자원의 개발·활용 강조 • 인사부서 : 독립적 기능 수행	• 인적자원=경쟁력, 인적자본 개념 • 조직전략과 인사전략의 상호적합성 • 인사부서 : 사업의 전략적 파트너

공부하기

[인적자원관리의 개념]

① 조직의 목표를 효율적으로 달성하기 위해 인력자원의 계획과 확보, 활용과 보존 및 보상과 개발하는 체계적인 활동을 의미한다.

② 인적자원관리는 조직의 목표를 달성하기 위해 유능한 인적자원을 확보하고 구성원들의 능력을 충분히 발휘할 수 있도록 관리하는 활동을 말한다.

③ 최근에는 인적자원관리가 인간중심적이고 미래지향적으로 전개되고 있으며 조직의 목표와 조직구성원의 욕구를 통합하는 과정으로 인식되고 있다.

31 다음 중 간호조직의 경력개발제도에 대한 설명으로 옳지 않은 것은? 2014 서울시

① 간호사의 임상경험, 교육경험을 평가하는 관리자승진제도이다.
② 간호조직 내의 인력개발과 인사관리를 연계시키는 제도이다.
③ 간호사의 역량 수준에 따라 차별화하여 인정하는 보상체계이다.
④ 간호사의 실무 탁월성에 초점을 맞추려는 임상승진제도이다.
⑤ 간호조직이 숙련된 간호사를 보유하기 위한 인사관리제도이다.

✚해설 경력개발제도는 실무에서 능력을 갖춘 간호사를 개발하는 것이며 승진을 위한 인사관리 제도로 보기는 어렵다.

[간호조직 내에 경력개발이 필요한 이유]
(1) 병원 간 경쟁의 심화로 우수한 간호능력을 보유한 간호사 확보를 위해서 필요하다.
(2) 간호사의 핵심역량을 키울 체계적인 방안으로서 경력개발제도가 대안이 된다.
(3) 지식사회로의 변화에 주도적으로 대응할 간호사로서 육성·개발하려면 간호사의 경력개발 접근이 필요하다.
(4) 간호사의 간호역량 차이에 따른 조직기여도를 공정하게 관리하기 위해서도 필요하다.

공부하기

1. 경력개발의 개념
(1) 경력이란 조직체의 구성원이 장기적으로 여러 종류의 직무활동을 경험하는 것으로 특정 개인의 생애에 계속성, 질서, 의미를 부여하는 것이다.
(2) 경력개발은 조직의 욕구와 개인의 욕구가 일치될 수 있도록 각 개인의 경력을 개발하는 활동이다.
(3) 치열한 조직경쟁과 조직구성원들의 다양한 욕구에 따라 인적자원을 육성·개발하여 조직성과에 활용하려는 전략적 시도이다.

2. 경력개발의 목적
(1) 궁극적 목적은 조직구성원의 자기계발을 통한 조직의 유효성 증대
(2) 조직목표달성을 위해 필요한 자질을 갖춘 인재 확보 및 배치
(3) 자기개발을 통한 심리적 만족으로 구성원의 성취동기를 유발

32 A병원의 간호부에서는 최근 직원들의 투약 오류를 막기 위하여 간호부 차원에서 투약 교육을 실시하였다. 이런 투약교육 프로그램은 어떤 유형에 해당하는가? 2014 서울시

① 유도훈련
② 실무교육
③ 프리셉터십 교육
④ 직무오리엔테이션
⑤ 계속교육

해설 직원들의 투약오류를 막기 위한 교육은 교육 후 바로 실무에 적용되는 것으로 간호부 차원의 투약교육 프로그램은 실무교육이다.

① 유도훈련은 취업 후 2~3일 동안 조직에 전반적인 사항을 소개하는 것이다.

③ 프리셉터십 교육은 일을 하는 과정에서 직무에 관한 구체적인 지식과 기술을 습득하게 하는 방식이다.

④ 직무오리엔테이션은 일을 하는 과정에서 직무에 관한 구체적인 지식과 기술을 습득하게 하는 방식이다.

⑤ 계속교육은 보수교육을 의미하는 것으로 전문직 자격을 취득한 후에 임상실무를 강화하기 위한 목적으로 지식·기술 및 태도를 향상시키기 위해 계획하여 제공하는 학습활동을 말한다.

[실무교육(inservice education)]

㉠ 직원의 직무수행을 강화하기 위해 기관에서 제공하는 모든 현장 교육으로서 지식과 기술을 유지시키기 위하여 기획된다.

㉡ 새롭게 변화된 환자간호 방법, 절차, 새로운 진단 및 치료기술, 기구의 적절한 관리와 조작법, 물품의 적절한 사용, 신규 직원의 능력과 역할 등에 대해 교육한다.

㉢ 효과적인 실무교육 운영을 위한 선행조건
- 문서화된 목적과 방침을 수립한다.
- 실무교육을 위한 예산을 미리 확보한다.
- 실무교육의 담당자로 일할 인력자원을 확보한다.
- 교육에 필요한 설비와 비품을 준비한다.

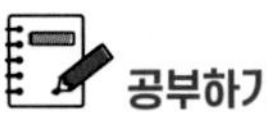
공부하기

인력개발의 유형

인력개발 프로그램 유형은 대상에 따른 분류와 장소에 따른 분류로 나뉜다.
- 대상자에 대한 분류 : 예비교육, 실무교육, 보수교육, 관리자교육
- 장소에 따른 분류 : 직장 내 교육훈련(OJT : On-the Job Training), 직장 외 교육훈련

33 현대에서 "전략적 인적자원관리(SHRM)"에 관한 설명으로 옳은 것은? 2013

① 인간관계론적으로 구성원의 만족감과 사회적·심리적 욕구 충족을 강조하는 이론이다.

② 과학적 관리론적으로 종업원의 시간-동작연구를 통한 생산성과 능률성을 추구하는 이론이다.

③ 조직의 인적자원 개발을 통해 생산성을 향상시키고자 하는 이론이다.

④ 인사고과, 임금, 복지후생과 더불어 인사행정업무를 강조하는 이론이다.

⑤ 효율적인 사람관리를 통한 핵심역량의 강화가 조직의 경쟁력 확보에 가장 중요한 요소로 간주하며, 이러한 전략적 관리를 통해 미래사회를 대비하려는 이론이다.

해설 SHRM은 급격한 환경변화로 인한 세계화 및 무한경쟁에 맞춰 전략적으로 인적자원을 관리하고자 하는 것이다.
- 인적자원은 경쟁력과 인적자본의 개념이며 조직전략과 인사전략의 상호적합성이고 인사부서는 사업의 전략적 파트너의 역할을 하는 것이다. 효율적인 사람관리를 통한 핵심역량의 강화가 조직체의 경쟁력 확보에 가장 중요한 요소로 간주되고 있음을 의미하는 인적자본개념이다.

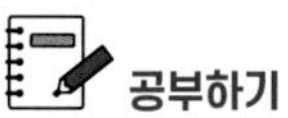
공부하기

(1) 인적자원관리의 의의

① 인적자원관리는 인사관리 개념에 비하여 인적자원의 중요성과 인적자원의 개발을 더 강조하고 있기에 인적자원관리는 현대적인 인사관리라고 할 수 있다.

② 인적자원관리는 조직의 목표를 달성하기 위해 유능한 인적자원을 확보하고 그들의 능력을 충분히 발휘할 수 있도록 관리하는 활동을 의미한다.

③ 인적자원관리는 개인의 의사를 존중하고 구성원의 능력개발과 동기유발을 유도하여 개인적인 만족감과 생산성(효율성)을 동시에 달성하는 방향으로 전개되어야 한다.

④ 최근에 인적자원관리는 인간 중심적이고 미래지향적으로 전개되고 있으며, 조직의 목표와 조직 구성원의 욕구를 통합하는 과정으로 인식되고 있다.

⑤ 전통적인 인사 관리의 차원이 아니라 전략적인 차원에서 그 중요성이 다시 부각되고 있다.

(2) 인적자원관리의 중요성

① 지식기반 사회에서는 인적자원이 물적자원보다 더 중요하며, 조직의 경쟁력에 큰 영향을 미친다.

② 조직의 목표가 훌륭하고 조직구조가 잘 설계되어 있다 하더라도 유능한 인적자원이 없으면 목표달성이 불가능하다.

③ 구성원의 지식경영 수준이 조직의 성패를 좌우하는 요즘, 인적자원관리 부서는 지식의 생성, 발전, 관리를 책임지는 인적자원의 역량을 업그레이드하기 위한 특단의 조치를 강구할 것이 요청된다.

④ 현대사회는 의료수준의 발달 및 국민수득 수준의 하상과 더불어 간호조직의 규모가 팽창되고 간호업무의 내용도 나날이 전문화되고 있기 때문에 유능한 간호인력의 질적 유지 및 활용은 병원인력의 효율적인 관리에 있어서 매우 중요한 의의가 있다고 할 수 있다.

34 적정 간호인력 수요산정에 필요한 것은? 2013

가. 직무분석	나. 간호전달체계
다. 간호사 경력	라. 의사 수

① 가, 나, 다　② 가, 다
③ 나, 라　④ 라
⑤ 가, 나, 다, 라

해설 적정 간호인력 산정은 인적자원관리에서 확보관리에 해당하며 필요한 인력을 산정하는 것은 간호의 생산성과 매우 긴밀한 관계가 있다. 간호전달체계와 직무분석, 간호사의 경력과 의사의 수 이상 모두 적정 간호인력 수요산정에 필요한 것이다.
특히, 의사의 수는 의사 한명당 진료할 수 있는 환자의 수가 정해져 있기 때문에 그에 따라 필요한 간호인력의 수가 산정됨으로 적정 간호인력 수요산정에 필요한 요소가 맞다.

[간호인력 수요 결정에 영향을 미치는 요인]

① 필요한 간호인력 수요 결정에 영향을 주는 요인

직무분석과 간호전달체계, 간호부서의 철학, 목적, 다양한 환자의 중증도, 환경적 요인, 시설, 환자 침상 수, 공급과 장비의 유효성, 다른 부서의 지원, 간호요원의 수준, 예산, 근무스케줄 등이 함께 고려되어야 한다.

② 총 필요요원을 결정할 때 고려 요소

㉠ 총 필요요원을 결정할 때는 공휴일, 휴가, 병가일, 결근율, 오리엔테이션 기간, 실무교육프로그램 횟수 등의 요소를 반드시 고려해야 한다.

㉡ 공휴일과 휴가가 많고 병가율과 결근율이 높으며 오리엔테이션 기간이 길고 근무 중에 실무프로그램이 잦은 기관에서는 필요한 간호요원의 수가 더 많아진다.

③ 종합병원의 적정 간호인력 수요 결정에 영향을 미치는 요인

㉠ 병원의 목표와 계획

㉡ 병원의 정책 및 규정

㉢ 병상규모, 병원의 제반 시설 및 환경

㉣ 간호단위의 건축구조와 시설

㉤ 환자의 수, 직원의 종류, 의사의 수

㉥ 진단에 따른 처치, 수술의 수와 종류, 병상점유율

㉦ 전문직 간호사와 보조원의 비율과 할당된 업무들, 치료와 간호법의 기술, 간호사의 임상경력 등

의료기관에 두는 의료인의 정원 [의료법 제 38조 관련 별표. 개정 2015.5.29.]

구분	
의사	연평균 1일 입원 환자를 20명 외래환자 3명은 입원 환자 1명으로 환산 의사 : 입원환자 = 1 : 20 의사 : 외래환자 = 1 : 60
조산사	산부인과에 배정된 간호사 정원의 3분의 1이상
간호사	연평균 1일 입원환자를 2.5명 외래환자 12명은 입원환자 1명으로 환산 간호사 : 입원환자 = 1. 2.5 간호사 : 외래환자 = 1 : 30

35 직무순환에 대한 설명으로 옳은 것은? 2013

가. 직무에 대한 지루함이 감소한다.
나. 새로운 기술을 배우고 자율성이 증대된다.
다. 직무를 조직의 전체적인 관점에서 본다.
라. 업무의 효율성을 높인다.

① 가, 나, 다
② 가, 다
③ 나, 라
④ 라
⑤ 가, 나, 다, 라

해설 직무설계에서 직무순환은 한 직무에서 다른 직무로 순환하는 것으로 직원들에게 다양한 경험과 자극을 줄 수 있어서 업무능률을 향상시킬 수 있다. 또한 새로운 지식과 기술을 배울 수 있으며 직무에 대한 지루함과 단조로움이 줄고 직무를 조직전체의 관점에서 생각할 수 있다.

[직무설계 요약]

(1) 직무단순화는 한 사람이 담당할 과업 수를 줄이는 것이다.
(2) 직무순환은 한 직무에서 다른 직무로 순환하는 것이다.
(3) 직무확대는 여러 과업을 묶어 직무의 영역을 넓히는 것이다.
(4) 직무충실화는 자주성, 성취감 등을 높일 수 있게 직무를 수직적으로 확대하는 것이다.
(5) 직무특성화는 개인 간의 차이에 의한 다양성을 고려하여 어떤 직무가 어떤 사람에게 적합한지를 알아보는 것이다.

36 수간호사가 일반간호사에 대해 '부족하다'는 부정적인 인상에 기초하여 점수를 낮게 줌으로써 피고과자가 실제 능력보다 낮게 평가되는 인사고과상의 오류는? 2013

① 혼효과
② 후광효과
③ 선입견 오류
④ 근접오류
⑤ 논리적 오류

해설 수간호사가 일반간호사에 대해 "부족하다"는 부정적인 인상을 언제나 갖는다면 이것은 고과자(관리자)의 기준이 너무 높아 언제나 피고과자(구성원)를 낮게 평가하는 인사고과상의 오류인 혼효과로 볼 수 있다.

② 후광효과 : 피평정자의 긍정적 인상에 근거하여 모든 수행 측정에 높은 점수를 주는 경향을 말한다.
③ 선입견 오류 : 사람에 대한 경직된 편견이나 선입견 또는 고정관념에 의한 오차를 뜻하며 성별, 종교, 연령, 출신, 학교, 출신지 등에 따라 판단하는 경우이다.
④ 근접오류 : 시간적 오류로 볼 수 있으며 평정자가 평정을 할 때 최근의 실적이나 능력 중심으로 평정하는데서 발생하는 오류로, 최근의 일들이 평정에 영향을 미치는 경우이다.
⑤ 논리적 오류 : 2가지 평정요소 간에 논리적인 상관관계가 있는 경우, 어느 한 요소가 우수하면 다른 요소도 우수하다고 쉽게 판단하는 경향을 말한다.

[직무수행평가의 오류]

근무성적 평정은 평정자의 주관적인 판단 또는 의견에 기초를 둔 것이므로 판단상의 착오가 있을 수 있기 때문에 이를 정확이 분석하는 것이 필요하다. 이러한 분석을 통해 인사고과상의 오류가 평정방법의 결함인지 개인의 평정능력, 태도 등의 결함인지 검토하고 개선하여야 한다.
혼 효과란 후광 효과의 반대의 의미를 가지며, 평정자가 지나치게 비평적이고 완벽을 요구하는 성향일 때 피평정자는 실제 능력보다 더 낮게 평가된다. 예를 들어 간호관리자가 완벽주의자라면 상대적으로 대부분의 피평정자들을 낮게 평가할 것이다.

37 다음 중 간호업무방법으로 맞게 연결 된 것은? 2013

가. 팀간호방법 - 보조인력을 활용하여 업무를 조정할 수 있고 전문직과 비전문직 인력 간의 장벽을 최소화한다.
나. 기능적 분담방법 - 간호사 간에 의사소통이 원활하고, 책임 소재가 분명하다.
다. 사례방법 - 환자의 비용부담이 크고, 근무 교대로 일관성이 떨어진다.
라. 일차간호방법 - 업무의 연계가 원활하게 이루어지지 않는다.

① 가, 나, 다
② 가, 다
③ 나, 라
④ 라
⑤ 가, 나, 다, 라

해설 간호전달체계는 간호를 조직하여 환자에게 간호서비스를 전달하는 방법으로 구조적인 업무분담을 통하여 간호대상자들에게 효율적이고 효과적인 간호를 제공하는데 목적이 있다. 간호전달체계의 방법인 총체적 간호방법, 기능적 분담방법, 팀간호방법, 모듈간호방법, 일차간호방법, 사례관리 등 각각의 개념에 대해 정리하고 이해하도록 한다.

가) 팀간호는 다양한 간호인력이 팀을 이루면서 몇 명의 환자를 공동으로 간호하는 방법으로 사례방법과 기능적 방법의 장점과 부족한 부분을 보완하여 개별간호를 적용하려는 데 목적이 있다.
나) 기능적 분담방법은 입원환자의 수가 많은 것에 비해 간호인력이 적은 경우 업무를 단시간에 수행해야 할 때 적당한 기능별로 간호업무를 나누어서 분담하게 하는 방법으로 책임의 소재가 불분명해질 수 있으며 간호사들 간의 의사소통이 제대로 이루어지지 않는 경우에는 간호서비스 전달이 지연되고, 기계적인 간호활동으로 환자를 간호하는 것이 비인간화, 단편화되어 질 수 있다.
다) 사례방법은 환자방법(patient method)이라고도 하며 가장 오래된 전인적인 간호방법으로 한 명의 간호사가 한 명의 대상자를 돌보는 것이다.
라) 일차간호방법은 한 명의 간호사가 담당하는 환자의 병원 입원에서 퇴원까지의 24시간 전체의 간호를 책임지는 방법으로 환자를 담당하는 간호사가 정해지면 환자가 퇴원한 후나 그 기관에 다시 입원한 경우에도 그 환자의 간호를 지속적으로 책임지는 것으로 업무의 연계 및 전인간호가 이루어질 수 있는 가장 확실한 방법이다.

38 직무수행평가의 목적을 설명한 것이다. 해당되는 것을 모두 고르면? 2013

가. 사기앙양
나. 임금관리
다. 인사이동
라. 교육훈련

① 가, 나, 다
② 가, 다
③ 나, 라
④ 라
⑤ 가, 나, 다, 라

해설 **[직무수행평가의 목적]**

일반적으로 직무수행평가는 임금관리, 인사이동, 교육훈련, 근무의욕 향상, 사기앙양에 목적을 두고 있다. 직무수행평가의 구체적인 목적은 다음과 같다.

① 직무수행능력의 결정을 확인
② 능력개발 및 성과향상을 위한 동기부여
③ 구성원의 재능과 능력을 발견하고 성취를 인정
④ 관리자와 구성원 간의 의사소통을 증진하고, 조직목표와 직무에 대한 이해 증진
⑤ 구성원 간의 관계를 확인하고 격려하여 업무수행을 증진
⑥ 승진과 급여 인상 요건에 해당되는 실력 있는 직원을 확인
⑦ 관리자는 도움이 필요한 직원들을 지도, 상담할 수 있는 근거를 마련
⑧ 조직 내 재능 있는 구성원의 목록을 만들고 업무를 재배치
⑨ 구성원의 훈련 및 성장욕구를 파악
⑩ 불만족한 구성원 파악

[직무수행평가의 의의]

직원들이 성공적으로 직무를 수행하고 있는가를 판단하는 활동으로 구성원이 가지고 있는 능력, 근무성적, 자질 및 태도, 구성원의 가치 등을 객관적으로 평가하는 절차이며, 인사고과 또는 근무평정이라고 흔히 불린다.

39 간호전달체계 유형 중 표준진료지침을 사용하여 특정기간에 수행될 건강관리팀의 의무와 이를 통해 기대되는 환자의 결과를 미리 예상하여 건강서비스를 관리하는 간호업무 분담방법은? 2013

① 모듈법
② 팀간호방법
③ 사례관리법
④ 일차간호방법
⑤ 기능적 분담법

해설 사례관리법이란 표준진료지침서를 사용하여 특정 기간 내 수행될 건강관리팀의 의무와 이를 통해 기대되는 환자의 결과를 미리 예상하여 건강 서비스를 제공하는 방법이다.

[사례관리법의 4가지 기본요소]

① 주어진 시간 틀 내에서 임상적 결과 얻기
② 간호제공자를 사례관리자와 동일하게 봄
③ 단위나 부서를 초월하여 간호사와 의사 집단의 실무에 협조할 것
④ 목표를 세우고 평가하는 일에 환자와 가족이 적극 참여할 것

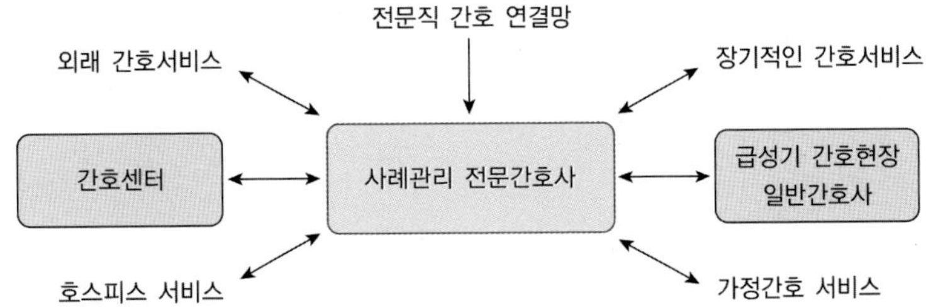

40 간호수가에 대한 설명으로 옳지 않은 것은? 2011

① 자원기준 상대가치체계는 투입되는 자원의 상대적 가치에 의해 수가를 산정한다.
② 간호수가는 간호행위의 대가로 지불을 청구할 수 있는 금액을 의미한다.
③ 행위별 수가제는 간호서비스 항목별로 수가를 산정한다.
④ 포괄수가제는 개별 환자에게 실제 투입된 자원의 양에 기초하여 수가를 산정한다.

해설 1. 간호수가의 개념

(1) 간호사가 대상자에게 제공한 간호행위의 대가로 진료비를 산정하는 방식을 의미한다.
(2) 우리나라 간호수가는 행위별수가제(30여 항목)와 일당수가제를 적용하고 있다.
(3) 병원의 여러 부서 중 간호부서가 소비부서가 아니라 병원의 이익을 창출하는 부서라는 것을 인식시키기 위해 필요하다.

2. 간호원가 산정방법

간호원가 산정방법은 환자분류체계에 따른 방법과 포괄수가체계에 의한 방법, 상대가치체계에 의한 방법으로 분류된다.

(1) 한자분류체계에 따른 간호원가 신정빙빕
① 환자분류체계에 따른 간호원가 산정방식은 환자의 위급상태에 따라 경환자군, 중등환자군, 중환자군, 위독환자군으로 나누어 각 군에 대한 간호원가를 산정하는 방법이다.
② 환자분류체계에 따라 간호원가를 산정하려면 우선 환자분류도구 및 결정지침을 개발해야 하고 병원이나 간호사마다 수행하는 간호서비스의 질과 양이 표준화되어야 한다.
③ 과잉 간호서비스의 가능성을 배제하고 간호료 지불에 대한 투명성을 확보하며 간호인력 산정의 탄력성을 유지할 수 있다.
④ 환자의 중증도가 수시로 바뀌는 경우 원가의 손실 우려가 있고 환자의 중증도를 파악하기 위해 환자분류 사정업무를 추가적으로 수행해야 하는 번거로움이 있다.

(2) 포괄수가체계에 의한 간호원가 산정방법
① 환자를 질병군별로 분류하여 간호원가를 산정하는 방법으로 환자 수 대비 간호사 수의 기준을 확보해야 하고 질병군별 간호표준화가 이루어져야 한다.
② 간호료 산정을 위한 추가적인 간호업무는 없으나, 간호의 질이 낮아질 위험성이 있다.

(3) 상대가치체계에 의한 간호원가 산정방법
① 상대적 가치로 접근하여 점수화하고 이를 금액화하는 산정방법으로 간호업무의 표준화가 필요하다. 난이도 있는 간호를 제공함으로 간호의 양과 질을 높일 수 있으나 환자가 간호의 양을 선택할 수 있고 과잉간호가 발생할 우려가 있다.

간호사가 제공하는 다양한 간호서비스 중에서 행위별 수가로 별도 보상 받는 행위는 30여 항목에 불과하며, 수가화된 항목을 제외한 나머지 간호행위에 대한 가치는 입원료의 한 영역인 간호관리료에 일당수가로 포괄화되어 있다.

41 현대적 인사평가, 즉 인사고과의 특징에 대한 설명 중 옳지 않은 것은? 2011

① 업적중심고과
② 승급, 상여 등 목적별 고과
③ 피고과자의 참여에 의한 고과
④ 구체적 기준에 의한 고과
⑤ 능력, 적성, 의욕의 고과

해설 **[전통적 인사고과와 현대적 인사고과의 비교]**
전통적으로 직무수행평가는 주로 인적자원관리의 상벌 결정과 적재적소의 배치를 목적으로 수행되어 왔고, 현대에 와서 직무수행평가를 성과피드백과 목표설정, 인력개발과 계획목적에 비중을 두고 인적자원 자료베이스와 인적자원관리의 연구조사 자료로서 그 중요성이 점차 커지고 있다.

전통적 인사고과	현대적 인사고과
• 업적중심의 고과 • 임금·승진관리를 위한 고과 • 포괄적·획일적 고과 • 평가자 중심의 고과 • 추상적 기준에 의한 고과	• 능력·적성·의욕(태도)의 고과 • 능력개발·육성을 위한 고과 • 승급·상여 등 목적별 고과 • 피고과자의 참여에 의한 고과 • 구체적 기준에 의한 고과

42 간호사, 의사를 포함하는 다학제 건강관리팀이 환자의 입원부터 퇴원까지 수행하여야할 업무와 기대되는 환자결과를 담은 표준 진료 지침서에 의거하여 건강서비스를 제공하는 방법은? 2011

① 사례방법
② 사례관리
③ 모듈방법
④ 팀간호방법
⑤ 일차간호방법

해설 "표준 진료 지침서" 그리고 "다학제 건강관리팀"은 사례관리의 핵심적인 키워드이다. 이러한 문제에서 주의점은 단어가 비슷한 사례방법과 사례관리를 혼돈하지 말아야한다는 것이다.
사례관리란 DGR 개념이 도입되면서 적용된 방법으로 간호사와 의사를 포함하는 다학제 건강관리팀이 환자의 입원 시부터 퇴원 시까지 수행하여야 할 업무를 표준진료지침서에 의거하여 건강서비스를 제공하는 방법이다. 사례관리나 메니지드 케어를 할 때 가장 중요한 도구는 표준진료지침이다.

공부하기

[표준진료지침]
• 표준진료지침서(Critical Pathway 또는 Clinical Pathway, CP)는 효과적인 사례관리를 위한 환자관리 도구

의 하나로서, 다학제 팀이 특정 환자집단을 위해 개발한 실무지침서이다.
- 표준진료지침서는 특정 진단명에 대한 의료서비스의 제공 순서와 시점 등을 미리 정해둔 표준화된 주요 진료과정으로서, 의료팀이 어떤 의료행위를 어떤 시기에 제공할지를 도식화한 것이다.
- 표준진료지침서는 일련의 간호를 수행하기 위하여 환자간호의 비용효과적인 측면을 계획, 사정, 적용, 평가하는 구조화된 간호방법론으로 여기에는 시간 및 활동의 순서가 연속성이 있도록 도표화 해 놓은 것을 말한다.
- 표준진료지침서는 주 진료경로, 실무관리 계획표 등으로도 불린다.

43 간호인력관리에 대한 설명이다. 옳지 않은 것은? 2011

① 인력관리는 직무관리, 확보관리, 개발관리, 유지관리 네가지 과정을 포함한다.
② 직무관리는 직무설계, 직무분석, 직무평가와 관련된 활동이다.
③ 개발관리란 간호인력의 예측 및 계획, 모집 및 선발, 배치등과 관련된 활동이다.
④ 유지관리란 보상관리, 직원훈육, 결근 및 이직관리, 노사관계관리와 협상과 관련된 활동이 포함된다.
⑤ 보건의료조직은 노동집약적이므로 인력관리가 가장 중요하다.

해설 ③은 인전자원 과정 중에서 확보관리에 대한 내용이다.

인적자원관리 | 과정

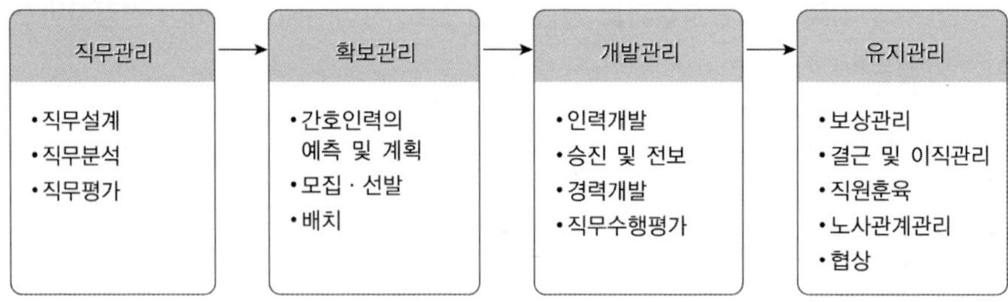

공부하기

[병원조직에서의 인적자원관리의 중요성]

(1) 병원 운영의 50% 이상을 인건비가 차지하고 있을 정도로 병원은 노동집약적 운영이 이루어진다.
(2) 타 조직에 비해 다양한 분야의 전문직을 가진 인력으로 구성되어 있어 조정이 쉽지 않다.
(3) 노동집약적이라는 특징으로 인해 구성원 개개인의 능력이 중요시된다.

44 간호전달체계의 유형에 대한 설명으로 옳지 않은 것은? 2011

① 기능적 분담법은 간호사 한 사람이 특정 유형의 업무들을 분담받아 근무시간 동안에 수행하는 방법이다.

② 팀 간호법은 팀 리더를 중심으로 일정 수의 환자를 몇 명의 간호 인력이 공동으로 간호하는 방법이다.

③ 모듈법은 간호사 한 사람이 환자의 입원부터 퇴원까지 제공 되는 모든 간호서비스에 책임을 지는 방법이다.

④ 사례관리는 주로 주임상경로(clinical pathway) 등을 적용하여 비용 효과적으로 간호하는 방법이다.

+해설 ③은 일차간호에 대한 내용이며, 모듈법은 일차간호와 팀간호의 장점을 조합하여 적용하는 간호방법이다.

[모듈방법의 개념]

① 모듈법은 팀간호법의 발전된 변형방법으로 팀간호를 용이하게 하기 위하여 지역적 단위로 구성하는 방법으로 정의된다.

② 지리적으로 환자를 할당하여 간호인력을 침상 곁에 더 가까이 있게 하고자 하면서 동시에 가능한 한 적은 인원의 팀을 구성하여 의사 소통의 단계를 줄이고 직접 환자간호 시간을 늘여서 질적 간호를 제공하고자 하는 방법이다.

③ 모듈법의 팀구성은 간호사, 간호조무사, 보조원 등을 포함시키며 이 방법은 전문직원과 비전문직원이 함께 일한다는 점에서 팀간호와 유사하고 환자의 입원에서 퇴원, 추후관리, 재입원 시 그 환자를 담당한 모듈의 간호사가 간호를 맡는 점이 일차간호방법과 유사하다.

④ 일차간호방법에서 일차간호사가 24시간 환자의 간호를 책임지는 것과 달리 모듈에서는 2~3명의 간호사가 책임을 공유하는 것이 차이점이다.

⑤ 일차간호방법을 실행할 간호사가 부족할 때 사용되며 재정난과 인원 변동이 잦아 어려움이 있는 병원에서 질적 환자간호와 전문적 간호를 증진하여 효율적인 전달체계를 제공하기 위한 방법이다.

⑥ 팀간호에서는 팀리더인 간호사가 환자의 간호를 이끌어 나가지만 모듈간호법에서는 각각의 간호사가 일정 수의 환자들에게 직접 간호를 전달하고 비전문인들로부터 도움을 받는다.

⑦ 모듈간호에서 간호사는 간호제공뿐만 아니라 모듈 내의 모든 환자를 돌보고 간호의 기술적인 면에 대하여 비전문인들을 지도한다.

45 직무분석방법에 대한 설명으로 옳지 않은 것은? 2011

① 작업표본방법은 분석자가 일정 기간 동안 직원의 활동을 관찰하고 기록한 후 전체근무시간과 비교하여 각각의 일에 소요되는 시간을 계산하는 방법이다.

② 질문지법은 직원이 질문지에 업무 내용을 직접 기술·응답하는 방법이다.

③ 면접법은 직무 담당자와 직접 면담을 통해 자료를 수집하는 방법이다.

④ 작업기록법은 조직목표 달성의 성패에 결정적인 역할을 한 사건을 중심으로 효과적인 행동패턴을 분석하는 방법이다.

해설 ④ 작업기록법은 작업일지법이라고도 하며 매일 작성하게 되는 직무수행자의 작업일지나 메모사항을 토대로 해당 직무에 대한 정보를 수집하는 방법이다.

[직무분석 방법의 유형]

① 중요사건방법(critical incident method) : 성공적인 직무수행에 결정적인 역할을 한 사건이나 사례를 중심으로 직무를 분석하는 방법이다.

② 작업표본방법 : 분석자가 일정 기간 동안 작업 중인 직원의 활동을 관찰하고 기록한 후 전체 근무시간과 비교하여 각 과업에 소요되는 시간을 비율로 계산하는 방법이다.

③ 경험방법(experimental method) : 직무를 직접 수행해 보는 방법이다.

④ 요소분석법(factor analysis) : 각 직무마다 공통적으로 해당되는 요소를 중심으로 직무를 분류하여 분석하는 방법이다.

⑤ 질문지법:현장의 직무수행자에게 설문지를 배부하고 직무의 내용에 대해 기술하도록 하여 직무에 대한 정보를 획득하는 방법이다.

⑥ 관찰법:가장 효과적으로 작업정보를 얻는 방법으로 조사자가 직접 직무담당자의 업무수행을 관찰하는 방법이다.

⑦ 자가보고법:자가일기법이라고도 하며 스스로의 업무를 보고하는 형식으로 일기를 쓰듯이 기술하는 방법이다.

⑧ 면집법:직무를 담당하는 수행자와 직접 면담하는 방법으로 직무분석을 위한 자료수집을 위해 가장 널리 이용되는 방법이다. 면담 시 면접자는 정보를 얻고자 하는 직무에 대해 잘 알고 있어야 한다.

46 직원 훈육의 효과를 높이기 위한 원칙으로 옳은 것은? 2011

① 직원의 문제행동보다는 사람 자체에 초점을 둔다.

② 훈육규칙은 일관성 있게 적용하되, 개인의 상황에 따라 융통성 있게 대처한다.

③ 훈육은 충분한 시간을 갖고 천천히 처리한다.

④ 훈육은 공개적으로 시행하여 재발을 예방한다.

해설 훈육은 사람 자체가 아닌 문제행동에 초점을 맞추어야 한다. 이렇게 올바른 훈육을 하기 위해서는 훈육자가 자신의 감정을 누그러뜨릴 시간적 여유가 필요한 것은 맞으나 천천히 문제를 처리하게 되면 대상이 되는 직원이 자신의 문제행동과 잘못 된 점에 대해 망각해 버릴 수가 있으므로 적당한 시간을 갖는 것이 중요하다. 또한 개인의 프라이버시를 위해 훈육 초기에는 비공개적으로 진행하고 같은 문제가 반복되었을 때 공개적으로 훈육하도록 한다.

공부하기

[직원훈육의 정의]

① 직원훈육이란 직원에게 벌을 주는 것이 아니라 직원 자신이 스스로 행위를 적절히 조절함으로써 직원의 행위가 교정되도록 동기부여를 하는 것을 말한다.

② 직원이 조직의 규칙이나 규정을 준수하게 교육하고 이를 위반하지 않게 통제하며 징계하는 인적자원관리의 한 형태이다.

47 간호사에게 자기표현 기법이 요구되는 이유에 대한 설명이다. 옳지 않은 것은? 2011

① 간호업무에 필요한 의사소통과 인간관계 개선에 필요한 요소이다.
② 간호진단을 내리는 데 필요하다.
③ 전문직으로 간호행위에 책임지는 태도를 활성시키기 위해서이다.
④ 간호사 자신의 태도와 기대를 상대방에게 분명하게 전달하기 위함이다.
⑤ 능동적, 생산적 대인관계 형성에 필요한 요소이다.

해설 ② 의사와 간호사, 간호사와 환자.보호자 또는 간호사 간의 인간적 관계에서 필요한 자기주장에 사용되는 자기표현 기법과 환자의 임상적 질환에 초점이 맞춰지는 간호진단과는 별개의 내용이다.

[간호현장에서 주장행동의 필요성]

(1) 간호업무능력의 향상 :인간관계 개선으로 인해 간호업무의 향상을 가져올 수 있다.
(2) 인간관계의 개선 :상대방과의 생산적인 인간관계를 지속시킨다.
(3) 자기능력의 신장 : 자신의 능력을 최대한 발휘할 수 있게 하는 자기 성장의 발판이 된다.
(4) 정신건강의 증진 : 감정의 억제를 사전에 예방하거나 해소시켜 정신건강을 증진시킨다.
(5) 의사소통의 증진 : 효과적인 의사소통으로 간호업무를 위한 인간관계를 개선시킬 수 있다.

48 직무분석에 대한 설명으로 옳지 않은 것은? 2010

① 직위 본질과 기능요건 규명
② 직무기술서와 직무명세서를 만들기 위해 직무분석을 한다.
③ 다른 직무와 비교해서 분석하여 특정직무가 갖는 상대적 가치를 평가한다.
④ 지휘·통제 등 관리과정 전체에 영향을 미친다.
⑤ 특정한 직위에서 필요로 하는 지식·태도 등을 확인하는 것

해설 ③은 직무평가에 대한 내용이다. 직무평가(job evaluation)는 조직의 다른 직무와 비교해서 특정 직무가 지닌 상대적 가치를 측정하는 것으로 직무의 중요성, 위험도, 난이도, 책임과 요구되는 학력, 능력, 경험, 노력, 업무시간 등을 객관적으로 비교·평가하여 직무의 상대적 가치를 정하는 체계적인 방법이다.

공부하기

[직무분석의 개념]

① 직무분석이란 직무내용, 근무조건, 직무수행에 필요한 기술, 태도, 적성 등 직무가 요구하는 특성을 분석하여 조직 내에 존재하는 직위의 본질과 기능요건을 규명하는 것이다.
② 직무분석을 통해 직무기술서와 직무명세서를 개발한다.
③ 직무가 가지는 의미를 명확하게 파악하여 특정 기관, 특정 부서에서 그 직무가 현재 어떠한 양상과 특징, 의미를 지니는지 기술하는 것으로 조직 전체 구조, 인적자원관리, 지휘, 통제 등 관리과정 전체에 영향을 미친다.

49 간호인력 수요 예측을 위해 간호부에서 우선적으로 해야 하는 것은? 2010

① 병상수 확인
② 직무분석
③ 인력산정
④ 근무환경향상
⑤ 환자분류

해설 문제를 잘 읽어야 한다. 이 문제는 인적자원관리의 과정을 묻는 것이 아니라 간호인력 수요를 예측 할 때 우선적으로 해야 할 일을 묻고 있다. 곧 확보관리에서 과정을 알고 있는지를 묻는 질문이다.
그러므로 간호인력 요구 산정 따른 환자분류체계가 우선적으로 이루어져야 하는 것이 맞다.

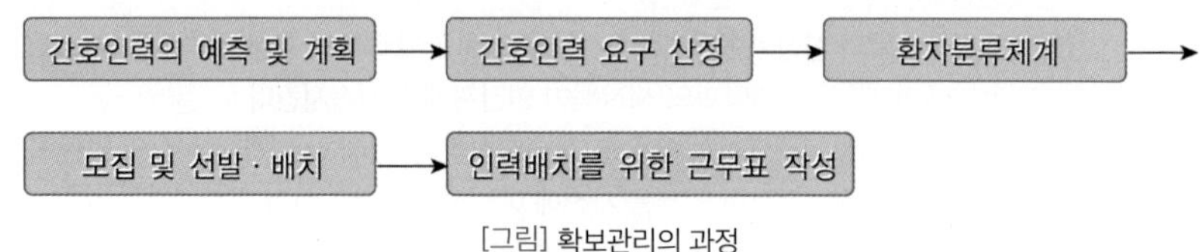

[그림] 확보관리의 과정

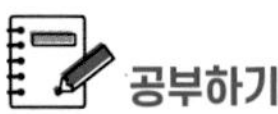
공부하기

[간호인력 요구 산정]

간호업무를 수행하면서 환자에게 만족한 수준의 질적 간호를 제공하고 부서의 목적을 달성하기 위해서는 각 간호단위별로 적절한 간호인력 수요가 책정되어야 한다.

[환자간호요구에 따른 환자분류체계(PCS;Patient Classification System)의 개념]

① 간호관리자는 효율적인 간호를 시행하기 위해 간호업무량을 예측해야 하며 간호업무량 예측을 위해 간호해야 할 환자의 총수와 진단이나 간호범주에 따른 환자의 수요를 알아야 한다.
② 간호업무량 측정을 위해 환자통계자료를 이용하기도 하지만 정확한 예측이 되기 위해서는 환자 간호요구를 측정하는 것이 좋은 방법이다.
③ 환자분류 제도를 이용하여 간호업무량을 측정할 때는 각 분류군별 간호시간을 직접간호활동, 간접간호활동시간, 건강교육으로 구분하여 측정한다.

50 간호수가에 대한 설명으로 옳지 않은 것은? 2010

① 자원기준 상대가치체계는 투입되는 자원의 상대적 가치에 의해 수가를 산정한다.
② 간호수가는 간호행위의 대가로 지불을 청구할 수 있는 금액을 의미한다.
③ 행위별 수가제는 간호서비스 항목별로 수가를 산정한다.
④ 포괄수가제는 개별 환자에게 실제 투입된 자원의 양에 기초하여 수가를 산정한다.

해설 ④는 행위별수가제에 대한 설명이다.

포괄수가제는 제공한 서비스 항목과 수량에 직접 관계없이 사례에 기초하여 진료비를 지불하는 방식으로 DRG(Diagnosis related group)가 대표적인 방법(미국 : Medicare, Medicaid)이다. 포괄수가제의 장점은 의료비 절감 및 증가 억제, 조기퇴원 및 재원일수 단축, 자원이용 감축이고, 단점은 투입비용을 줄이려는 동기가 강화되어 서비스의 질이 저하된다는 것이다.

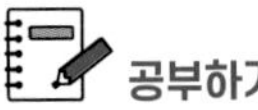

공부하기

[행위별수가체제(fee-for-service)]

① 의료진이 제공한 진료의 내용과 서비스의 양에 따라 항목별로 의료비가 책정된다.
② 진료행위, 진료재료, 의약품별로 미리 정해진 각각의 항목당 가격을 공급자에게 지불하는 방법이다.
③ 장점 : 현실적으로 시행하기 쉽고 합리적이며, 의료서비스의 질이 높고 양이 많음
④ 단점 : 과잉진료 조장, 건강교육과 간호행위에 대한 수가 제외, 진료비 계산과 보험청구에 많은 시간과 인력 낭비, 국민 의료비 증가

51 직무설계 방법에 대한 설명으로 옳지 않은 것은? 2010

① 직무 단순화는 한 사람이 담당할 과업 수를 줄이는 것이다.
② 직무 순환은 한 직무에서 다른 직무로 순환하는 것이다.
③ 직무 충실화는 자주성, 성취감 등을 높일 수 있도록 직무를 수직적으로 확대하는 것이다.
④ 직무 특성화는 여러 과업을 묶어 직무의 영역을 넓히는 것이다

해설 ④ 직무특성화는 개인 간 차이에 따른 다양성을 고려하여 직무를 설계하는 것이다.

[직무특성모형(job characteristics model)]

직무충실화 개념에 기본을 두고 있으나 현재 직무의 진단을 통해 기존 직무설계를 수정하는 데 초점을 둔다. 또한, 어떤 직무가 어떤 사람에게 적합하며 어떻게 최상의 동기부여를 하고 이러한 결과를 어떠한 방법으로 측정하고 평가할지를 살펴봄으로써 동기부여를 고려하여 직무를 설계한다.

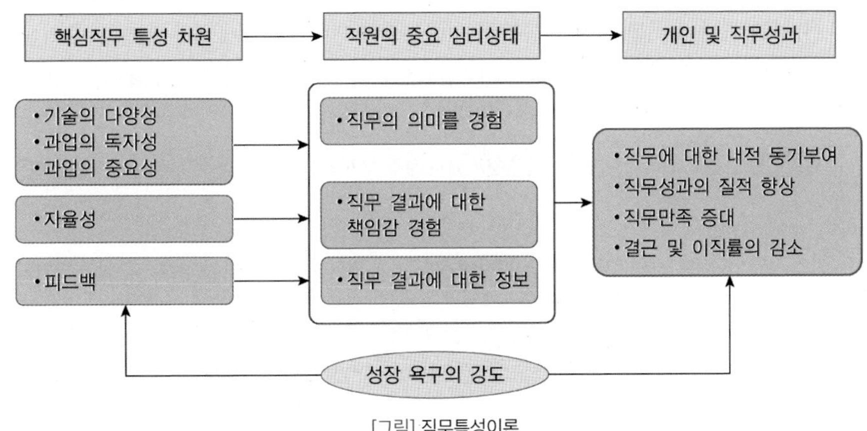

[그림] 직무특성이론

52 직무 평가 방법에 대한 설명으로 옳지 않은 것은? 2010

① 서열법은 가장 오래되고 전통적인 직무평가 방법이다.

② 요소비교법은 조직 내의 모든 직무를 확인하고 분류하여 유사한 직무를 같은 등급으로 묶는 방법이다.

③ 점수법은 직무를 계량화하는 방법 중 하나로 직무의 중요성을 화폐단위로 표시하는 방법이다.

④ 서열법은 조직 내의 각 직무를 최상위부터 최하위까지 비교,평가하여 순위별로 계층화하는 방법이다.

해설 ②는 직무 확인 후 유사한 직무끼리 같이 묶는 방법은 직무분류법이다.

[직무분류법(job-classification method)]

① 직무분류법은 서열법에서 발전한 것으로 직무에 대한 등급기술서를 작성하는 것이다.

② 유사한 성질을 가진 직무를 묶어서 직무를 분류하고 등급으로 구분하여 평가하는 방법이다.

③ 업무의 내용, 책임, 교육 등을 명시하여 유사한 직무를 같은 등급으로 묶고 각 등급이 타 등급과 명확하게 구분될 수 있도록 구체적으로 기술한다.

④ 장점 : 서열법보다는 직무 차이를 구체적으로 밝혀주고 또 쉽게 이해할 수 있게 하므로 조직의 지위와 급료문제를 쉽게 이해시킬 수 있다.

⑤ 단점 : 조직에 존재하는 직무가 많을 경우에는 모든 직무를 다 확인하고 등급을 매기기가 매우 어렵고 같은 직무를 놓고도 각기 다른 등급으로 평가할 수 있어 평가결과에 일관성을 부여하기가 어렵다.

53 관리자가 부하직원의 직무수행을 평가하는 과정에서 발생할 수 있는 혼 효과(horn effect)에 대한 설명으로 옳은 것은? 2010

① 평가자의 평점이 모두 중간치에 집중하는 심리적 경향으로 아주 높은 평점이나 아주 낮은 평점을 피하는 경우

② 평가자가 지나치게 비평적이어서 피평가자의 실제 능력보다 더 낮게 평가되는 경우

③ 피평가자가 거둔 실적과 상관없이 대부분의 피평가자에게 좋은 평점을 주려는 경우

④ 어떤 평가자가 다른 평가자보다 언제나 후한 점수 또는 나쁜 점수를 주는 경우

해설 ② 혼효과와 후광효과는 기출문제에서 자주 보게 되는 문제유형이다. 두 가지 개념 모두 꼼꼼히 숙지하기 바란다.

(1) 혼 효과

① 평정자가 지나치게 비평적인 성향일 때 피평정자가 실제 능력보다 더 낮게 평가되는 낮은 점수를 주는 경향을 말한다.

② 관리자가 완벽주의자라면 상대적으로 피평정자들을 낮게 평가할 것이다.

③ 피평정자가 평정자의 의견에 반대하는 사람이라면 그를 낮게 평가함으로써 평정자는 자신의 감정을 해소하려 할 수도 있다.

(2) 후광 효과(헤일로 효과, 연쇄 효과)

① 피평정자의 긍정적 인상에 근거하여 모든 수행 측정에 높은 점수를 주는 경향을 말한다.

② 어느 평정 요소에 대한 평정자의 판단이 다른 평정요소에 영향을 주거나 막연한 일반적 인상이 모든 평정요소에 영향을 주는 것이다.

54 조직에서 시행되는 교육훈련 프로그램에 대한 설명으로 옳지 않은 것은? 2010

① 프리셉터십(preceptorship)은 숙련된 간호사가 학습자와의 1 : 1 상호작용을 통해 간호실무 능력을 지도, 감독, 평가하는 것이다.

② 유도 훈련(induction training)은 신규간호사가 특정 간호 단위의 업무를 습득하는데 목적을 둔다.

③ 인턴십(internship)은 졸업예정자들이 졸업 후 임상에서 간호사로서 독립적인 역할을 담당하도록 도움을 준다.

④ 멘토(mentor)제도는 경험이 많은 연장자가 조직의 후진들에게 역할 모델(role model)이 되고 경력계획, 심리적 지원 등을 제공하는 것이다.

+해설 ② 유도훈련은 신규입사자의 조직 적응을 돕고자 전반적인 정책과 규정, 절차 등에 대해 교육하는 것이고, 유도휸련이 끝난 후 이어서 이루어지는 직무오리엔테이션에서 특정 부서의 업무를 습득하는 교육을 진행하게 된다.

[예비교육의 구성]

ⓐ 유도훈련(induction training) : 취업 후 처음 2~3일 동안 조직의 역사, 철학, 목적, 규칙, 규정, 정책, 절차 및 고용조건, 직원의 혜택에 관한 사항을 소개하는 것이다.

ⓑ 직무 오리엔테이션 : 유도훈련이 끝난 후 신규 직원이 해야 할 특정 업무에 대한 교육 및 훈련으로 중앙의 실무교육 담당자가 각 임상 간호단위에서 할 수도 있고 간호단위의 직원이 할 수도 있으며 표준화 또는 개별화될 수 있다.

- 표준화된 교육 프로그램 : 모든 신규 채용자에게 똑같은 교육을 시키는 것으로 간호부의 일반적인 정책과 철학, 신념, 간호목표, 스케줄링과 인력정책, 업무분담, 승진과 이동정책 등을 알려서 소속감과 안정감을 확립시킨다.
- 개별화된 프로그램 : 신규 채용자의 사전 근무경험이나 준비 정도에 따라 개별화해서 특수 경험을 보충하게 하는 것으로, 분담된 역할수행에 필요한 많은 직무기술을 교육한다.

55 간호사 보수교육의 특징이다. 옳은 것을 모두 고르면? 2010 서울시

가. 간호사의 전반적 성장과 개발에 초점을 맞춘다.
나. 의료법에 근거해서 의무적으로 받아야 한다.
다. 새로운 간호방법, 간호이론과 기술 등을 교육한다.
라. 일반적으로 오리엔테이션 과정은 인정하지 않는다.

① 가, 나, 다
② 가, 다
③ 나, 라
④ 가, 나, 다, 라

해설 **[보수(계속)교육(continuing education)]**

보수교육(continuing education)

㉠ 전문직 자격을 취득한 후에 임상실무를 강화하기 위한 목적으로 지식·기술 및 태도를 향상시키기 위해 계획하여 제공하는 학습활동을 말한다.
㉡ 교육 내용은 새로운 질병의 출현, 만성질환과 인구의 노령화, 새로운 의약품이나 기계사용법, 간호기술에 대한 시범과 보고, 새로운 이론과 지식 등이다.
㉢ 현재의 직무수행에서 효율성을 높이려는 것보다는 직원의 전반적인 성장과 개발에 초점을 두고 기관에서 또는 외부에서도 제공될 수 있다.
㉣ 의료기관에 종사하는 의료인이 의무적으로 받아야하는 보수교육 횟수 및 시간은 매년 1회 이상, 연간 8시간 이상이다.

56 간호단위에서 환자분류체계를 활용함으로써 얻을 수 있는 이점이 아닌 것은? 2010

① 환자 안전사고 보고의 용이
② 적정 간호인력 배치
③ 환자 간호요구도 측정
④ 차등화된 간호수가 산정

해설 ① 환자분류체계를 활용하여 간호단위에 적용 가능한 부분에 대해 문제로 환자 안전사고 보고의 용이는 환자분류체계와는 상관이 없는 내용이다.

[환자분류체계에 따른 간호원가 산정방법]

① 환자분류체계에 따른 간호원가 산정방식은 환자의 위급상태에 따라 경환자군, 중등환자군, 중환자군, 위독환자군으로 나누어 각 군에 대한 간호원가를 산정하는 방법이다.
② 환자분류체계에 따라 간호원가를 산정하려면 우선 환자분류도구 및 결정지침을 개발해야 하고 병원이나 간호사마다 수행하는 간호서비스의 질과 양이 표준화되어야 한다. 또한 각 병원에서는 환자 수 대비 간호사 수의 기준을 확보하여야 하고 병동관리를 전산화하여 업무의 양을 줄이고 동시에 정확성을 확보하여야 한다.

③ 장점

㉠ 과잉 간호서비스의 가능성을 배제하고 간호료 지불에 대한 투명성을 확보하며 간호인력 산정의 탄력성을 유지할 수 있다.

㉡ 환자의 상태에 따른 차등화된 간호를 제공하므로 간호자원의 효율적 관리가 가능하다.

㉢ 간호사가 환자관리를 주도할 수 있으며 환자의 중증도에 따라 간호기술이나 전문 수준의 폭을 넓힐 수 있다.

④ 단점

㉠ 환자의 중증도가 수시로 바뀌는 경우 원가의 손실 우려가 있고 환자의 중증도를 파악하기 위해 환자분류 사정업무를 추가적으로 수행해야 하는 번거로움이 있다.

㉡ 병원 경영진은 경력 간호사나 간호단위별 간호사 수를 줄이려는 유인책을 갖게 된다.

㉢ 간호의 질적 수준이 저하될 우려가 있다.

UNIT 02 _ 기출응용문제

01 내과병동에서 6년이 넘은 경력간호사의 밤 근무 부담을 덜어주고, 전문성을 발휘하도록 하기 위해 신장투석실 순환근무를 시키기로 했다. 이 관리자가 고려한 직무설계 방법은?

① 직무순환
② 직무확대
③ 직무충실화
④ 직무특성모형

해설 ① 반복되는 근무로 인한 단조로움을 피하기 위해 근무지를 바꾸는 설계방법은 직무순환에 해당한다.

02 일정 기간 근무표에 의해 되풀이되므로 안정되어 미리 계획할 수 있으나 근무표가 작성되면 개인적 사정이 통하지 않아 융통성이 없는 근무표는?

① 주기적 근무표
② 순환번표
③ 고정근무표
④ 집권적 근무표

해설 ① 주기적 근무표는 일정 기간(4.6.7주 또는 12주)을 짜여지며, 근무표에 의해서 일정한 주기가 되풀이 된다.
② 순환번표는 가장 보편적으로 사용되는 근무표로 3교대로 순환되는 번표를 의미한다.
③ 고정근무표는 데이.이브.나이트 중에서 한가지 근무만 계속 하는 것이다. 간호사가 개인의 생활에 가장 알맞은 근무번을 택하여 근무함으로써 자신이 원하는 사회적 활동에 참여할 수 있다.
④ 집권적 근무표는 중앙집권화된 번표로 인력관리 조절을 중앙집권화한 것이다. 중앙 간호부서의 인력관리자가 근무일정표를 작성하여 직원들이 평형을 이루며 각 간호단위에 배치되게 한다.

03 이직이 간호조직에 미치는 영향으로 옳지 않은 것은?

① 간호의 질이 낮아져서 직원의 사기가 저하된다.
② 간호관리 능력과 간호 구성원 팀 기능이 저하된다.
③ 경력이 낮아져서 인건비가 절감된다.
④ 신규직원의 업무 미숙으로 경제적 손실이 있다.

해설 경력자의 잦은 이직으로 신규 간호사의 채용이 늘어나게 되는 경우, 신규간호사가 능숙하게 간호행위를 할 수 있을 때까지 교육을 시키는 과정에서 비용과 시간이 들게 됨으로 인건비가 증감된다.

[이직이 간호조직에 미치는 영향]

① 병원조직의 비용부담 증가
② 동료직원의 이직으로 남아 있는 직원의 사기 저하
③ 구성원 간의 지지적인 분위기 와해로 인한 팀의 기능 저하
④ 간호관리자의 관리능력 저하
⑤ 훈련된 인력의 감소로 인한 간호의 질 저하

04 다음 중 직무기술서에 명시되어야 할 내용이 아닌 것은?

① 부서, 직무명, 근무위치
② 직무개요, 책임,물품과 서식
③ 감독내용, 근무조건, 위험성
④ 경험, 지식, 교육의 수준 요건

해설 ④는 직무명세서에 포함되어야 하는 내용이다. 직무명세서는 각 직무를 수행하는데 필요한 자격요건을 직무기술서에서 찾아내 더욱 상세히 기술한 것으로 직무를 적절히 효과적으로 수행하는 데 필요한 특별한 인적 특성이나 요건(교육, 경험 등)과 능력에 대한 기록이다

[직무기술서]

(1) 직무기술서는 그 직무의 특성에 대한 일종의 설명서로 채용, 급여결정, 승진, 배치, 훈련 등의 인적 자원관리의 기초가 된다. 즉 직무 수행에 요구되는 다양한 사람들을 계량화해서 구체적으로 서면화한 것으로 그 내용에는 부서, 직무명, 근무위치, 직무개요, 책임, 직무내용, 기구와 장비, 물품과 서식, 감독내용, 근무조건, 위험성 등이 있다.
(2) 직무기술서는 직무담당자와 감독자는 물론 이에 관계되는 사람들뿐만 아니라 조직원 모두가 이해하기 쉽게 정확하고 명백하게 간결하게 표현되어야 한다. 그리고 그 내용은 조직원 모두에게 공개되어야 한다.

05 의료법상 연평균 1일 입원환자 대 간호사 수는?

① 2 : 1 ② 2.5 : 1
③ 5 : 1 ④ 6 : 1

해설 의료법에 명시되어 있는 입원환자 대 간호사의 수는 2.5: 1명이다. 입원환자를 5명으로 보았을 때 2명의 간호사가 평균 배치되어 야 한다.
입원환자 : 간호사 = 5 : 2
외래환자 : 간호사 = 30 : 1

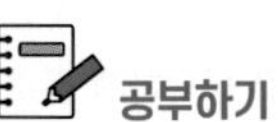

공부하기

우리나라는 입원환자 대 간호사 비율에 따른 간호관리료 차증제를 도입하고 있다.

[입원환자 간호관리료 차등제의 도입 과정]

㉠ 1999년 11월부터 각 병원의 일반병동의 간호사 확보수준에 따라 간호관리료를 6등급으로 세분화하고, 이에 따라 수가를 달리 지급하는 간호관리료 차등제가 도입되었다.

㉡ 2007년 4월 1일부터 기존 6등급 의료기관 중 간호사 확보수준이 크게 낮은 종합병원급 이하 보건의료기관에 대해서는 7등급을 신설하여 수가를 감산하는 제도로 보완하였다.

㉢ 2007년 10월 1일부터는 신생아중환자실, 2008년 7월 1일부터는 성인중환자실에도 간호관리료 차등제를 도입하여 실시하고 있다.

㉣ 2008년 2월부터는 의료취약지역 의료기관에 대해서는 감산하지 않으며, 서울과 광역시는 현행대로(5% 감산) 유지된다. 그 외 지역의 감산율은 5%에서 2%로 조정하는 등 지역에 따라 7등급의 감산율을 다르게 적용하도록 일부 개선되었다.

06 인적자원의 확보관리에 관한 전반적인 설명으로 틀린 것은?

① 개인과 조직의 통합을 강조하는 Y이론적 관점에서 출발한다.

② 인력자원을 계획, 확보, 활용, 보존할뿐만 아니라 개발, 보상에 이르는 활동을 말한다.

③ 조직의 인력감축을 위한 관리이다.

④ 생산성, 만족감, 능력개발을 동시에 추구한다.

해설 ③ 확보관리는 조직의 목표 달성 및 생산성 증대를 위하여 인재를 확보하고 개발 육성하는 것으로 인력감축과는 무관하다.

[간호인력자원계획의 장점]

① 인력부족 또는 인력과잉을 미리 예측하여 심각한 현상을 초래하기 전에 문제를 해결할 수 있게 한다.

② 조직에서 필요로 하는 구성원의 수와 지식, 경험, 기능 등의 기준을 미리 결정하여 인적자원의 모집과 선발에 도움을 준다.

③ 조직의 내부·외부로부터 직원의 충원, 이동, 승진, 이직 등에 대한 참고자료를 제공해준다.

07 일차간호방법으로 간호서비스를 제공하여 질 높은 간호를 수행하기 위해서 수간호사가 해야 하는 일 중 적절한 것은?

① 팀원간 협동을 증진시킨다.

② 능력있는 간호사를 채용한다.

③ 효과적으로 역할을 분배한다.

④ 간호보조인력을 많이 채용한다.

해설 ② 일차간호는 일차간호사가 환자가 입원해서 퇴원할 때까지 24시간 간호를 계획하고 수행하며 평가할 수 있게 간호를 분담하는 방법이기에 능력있는 간호사에게 권한, 책무 등을 주어 자율적으로 간호하도록 해야 한다.

[일차간호의 개념]

① 일차간호방법은 한 명의 간호사가 담당하는 환자의 병원 입원에서 퇴원까지의 24시간 전체의 간호를 책임지는 방법이다.

② 일차간호에서의 모든 간호는 간호사에 의해 제공되어야 하며 한 명의 일차간호사가 1~5명 정도의 환자를 입원 또는 치료의 시작부터 퇴원과 치료의 종결까지 24시간 간호를 계획하며 수행하는 책임을 갖는다.

③ 환자를 담당하는 간호사가 정해지면 환자가 퇴원한 후나 그 기관에 다시 입원한 경우에도 그 환자의 간호를 지속적으로 책임지는 것으로 전인간호가 이루어질 수 있는 가장 확실한 방법이다.

④ 일차간호사가 주체적·주도적 역할을 수행하고, 수간호사는 조정자 역할을 수행하며 저녁과 밤번 근무 간호사들은 일차간호사가 세워놓은 간호계획에 따라서 간호(이차간호사)를 수행한다.

⑤ 일차간호사에게 중요한 책임은 환자, 의사, 이차간호사, 그리고 다른 팀 요원들간의 명확한 의사소통 체계를 확립하는 것이다.

08 직무명세서는 직무기술서와 유사하지만 직무명세서는 다음의 내용을 좀 더 명확하게 한다는 점에서 차이가 있다. 어느 것인가?

① 연봉정도
② 환경요건
③ 작업조건
④ 인적요건

해설 직무명세서에는 직무수행에 필요한 성별, 연령, 신장, 체중, 성격, 지능, 지식, 기술과 경험의 정도, 교육수준, 이해력 수준 등 인적 요건이 자세하게 명시되어 있다.

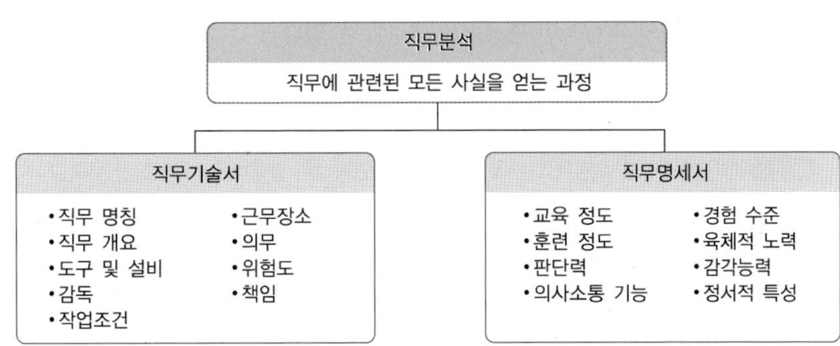

[그림] 직무분석의 결과

09 간호업무의 빈도와 시간을 산정하여 간호인력을 산정하는 방법은?

① 서술적 방법
② 산업공학적 방법
③ 관리공학적 방법
④ 요인평가적 방법

해설 ① 서술적 방법은 한국이 채택하고 있으며, 간호제공자의 경험을 근거로 환자의 유형을 확인하여 간호표준을 설정하고 주관적으로 간호요원의 수와 종류를 결정하는 방법이다.
③ 관리공학적 방법은 환자의 유형에 따라 표준 정하고, 업무수행 빈도와 난이도 및 중요성을 근거로 간호인력을 수를 결정하는 것이다.

빈도라는 단어만 보고 관리공학적 방법을 선택하는 오류를 범해서는 안된다. 관리공학적 방법은 빈도와 난이도 및 중요성에 근거를 두는 것이고 산업공학적 방법은 업무수행의 빈도와 간호수행에 소요된 시간에 근거를 두고 간호인력을 산정하는 것이다.

[산업공학적 방법(industrial engineering method)]
① 산업공학적 방법은 간호업무를 통하여 인력의 수를 결정하는 방법으로 모든 간호활동을 분석하고 각각의 활동에 소요된 간호시간을 측정하여 필요한 간호인력을 산정하는 양적인 접근방법이다.
② 생산성 향상을 위해 시간 - 동작 분석과 같은 기술을 이용하며, (환자당 간호시간×환자 수 = 총 간호시간)을 구한 후 근무시간을 나누어주어, 필요한 간호사 수를 구할 수 있다.
③ 산업공하가적 방법은 실제 수행된 간호의 질은 포함하고 있지 않는 다는 한계점으로 인해 전문적 간호의 복잡한 특성이 제한을 받는다.

10 직무순환에 대한 설명으로 옳지 않은 것은?

① 다양한 경험과 자극을 제공하여 업무의 집중도가 높아진다.
② 새로운 지식획득과 성장기회를 제공하고 보다 많은 자율성을 제공한다.
③ 직무를 조직의 체계적인 관점에서 생각할 수 있다.
④ 직무의 단순성으로 인한 지루함이 줄어든다.

해설 ① 직무순환으로 인해 업무에 대한 잦은 불연속성이 발생하면, 근무자가 무력감이나 좌절감을 느낄 수 있고 직무의 계속성을 보장할 수 없다.

[직무순환(job rotation)]
① 직무순환은 수평적 직무확대기법으로 단지 서로 하던 과업만 바꾸어서 수행하는 것이며 실제 직무에 커다란 변화가 있는 것은 아니다.
② 직원들에게 다양한 경험과 자극을 줄 수 있어서 업무능률을 향상시킬 수 있고 새로운 지식과 기술을 배울 수 있으며직무에 대한 지루함과 단조로움이 줄고 직무를 조직 전체의 관점에서 생각할 수 있다.
③ 직무순환으로 처음에는 새로운 직무에 흥미를 느끼지만 업무에 익숙해지면 곧 흥미를 잃게 된다.

[직무순환의 장단점]

장점	단점
업무능률 향상, 다양한 경험과 자극제공 직무의 지루함, 단조로움 줄임 새로운 지식습득 직무를 조직전체의 관점에서 생각	업무에 익숙해지면 또다시 싫증 직무의 계속성 보장이 어려움 근무자 좌절감 느낌 업무에 익숙할 때까지 조직전체의 비용증가

11 간호전달체계에 대한 설명으로 옳지 않은 것은 무엇인가?

① 팀간호방법은 전문간호사와 보조인력을 활용하여 업무의 화합과 조정을 꾀함으로써 업무의 효율성을 높인다.

② 기능적 분담방법에서는 능률적으로 문제를 해결하고 협조하는 자율적 권한의무가 주어진다.

③ 사례방법은 전인간호가 가능하나 간호사의 근무교대로 인해 연계성의 확보가 어렵다.

④ 일차간호방법은 연속성을 유지할 수 있고 전인간호의 가능성이 높다.

해설 ② 기능적 분담방법은 입원환자의 수가 많은 것에 비해 간호인력이 적은 경우 업무를 단시간에 수행해야 할 때 적당한 기능별로 간호업무를 나누어서 분담하게 하는 것으로 자율적 권한 의무보다는 기능별로 반복적인 업무를 담당하게 된다.

[기능적 분담방법의 특징]

1) 간호의 일관성과 연속성이 부족
2) 간호사들 간의 의사소통의 어려움
3) 책임소재 불분명
4) 환자간호의 비인간화, 단편화
5) 업무수행 속도는 매우 빨라짐

12 다음 상황에서 관리자가 A병동의 간호인력을 산정하려고 한다. 다음 중 옳지 않은 것은?

- A병동의 일평균 입원환자는 20명, 일평균 외래환자는 60명이다.
- A병동의 일평균 재원환자는 80명이고, 환자당 일평균 간호시간은 4시간이다.
- A병동의 간호사 일평균 근무시간은 8시간이고, 1년 365일 중 비번일수(휴가와 병가를 포함한다)는 165일이다.

① 산업공학적 방법은 총간호시간을 간호사의 근무시간을 나눠 필요 간호인력을 구한다.
② 서술적 방법에 의해 간호인력을 산정하는 경우, A병동의 필요 간호인력은 총 10명이다.
③ 산업공학적 방법에 의하면, A병동의 필요 간호인력은 총 75명이다.
④ 관리공학적 방법은 간호표준을 정할 때 업무수행 빈도와 난이도, 중요도를 고려한다.

해설 ③ 산업공학적 방법으로 간호인력을 산정하는 경우는 다음과 같은 공식을 적용한다.
분자는 "총간호시간 = 일평균 재원환자 x 환자당 일평균 간호시간 x 365일"
분모는 "일평균 근무시간 x (365일 - 비번일수) 이다

$$\text{필요 간호인력} = \frac{80\text{명} \times 4\text{시간} \times 365\text{일}}{8\text{시간} \times (365\text{일} - 165\text{일})} = 73\text{명}$$

① 산업공학적 방법은 생산성 향상을 위해 시간 - 동작 분석과 같은 기술을 이용하며, (환자당 간호시간× 환자 수 = 총 간호시간)을 구한 후 근무시간을 나누어주어, 필요한 간호사 수를 구할 수 있다.
② 의료법에 따른 서술적 방법에 의하면, A병동의 필요 간호인력은 총 10명이다.
→ 환자 대 간호사비율 5 : 2(입원) 30 : 1(외래)
입원환자 20명에는 간호사 8명이 필요
외래환자 60명에는 간호사 2명이 필요
= 8 + 2는 10명
④ 관리공학적 방법은 간호부서를 위한 행동목표를 기술하고, 환자의 유형에 맞추어 간호표준을 기술한 뒤 그 표준에 따라 정해진 업무수행 빈도와 난이도를 바탕으로 간호인력의 수를 결정하는 방법이다.

13 다음 중 직무 단순화의 단점에 해당하지 않는 것은?

① 구성원 누구든 일상적이고 반복적인 업무를 멀리하기 때문에 태업, 결근 등과 같은 부작용이 발생한다.
② 동일한 업무의 반복으로 인해 직무에 단조로움이 생겨 지루함을 유발할 수 있다.
③ 새로운 직무에 익숙해질 때까지는 작업진행에 어려움이 있어서 조직 전체의 비용이 증가한다
④ 동일한 업무의 반복으로 인해 직무에 단조로움이 생겨 지루함을 유발할 수 있다.

해설 ③은 직무순환의 단점에 해당한다.

[직무단순화(job simplification)]

① 직무단순화는 직무를 가능한 세분화시켜 짧은 훈련기간, 짧은 업무과정, 직원의 신속한 충원 가능성을 통해 조직의 목표를 달성하도록 하는 것이다.

② 직무단순화는 과학적 관리기법의 관점에서 이루어진 것으로 직무전문화라고도 하며 한 사람이 담당할 과업 수를 줄이고 직무의 복잡성을 제거한 것이다.

14 개인의 특성을 고려, 성취욕구가 높은 사람들에게 성취감을 느끼고 개인적인 성장을 할 수 있게 하는 설계 방법은?

① 직무특성모형
② 직무충실화
③ 직무확대
④ 직무전문화

해설 직무충실화에서 발전 된 개념으로 개인의 다양함과 특성을 고려하여 직무를 설계하는 방법은 직무특성모형이다.

직무특성모형(job characteristics model)은 해크만과 올드햄(Hackman & Oldham)이 무설계에 관한 연구결과를 종합하여 직무특성모형을 개발한 것으로 개인 간 차이에 따른 다양성을 고려하여 직무를 설계하는 것이다. 떤 직무가 어떤 사람에게 적합하며 어떻게 최상의 동기부여를 하고 이러한 결과를 어떠한 방법으로 측정하고 평가할지를 살펴봄으로써 동기부여를 고려하여 직무를 설계하는 것이 특징이다.

15 팀간호에 대한 설명으로 옳은 것은?

① 간호업무를 기능별로 나누어서 간호사에게 한두 가지씩 기능을 분담하게 하는 방법이다.
② 팀리더가 업무를 배분하고 간호과정에 책임을 지며 간호사들이 팀을 이루어 일한다.
③ 간호요원 2~3명이 짝이 되고 간호과정을 적용하여 환자의 입원에서 퇴원 후 추후간호까지 담당한다.
④ 환자가 퇴원한 후나 그 기관에 재입원하는 경우에도 그 환자를 간호할 책임이 있다.

해설 ①은 기능적분담방법에 대한 내용이다.
③은 모듈간호에 대한 내용이다.
④는 일차간호와 팀간호에 해당하는 내용이다.

모듈간호와 일차간호의 유차점 및 차이점은 다음과 같다.
[모듈간호와 일차간호]

1. 유사점
   팀간호와의 유사점 : 비전문 보조인력이 함께 팀을 이룸
   일차간호와의 유사점 : 환자 입원에서 추후간호 및 재입원의 모든 간호를 담당
2. 차이점
   팀간호와 차이점 : 모듈방법은 2~3명의 간호사가 책임을 공유하나 팀간호는 팀리더가 간호과정을 책임
   일차간호와 차이점 : 모듈방법은 2~3명의 간호사가 짝을 이루어 환자를 간호하나 일차간호는 일차간호사가 24시간 환자 간호를 책임 짐

16 협상에 임하는 가장 중요한 자세는?

① 직접 만나서 면담한다.
② 토론기술을 사용한다.
③ 욕구를 먼저 제시한다.
④ 개인적 요소를 고려하지 않는다.
⑤ 개인의 행동보다는 문제에 초점을 둔다.

해설 협상은 토론을 통한 타협이며, 한쪽에서 어떤 것을 제안하면, 다른 한쪽에서는 다른 제안을 하여 상호 양보와 절충을 통해 합의점에 도달하는 방법이다. 이러한 협상에 임하는 당사자는 각자의 입장보다는 문제 관심사에 초점을 두는 것이 가장 중요한 자세이다.

17 특정요소가 특출하게 우수해서 다른 것까지 높게 평가되는 것은?

① 혼효과
② 후광효과
③ 관대화 효과
④ 논리적 오류

해설 ② 후광효과는 특정요소로 인해 다른 것까지 높게 평가될 수 있다.
후광효과를 방지하기 위한 방법
1) 강제배분법, 체크리스트법을 활용한다.
2) 여러 명의 평정자가 상호 독립적으로 평정한다.
3) 하나의 평정요소에 관하여 피평정자 전원을 평정하고 다음 요소에 관해 전원을 평정하는 방법을 이용한다.

18 보상에 관한 설명으로 옳지 않은 것은?

① 외적 보상은 구성원에게 금전적인 보상을 해주는 것으로서 임금, 의료지원, 연금보조, 체육시설 제공 등을 말한다.

② 능력별 보상을 하면 간호사에게 동기부여가 됨으로써 조직의 활성화에 기여하고 사기앙양을 유도하게 되고, 감독의 필요성이 줄어들며, 과감한 인재기용이 용이하다.

③ 외적 보상이 내적 보상보다 동기를 유발시키는데 보다 더 효과적이다.

④ 성과급은 간호사의 조직에 대한 현실적 공헌도를 기준으로 임금이 결정되므로 개인의 성과에 따라 임금액이 달라지는 변동급이다.

해설 외적인 보상보다 탄력적 근무시간 제도, 직무재설계를 통한 자율성 및 기능의 다양성 제고 조직에서의 인정감 부여, 보다 흥미있는 업무 등의 내적인 보상이 동기를 유발시키는데 보다 더 효과적이다.

[내적 보상과 외적 보상]

(1) 내적 보상

① 내적 보상의 형태로는 탄력적 근무시간 제도, 직무재설계를 통한 자율성 및 기능의 다양성 제고, 조직에서의 인정감 부여, 보다 흥미 있는 업무, 보다 많은 책임감 부여, 보다 많은 개인적 성장 기회, 보다 많은 의사결정에의 참여 등이 있다.

② 내적 보상은 외적 보상에 비해 보상으로서의 영향력이 크다. 따라서 내적 보상이 외적 보상보다 동기를 유발시키는 데 더욱 효과적이다.

③ 내적 보상은 성질상 직무의 내용과 관련된 것으로, 일단 직무의 내용에 내적 보상이 담기게 되면 보상을 위한 비용이 지속적으로 들지 않게 된다.

(2) 외적 보상

① 구성원에게 금전적인 보상을 해주는 것으로 임금, 의료지원, 연금보조, 체육시설 제공 등이 있다.

② 외적 보상은 그 자체로 한계가 있다. 즉, 외적 보상이란 한정되어 있으며, 또 구성원들이 일의 만족스러운 성과보다는 임금을 올리는 것과 같은 외적인 요인에만 관심을 가질 우려가 있다.

19 신규간호사가 입사 시 성적이 좋았다. 관리자가 이를 보고 다른 것도 좋게 평가하는 오류는?

① 규칙적 오류
② 관대화 오류
③ 후광효과
④ 논리적 오류

해설 ③ 특정한 부분에 대해 좋은 인상을 갖는 경우 다른 요소까지도 좋게 평가하는 것은 후광효과이다.

① 규칙적 오류란 혼효과, 중심화, 관대화가 합쳐진 것이 나타나는 것으로 일관적, 지속적으로 과대 또는 과소 평정하는 것이다.

② 관대화 오류는 평정자가 평정에서 지나치게 관대하여 피평정자는 그의 실적과 상관없이 높은 점수를 받게 되는 것이다.

④ 논리적 오류는 2가지 평정요소 간에 논리적인 상관관계가 있는 경우, 어느 한 요소가 우수하면 다른 요소도 우수하다고 쉽게 판단하는 경향을 말한다.

20 A병원에 간호대학생이 실습을 왔는데, 임상실습지도자가 학생의 얼굴이 예뻐서 점수를 A+를 주었다. 이것은 어떤 오류인가?

① 상동적 착오 ② 후광효과
③ 근접착오 ④ 자기확대 효과

해설 ② 실제 기출문제로 후광효과에 대한 문제이다. 후광효과는 어느 평정 요소에 대한 평정자의 판단이 다른 평정요소에 영향을 주거나 막연한 일반적 인상이 모든 평정요소에 영향을 주는 것이다.

① 상동적 착오는 사람에 대한 경직된 편견이나 선입견 또는 고정관념에 의한 오차를 뜻하며 성별, 종교, 연령, 출신학교, 출신지 등에 따라 판단하는 경우를 의미한다.
③ 근접착오는 시간적 오류로 볼 수 있으며 평정자가 평정을 할 때 최근의 실적이나 능력 중심으로 평정하는 데서 발생하는 오류로, 최근의 일들이 평정에 영향을 미치는 경우이다.
④ 자기확대 효과는 관리자가 자신의 리더십 유형을 창출하기 위해서 직원평가를 조작하는 것으로 직무수행평가의 가장 심각한 오류에 속한다.

21 간호사와 의사를 포함하는 다학제 건강관리팀이 환자의 입원시부터 퇴원시까지 수행하여야 할 업무와 기대되는 환자결과를 담은 표준진료지침서에 의거하여 건강서비스를 제공하는 방법은?

① 사례방법 ② 사례관리
③ 모듈방법 ④ 팀간호방법

해설 ② 사례관리는 여러차례 기출문제에 나왔던 내용으로 자세한 내용까지 숙지해 두는 것이 좋다.
사례관리란 DGR 개념이 도입되면서 적용된 방법으로 표준진료지침서를 사용하여 특정 기간 내 수행될 건강관리팀의 의무와 이를 통해 기대되는 환자의 결과를 미리 예상하여 건강 서비스를 제공하는 방법이다.

[사례관리의 필요성]
① 대상자를 보건의료체계 중심에 두고 관리하기 때문에 입원환자의 재원기간을 단축하고 비용을 절감할 수 있다.
② 의료팀 간의 의사소통이 촉진되어 의료서비스의 지속성을 확보하고 간호의 질을 보장하며, 대상자와 가족의 자가간호 능력 향상으로 만족도가 높아진다.
③ 건강관리 서비스에 대한 질적 관리의 효율성 측면에서는 중재에 따른 환자의 결과를 예상할 수 있으며 계획된 환자의 결과를 보고·평가함으로써 문제 해결이 즉시에 이루어질 수 있다.
④ 간호실무의 초점이 단순 업무에서 사례에 대한 책임으로 바뀌게 되어 간호사의 책임감과 자율성 향상 및 전문간호사 제도의 활성화를 기대할 수 있다.
⑤ 환자간호에 대한 표준설정의 기틀을 마련할 수 있으며, 간호표준의 실천 및 평가와 직접간호 시간의 증가를 통해서 환자중심의 간호를 적극 실현할 수 있다.

22 신입직원의 업무적응을 위해 최근 프리셉터와 멘토제도가 적용되고 있다. 멘토와 구별되는 프리셉터만의 특징은?

① 자연발생적으로 관계를 맺는다.
② 특별한 목표가 없다.
③ 다양한 역할을 수행한다.
④ 일정기간 동안만 관계를 유지한다.
⑤ 경력개발을 돕는다.

✚해설 프리셉터는 그들에게 할당된 사람과 비교적 짧은 기간 동안 관계를 맺지만 멘토는 멘티와 장기간에 걸쳐 관계를 맺는다.

23 간호수가를 산정하는 방법 중 환자에 제공된 간호서비스 각각 행위에 대해 간호수가가 부가되는 방법은?

① 환자분류별 산정방법 ② 방문당 수가 산정방법
③ 포괄수가제에 의한 산정방법 ④ 행위별 산정방법

✚해설 환자에게 제공된 서비스의 행위수 만큼 수가가 적용 되는 것은 행위별 수가제이다. 우리나라는 간호 개별행위 각각에 수가를 산정하여 환자가 간호서비스를 많이 이용할수록 간호수가가 많이 부가되게 하는 방법을 채택하여 적용하고 있다.

① 환자분류별 산정방법:환자 중 등에 따른 간호 요구량에 따라 동질적인 몇 개 그룹으로 분류한 후 분류군에 따라 수가를 산정하는 방법
② 방문당 수가 산정방법:총 비용을 총 방문수로 나누어 환자 1명당 방문 수가를 산출하는 방법
③ 포괄수가제에 의한 산정방법:환자를 진단명별로 분류하고 진단명에 따른 간호자원 소모량을 파악하여 수가를 산정하는 방법

24 상급자의 점수가 한곳에 집중되어 있을 때 대체방법은?

① 중요사건기록법 ② 강제분할법
③ 도표식평정법 ④ 체크리스트법

✚해설 강제배분법은 관대화의 오류, 후광효과, 규칙적 오류 등으로 상급자의 점수가 한 곳으로 집중되는 것을 방지하기에 가장 적합한 방법이다.

[강제배분법]

① 집단적 서열법으로 피평정자들의 우열을 인위적인 비율로 나누어 강제적으로 배분하는 방법이다.
② 절대평가의 단점인 집중화·관대화 경향을 막기 위하여 사용된다.
③ 평정대상이 많을 때는 평정의 객관성·신뢰성을 보장할 수 있으나, 평정대상이 적거나 특별히 우수한 자 또는 열등한 자들로 구성된 조직에는 부적합하다.

25 다음 중 7등급으로 나누어 간호관리료를 산정하는 병상에 포함되는 것은?

① 응급실 ② 일반병실
③ 중환자실 ④ 신생아 중환자실

해설 7등급으로 간호등급으로 나누어 간호관리료 산정에 포함되는 병상은 일반병동이다.
간호관리료는 7등급으로 나누어 산정하는 대상에서 제외되는 곳은 전체병상 중에서 응급실, 신생아실(NICU 포함), 분만실, 집중치료실, 격리실, 무균치료실, 인공신장실, 낮병동, 정신과 폐쇄병동이다.
간호관리료 산정기준은 직전 등급 대비 입원료 가산방식으로 3개월(4/4분기)단위로 산정된다. 즉, 일반병동 평균병상수 대 일반병동에서 근무하는 간호사수에 따라 1~7등급으로.나누어진다.

[간호관리료 산정기준]

㉠ 간호관리료 산정기준은 직전 등급 대비 입원료 가산방식으로 3개월(4/4분기)단위로 산정된다. 일반병동 평균병상수 대 일반병동에서 근무하는 간호사수의 비율, 즉 평균 간호사 1인당 병상수에 따라 구분한다
㉡ 간호사 1인당 병상 수에 따라 1~7등급으로 구분하고 6등급을 기준수가로, 등급이 올라갈 때마다 기준수가의 10%씩 가산폭이 확대된다.
㉢ 7등급은 보건의료기관 소재지역의 도시화 정도에 따라 차등감산이 이루어진다.
㉣ 성인과 소아중환자실은 1~9등급으로 구분되고 보건의료기관 종별 구분이 없이 하나의 기준이 적용되는 특징이 있다.

26 정 간호사가 근무하는 중환자실은 증상이 매우 심하고 의식이 저하되거나 사망률이 높은 환자들로 구성되어 있다. 빈번한 응급상황이 발생되고 임종환자 간호 등으로 간호의 어려움과 업무과다를 경험하고 있다. 이러한 상황에서 지난 몇 개월 동안 팀 내에 분만휴가, 신규간호사의 배치 등은 심한 인력부족과 업무의 마비를 초래하고 있다. 이러한 상황이 정 간호사에게 미칠 수 있는 영향으로 옳은 것은?

① 직무만족도 저하 ② 일탈행위 감소
③ 긴장감 감소 ④ 사고발생 감소

해설 ② 일탈행위가 증가한다.

③ 긴장감이 증가할 수 있다.
④ 사고발생의 가능성이 높다.

27 다음의 설명 중에서 간호분담방법에 대한 설명으로 옳지 않은 것은?

① 기능적 간호분담방법은 다른 간호사의 업무내용에는 무관심할 수 있다.
② 기능적 간호분담방법은 전체적인 간호의 조정이 어렵다.
③ 팀간호는 자율성과 만족도가 높다.
④ 일차간호방법은 간호사의 수가 부족할 경우에 더욱 효율적일 수 있다.

+해설 ④ 일차간호방법은 간호보조원이 참여하지 않으므로 다른 간호분담방법보다 간호사의 수가 많아야 한다. 그렇기 때문에 간호사의 수가 부족하면 오히려 비효율적일 수 있다.

[일차간호방법의 특징]

① 환자와 간호사의 만족도가 높고 보조인력(일반간호사)을 감독하고 업무를 조정하는 데 소비하는 시간을 줄일 수 있으며 직접적인 간호활동에 더욱 많은 시간을 할애할 수 있다.
② 일단 기술을 개발한 간호사는 도전과 동기부여가 되며 일차간호사가 환자 간호의 모든 것을 책임지는 체계이므로 누군가에게 지시를 전달하는 과정에서 발생되는 실수를 줄일 수 있다.
③ 일차간호사의 업무만족도가 높기 때문에 일차 간호전달을 위한 기술을 개발시키는 데 동기부여가 될 수 있고 비번인 경우에도 이차간호사 등의 보조인력을 융통성 있게 활용할 수 있다.
④ 환자를 담당하는 간호사가 정해지면 환자가 퇴원한 후나 그 기관에 다시 입원한 경우에도 그 환자의 간호를 지속적으로 책임지는 것으로 전인간호가 이루어질 수 있는 가장 확실한 방법이다.

28 새로 입사한 신규간호사가 조직에 잘 적응할 수 있도록 하기위해 적용하는 교육은 무엇인가?

① 관리자교육
② 직무교육
③ 유도훈련
④ 보수교육

+해설 신입사원에게 조직에 대한 이해와 적응력을 높이기 위해 실시되는 예비교육은 유도훈련과 직무오리엔테이션으로 나뉜다.
유도훈련이 2~3일간 먼저 이루어지고 이어서 직무오리엔테이션으로 이어진다.

[예비교육의 개념]

- 신규 채용자가 조직 환경에 빠르게 적응할 수 있게 기존의 작업환경을 소개하는 과정으로 신규 채용 직원에게 직무책임, 근무장소, 대상자, 동료를 소개하고 조직에서 소속감을 느끼도록 돕는 개별화된 훈련 프로그램이다.
- 신규 채용자에게 기초적인 정보를 제공하고 조직에 맞도록 사회화하는 과정이다.
- 예비교육은 근무할 기관의 전반적인 목적과 기능을 알려주는 유도훈련 과정과 특정한 업무수행과 관련된 직무 오리엔테이션 과정으로 구성된다.

29 MICU에서 일하는 간호사가 대인관계능력은 좋으나 업무처리속도가 느리고 제 시간에 업무를 끝내지 못해 주변에 피해를 주고 있다. 이러한 경우 관리자인 수간호사가 해당간호사에게 먼저 해야 할 일은 무엇인가?

① 업무능력향상 교육훈련
② 구두경고
③ 서면경고
④ 대인관계능력이 필요한 부서로 이동

해설 간호관리학 시험의 특징 중 하나인 비판적 사고를 요하는 문제 유형에 속한다. 제 시간에 업무를 끝내지 못해 주변에 피해를 주고 있다는 것이 핵심적인 내용이기 때문에 해당간호사가 제시간에 업무를 끝낼 수 있도록 수간호사는 업무능력향상 교육훈련을 해야한다.

30 직무배태성(embeddedness)의 3가지 요소에 포함되지 않는 것은?

① 적합성
② 연계
③ 보상
④ 희생

해설 직무배태성은 이직률에 대한 연구와 반대의 개념으로 볼 수 있다. 모두가 병원을 떠나고 있을 때도 병원을 지키고 있는 간호사를 대상으로 무엇인 병원에서 계속 근무하게 만드는 동기가 되었는지를 알아보는 것이 직무배태성이다. 곧, 조직에서 이탈하지 않고계속해서 자리를 지킬 수 있는 것을 직무배태성이라고 한다.

[직무배태성의 구성요소]

㉠ 적합성(fit):자신이 수행하는 직무 또는 자신이 속한 조직, 지역사회와 자신이 잘 맞는다고지각하는 정도를 의미한다. 대부분의 연구에서 직업, 동료, 자신이 속한 조직문화와 자신이 적합하다고 느낄수록 이직은 줄어든다고 밝혀졌다. 직무외적인 요소(Off the Job)와 관련된 적합성은 개인의 여가생활, 종교활동, 자녀교육 등이 있다.

㉡ 연계(connect):각 개인이 타인, 팀, 집단 조직 등과 연결된 정도를 의미한다. 근로자와 그들 가족과 관련된 일, 친구, 집단 등을 포함하여 다양한 연결망과의 연계는 개인의 직무와 물리적 환경으로 복잡하게 얽혀있다. 직장에서는 멘토제도나 역할모델을 활용하여 연계를 강화할 수 있다.

㉢ 희생(sacrifice):각 개인이 직무를 떠남으로써 상실될 수 있는 물질적·정신적·심리적 편익에 대한 지각된 비용, 즉 이직의 기회비용을 의미하며 장기근속과 연계된 금전적인 인센티브의 포기를 말한다. 장기근속, 주식옵션, 퇴직펀드 등으로 활용, 지역사회와 관련된 것은 지역사회 구성원으로서 이직으로 인해 상실될 수 있는 물질적·심리적 편익에 대한 지각된 비용이 있다.

31 관리자가 부하직원의 직무수행을 평가하는 과정에서 발생할 수 있는 혼 효과(Horn effect)에 대한 설명으로 옳은 것은?

① 평가자의 평점이 모두 중간치에 집중하는 심리적 경향으로 아주 높은 평점이나 아주 낮은 평점을 피하는 경우
② 평가자가 지나치게 비평적이어서 피평가자의 실제 능력보다 더 낮게 평가되는 경우
③ 피평가자가 거둔 실적과 상관없이 대부분의 피평가자에게 좋은 평점을 주려는 경우
④ 어떤 평가자가 다른 평가자보다 언제나 후한 점수 또는 나쁜 점수를 주는 경우

✚해설 ① 중심화 경향 ③ 관대화 경향 ④ 규칙적 착오에 대한 설명이다.

32 간호사 보수교육의 특징이다. 다음 중 옳지 않은 내용은 무엇인가?

① 간호사의 전반적 성장과 개발에 초점을 맞춘다.
② 의료법에 근거하나 의무적이지는 않다.
③ 새로운 간호방법, 간호이론과 기술 등을 교육한다.
④ 일반적으로 오리엔테이션 과정은 인정하지 않는다.

✚해설 ② 간호사를 포함한 의료인의 보수교육은 의료법에 근거하며 의무적이다.

[보수(계속)교육(continuing education)]

- 졸업 후에 임상실무를 강화하기 위한 목적으로 지식·기술 및 태도를 향상시키기 위해 제공하는 계획된 학습활동, 새로운 의약품이나 기계사용법, 간호기술에 대한 시범과 보고, 새로운 이론과 지식 등
- 현재의 직무수행에서 효율성을 높이려는 것보다는 직원의 전반적인 성장과 개발에 초점을 두고 기관에서 또는 외부에서도 제공될 수 있다.
- 의료법 규정에 의한 의료기관에 종사하는 의료인 보수교육 횟수 및 시간은 매년 1회 이상 실시하며, 교육시간은 연간 8시간 이상이 되어야 한다.

33 직무가 가지고 있는 책임성과 난이도 등에 따라 직무의 상대적 가치를 분석.평가하여 지급하는 임금체계는?

① 연공급　　② 직무급
③ 직능급　　④ 성과급

✚해설 ② 직무급은각 직위의 직무가 지닌 책임성과 난이도 등에 따라 직무의 상대적 가치를 분석·평가하여 그에 상응되게 임금을 결정하는 것이다.

ⓐ 장점:노동생산성 향상, 작업능력 향상, 임금 불만 해소, 인건비 효율 증대

ⓑ 단점:직무가치에 대한 객관적 평가 어려움, 연공 중심 풍토에 대한 저항

① 연공급은 간호사의 근속일수, 학력, 면허증, 연령 등을 고려하여 결정되는 보수이며 정기적인 승진제도이다. 일반적으로 근무연수가 많아짐에 따라 임금이 상승한다.

ⓐ 장점:질서확립, 사기유지, 애사의식 고취

ⓑ 단점:능력 있는 젊은 층의 사기저하, 소극적 종속적인 근무태도 야기

③ 직능급은 연공급과 직무급의 여러 요소(연령, 자격, 근무연한, 능력, 직무가치 등)를 종합적으로 고려해서 임금을 결정하는 방법이다.

④ 성과급은 구성원의 조직에 대한 현실적 공헌도, 즉 달성한 성과의 크기를 기준으로 임금액을 결정하는 임금체계로서, 업적급 또는 능률급이라고도 한다. 연공급, 직무급, 직능급이 고정적인 것에 비해, 성과급은 개인의 성과에 따라 임금액이 달라지는 변동급이다.

34 다음 중 환자분류체계 중 원형분류체계로 옳지 않은 것은?

① 환자의 특성에 따라 분류

② 투약과 처치 외의 치료적 요소

③ 3~4개 군으로 나누어 각 범주별로 간호요구량은 광범위하게 기술

④ 직접 간호요구의 대표적 지표설정

해설 ④ 직접 간호요구의 대표적 지표설정은 요인평가방법의 분류기준에 해당한다.

원형평가체계는 주관적인 것으로서 전형적인 특성을 나타내는 환자를 기준으로 간호의 범주를 분류하여 작성하며, 비슷한 특징을 나타내는 환자는 같은 범주에 속하게 하는 방법으로 환자를 3~4군으로 나누어 범주별로 간호요구량을 광범위하게 기술함으로써 각 범주를 대표하는 환자의 특성을 평가하는 것이다.

공부하기

[원형평가체계 사례(급성·만성질환에 따른 환자분류:범주 I~V)]

㉠ 범주 I

돌연히 급성질환이 걸린 환자 또는 질병이 발생하기 전 상태로 회복될 수 있는 환자로, 간호의 목표는 현재의 건강문제를 완전히 제거하는 것이다.

㉡ 범주 II

급성 질병에 더하여 만성 질병을 함께 가진 환자이며 질병에 걸리기 이전의 기능을 회복할 가능성이 있는 환자로, 간호의 목표는 환자의 가족이 기관의 도움을 받지 않고도 만성적 건강문제를 해결하는 것을 말한다.

㉢ 범주 III

만성 질병이나 불구를 가진 환자로서 질병에 걸리기 이전의 기능을 회복할 수 없지만 기능수준을 증진시킬 가능성이 있는 환자로, 간호의 목표는 기관의 계속적인 도움을 통하여 최대한의 기능 수준으로 재활하는 것을 말한다.

㉣ 범주 Ⅳ
만성 질병이나 불구를 가진 환자로서 기관의 도움을 받지 않고는 집에서 머무를 수 없는 상태의 환자로, 간호의 목표는 기관의 도움을 받으면서 가정에서 최대한의 기능 수준을 유지하는 것을 말한다.
㉤ 범주 Ⅴ
말기질환자로서, 간호의 목표는 질환의 마지막 단계를 통하여 안위를 도모하고 품위를 지키는 것을 말한다.

35 다음 중 경력사다리의 목적으로 옳은 것은?

① 전문직 간호사의 만족도를 높여서 오래 근무하게 한다.
② 병원을 전체적인 관점에 이해할 수 있도록 해준다.
③ 지루함과 단조로움을 극복할 수 있게 한다.
④ 임금체계를 쉽게 책정할 수 있게 한다.

해설 경력사다리는 환자간호를 위해 일선에 남는 간호사들의 능력을 인정하기 위해서 개발된 수직적 승진단계의 사다리 체계이다.
경력사다리는 간호사의 전문직업적 성장과 임상능력의 우수성을 인정하는 업무환경을 조성하기 위한 것이다.
[장점]
- 긍정적 자기이미지와 업무에 대한 동기를 부여한다.
- 개인적 직업만족을 증가시키며 전문직업적 성장의 기회와 성취에 대한 보상체계
- 경력간호사의 이직을 줄이고 간호의 생산성을 높일 수 있다.

[단점]
- 경력사다리의 개발이 어렵다.
- 각 단계의 능력을 정의하는 것이 어렵다.
- 새로 채용되는 경력간호사가 경험이 있는 신규간호사의 단계로 고용될 수 있다.
- 각 트랙의 임금 체계를 정하는 것이 어렵다.

36 다음은 무엇에 대한 설명인가?

직무의 효과적인 수행을 위해 실제 경험하는 감정과 조직에서 요구하는 감정표현(Surface acting)간에 차이가 존재할 때, 자신의 감정을 통제하려 하거나 조직에서 요구하는 감정을 표현하려는 노력

① 내면행위 ② 감정부조화
③ 감정노동 ④ 직무몰입

해설 최근 간호사들이 많이 겪고 있는 감정노동에 대한 내용이다. 현대 사회의 이슈적인 문제가 출제될 수 있기 때문에 중요도는 높지 않지만 참고삼아 관련내용을 숙지해두기 바란다.

[감정노동(Emotional Labor)]
대인접촉을 주로 하는 서비스 직무의 경우, 감정표현은 업무성과의 주요변수로 서비스 업종의 기업은 업무성과를 높이고 고객서비스 질을 높이기 위해, 기업들이 바람직한 표현감정을 설정하고 종사원들에게 규범화된 감정을 연출하도록 요구.종사원들이 직접 경험하고 느끼는 감정과는 다르게 조직의 감정표현 규정에 부합되도록 감정을 표현하도록 통제하는데 종업원의 이러한 노력을 감정노동이라 한다.

37 다음 중 프리셉터 제도를 활용한 교육훈련(OJT) 방법의 단점을 보완하는 방법 중 맞지 않는 것은?

① 교육훈련이 실제적이지 못하므로 현장에의 활용성을 강조하고 그 결과를 평가한다.
② 직무와 훈련을 동시에 수행하는 것이 어렵기 때문에 프리셉터의 업무량을 조절한다.
③ 간호사 개인의 능력에 따른 적절한 지도가 어렵고 차이가 나기 때문에 프리셉터의 교육에 표준성을 두도록 한다.
④ 프리셉터의 능력에 따라 성과가 좌우되므로 프리셉터의 자질과 능력을 사전에 충분히 평가하여 선발한다.

해설 ① 실무 현장에서 이루어지는 교육은 실질적인 교육으로 진행되기 때문에 현장에서의 활용성이 강조된다는 특징을 갖는다. 그러나 프리셉터 제도를 활용한 직장내 교육훈련(OJT) 방법을 실행할 경우 직무와 훈련이 모두 철저하지 못할 가능성이 있으므로 프리셉터의 업무량의 조절이 필요하고, 프리셉터의 준비가 반드시 선행되어야 한다.

38 비용이 제한된 환경에서 건강서비스의 질을 통제하기 위해 고안된 건강관리체계의 포괄적인 접근 방법은?

① 사례방법
② 모듈방법
③ 사례관리 방법
④ 일차간호 방법

해설 ③ 사례관리 방법은보건의료 전달 체계의 중심에 대상자를 두고 환자에게 제공되는 간호의 질을 높이면서 경제적 효율성을 높일 방법으로 간호사는 정해진 기간에 환자의 건강을 최적의 상태로 회복시킬 수 있도록 간호를 제공한다.

① 사례방법(독간호)는한 간호사가 한 환자를 돌보는 것(24시간→8시간)으로 중환자, 학생 간호사 교육 방식이다.
② 모듈방법은 일차간호+팀간호로 서로의 장점을 도입, 팀원의 변화 없이 같은 팀이 같은 환자 간호하는

방식이다.

④ 일차간호 방법은환자가 입원해서 퇴원 때까지 재입원 후에도 그 환자를 담당하며 4~6명의 환자에게 24시간 간호계획대로 간호하고 근무시간 이외엔 타 간호사에게 위임하는 형식이다.

[사례관리 방법의 특징]

① 대상자를 보건의료체계 중심에 두고 관리하기 때문에 입원환자의 재원기간을 단축하고 비용을 절감할 수 있다.

② 의료팀 간의 의사소통이 촉진되어 의료서비스의 지속성을 확보하고 간호의 질을 보장하며, 대상자와 가족의 자가간호 능력 향상으로 만족도가 높아진다.

③ 건강관리 서비스에 대한 질적 관리의 효율성 측면에서는 중재에 따른 환자의 결과를 예상할 수 있으며 계획된 환자의 결과를 보고·평가함으로써 문제 해결이 즉시에 이루어질 수 있다.

④ 간호실무의 초점이 단순 업무에서 사례에 대한 책임으로 바뀌게 되어 간호사의 책임감과 자율성 향상 및 전문간호사 제도의 활성화를 기대할 수 있다.

⑤ 환자간호에 대한 표준설정의 기틀을 마련할 수 있으며, 간호표준의 실천 및 평가와 직접간호 시간의 증가를 통해서 환자중심의 간호를 적극 실현할 수 있다.

39 몇 사람이 반을 편성하여 문제를 연구하고 전원에게 보고하며 비판을 가하는 방법으로 우리나라 고위직 공무원 훈련이나 분임토의와 유사한 교육훈련 방법은?

① 사례연구　　② 롤플레잉

③ 신디케이트　　④ 시뮬레이션

해설 신디케이트(syndicate)는 우리나라 고위직 공무원 훈련, 분임토의와 유사한 것으로 몇 사람이 반을 편성하여 문제를 연구하고 전원에게 보고하며 비판을 가하는 방법이다.

- 장점:참가자의 관심 유도, 상대방 의견 존중
- 단점:비경제적이고 충분한 시간이 필요하다는 점

40 신입사원 평가결과 관리자가 대부분의 신입사원에게 후한 점수를 준 것으로 나타나는 경우 이러한 현상을 막을 수 있는 대체방법은?

① 중요사건기록법　　② 강제분할법

③ 도표식평정법　　④ 체크리스트법

해설 평가 시 상급자의 점수가 한 곳으로 집중 되는 것을 막기 위해 강제분할법을 사용할 수 있다. 예를 들어 A등급 이상은 30%, B등급 이상은 40%, C 등급 이상 30% 로 나누어 평가하도록 하면 집중화를 막을 수 있다.

① 중요사건기록법은 조직목표 달성의 성패에 영향이 큰 주요 사건을 중점적으로 기록, 검토하는 방법이

다. 즉 평가자가 6개월 내지 1년 동안 피평가자의 업무수행과 관련하여 성공이나 실패한 행동의 발생 즉시 기록해 두었다가 이를 중심으로 평가하는 것을 말한다.

③ 도표식평정법은 평정요소마다 강약도의 등급을 나타내는 연속적인 척도를 도식하여 평정자가 해당되는 곳에 표시하는 방법으로 세계적으로 가장 많이 사용하는 방법이다.

④ 체크리스트법은 평정항목을 미리 작성해 두고 단순히 가부 또는 유무를 표시하는 방법이다.

41 포괄수가제(DRG;Diagnosis Related Group)적용 시 해당 질환에 대한 효과적인 간호적용 방법으로 알맞은 것은 다음 중 무엇인가?

① 사례관리(case management)
② 기능적 분담 방법
③ 일차간호방법
④ 사례방법(case method)

해설 사례관리란 포괄수가제(DRG;Diagnosis Related Group) 개념이 도입되면서 적용된 방법으로 표준진료지침서를 사용하여 특정 기간 내 수행될 건강관리팀의 의무와 이를 통해 기대되는 환자의 결과를 미리 예상하여 건강 서비스를 제공하는 방법이다.

사례관리에는 표준지침서인 CP(Critical Pathway 또는 Clinical Pathway, CP)가 필수이며 다학제적 팀을 구성하여 환자를 보건의료체계의 중심에 두고 시스템화하여 있기에 포괄수가제 적용에 적합하다.

42 경력개발에 대한 설명으로 적절하지 않은 것은?

① 경력개발을 통해 조직구성원의 능력을 개발하여 이를 조직의 성과에 연결시킬 인력개발의 일종이다.
② 경력개발의 궁극적 목적은 조직구성원의 자기개발을 통해 조직의 유효성 증대에 있다.
③ 개인차원의 경력개발은 자기개발을 통한 심리적 만족에 목표를 둔다.
④ 조직차원의 경력개발은 조직목표달성에 적합한 관리시스템의 개혁을 의미한다.

해설 ④ 조직차원의 경력개발의 의미가 잘 못되었다. 조직차원의 경력개발이란 조직목표달성에 필요한 자질을 갖춘 인적자원 개발 활동을 의미한다.

①②③모두 경력개발에 관한 개념에 관한 설명이다.

[경력개발의 개념]

(1) 경력이란 조직체의 구성원이 장기적으로 여러 종류의 직무활동을 경험하는 것으로 특정 개인의 생애에 계속성, 질서, 의미를 부여하는 것이다.
(2) 경력개발은 조직의 욕구와 개인의 욕구가 일치될 수 있도록 각 개인의 경력을 개발하는 활동이다.
(3) 치열한 조직경쟁과 조직구성원들의 다양한 욕구에 따라 인적자원을 육성·개발하여 조직성과에 활용하려는 전략적 시도이다.

43 직무분석의 절차 중 직무정보의 획득 다음 단계에 해당되는 것은?

① 직무기술서의 작성
② 분석되어야 할 대표직위의 선정
③ 기업의 지불능력
④ 직무명세서의 작성

해설 직무분석의 절차는 다음과 같다.

① 1단계 : 배경정보의 수집
예비조사의 단계에서 대부분 이루어진다. 조직도표, 업무분담표, 현존 직무기술서 및 직무명세서와 같이 이용 가능한 배경정보를 수집한다.

② 2단계 : 분석되어야 할 대표직위의 선정
모든 직무를 분석할 수도 있지만 시간과 비용의 문제가 있기 때문에 일반적으로 대표직위를 선정하여 그것을 중점적으로 분석한다.

③ 3단계 : 직무정보의 획득
이 단계를 보통 직무분석이라고 한다. 여기서 직무의 성격, 직무수행에 요구되는 종업원행동, 인적 요건 등을 구체적으로 분석한다.

④ 4단계 : 직무기술서의 작성
이전 단계에서 얻은 정보를 바탕으로 직무기술서를 작성하는 단계로 직무의 주요 특성과 함께 직무의 효율적 수행에서 요구되는 활동들에 관하여 기록한 문서이다.

⑤ 5단계 : 직무명세서의 작
성이 단계에서는 직무기술서를 직무명세서로 전환시킨다. 이는 직무수행에 필요한 인적 자질, 특성, 기능, 경험 등을 기술한 것을 말한다. 이것은 독립된 하나의 문서일 수도 있고 직무기술서에 같이 기술될 수도 있다.

[염영희 외, 간호관리학, 수문사, 2014, 226쪽]

44 기업은 조합원이 아닌 노동자를 채용할 수 있고 채용된 노동자가 노동조합에 가입하든 안 하든 기업의 종업원으로 근무하는 데 아무 제약이 없는 제도는?

① open shop
② union shop
③ agency shop
④ check-off제도

해설 ② union shop : 오픈숍과 클로즈드숍의 중간 형태이다. 고용은 자유 그러나 고용되면 무조건 가입해야 하는 제도이다.
③ agency shop : 조합원이 아니더라도 모든 종업원에게 단체교섭의 당사자인 노동조합이 조합 회비를 징수하는 제도이다.
④ check-off제도 : 자금 확보 강화제도로 조합원 2/3 이상 동의시 노동조합비 일괄공제하는 것으로 사용자가 자동이체 방법등을 통해 조합비를 일괄징수하여 노조에 인계하는 제도이다.

45 다음 중 간호인력 배치·이동의 4가지 원칙에 해당하지 않는 것은?

① 적재적소주의 ② 실력주의
③ 인재육성주의 ④ 강제주의

해설 간호인력 배치·이동의 4가지 원칙은 적재적소주의, 실력주의(능력주의), 인재육성주의, 균형주의

[인적자원의 적정배치 및 이동을 위한 4가지 원칙]

① 적재적소주의 : 개인이 소유한 능력과 성격 등을 고려하여 최적의 직위에 구성원을 배치하여 최상의 능력을 발휘하게 하는 것을 의미한다.
② 실력주의 : 능력주의라고도 하며, 능력을 발휘할 수 있는 영역을 제공하여 그 일에 대해서 올바르게 평가하고 평가된 실력과 업적에 대해 만족할 대우를 제공하는 원칙을 말한다.
③ 인재육성주의 : 사람을 성장시키기 위해 사용하는 방법으로 상사에 의한 육성뿐 아니라 본인 자신의 의사와 욕망을 중심으로 한 자기 육성의 의욕을 개발하는 것을 뜻한다. 경력개발계획은 이러한 인식에 바탕을 두고 있다.
④ 균형주의 : 전체와 개인의 조화를 고려하는 것을 의미한다. 배치 및 이동에 있어서 단순히 본인만의 적재적소를 고려할 것이 아니라, 상하좌우의 모든 사람에 대해서 평등한 적재적소 및 직장 전체의 적재적소를 고려할 필요가 있다.

46 A병원 간호부에서 경력간호사를 선발하기 위해 다음과 같은 외부 모집공고를 시행하였다. 이러한 공고 내용으로 얻을 수 있는 것은 무엇인가?

300병상이상의 병원 정신과 병동경력 3년, 정신전문간호사 자격증 취대 우대, 석사 이상

① 직무설계서 ② 직무평가서 ③ 직무기술서 ④ 직무명세서

해설 **[직무명세서]**

① 직무가 요구하는 특성을 더욱 상세하게 기술한 것으로 특정임무를 효과적으로 수행하는 데 필요한 개인의 여건과 능력에 대한 기록이다.
② 직무명세서는 직무 수행자의 성격, 경험, 지식, 체력, 교육수준 등 개인적 특성 또는 인적 요건에 대해 구체적으로 계량화하며 명시한 것이다.

47 다음 중 노동조합의 기능에 해당하지 않는 것은 무엇인가?

① 경제적 기능 ② 공제적 기능 ③ 정치적 기능 ④ 협상적 기능

해설 노동조합은 경제적 기능, 공제적 기능, 정치적 기능를 가지고 있으며 협상적 기능은 해당하지 않는다.

[노동조합의 기능]

(1) 경제적 기능

조합원 전체의 노동생활의 조건을 가능한 한 좋은 조건으로 개선하기 위한 가장 기본적인 기능으로 단체교섭 기능, 경영참가 기능, 노동쟁의 기능, 노동시장의 통제 기능 등으로 구분할 수 있다.

(2) 공제적 기능

조합원 전체의 노동생활을 안정시키기 위하여 수행되는 기능으로 조합원들이 질병·재해·실업·정년퇴직·사망 등으로 노동능력을 일시적 또는 영구적으로 상실하는 경우를 대비하여 노동조합이 기금을 설치하고 이것을 이용하여 상호부조하는 기능이다.

(3) 정치적 기능

입법활동 기능으로 노동조합이 조합원을 대신하여 국가나 공공단체를 대상으로 노동관계법의 제정 및 개정, 노동시간의 단축, 사회보험이나 사회보장의 실시 등을 요구하는 기능을 말한다.

48 직무평가의 방법 중 서열법에서 발전된 기법으로 조직의 모든 직무를 보상요소별로 분류하여 계량화하는 방법에 대한 설명이 아닌 것은?

① 기준이 되는 척도를 설정해 놓으면 다른 직무를 평가하는 데 비교적 용이

② 직무에 지급되는 급료의 합리적인 평가가 가능

③ 기준을 측정하는 데 시간과 노력이 많이 요구되며 실제로 이를 적용하기가 매우 어려움

④ 현존하는 임금률을 아는 전문가가 분석하면 상대적 가치에 부여되는 급여수준이 왜곡될 우려가 작다.

해설 요소비교법에 대해 묻는 문제이다. ④는 점수법에 대한 내용으로 점수법은 직무를 계량화하는 방법 중의 하나로 직무의 중요성을 화폐단위로 표시하는 방법이다.

[요소비교법(factor comparison method)]

① 요소비교법은 서열법에서 발전된 기법으로서 조직의 모든 직무를 보상요소별로 분류하여 계량화하는 방법이다.

② 요소비교법은 우선 조직 내의 가장 중심이 되는 직무(key job)를 선정한 뒤 직무를 평가할 수 있는 요소를 선정하고 이것을 기준으로 직무들을 비교함으로써 조직에서 각 직무가 차지하는 상대적 가치를 수량적으로 판단한다.

③ 분류 기준은 조직이 개인에게 제공할 수 있는 보상요소이며, 일반적으로 정신적 요소, 신체적 요소, 기술적 요소, 책임, 근무조건이라는 5가지로 분류하나 지식, 판단, 책임이라는 3가지 요소로 분류하기도 한다.

<요소비교법의 예>

요소 등급	요소				
	신체적 요소	정신적 요소	기술적 요소	책임	근무조건
1	간호사(500)			수간호사(1,000)	
2		수간호사(800)			간호사(400)
3			간호사, 수간호사(600)		
4	수간호사(200)			간호사(400)	
5		간호사(200)			수간호사(100)

CHAPTER 05
지휘

UNIT 01 _ 기출문제

01 <보기>에서 설명하는 간호관리과정의 기능으로 가장 옳은 것은? 2020 서울시

> <보기>
> 미래에 대한 비전을 제시하고 직원에게 동기를 부여하며 갈등을 해결한다. 이 과정에 의사소통, 조정, 협력 등의 집단관리 기술이 요구될 수 있다.

① 조직
② 지휘
③ 기획
④ 통제

해설 지휘의 개념을 묻는 문제가 출제되었다.

[지휘(directing)]
① 조직목표 달성을 위해 리더십을 발휘하고 조직구성원들에게 동기를 부여하며 직무를 수행하도록 지도하고 격려하는 과정이다.
② 지휘에는 리더십, 동기부여, 갈등관리, 의사소통, 주장행동, 스트레스관리 등이 포함된다.

02 **갈등은 둘 이상의 개인, 집단 또는 조직이 상호작용하는 과정에서 발생할 수 있다. 갈등의 원인에 대한 설명으로 가장 옳지 않은 것은?** 2020 서울시

① 갈등은 둘 이상의 서로 다른 행동 주체가 양립될 수 없는 목표를 동시에 추구할 때 발생할 수 있다.

② 갈등은 의사결정의 과정에서 집단 간에 정보의 교환이나 의사소통이 충분히 이루어지지 않을 때 발생할 수 있다.

③ 갈등은 후배가 상관으로 승진하는 경우, 업무나 기술적인 면에서 앞서가는 부하의 지시를 받게 되는 경우 발생할 수 있다.

④ 작업의 상호의존성이 작을수록 과업수행 과정에서 갈등이 발생할 위험이 커진다.

+해설 부서 간의 업무단위에서 상호의존성이 클수록 갈등 발생은 높아진다.

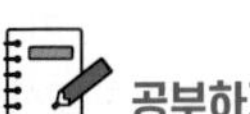
공부하기

[집단 간 갈등의 원인]

① 업무흐름의 상호의존성
   ㉠ 한 집단의 업무가 다른 집단의 성과에 따라 좌우될 때 상호의존성이 크고, 상호의존성이 클 경우에 두 집단 간 갈등이 유발될 가능성이 커진다.
   ㉡ 병원조직에서 진료팀, 약국, 방사선과 등과 간호단위 간의 갈등은 업무흐름의 상호의존성 때문에 기인되는 경우가 많다.

② 영역 모호성 : 조직 내 집단이 역할을 수행하는 데에서 목표나 과업 또는 책임이 명확하지 않은 상태를 의미한다.

③ 권력·지위의 불균형 : 부서나 업무단위 간 권력과 지위의 차이에 대한 인식은 갈등을 발생시키며 각 집단이 지향하는 가치의 차이에 따라서도 집단 간 갈등이 발생한다.

④ 자원의 부족과 분배의 불일치 : 자원이 특정 집단에 편중되는 분배의 불일치 문제가 발생하면 이 때문에 집단 간의 갈등이 야기된다.

⑤ 지나친 부문화와 집단 이기주의
   ㉠ 조직이 성장하고 발전함에 따라 각 부서나 업무단위 간에 일종의 벽이 생기고 상호 이해의 폭이 좁아져 갈등 발생의 가능성이 높아진다.
   ㉡ 조직의 규모가 비대해지면서 지나치게 많은 부서나 팀이 생겨나기 때문에 집단 이기주의가 만연되고 집단 간 갈등이 더욱 심화되는 실정이다.

⑥ 의사소통의 장애(의사전달의 왜곡)

⑦ 가치관과 태도, 인지의 차이

03 <보기>와 같은 상황에서 주로 나타나는 의사소통 네트워크의 특성으로 가장 옳은 것은?

2020 서울시

> <보기>
> 병원 감염을 예방하고 환자안전을 위하여 창의적인 방안을 모색하기로 하고, 병원 내 모든 부서의 모든 구성원이 자유롭게 의견을 교환하고 아이디어를 제시하도록 하였다.

① 권한의 집중도가 높다.
② 구성원의 만족도가 높다.
③ 정보전달이 특정 리더에 집중되는 경향이 있다.
④ 구성원간의 상향적, 하향적 의사소통만 가능하다.

+해설 의사소통 유형 중 원형(circle type)은 집단구성원 간에 서열이나 지위가 확실히 드러나지 않고 거의 동등한 입장에서 의사수통을 하는 경우에 형성되는 의사소통망 형태이다. 대표적인 조직은 위원회 조직이다.

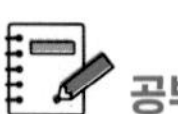

공부하기

[위원회 조직]

(1) 위원회 조직의 정의
① 각 부서 간 또는 명령계통 간 의견의 불일치나 갈등을 조정하려는 조직으로 단독적인 결정과 행위에서 오는 폐단을 방지하고자 여러 사람으로 구성된 조직이다.
② 여럿이 함께 합리적인 의사결정을 함으로써 계층제의 경직성을 완화하고 조직의 운영과 의사결정에 합의성과 민주성이 확보된다.

(2) 위원회의 특징 및 장점
① 다수의 참여로 민주적이며 의사결정에서 합의성을 띠며 합리적인 결정이 가능하다.
② 특정한 주제를 심의하고 결정하며 조직 내부의 각 부문의 조정을 촉진한다.
③ 이해관계를 조정할 수 있고 신중하고 공정하게 결정할 수 있다.
④ 조직원의 참여와 원활한 의사전달을 도모할 수 있다.
⑤ 집행에 안정성과 지속성을 부여한다.

04 블레이크와 모튼(R. Blake and J. Mouton)의 관리격자 리더십이론 중 <보기>에 해당하는 리더십 유형으로 가장 옳은 것은?

2020 서울시

> <보기>
> 인간과 생산성에 관한 관심이 모두 높으며, 구성원들에게 공동목표와 상호의존관계를 강조하고 상호신뢰와 상호존중의 관계 속에서 구성원들의 몰입을 통하여 과업을 달성한다.

① 팀형
② 타협형
③ 과업형
④ 인기형

해설 **[관리격자이론, 관리그리드, 2차원형]**

블레이크(R.R. Blake)와 무턴(J.S. Mouton)이 오하이오 주립대학의 구조주도형과 배려형 리더십 이론을 확대하여 리더의 행동 유형을 더욱 구체화하여 리더십 행동을 유도하기 위해 개발한 이론이다.
팀형(9·9형)은 인간과 생산 모두에 대한 관심이 매우 높으며, 리더는 구성원과 조직의 공동목표 및 상호의존 관계를 강조하고, 상호 신뢰적이고 존경적인 관계와 구성원의 몰입을 통하여 과업을 달성한다. 가장 이상적인 지도성 유형으로 볼 수 있다(팀 경영형).

05 관리자와 리더의 특성에 대한 설명 중 가장 옳은 것은?

2019 서울시

① 관리자는 직위에 따르는 권한과 합법적인 권력을 갖는다.
② 리더는 주로 시간과 비용, 급여, 재고물품에 대한 통제를 강조한다.
③ 관리자는 수평적인 관점을 갖고, 리더는 수직적인 관점을 갖는다.
④ 관리자는 신뢰로 이끌어 가고, 리더는 통제하려고 한다.

해설 **[관리자와 리더의 특성 비교]**

관리자	리더
• 공식적 조직 내의 직위를 갖는다. • 지위에 수반되는 권한에 기초한 합법적 권력을 갖는다. • 특정 기능, 의무, 책임을 수반한다. • 조직의 목적을 달성하기 위해 인간, 환경, 돈, 시간, 다른 자원들을 다루게 된다. • 지도자보다 합리성과 통제를 위한 더 큰 공적 책임을 지닌다. • 자발적 추종자뿐 아니라 비자발적 추종자도 지휘한다.	• 리더는 혁신과 창조를 주도한다. • 위임된 권한은 없지만 영향력(power)과 같은 다른 의미의 권력을 지닌다. • 관리자보다 더 폭넓고 다양한 역할을 지닌다. • 공식 조직의 부분이 아닐 수도 있다. • 그룹과정, 정보수집, 피드백, 힘 부여하기 등에 초점을 둔다. • 대인 간에 초점을 두고 인간관계를 강조한다. • 자발적 추종자를 지휘한다. • 추구하는 목적에 조직의 목적이 반영될 수도 있고 반영되지 않을 수도 있다.

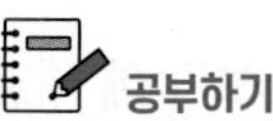
공부하기

[권한의 정의]

권한은 조직규범에 의해 정당성이 인정된 합법적인 권력으로(Max Weber) 스스로 직무를 수행할 수 있는 자유재량권을 의미한다. 그러므로 권한은 한 개인이 조직에서 차지하는 위치로 말미암아 갖게 되는 공식적인 힘으로 직무를 수행하기 위한 것이고 조직을 떠나서는 의미를 가질 수 없다.

06 보상제도에 대한 설명으로 가장 옳은 것은?

2019 서울시

① 성과급은 직무내용, 근무조건 등의 특수성에 따라 지급된다.
② 복리후생은 임금 외 부가적으로 지급되며, 보험 · 퇴직금 등이 포함된다.
③ 직능급은 직원의 근속 연수, 학력 등을 기준으로 지급된다.
④ 임금은 근로에 대한 대가를 말하며, 기본급 외에 수당과 상여금은 제외된다.

해설 [복리후생]
① 종업원의 생활 안정과 삶의 질 향상을 위해 지급되는 임금 외의 각종 혜택을 말한다.
② 건강보험 감면, 연금보험 혜택, 기숙사 및 직원 주택 제공, 주택 구입 및 임차금 지원, 자녀 및 본인 학자금 지원, 출퇴근 버스 제공, 휴가비 및 콘도미니엄 이용 등이 있다.

07 A간호사는 간호학과 졸업 후 중소규모의 재활병원에 취업하여 3년째 근무 중으로, 최근에 상급종합병원 경력직 간호사 모집에 지원하여 합격하였다. 그러나 현재 근무하는 재활병원 수간호사와 면담 후, A간호사는 상급종합병원 입사를 포기하고 그대로 재활병원에 남아 있기로 하였다. ERG이론에 근거하여 볼 때, 이후 A 간호사의 욕구변화로 가장 옳은 것은?

2019 서울시

① 존재욕구 충족으로 인하여 관계욕구 증대
② 관계욕구 충족으로 인하여 성장욕구 증대
③ 성장욕구 좌절로 인하여 관계욕구 증대
④ 관계욕구 좌절로 인하여 존재욕구 증대

해설 성장욕구는 개인의 성장을 위한 노력과 관련된 욕구이며 매슬로우 욕구단계이론에서 자아실현 욕구와 유사하다. 경력직 간호사 모집에 지원하여 합격했다는 것은 성장욕구를 충족시키려고 했던 것인데 수간호사와 면담 후 재활병원에 그대로 남아 있기로 했다는 것은 성장욕구가 좌절되고 소속 및 애정, 안정욕구, 일부 자존 욕구와 관련된 관계욕구가 증대 된 것으로 볼 수 있다.

08 조직구성원 간의 반복적인 상호작용 패턴으로 의사소통 경로의 구조를 의미하는 의사소통 네트워크(의사소통망)에 대한 설명으로 가장 옳은 것은? 2019 서울시

① 사슬형은 집단 내에 특정 리더가 있는 것은 아니지만 집단을 대표할 수 있는 인물이 있는 경우에 나타난다.

② Y형은 특정 리더에 의해 모든 정보가 전달되기 때문에 리더에게 정보가 집중되는 현상을 보인다.

③ 수레바퀴형(윤형)은 공식적인 리더나 팀장은 있지만 지위나 신분의 서열이 뚜렷하지 않고 특정 문제의 해결을 위한 조직에서 나타난다.

④ 원형은 구성원 간의 상호작용이 한곳에 집중되지 않고 널리 분산되어 있어서 수평적 의사소통이 가능하다.

✚해설 원형(circle type)은 집단구성원 간에 서열이나 지위가 확실히 드러나지 않고 거의 동등한 입장에서 의사소통을 하는 경우에 형성되는 의사소통망 형태이다.

① 사슬형은 조직에 공식적인 권한체계가 명확히 정해져 있어 상사와 부하 간에만 의사전달이 이루어진다.
② Y자형(Y type)은 집단의 중심적 인물이나 리더는 아니지만 집단구성원을 대표할 인물이 있는 경우 사람들이 서로 의사소통하는 데 조정자의 역할을 하는 형태이다.
③ 수레바퀴형(윤형)은 집단의 중심적 인물 또는 리더가 존재하여 구성원 간의 의사전달이 중심에 있는 사람에게 집중되는 형태이다.

09 변혁적 리더십(transformational leadership)의 구성 요소만을 모두 고르면? 2019 지방직

ㄱ. 개별적 배려
ㄴ. 영감적 동기부여
ㄷ. 보상 연계
ㄹ. 지적 자극

① ㄱ, ㄴ　　② ㄱ, ㄹ
③ ㄱ, ㄴ, ㄹ　　④ ㄴ, ㄷ, ㄹ

✚해설 **[변혁적 리더십의 4가지 구성요소]**

㉠ 리더의 카리스마 : 리더는 추종자에게 존경과 신뢰를 받고 비전과 사명감, 긍지를 심어준다.
㉡ 고무적 동기부여 : 리더는 추종자들에게 중요한 목표를 간단·명료하게 표현하고, 높은 기대치를 심어주며, 추종자의 노력을 집중시키기 위해 상징기법을 사용한다.
㉢ 지적 자극 : 리더는 추종자들의 신중한 문제해결, 지식과 합리성을 장려한다.
㉣ 개별적 관심 : 리더는 추종자 개인에게 관심을 가지고 주목하고, 조언과 지도를 아끼지 않는다

10 허즈버그(Herzberg)의 동기-위생 이론에 대한 설명으로 옳은 것은? 2019 지방직

① 직무수행을 향상시키기 위해 위생요인을 개선한다.
② 위생요인을 개선하면 직무만족이 높아진다.
③ 작업조건 향상을 통해 동기요인을 개선한다.
④ 직무충실화를 통해 동기요인을 개선한다.

✚해설 동기-위생 이론에서 위생요인은 환경과 관련된 불만요인으로 환경의 개선을 통해 불만을 감소시키거나 방지할 수 있다는 것이고, 동기요인은 직무내용과 관련된 만족요인으로, 이것이 충족되면 근무의욕이 향상되고 자기실현이 달성되어 장기적으로 업무효과가 높아진다는 이론이다. 직무충실화를 통해 자주성, 성취감을 높이도록 직무를 수직적으로 확대하는 것으로 동기요인을 개성한다.

11 다음 글에서 설명하는 의사소통 네트워크의 유형은? 2019 지방직

○ 구성원들 간 의사소통에 대한 만족도가 낮다.
○ 조직 내 강력한 리더가 있고 모든 구성원이 그 리더와 의사소통한다.
○ 구성원의 과업이 복잡할 경우에 의사소통 속도가 느리고 정보 공유가 어렵다.

① 원형　　② 사슬형
③ 수레바퀴형　　④ 완전연결형

✚해설 **[윤형(수레바퀴형, wheel type)]**
① 구성원끼리 의사소통 없이 정보전달이 리더에 의해 이루어지는 유형이다.
② 집단의 중심적 인물 또는 리더가 존재하여 구성원 간의 의사전달이 중심에 있는 사람에게 집중되는 형태이다.
③ 가장 신속하고 능률적인 모형으로 팀에 강력한 중심적 리더가 존재할 때 형성된다.
④ 의사소통이 그 리더에게 집중된다.

12 피들러(Fiedler)의 상황적합성 이론에서 제시한 리더십 상황에 따른 효과적인 리더십 행동유형의 연결이 옳은 것은? 2018 지방직

	리더십 상황			리더십 행동유형
	리더-구성원 관계	과업구조	리더의 직위권력	
①	나쁨	높음	강함	과업지향적 리더십
②	나쁨	낮음	약함	과업지향적 리더십
③	좋음	높음	강함	관계지향적 리더십
④	좋음	높음	약함	관계지향적 리더십

해설 [피들러의 상황적합성 리더십(상황과 리더와의 관계)]

㉠ LPC 점수가 낮은 리더 : 상황이 유리하거나 불리할 때는 과업지향적 리더십이 효과적이다.

㉡ LPC 점수가 높은 리더 : 상황이 중간 정도일 때에는 인간관계중심적 리더십이 효과적이다.

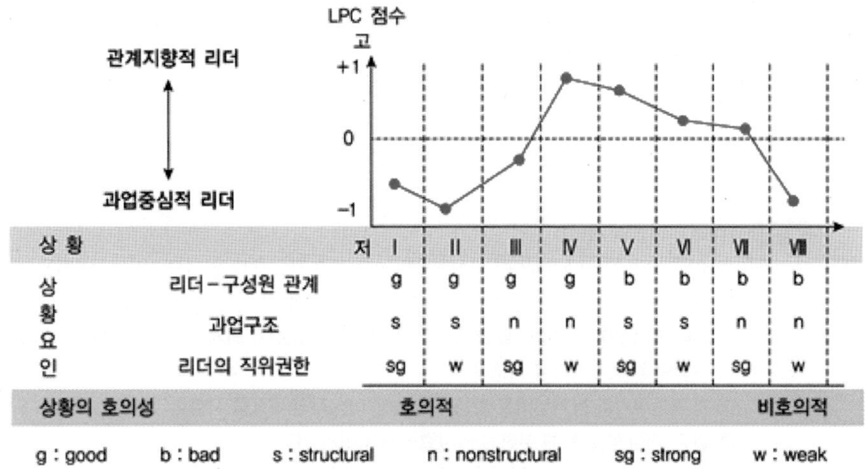

[그림] 피들러의 모델

13 조직구성원들이 수행하는 과업의 수와 빈도를 변화시킴으로써 조직구성원들이 직무를 수행하는 과정에서 성취감, 인정감 등의 요인을 발휘할 수 있도록 직무를 설계하고자 한다. 이때 적용할 수 있는 이론의 개념으로 가장 옳은 것은?

2018 서울시

① XY이론의 X론적 관점
② 2요인 이론의 동기요인
③ 욕구단계이론의 생리적 욕구
④ ERG이론의 존재 욕구

해설 [동기요인(아브라함적 욕구)]

㉠ 동기요인은 직무내용과 관련된 만족요인으로, 이것이 충족되면 근무의욕이 향상되고 자기실현이 달성되어 장기적으로 업무효과가 높아진다는 이론이다.

㉡ 충족되지 못하면 만족을 느끼지 못하나 불만이 발생하지는 않는다.

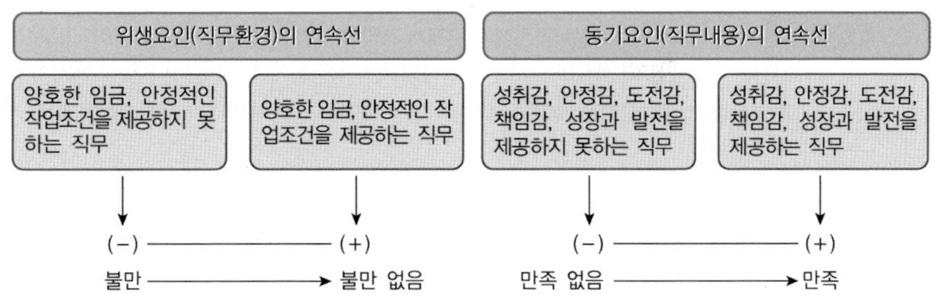

[그림] 위생요인과 동기요인의 연속선

14 간호관리자 스스로가 셀프리더(self-leader)의 역할모델이 되어 구성원들이 셀프리더가 되도록 동기부여 하는 리더는? 2018 서울시

① 거래적 리더
② 강자형 리더
③ 슈퍼 리더
④ 섬기는 리더

해설 **[슈퍼 리더십의 개념]**

㉠ 슈퍼 리더(super leader)란 구성원들이 스스로를 리드할 수 있게 이끄는 사람이다.
㉡ 슈퍼 리더는 다른 사람들을 리더로 만드는 리더이다.
㉢ 슈퍼 리더십이란 구성원들을 스스로 리더(self leader)가 되게 가르치고 이끄는 과정으로 슈퍼 리더는 구성원을 셀프 리더로 키운다.
③ 힘 북돋우기와 동기부여로 보통보다 높은 이상적인 목표를 지향한다.
㉣ 경청, 인정 등을 통해 부하를 의사결정에 참여시킨다.
㉤ 개인의 능력을 중시해 인재를 영입하고 육성하는 조직문화를 만든다.
㉥ 슈퍼 리더십 이론은 구성원의 자아관리 역량에 초점을 맞추고 있다.
㉦ 성장욕구가 높지 않은 사람도 셀프 리더가 되고자 하는 동기를 불어넣을 수 있는가 하는 문제와 셀프 리더로 구성된 집단의 조정에 대한 문제가 지적되고 있다.

15 A간호부장은 '임상간호사들이 간호하기 위하여 투입하는 노력에 비하여 급여와 근무조건이 비임상영역보다 나빠서 이직하겠다'는 이야기를 많이 듣고 있다. A간호부장이 임상간호사들의 동기와 행동을 예측하는 데 가장 도움이 되는 동기부여 이론은? 2018 서울시

① 공정성이론
② 욕구단계이론
③ 기대이론
④ 성취동기이론

해설 아담스(J. Stacy Adams)는 공정성 이론에서 개인 자신의 노력과 그 결과로 얻어지는 보상의 관계를 다른 사람과 비교했을 때 자신이 느끼는 공정성에 따라 행동동기가 영향을 받는다고 제시하였다. 공정성 또는 불공정성에 관한 결정은 개인적 차원에서만 이루어지는 것이 아니라 조직 내외의 다른 작업자와의 비교가 포함된다.

16 리더십 이론에 대한 설명들 중 시기적으로 가장 최근에 등장한 이론에 대한 설명으로 가장 옳은 것은? 2018 서울시

① 모든 상황에 적합한 유일한 리더십 유형은 없다.
② 효과적인 리더는 그렇지 못한 리더와는 다른 일련의 특성을 지닌다.
③ 리더의 행동 유형을 기준으로 리더십을 3가지 유형으로 구분하였다.
④ 구조화와 배려라는 리더십의 개념을 기초로 리더의 행동 유형을 더욱 구체화하였다.

해설 상황이론으로 "조직에는 가장 좋은 하나의 방법이란 없다"고 주장하며, 상황에 따라 관리기법이 알맞게 변해야 한다는 이론이다. 조직 외부의 환경이 조직과 그 하위 시스템에 미치는 영향과 조직의 유효성이 높아지는 시스템 간의 관계를 설명하고 있으며, 상황이론의 기본적인 원칙은 관리자가 의사결정을 할 때 상황과 상황적인 모든 요소를 고려하는 것이다.

17 동기부여 이론에 따른 관리 전략의 설명으로 옳은 것은? 2017 지방직

① 동기·위생 이론 – 조직의 정책, 복리후생제도, 작업조건을 개선함으로써 구성원의 동기를 부여한다.
② 기대 이론 – 구성원이 기대하는 명확하고 구체적인 목표를 설정하게 하고, 직무 수행에 대해 즉각적인 피드백을 제공한다.
③ 공정성 이론 – 구성원이 공정하다고 인식할 수 있는 직무수행평가 과정과 보상 체계를 마련한다.
④ 성취동기 이론 – 친화 욕구가 가장 높은 구성원에게 대규모 프로젝트의 리더 역할을 부여한다.

해설 공정성 이론은 개인은 자신의 교육, 경험, 훈련, 기능, 연령, 경험, 사회적 지위, 직무에 대한 노력, 개인적 용모, 직무의 지위, 지위의 상징, 직무에 따른 작업조건 등의 산출물이 타인과 비교에서 그 비율이 일치하면 공정성을, 불일치하면 불공정성을 지각한다는 상대적 관계 개념이다

18 거래적 리더십을 발휘하는 리더의 특성으로 옳은 것은? 2017 지방직

① 주변 사람의 의견에 귀를 기울이고 새로운 업무에 도전하여 배움의 기회로 활용한다.
② 구성원의 욕구나 능력 수준에 따라 개별적으로 배려하여 높은 차원의 욕구를 갖도록 자극한다.
③ 구성원이 목표를 달성하면 원하는 보상을 얻는다는 확신을 갖게 함으로써 동기를 부여한다.
④ 구성원에게 자율과 책임을 부여하여 스스로 책임지고 행동하게 한다.

해설 개인은 자신의 교육, 경험, 훈련, 기능, 연령, 경험, 사회적 지위, 직무에 대한 노력, 개인적 용모, 직무의 지위, 지위의 상징, 직무에 따른 작업조건 등의 산출물이 타인과 비교에서 그 비율이 일치하면 공정성을, 불일치하면 불공정성을 지각한다는 상대적 관계 개념이다

19 동기부여 이론을 두 가지 군으로 분류할 때, 다음 설명에 해당하는 군에 속하는 이론은?

2017 지방직

> ○ 무엇이 조직구성원들의 동기를 불러일으키는가를 다룬다.
> ○ 조직구성원들의 행동을 유발시키는 인간의 욕구나 만족에 초점을 맞춘다.

① 공정성 이론
② ERG 이론
③ 기대 이론
④ 목표설정 이론

해설 내용이론은 "무엇이 사람들을 동기부여하는가"를 다루는 것으로, 인간의 행동을 유발하게 하는 인간의 욕구나 만족에 초점을 두고 있으며 매슬로우 욕구단계이론, 알더퍼의 ERG이론, 동기-위생이론 등이 이에 해당한다.
과정이론은 인간의 행동이 어떤 과정을 통해서 유발되는가, 즉 "사람들은 어떻게 동기부여되는가?"를 밝히는 데 중점을 두며 동기부여가 일어나는 과정을 다루는 이론이다. 아담스의 공정성이론과 브룸의 기대이론 등이 이에 해당한다.

20 간호사들의 능력은 높으나 동기가 낮은 A간호단위에 허쉬 (Hersey)와 블랜차드(Blanchard)의 상황대응 리더십이론을 적용 했을 때 수간호사의 지도유형은?

2017 지방직

① 관계지향성은 낮고 과업지향성이 높은 리더유형
② 과업지향성과 관계지향성이 모두 높은 리더유형
③ 관계지향성은 높고 과업지향성이 낮은 리더유형
④ 과업지향성과 관계지향성이 모두 낮은 리더유형

해설 **[참여적 리더십]**

- 의사결정 과정에서 부하와 의견을 교환하면서 조정하는 리더십 유형으로 부하들과의 인간관계를 중시하며 민주형에 가까운 행위를 보이는 유형이다.

[상황대응 리더십이론(Situational Leadership Theory)]

① 허시와 블랜차드가 오하이오 대학의 리더십 연구(구조와 배려의 측면)를 바탕으로 한 연구이다.
② 리더의 행위를 과업행위(task behavior)와 관계행위(relationship behavior)의 2차원의 축으로 4분면으로 분류한 후 상황적 요인에 구성원의 성숙도를 추가하여 리더십에 관한 3차원 모형을 제시하였다.

③ 상황대응 리더십이론의 초점은 리더십 효과가 부하의 성숙도 수준에 달려 있으며 하급자의 성숙도를 높이는 것이 리더의 임무라고 하였다.

④ 가장 이상적이고 최선의 리더십 유형은 없으며, 리더십 유형은 그때그때의 상황에 따라 달라져야 한다고 하였다.

⑤ 상황대응 리더십이론의 리더 유형

㉠ 지시적 리더십
- 일방적인 의사소통과 리더 중심의 의사결정을 하는 전제형의 지도자 유형으로 부하직원의 성숙도가 낮은 사람에게 효과적이다.
- 관계지향적인 행동은 낮고 과업지향적인 행동은 높다.

㉡ 설득적 리더십
- 의사소통의 초점을 목표 달성과 정서적 지원 양측에 맞추고, 결정내용을 부하에게 설명하여 부하가 이를 이해할 수 있도록 돕지만 최종결정은 지도자가 내리는 유형이다.
- 관계지향적인 행동과 과업지향적인 행동이 모두 높다.

㉢ 참여적 리더십
- 의사결정 과정에서 부하와 의견을 교환하면서 조정하는 리더십 유형으로 부하들과의 인간관계를 중시하며 민주형에 가까운 행위를 보이는 유형이다.
- 관계지향적인 행동은 높고 과업지향적인 행동은 낮다.

㉣ 위임적 리더십
- 의사결정과 업무수행 책임을 부하에게 위임하며 성숙도가 높은 부하에게 적용하기에 바람직한 유형이다.
- 관계지향적인 행동과 과업지향적인 행동이 모두 낮다.

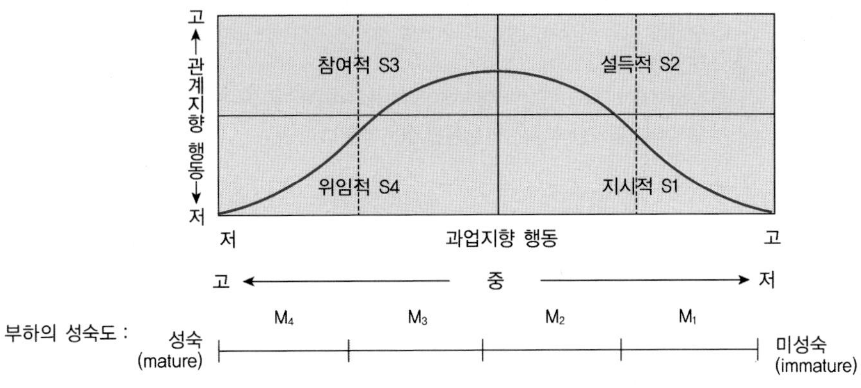

[그림] 허시와 블랜차드의 상황대응 리더십모형

⑥ 구성원의 성숙도(maturity)

성숙도는 가장 낮은 단계인 M1에서부터 가장 높은 단계인 M4로 나뉜다.

㉠ 성숙도1(M1) : 부하들이 직무를 수행할 수 있는 능력과 의지가 모두 없는 상태

㉡ 성숙도2(M2) : 능력은 없지만 의지는 있는 단계

㉢ 성숙도3(M3) : 능력은 있지만 의지는 없는 단계

㉣ 성숙도4(M4) : 능력과 의지를 모두 가지고 있는 단계

21 다음은 브룸(Vroom)이 기대이론(Expectancy Theory)에서 제시한 기대이론의 주요변수 중 하나에 대한 설명이다. 어떤 주요변수에 대한 설명인가? 2016

> 특정활동을 통해 어떤 것을 얻을 수 있는 확률을 의미하며, 0~1의 값을 가진다. 만약, 어떤 사람이 이 행동이 특정한 결과를 낸다고 믿는다면 1의 값을 가지고, 가능성이 없다고 지각되면 0의 값을 가지게 된다

① 행동선택(choices)
② 유인가 / 유의성(valences)
③ 수단성(instrumentalities)
④ 기대감(expectancies)

해설 기대이론의 5가지 주요 변수는 행동을 선택하는 중요한 동기요인이 된다.

㉠ 기대감 : 특정활동을 통해 얻을 수 있는 결과에 대한 지각된 가능성 또는 확률을 의미한다.
㉡ 유인가(유의성)
- 개인이 욕구를 반영하여 어떤 특정 행동대안의 결과에 대해 갖는 매력의 강도이다.
- 보상, 승진, 인정과 같은 긍정적 유의성과 압력과 벌 등의 부정적 유의성으로 나뉜다.

㉢ 결과 또는 보상 : 행동의 결과물로서 개인행동의 성과와 같은 1차적 결과와 그 성과에 따른 보상과 승진 등 2차적 결과로 구분된다.
㉣ 수단성 : 성과 결과에 대한 기대감으로 개인이 지각하는 1차적 결과와 2차적 결과의 상관관계를 나타내는 것이다.
㉤ 행동선택 : 마지막 단계인 행동패턴의 선택으로서 개인은 행동대안과 기대되는 결과 및 그 중요성을 모두 비교평가한 후 자신의 행동을 취하게 된다.

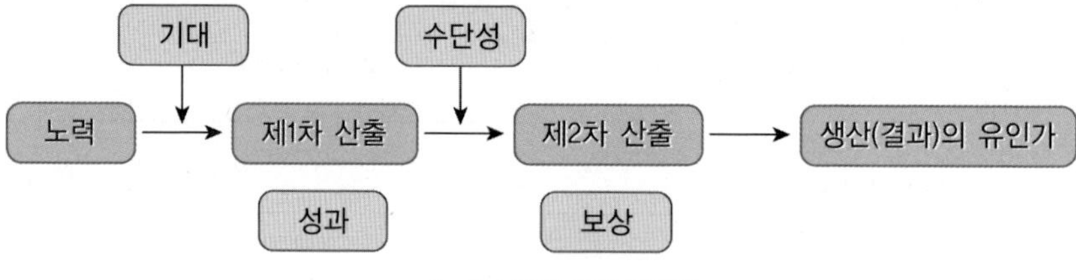

[그림] 브룸의 기대이론모형

22 A 대학병원에 노인 병동을 신축 증설함에 따라 신규 간호사들이 많이 근무하게 되었다. 노인 병동에서 일하게 된 간호사들은 노인 간호 경험이 없어 힘들어하지만 발전하는 병원에 근무한다는 자부심으로 열심히 일하고 있다. 다음 중 허쉬와 블렌차드 리더십 관점에서, 현재 노인 병동을 이끌어가는 데 가장 적합한 리더 유형은? 2016

① 의사결정과 과업수행에 대한 책임을 부하에게 위임하여 부하들이 스스로 자율적 행동과 자기통제하에 과업을 수행하도록 하는 리더

② 결정사항을 부하에게 설명하고 부하가 의견을 제시할 기회를 제공하는 쌍방적 의사소통과 집단적 의사결정을 지향하는 리더

③ 아이디어를 부하와 함께 공유하고 의사결정 과정을 촉진하며 부하들과의 인간관계를 중시하여 의사결정에 많이 참여하게 하는 리더

④ 부하에게 기준을 제시해 주고 가까이서 지도하며 일방적인 의사소통과 리더 중심의 의사결정을 하는 리더

✚해설 ② 노인 간호 경험이 없어 업무에 대한 지시는 행해져야 하지만 구성원들이 자부심으로 열심히 일하는 모습을 볼 때 성숙(MS)하다고 판단할 수 있다 . 그러므로 관계지향적인 행동과 과업지향적인 행동이 모두 높은 S1영역에 해당하는 설득적 리더십이 이에 해당한다.

① 위임적 리더십에 해당하는 내용이다.

③ 참여적 리더십에 해당하는 내용이다.

④ 지시적 리더십에 해당하는 내용이다.

[허시와 블랜차드의 상황대응 리더십이론]

(1) 허시와 블랜차드에 의해 주장된 이론으로 처음에'리더십의 생활주기이론'이라고 했다가 뒤에'상황적 리더십이론(situational leadership theory)'으로 변경되었다. 상황적응론의 초점은 리더십 효과가 부하들의 성숙도 수준에 달려 있다는 것이다.

(2) 상황대응 리더십이론의 리더 유형

㉠ 지시적 리더십

- 일방적인 의사소통과 리더 중심의 의사결정을 하는 전제형의 지도자 유형으로 부하직원의 성숙도가 낮은 사람에게 효과적이다.
- 관계지향적인 행동은 낮고 과업지향적인 행동은 높다.

㉡ 설득적 리더십

- 의사소통의 초점을 목표 달성과 정서적 지원 양측에 맞추고, 결정내용을 부하에게 설명하여 부하가 이를 이해할 수 있도록 돕지만 최종결정은 지도자가 내리는 유형이다.
- 관계지향적인 행동과 과업지향적인 행동이 모두 높다.

㉢ 참여적 리더십

- 의사결정 과정에서 부하와 의견을 교환하면서 조정하는 리더십 유형으로 부하들과의 인간관계를 중시하며 민주형에 가까운 행위를 보이는 유형이다.
- 관계지향적인 행동은 높고 과업지향적인 행동은 낮다.

㉣ 위임적 리더십

- 의사결정과 업무수행 책임을 부하에게 위임하며 성숙도가 높은 부하에게 적용하기에 바람직한 유형이다.
- 관계지향적인 행동과 과업지향적인 행동이 모두 낮다.

(3) 상황대응 리더십모형

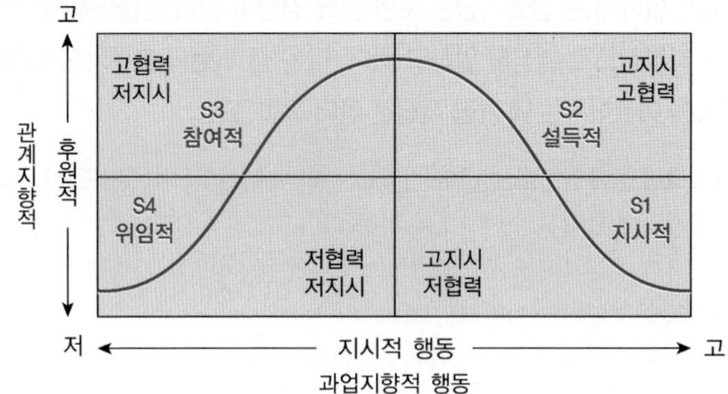

부하의 성숙도(추종자의 자발성)

	성숙			보통		미성숙
집단 성숙도 :	M4	M3	M2	M1
구성원 특성 :	능력(유) 동기(강)	능력(유) 동기(약)	능력(무) 동기(강)	능력(무) 동기(약)

23 과학적 관리론에서 생산성 향상을 위해 제안된 ‘성과에 의한 보상’원칙을 최근에 인센티브제도로 적용하는데 이 제도의 효과를 거두기 위해서 반드시 고려해야 할 동기부여 이론은? 2015

① 2요인이론
② 공정성이론
③ 욕구단계이론
④ 성취동기이론

✚ 해설 이해력을 요구하는 문제이다. “성과에 의한 보상 ”이라는 문구가 의미하는 것을 정확히 파악해야지만 문제를 제대로 풀 수 있다. 인센티브는 다른 구성원에 비해 눈에 보이는 성과를 냈을 때 받게 되는 것이다. 그러므로 내가 노력하고 일한만큼 보상을 받지 못한다고 느끼지 않도록 고려해야 할 동기부여 이론은 공정성 이론이 된다.

[공정성이론(Equity Theory)]

① 아담스(J. Stacy Adams)의 공정성이론은 직무에 대한 만족은 업무상황의 지각된 공정성에 따라 결정된다고 보는 이론으로 개인 자신의 노력과 그 결과로 얻어지는 보상의 관계를 다른 사람과 비교했을 때 자신이 느끼는 공정성에 따라 행동동기가 영향을 받는다고 제시하였다.

② 개인은 자신의 교육, 경험, 훈련, 기능, 연령, 경험, 사회적 지위, 직무에 대한 노력, 개인적 용모, 직무의 지위, 지위의 상징, 직무에 따른 작업조건 등의 산출물이 타인과 비교에서 그 비율이 일치하면 공정성을, 불일치하면 불공정성을 지각한다는 상대적 관계 개념이다.

③ 공정성 또는 불공정성에 관한 결정은 개인적 차원에서만 이루어지는 것이 아니라 조직 내외의 다른 작업자와의 비교가 포함된다.

④ 성과에 의한 보상 원칙을 최근에 인센티브제도로 적용하는 것은 다른 사람보다 더 많은 개인 자신의 노력을 통해 얻어지는 보상으로 여기고 동기부여 되는 것은 공정성 이론이다.

24 거래수단을 사용하여 리더십의 유효성을 제고한 전통적 리더십과 달리 현대의 리더십은 구성원을 변화시키는 리더십을 요구한다. 리더십 이론으로 옳은 것은? 2015

① 변혁적 리더십은 구성원의 가치와 신념을 바꾸어 조직의 근본적인 변화를 이끈다.
② 슈퍼 리더십은 기존의 리더십보다 더욱 강력하게 조직전체를 이끄는 영향력을 갖는다.
③ 교환적 리더십은 리더와 부하 사이의 교환 관계로 인하여 부하들이 리더의 영향력을 받아들인다.
④ 셀프 리더십은 리더 자신을 스스로 리더하고 부하직원을 셀프리더로 만들어 조직 전체를 자율경영체계로 만들어가는 리더이다.

✚해설 ② 슈퍼리더십 : 슈퍼 리더(super leader)란 구성원들이 스스로를 리드할 수 있게 이끄는 사람이다. 즉 슈퍼 리더는 다른 사람들을 리더로 만드는 리더이다.
③ 교환적 리더십 : 거래적 리더십이라고도 하며 노력에 대한 대가로 구성원에게 좋은 성과에 대한 보상약속이 해주는 리더십이다. 거래적 리더십은 전통 리더십에 해당하는 것으로 구성원의 변화를 요구하는 현대의 리더십에 해당하지 않는다.
④ 셀프 리더십(self leadership) : 스스로를 리드하는 데 필요한 행동이나 사고와 관련된 일련의 전략을 말한다.
변혁적리더십은 가치, 비전, 권한의 부여 등을 통해 구성원을 지도하고 동기를 부여하여 기대 이상의 성과를 도출하게 하는 과정으로 조직의 미래에 대한 비전을 심어주고 변화를 지향하는 리더십이다.

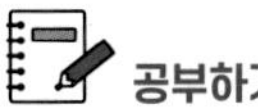

[변혁적 리더십(transformational leadership)]

① 가치, 비전, 권한의 부여 등을 통해 구성원을 지도하고 동기를 부여하여 기대 이상의 성과를 도출하게 하는 리더십이다.
② 조직의 미래에 대한 비전을 심어주고 변화를 지향하는 리더십이다.
③ 변혁적 리더십은 과정에 대한 도전, 비전의 공유, 행동하는 방법의 모형화(modeling) 및 마음을 북돋아주는 것으로 조직의 성과를 제고한다.

25 다음 중 동기부여 이론에 대한 설명으로 옳은 것은? 2014 서울시

① 기대이론에서 유의성은 특정한 행동을 통하여 어떤 것을 얻고자 하는 확률로 설명된다.
② 긍정적 강화이론에서 바람직하지 못한 행동을 감소시키고 새로운 행동을 가르쳐주는 처벌의 효과를 설명한다.
③ X-Y 이론에서 관리자는 X이론 또는 Y이론으로 구분되는 이분적인 성향을 가진다고 설명한다.
④ 동기-위생이론에서 동기요인이 충족되지 못하면 불만족의 원인이 된다고 설명한다.
⑤ ERG 이론에서 높은 단계의 욕구가 충족되지 못하면 낮은 단계의 욕구단계로 방향이 전환된다고 설명한다.

해설 ⑤ 매슬로우 욕구 5단계 이론의 높은 단계를 충족한 욕구는 낮은 단계로 퇴행하지 않는다는 한계점을 보완하여, 좌절-퇴행요소가 추가된 ERG이론이 등장하게 되었다.

① 특정한 행동을 통하여 어떤 것을 얻고자 하는 확률로 설명되는 것은 기대감이다.
② 긍정적 강화이론에서 바람직한 행동을 강화시키고 새로운 행동을 가르쳐주는 것은 보상의 효과이다.
③ 인간의 본성이 X이론 또는 Y이론으로 구분되는 이분적인 성향을 가지며 관리자는 구성원의 본성에 맞게 지휘해야 한다는 것이 X-Y 이론이다.
④ 동기요인이 충족되지 못하여 만족을 느끼지는 못한다고 불만족이 발생하지는 않으며 위생요인이 충족되지 못하면 불만족의 원인이 된다고 설명한 것이 동기-위생이론이다.

동기부여이론은 크게 내용이론과 과정이론으로 나뉘는데, 무엇이 동기를 불러일으키는지를 다루는 내용이론과 인간의 행동이 어떤 과정을 통해서 유발되는지, 즉 동기부여가 일어나는 과정을 다루는 과정이론으로 구분된다.

- 내용이론 : 매슬로우의 욕구단계이론, 허즈버그의 동기-위생 2요인론, 앨더퍼의 ERG이론, 맥클리랜드의 성취동기이론, 맥그리거의 X - Y이론, 아지리스의 성숙 - 미성숙이론
- 과정이론 : 아담스의 공정성이론, 브룸의 기대이론, 로크의 목표설정이론, 스키너의 강화이론

26 조직 차원의 동기부여를 증진하는 방안이 아닌 것은? 2014 서울시

① 직무 재설계
② 적극적 업무자세의 함양
③ 인사관리제도의 개선
④ 임파워먼트의 증진
⑤ 성과-보상의 합치 프로그램

해설 ② 개인의 적극적 업무 자세를 함양 시키는 것은 개인차원의 동기부여 증진방안에 해당한다.

[동기부여의 중요성]
(1) 조직을 변화시키고 경쟁력을 향상시킨다.
(2) 업무수행에 대한 자신감과 자긍심을 갖게 하여 개인의 직무만족과 생산성을 향상시킨다.
(3) 일을 통해 자아실현을 할 수 있는 기회를 제공한다.

[내적 동기부여와 외적 동기부여]
(1) 내적 동기부여는 일을 수행하면서 얻어지는 것으로 일 자체의 직접적 관계에서 발생하는 성취감, 도전감, 확신감 등과 같은 내재적 보상들이 촉진요소가 되는 동기부여를 의미한다.
(2) 외적 동기부여는 일 자체가 아닌 직무환경과 같은 일의 외부요인에서 발생하는 동기부여를 의미한다.

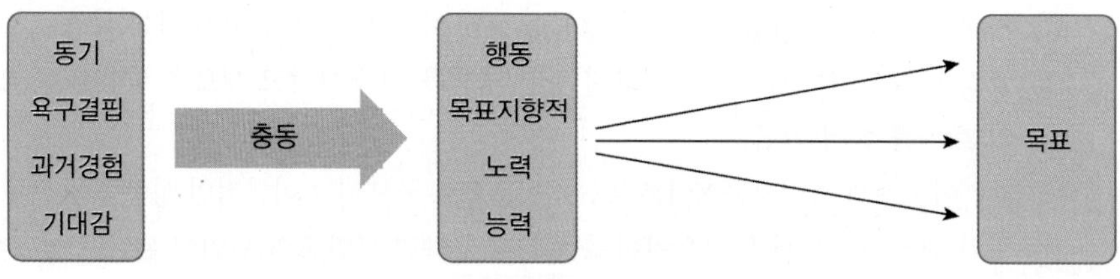

[그림] 동기부여의 구성요인

27 거래적 리더십에 대한 설명으로 옳은 것은? 2013

① 개별적 관심을 가진다.
② 성과를 내면 합당한 보상을 한다.
③ 지적 자극을 준다.
④ 구성원을 동기부여한다.
⑤ 매우 높은 이상적 목표를 추구한다.

해설 거래적 리더십은 성과를 낸 행동에 대한 보상을 통해 구성원을 동기부여 시키는 것이다. 현대적 리더십의 대표적인 유형인 변혁적 리더십과 가장 많이 비교되는 것이 거래적 리더십이며 이러한 유형으로 두 가지 리더십을 비교하여 문제가 출제될 수 있다.
①③④⑤는 모두 변혁적리더십에 관한 내용이다.

구분	거래적 리더십	변혁적 리더십
현상	현상을 유지하기 위해 노력함	현상을 변화시키고자 노력함
목표지향성	현상과 너무 괴리되지 않은 목표 지향	보통 현상보다 매우 높은 이상적인 목표 지향
시간	단기적인 전망, 기본적으로 가시적인 보상으로 동기부여	장기적인 전망, 부하들에게 장기적 목표를 위해 노력하게 동기부여
동기부여 전략	부하들에게 즉각적이고도 가시적인 보상으로 동기부여	부하들에게 자아실현과 같은 높은 수준의 개인적 목표를 동경하게 동기부여
행위표준	부하들은 규칙과 관례를 따르기를 좋아함	변환적이고도 새로운 시도에 도전하게 부하를 격려함
문제해결	부하들을 위해 문제를 해결하거나 해답을 찾을 수 있는 곳을 알려줌	질문을 하여 부하들이 스스로 해결책을 찾을 수 있도록 격려하거나 함께 일함

[표] 거래적 리더십과 변혁적 리더십의 특성 비교

28 앨더퍼의 ERG이론이 매슬로우의 욕구단계설과 다른 점은 무엇인가? 2013

가. 두 가지 이상의 욕구가 동시에 작용할 수 있다.
나. 욕구충족의 과정은 하위단계에서 상위단계로 진행된다.
다. 욕구충족이 좌절되었을 때 그보다 하위욕구로 내려가는 좌절-퇴행요소가 있다.
라. 욕구단계구조가 경직되어 있고, 개인의 특성을 고려하지 않는다.

① 가, 나, 다
② 가, 다
③ 나, 라
④ 라
⑤ 가, 나, 다, 라

해설 ERG이론은 매슬로우의 욕구단계보다 신축적이며 욕구구조에 있어서 개인차이를 인정하고 존재, 관계, 성장의 개별적인 충족보다는 통합적인 욕구의 자극을 강조한다.

하위욕구를 충족해야지만 다음 단계의 욕구를 원하게 된다는 매슬로우의 이론을 보완한 것이 앨더퍼의 ERG이론으로 각 욕구 단계에 좌절- 퇴행 요소가 있다는 것이 다른 점이다.

[ERG이론(ERG Theory, Modified Need Hierarchy)]

① 앨더퍼(Clayton R. Alderfer's)는 매슬로우의 욕구단계설을 3단계로 줄여서 개인의 욕구를 존재(existence), 관계(relatedness), 성장(growth)으로 보았다.

② 욕구충족의 과정은 존재욕구의 하위 단계에서 성장욕구의 상위 단계로 진행되며 하위 욕구가 충족될수록 상위 욕구에 대한 바람은 더욱 커진다.

③ 매슬로우의 욕구단계이론과 다르게 두 가지 이상의 욕구가 동시에 작용한다고 보았으며 욕구충족이 좌절되었을 때 그보다 하위 욕구에 대한 바람이 증대된다는 좌절 - 퇴행요소가 추가되었다.

29 변혁적 리더십에 대한 설명을 모두 고르면? 2013

가. 현상을 변화시키고자 노력함
나. 매우 높은 이상적인 목표 지향
다. 장기적 전망
라. 즉각적이고 가시적인 보상

① 가, 나, 다
② 가, 다
③ 나, 라
④ 라
⑤ 가, 나, 다, 라

해설 라)는 거래적 리더십에 해당하는 설명이다.

변혁적 리더십은 가치, 비전, 권한의 부여 등을 통해 구성원을 지도하고 동기를 부여하여 기대 이상의 성과를 도출하게 하는 과정으로 조직의 미래에 대한 비전을 심어주고 변화를 지향하는 리더십이다.

[변혁적 리더십]

변혁적 리더십은 과정에 대한 도전, 비전의 공유, 행동하고 방법을 모형화(modeling)하는 것과 마음을 북돋아주는 것으로 조직의 성과를 제고한다.

[변혁적 리더십의 4가지 요소]

㉠ 리더의 카리스마 : 리더는 추종자에게 존경과 신뢰를 받고 비전과 사명감, 긍지를 심어준다.

㉡ 고무적 동기부여 : 리더는 추종자들에게 중요한 목표를 간단·명료하게 표현하고, 높은 기대치를 심어주며, 추종자의 노력을 집중시키기 위해 상징기법을 사용한다.

㉢ 지적 자극 : 리더는 추종자들의 신중한 문제해결, 지식과 합리성을 장려한다.

㉣ 개별적 관심 : 리더는 추종자 개인에게 관심을 가지고 주목하고, 조언과 지도를 아끼지 않는다.

30 병원 간호부에서 구성원의 동기부여를 위해 부정적 강화를 이용하였다. 이에 해당하는 것은? 2013

① 친절한 간호사를 선발하고 병원 홈페이지에 게시한다.
② 지각한 간호사에게 이를 이유로 특근수당의 기회를 주지 않는다.
③ 친절한 간호사로 선발되면 밤 근무를 1달간 면제한다.
④ 1년간 개근한 간호사에게 개근상을 수여한다.
⑤ 지각한 간호사를 수간호사가 불러서 야단을 친다.

해설 ③ 부정적 강화란 환경 내의 부정적인 요소나 바람직하지 않은 것을 제거함으로써 보상해 주는 것이다. 강화요인의 각각의 요소 및 예시를 함께 기억해두는 것이 문제를 풀 때 도움이 될 것이다.

[강화요인]

㉠ 긍정적 강화요인
행위에 대한 반응이 만족스러울 때 그러한 행위가 지속되도록 하려는 요인으로 칭찬, 금전 등 보상, 승진 등을 제공하는 것이다.
- 예) 친절한 간호사상을 준다거나, 1년간 개근한 간호사에게 원하는 부서로 발령시키는 것 등으로 구성원으로 하여금 더욱 친절하게 고객을 대하도록 해주고 결근을 예방할 수 있다.

㉡ 부정적 강화요인
환경 내의 부정적인 요소나 바람직하지 않은 것을 제거함으로써 보상해 주는 것이다.
- 예)친절한 간호사로 선발되면 밤 근무를 1달간 면제한다.

㉢ 소거(extinction)
긍정적 강화요인을 억제함으로써 행동개선을 유도시키는 것이다.
- 예)지각한 간호사에게 이를 이유로 특근수당의 기회를 주지 않는다.

㉣ 처벌(punishment)
바람직하지 않은 행동에 대하여 불쾌한 결과를 주는 것이다.
- 예)지각한 간호사를 수간호사가 불러서 야단을 친다.

31 동기부여 이론 중에서 다음과 같이 주장한 이론가로 옳은 것은? 2013

> 구성원이 바라는 보상이 바로 제공되지 않더라도 업무를 완수하고 난 후 원하는 바를 얻을 수 있다는 기대감이 있으면 직무에 몰입하게 되고 혹은 원하는 바를 얻은 후에 또 다른 기대감이 만들어지지 않으면 근무 의욕이 떨어진다.

① 마슬로우 (A. Maslow)
② 브룸 (V. Vroom)
③ 허즈버그 (F. Herzberg)
④ 맥클리랜드 (D. Mcclelland)
⑤ 아지리스 (C. Argyris)

해설 기대감이라는 단어가 보이면 우선적으로 브룸 (V. Vroom)의 기대이론이 답이 될 수 있음을 염두에 두어야 한다. 또한 기대이론의 5가지 변수도 각각 모두 숙지해두어야 하는 내용이다.

브룸 (V. Vroom)의 기대이론은 행동의 결정에서 여러 가지 가능한 행동대안을 평가하여 자기 자신이 가장 중요하고 가치 있는 결과를 가져오리라고 믿는 것을 선택한다고 가정하는 이론이다. 브룸(Victor H. Vroom)은 레빈(Lewin)의 장이론에 근거하며 행동의 결정에서 여러 가지 가능한 행동대안을 평가하여 자기 자신이 가장 중요하고 가치 있는 결과를 가져올 것이라는 믿음이 행동을 결정짓게 한다고 주장하였다.

(1) 구성원으로 하여금 높은 동기부여를 하기 위한 방법
 ㉠ 결과가 매력적이라는 것을 발견해야 한다.
 ㉡ 어떤 특정한 행동들이 바람직한 결과를 초래한다고 믿을 수 있어야 한다.
 ㉢ 결과가 노력을 할 만한 가치가 있다고 평가될 수 있어야 한다.

$F = E \times (I \times V)$ [F(동기 수준), E(기대감), I(수단성), V(유의성)]

(2) 기대이론의 관리에의 적용
 관리자는 작업과 결과 사이의 관계를 명확히 하고 구성원의 기대한 행위에 대한 보상을 명백히 해주어야 한다.

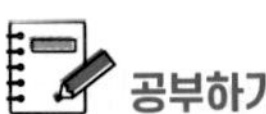

[기대이론의 5가지 주요 변수]

㉠ 기대감 : 특정활동을 통해 그 행동이 가져올 결과에 대한 지각된 가능성 또는 확률을 의미하며 0~1의 값을 가진다.
㉡ 유인가(유의성) : 개인이 욕구를 반영하여 어떤 특정 행동대안의 결과에 대해 갖는 매력의 강도로 보상, 승진, 인정과 같은 긍정적 유의성과 압력과 벌 등의 부정적 유의성으로 나눌 수 있다.
㉢ 결과 또는 보상 : 행동의 결과물로서 개인행동의 성과와 같은 1차적 결과와 그 성과에 따른 보상과 승진 등 2차적 결과로 구분된다.
㉣ 수단성 : 성과 결과에 대한 기대감으로 개인이 지각하는 1차적 결과와 2차적 결과의 상관관계를 나타내는 것이다.
㉤ 행동선택 : 마지막 단계인 행동패턴의 선택으로서 개인은 행동대안과 기대되는 결과 및 그 중요성을 모두 비교평가한 후 자신의 행동을 취하게 된다

32 관리자와 리더의 역할 중 리더의 역할인 것은? 2013

① 관리자의 지위에 수반되는 권한에 기인한 합법적 권력을 지닌다.
② 자발적 추종자뿐만 아니라 비자발적 추종자도 지휘한다.
③ 미래의 전망을 내다보고 변화와 쇄신을 추구한다.
④ 통제, 의사결정, 의사분석, 결과를 강조한다.
⑤ 지도자보다 합리성과 통제를 위한 더 큰 공적 책임을 지닌다.

해설 ①②④⑤관리자의 역할에 대한 설명이다.

리더와 관리자를 비교하는 문제로 리더는 위임된 권한은 없지만 영향력(power)과 같은 다른 의미의 권력을 지니며 관리자보다 더 폭넓고 다양한 역할을 지닌다.

33 관리와 리더십에 대한 설명으로 옳은 것은? 2011

① 관리가 '사람'에 중점을 둔다면, 리더십은 '시스템과 구조'에 중점을 둔다.
② 관리는 공식적 조직에서 이루어지지만, 리더십은 비공식 조직에서도 발휘된다.
③ 관리는 조직이 원하는 미래 방향으로 구성원을 변화시키는 것이고, 리더십은 조직의 현재 목표를 성취하기 위해 책임을 갖는 것이다.
④ 관리는 다른 사람의 행동에 영향을 주는 능력이고, 리더십은 자원을 배분하고 이용하는 능력이다.

✚해설

관리자	리더
• 공식적 조직 내의 직위를 갖는다. • 지위에 수반되는 권한에 기초한 합법적 권력을 갖는다. • 특정 기능, 의무, 책임을 수반한다. • 조직의 목적을 달성하기 위해 인간, 환경, 돈, 시간, 다른 자원들을 다루게 된다. • 지도자보다 합리성과 통제를 위한 더 큰 공적 책임을 지닌다. • 자발적 추종자뿐 아니라 비자발적 추종자도 지휘한다.	• 위임된 권한은 없지만 영향력(power)과 같은 다른 의미의 권력을 지닌다. • 관리자보다 더 폭넓고 다양한 역할을 지닌다. • 공식 조직의 부분이 아닐 수도 있다. • 그룹과정, 정보수집, 피드백, 힘 부여하기 등에 초점을 둔다. • 대인관계를 강조한다. • 자발적 추종자를 지휘한다. • 추구하는 목적에 조직의 목적이 반영될 수도 있고 반영되지 않을 수도 있다.

34 인간에 대한, 관심과 생산에 대한 관심이 모두 높으며 구성원들에게 공동목표와 상호의존관계를 강조하고 상호신뢰를 중시하는 리더십은? 2011

① 인기형
② 타협형
③ 팀형
④ 무관심형
⑤ 과업형

✚해설 블레이크(R.R. Blake)와 무턴(J.S. Mouton)이 오하이오 주립대학의 구조주도형과 배려형 리더십 이론을 확대하여 리더의 행동 유형을 더욱 구체화시킨 관리격자이론을 개발하였다.

컨트리클럽형(1.9)
인간관계 개선에 노력하여 편하고 우정적인 조직 분위기 조성

팀형(9.9)
구성원들의 헌신으로 과업 성취 : 공동이해를 통한 상호의존성이 신뢰와 존경의 관계 형성

조직-인간형(5.5)
과업의 필요와 구성원 사기 간의 균형유지를 통하여 적절한 성과 달성

무기력형(1.1)
구성원의 자격을 유지할 정도로 최소한의 노력 경주

권위-복종형(1.9)
인적 요인의 개입을 최소화하는 방향으로 작업조건을 마련하여 능률성 제고

[그림] 관리격자모형

35 리더십의 특성과 상황적 변수를 연계시킨 피들러(Fiedler)의 상황적합성이론(Contingency Model)에서 제시된 상황요소로 옳지 않은 것은? 2011

① 과업구조 ② 리더와 구성원의 관계
③ 구성원의 성숙도 ④ 리더의 직위권력

해설 구성원의 성숙도는 허쉬와 블랜차드의 상황대응리더십 이론의 구성요소이다. 피들러(Fiedler)의 상황적합성이론(Contingency Model)에서상황요소의 3가지는 리더와 구성원과의 관계, 리더의 직위권력, 과업의 구조화 정도이다.

[상황의 분류]

- 피들러(Fiedler)는 상황적 매개변수의 3가지 요소 간의 조합이 리더에 대한 "상황의 호의성"을 결정하게 된다고 주장했다.

㉠ 과업의 구조화(task structure)
- 과업의 일상성 또는 복잡성을 뜻한다.
- 과업목표의 명백성, 목표 - 경로의 다양성, 의사결정의 변동성 및 의사결정의 구체성에 따라 리더십 상황이 결정된다.
- 과업이 구조화될수록 그 상황은 리더에게 더욱 호의적이다.

㉡ 리더와 구성원 간의 관계(leader-member relationship)
- 리더에 대해 부하가 가지는 신뢰성, 친밀감, 신용과 존경 등을 포함한다.
- 부하가 리더를 받아들이는 정도를 반영한다.
- 리더와 부하 간에 신뢰감과 친밀감 그리고 존경관계가 존재할수록 상호 간에 좋은 관계가 형성된다.

㉢ 직위권력(leader's position power)
- 리더가 집단구성원에게 명령을 받아들이게끔 구성원 행동에 영향을 주는 권력이다.
- 공식적·합법적·강압적 권력 등을 포함한다.
- 승진, 승급, 해임 등의 상벌에 대한 권력이 매우 중요하며, 이러한 영향력이 많을수록 리더의 직위권력은 강해진다.

36 McCIleland의 성취동기이론에 대한 설명으로 옳지 않은 것은? 2011

① 높은 권력 욕구를 가진 사람은 영향력과 통제를 행사하는데 관심을 갖고 리더로 나서기를 원한다.

② 높은 성취 욕구를 가진 사람은 과업지향성, 결과에 대한 관심도 및 미래지향적 태도를 갖는다.

③ 높은 성취 욕구를 가진 사람은 조직이나 집단에 소속되기를 원하거나 다른 사람과 상호관계를 맺으려고 한다.

④ 높은 친교 욕구를 가진 사람은 존경받기 원하고, 집단의 규범에 반대되는 결정이나 행동을 피한다.

✚해설 ③은 친교욕구를 가진 사람에 대한 설명이다. 성취욕구란 무엇을 이루어내고 싶은 욕구로서, 이 욕구는 선천적이라기보다는 사회생활을 하면서 학습을 통해 습득된 것이다.

[성취동기이론의 3가지 욕구]

㉠ 성취욕구
- 가장 중요한 욕구로 동기부여를 유발하게 되며 표준을 달성하고 나아가 표준을 능가하려는 욕구이다.
- 높은 성취욕구를 가진 사람은 도전받기를 원하고 강한 책임감과 성공에 대한 욕구, 행동에 대해 평가받고자 한다.
- 오랜 시간 동안 즐겨 일하며 실패했을 때 지나치게 걱정하지 않는다는 특징이 있다.

㉡ 권력욕구
- 권력에 의해 동기부여가 되며 영향력과 통제를 행사하는 것을 원한다. 또한 효율적 업무수행보다 개인의 위신과 권력에 관심이 많아 지도자의 일을 찾아 수행하려 한다.

㉢ 친교욕구
- 생산성보다 윤리성에 중점을 두고 인간적 환경에서 일하고 싶어 하며 정을 중시한다.
- 조직이나 집단에 소속되어 존경받기 원하고 집단의 규범에 반대되는 결정이나 행동을 피하려고 한다.

37 변혁적 리더십과 거래적 리더십에 대한 설명으로 옳지 않은 것은? 2011

① 변혁적 리더십은 카리스마적 특성, 개별적 배려, 지적 자극 등의 특성을 지닌다.

② 거래적 리더십은 일반적으로 업무가 반복적이고, 기대된 성과를 측정할 수 있는 상황에서 효과적이다.

③ 변혁적 리더십은 보상에 대한 직접적인 영향력을 행사함으로써 구성원들의 성과를 이끌어 낸다.

④ 거래적 리더십은 부하의 역할을 명확히 하며, 예외적 사건이 발생하였을 때 간섭한다.

✚해설 ③ 보상에 대한 내용이므로 거래적 리더십에 대한 설임을 알 수 있다.
변혁적 리더십과 거래적 리더십은 출제빈도가 매우 높은 내용이므로 자세하게 숙지해두어야 한다.

거래적 리더십은 안정을 지향하는 교환적 리더십으로리더는 실용주의적 가치관에 바탕으로 둔 거래적인 교환 역할을 하고 있다. 또한 관리자는 부하들이 작업의 결과로 얻으려는 것이 무엇인지를 인식하고, 부하들이 노력에 대하여 보상 또는 보상에 대한 약속을 교환한다.
이에 반해 변혁적 리더십은 구성원들에게 조직의 미래에 대한 비전을 심어주고 변화를 지향하는 리더십이다.

38 블레이크(R.R. Blake)와 무턴(J.S. Mouton)의 관리그리드이론 중 인간에 대한 관심과 생산에 대한 관심이 모두 높으며 구성원들에게 공동목표와 상호의존관계를 강조하고 상호신뢰를 중시하는 리더십은?

2011

① 인기형
② 타협형
③ 팀형
④ 무관심형
⑤ 과업형

해설 ③ 팀형(9·9형):인간과 생산 모두에 대한 관심이 매우 높다. 리더는 구성원과 조직의 공동목표 및 상호의존 관계를 강조하고, 상호 신뢰적이고 존경적인 관계와 구성원의 몰입을 통하여 과업을 달성하는 리더십이며 관리격자이론에서 가장 이상적인 지도성 유형으로 볼 수 있다(팀 경영형).

블레이크(R.R. Blake)와 무턴(J.S. Mouton)은 리더의 행동 유형을 더욱 구체화하여 리더십 행동을 유도하기 위해 오하이오 주립대학의 구조주도형과 배려형 리더십 이론을 확대하여 관리격자 이론을 개발하였다.

① 인기형(1·9형):리더는 인간에 대한 관심은 매우 높으나 생산에 대한 관심은 매우 낮다. 리더는 부하와의 만족한 관계를 위하여 부하의 욕구에 관심을 갖고, 편안하고 우호적인 분위기로 이끈다. 업무에 관심이 없다(컨트리클럽 경영형).
② 타협형(중도형, 5·5형):리더는 생산과 인간에 대해 적당히 관심을 갖는다. 그러므로 리더는 과업의 능률과 인간적 요소를 절충하여 적당한 수준에서 성과를 추구한다(조직 - 인간 경영형).
④ 무관심형(1·1형):리더의 생산과 인간에 대한 관심이 모두 낮아서 리더는 조직구성원으로서 자리를 유지하기 위해 필요한 최소한의 노력과 관심을 기울이는 무력한 지도성 유형이다(무기력한 경영형).
⑤ 과업형(9·1형):리더는 생산에 대한 관심이 매우 높으나 인간에 대한 관심은 매우 낮다. 리더는 일의 효율성을 높이기 위해 인간적 요소를 최소화하도록 작업조건을 정비하고 과업수행 능력을 가장 중요하게 생각한다(권위 - 복종형).

39 피들러(Fiedler)의 상황적합성 이론에서 리더십의 성과에 영향을 미치는 것이 아닌 것은?

2011

① 부하의 성숙도
② 리더의 직위권한
③ 과업의 구조화정도
④ 리더와 구성원의 관계
⑤ LPC점수에 따른 리더의 리더십유형

해설 ① 부하의 성숙도는 허쉬와 브랜챠드의 상황대응 리더십에 해당하는 내용이다. 상황대응 리더십이론의 초점은 리더십 효과가 부하의 성숙도 수준에 달려 있으며 하급자의 성숙도를 높이는 것이 리더의 임무라고 하였다.

⑤는 상황적합성 이론의 원인변수에 해당하고 ②③④는 상황적 매개변수에 해당한다.

[피들러(F. Fiedler)의 상황적합성 이론]

㉠ 기존의 리더십 유형이론을 반박하고 효과적인 유형은 상황에 따라 달라진다는 상황과 유효한 리더십의 관계를 주장하였다.

㉡ 최초로 상황변수를 도입하여 리더와 상황과의 적합관계가 리더십 유효성에 가장 중요함을 밝혔다.

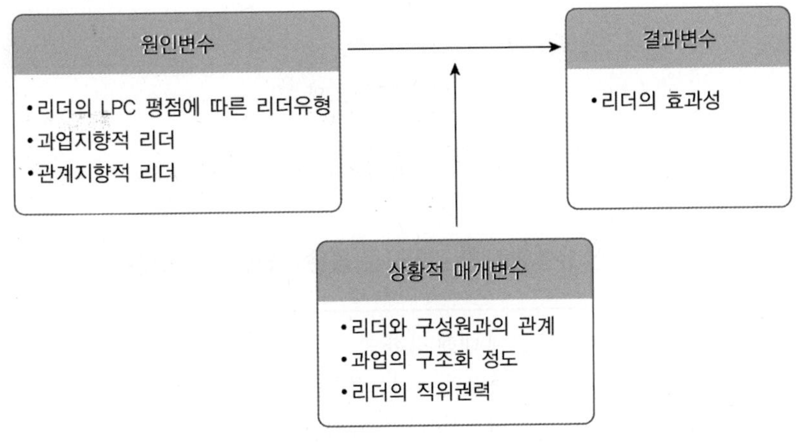

[그림] 피들러의 상황모형에서의 변수관계

40 동기부여 이론에 따른 관리 전략으로 옳지 않은 것은? 2010

① 기대 이론－개개인의 독특성을 고려하여 구성원의 욕구유형에 알맞는 직무에 배치한다.

② 욕구단계 이론－구성원의 하위욕구를 충족시켜 준 후에 상위욕구를 충족시킬 수 있는 기회를 제공한다.

③ 동기-위생 이론－위생요인을 개선시켜 불만족을 예방할 뿐만 아니라 직무 만족을 높이기 위해서 동기요인을 개선시킨다.

④ 공정성 이론－구성원의 업무성과에 대한 평가를 공정하게 하고 성과와 보상이 합치될 수 있도록 노력한다.

해설 ①은 맥클리랜드(David C. McClelland)의 성취동기이론에 해당하는 내용이다.

성취동기이론은 조직의 관리에 적용하여 개인적 욕구에 적합한 업무를 할당하고, 구성원을 선발하고 직무를 배치할 때 신중하게 구성원의 욕구를 고려하였다.

[성취동기이론(Basic Needs Theory)]

① 맥클리랜드(David C. McClelland)는 발전적인 직무수행을 할 수 있게 하는 동기유발의 요인을 성취욕구로 보았다.

② 조직의 성공에서 중요한 요소는 성취욕구가 높은 사람들로 조직을 구성하고 그들에게 성취동기를 높게 유지하게 하는 것으로 보았다.

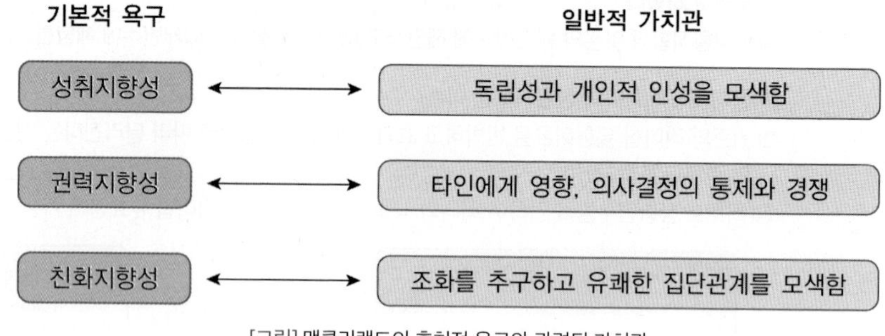

[그림] 맥클리랜드의 후천적 욕구와 관련된 가치관

41 행동이론 중 리더십 유형에 대한 설명으로 옳은 것만을 모두 고른 것은? 2010

ㄱ. 전제형 지도자는 집단에 대해 강한 통제를 가한다.
ㄴ. 민주형 지도자는 상의하달과 하의상달 의사소통을 자유롭게 허용한다.
ㄷ. 자유방임형 지도자는 허용적이고 통제가 거의 없다.
ㄹ. 민주형 지도자는 직위의 차이를 강조한다.

① ㄱ, ㄴ, ㄷ
② ㄱ, ㄴ
③ ㄱ, ㄷ
④ ㄱ, ㄴ, ㄷ, ㄹ

해설 ㄹ) 직위의 차이를 강조하는 것은 전제형 리더십 유형이다.

[3가지 리더십 유형]

㉠ 전제형 리더십
- 리더가 조직의 모든 목표와 방침 및 작업과제를 혼자서 결정한다.
- 자신의 판단이 최상이라고 판단하여 추종자의 의견을 수렴하지 않는다.
- 중앙집권화되어 있고, 의사결정의 권한이 낮은 직위의 사람에게 위임되지 않는 조직에서 자주 사용되며 위기상황과 같은 특수상황에서 유용하다.
- 의사결정권이 리더 자신에게 주어지며 성취지향적, 업무중심적, 권위주의적인 지도성 유형이다.

㉡ 민주형 리더십
- 의사결정의 권한을 집단에 위양하는 지도성 유형이다.
- 리더는 조직의 계획과 운영방침 결정을 하위자와 협의를 통해 결정한다.
- 리더는 사람들의 업무수행 능력을 향상시키는 분위기를 유발한다.
- "나"와 "너" - "우리"를 강조하나 업적과 상벌은 객관적 자료에 따라 평가하고 수여한다.

㉢ 자유방임형 리더십

• 리더는 조직의 계획이나 운영상의 결정에 관여하지 않는다.
• 집단 구성원의 자의적 활동을 허용하는 유형이다.
• 구성원의 요청을 받았을 때에만 결정에 참여한다.
• 의사결정권이 구성원 개인에게 주어진다(연구소 등).
• 구성원의 능력이 뛰어날 때 효과적이다.

42 E. Locke의 목표설정 이론에 대한 설명으로 옳지 않은 것은? 2010

① 구체적인 목표가 일반적인 목표보다 높은 성과를 가져온다.
② 목표달성에 대한 피드백 제공과 보상이 동기부여에 중요하다.
③ 다소 어려운 목표보다는 쉬운 목표가 높은 성과를 가져온다.
④ 목표에 대한 구성원의 수용성이 높을수록 높은 성과를 가져온다.

✚해설 ③ 쉬운 목표보다 어려운 목표가 더 높은 성과를 가져오게 한다.

[목표설정이론(Goal-Setting Theory)]

① 조직에서 가장 효과적이고 널리 적용되는 동기부여이론으로 로크(Edwin A. Lock)에 의해 발전되었다.
② MBO의 토대가 되는 이론으로 불명확한 목표와 명확한 목표가 성과에 미치는 영향에 관해 연구한 이론이다.
③ 목표가 어떻게 설정되고 목표 달성이 어떻게 추구되느냐에 따라 구성원의 동기 행동이 달라지며 동기 행동에 따라 과업의 성과가 달라진다.
④ 목표가 달성된 경우에는 만족과 보다 높은 동기를 가져오지만, 목표가 달성되지 않았을 경우에는 좌절과 보다 낮은 동기를 가져온다.
⑤ 목표 달성의 몰입도는 자기효능감 및 개인의 가치관과 기대치에 의해 결정된다.

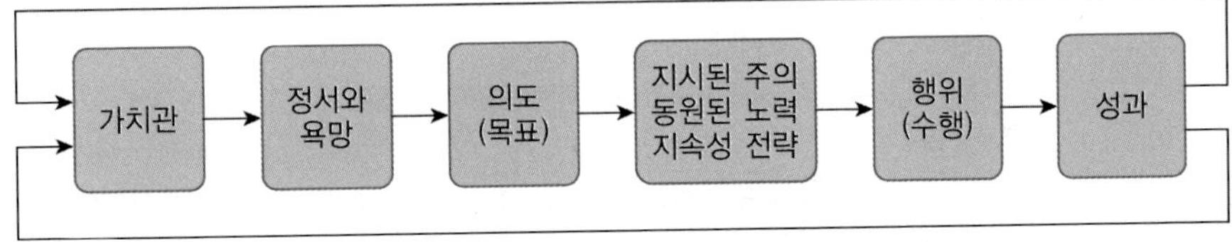

[그림] 목표설정이론의 진행 순서

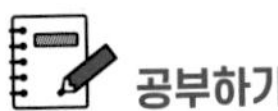
공부하기

[과업목표의 6가지 속성]

(1) 목표의 구체성 : 구체적인 목표가 일반적인 목표보다 높은 성과를 가져온다.
(2) 목표의 곤란성 : 쉬운 목표보다는 다소 어려운 목표가 높은 성과를 가져온다.

CHAPTER 05 | 지휘

(3) 목표 설정에 참여 : 구성원들이 목표 설정 과정에 참여할 때 직무만족도가 높아지고 성과가 올라간다.
(4) 노력에 대한 피드백 : 목표 달성에 대한 피드백 제공과 보상이 동기부여에 중요하다.
(5) 동료 간의 경쟁 : 목표 달성에 대한 동료 간의 경쟁이 성과를 촉진한다.
(6) 목표의 수용성 : 목표에 대한 구성원의 수용성이 높을수록 높은 성과를 가져온다.

43 결과가 원하는 것과 다르게 나왔을 때 자신의 투입과 과정이 불공평하다고 느껴질 때 왜곡 한 것은?

2010

① 투입의 변경
② 결과의 왜곡
③ 산출의 변경
④ 자신의 투입과 결과의 왜곡
⑤ 직장이동

해설 공정성 이론에서 불공정성을 감소할 수 있는 방안에 대해 알고 있는지를 묻는 문제이다. 공정성 이론은 중요도와 빈도수가 매우 높은 내용으로 꼼꼼하게 잘 숙지해두는 것이 좋다.

[공정성이론에서 불공정성 감소 방안]

㉠ 투입의 변경
구성원이 업무과다와 급여부족을 느낀다면 그들은 생산성을 감소시킬 것이며 보상을 잘 받는다고 느낀다면 업무수행을 증진하기 위해 노력할 것이다.

㉡ 결과의 변경
노조의 압력 등으로 임금인상이나 작업조건을 개선하는 경우, 특히 이것이 다른 산업이나 조직과의 불공정성을 없애기 위한 것일 때 해당된다.

㉢ 자기 자신의 투입이나 결과의 왜곡
- 죄의식을 극복하기 위한 왜곡이며, 인지적으로 투입과 산출을 변형시키고 왜곡해서 동일한 결과를 얻을 수 있다고 생각한다.
- "내가 하는 일이 더 중요하니까 다른 사람들보다 보상을 더 많이 받아도 된다."가 좋은 예이다.

㉣ 직장이동
사람들은 극한 불공정성이 없는 한 조직을 쉽게 떠나지는 않지만 한계에 도달했을 때는 직장을 떠나 다른 곳을 찾게 된다.

㉤ 타인의 투입이나 결과의 왜곡
불만족을 극복하기 위한 왜곡으로 비교대상인 타인이 실제보다도 열심히 일하므로 보상을 많이 받는 것은 당연하다고 믿는 것이 이에 해당한다.

㉥ 준거인물의 변경
기준이 되는 비교대상을 변경함으로써 불공정성을 줄일 수 있다.

44 A간호사는 B병동 10년차 일반간호사로 병동의 목적달성을 위해서 다른 구성원들에게 영향을 행사하고, 행동변화를 일으키며, 이러한 A간호사의 역할로 B 병동의 목적이 잘 달성된다고 한다. 이때 A간호사가 행사한 권력에 대한 설명으로 옳은 것은? 2010

① 직위에 의한 권력
② 합법적 권력
③ 통제, 의사 결정
④ 권한을 가지지 않는다.
⑤ 추종자와 비추종자에게 영향력을 행사한다.

해설 리더와 관리자에 대한 문제이다. A간호사는 조직내에서 특별한 직위가 없는 일반간호사임에도 불구하고 다른 구성원들에게 영향력(Power)를 행사하고 있기 때문에 리더(leader)로 볼 수 있다.

리더의 특징은 다음과 같다.
- 공식 조직의 부분이 아닐 수 있으며 위임된 권한은 없지만 소위 영향력과 같은 다른 의미의 권력을 지닌다.
- 관리자보다 더 폭넓고 다양한 역할을 지니고 있으며 그룹과정, 정보수집, 피드백, 힘 부여하기 등에 초점을 둔다.
- 대인관계를 강조하고 자발적 추종자를 지휘한다.
- 추구하는 목적에 조직의 목적이 반영될 수도 있고 반영되지 않을 수도 있다.
- 리더는 "무엇을, 왜"에 관심을 두고 수평적인 관점을 갖는다.
- 리더는 신뢰를 이끌어가고, 혁신을 주도한다.

45 경로-목표이론에서 지원적 리더쉽이 필요하지 않는 경우는? 2010

① 과업이 구조적일 때
② 공식적인 권한과 과업이 명확할 때
③ 직무상 협조적인 분위기가 필요한 경우
④ 리더가 강력한 권한을 가진 경우
⑤ 부하가 높은 사회적 욕구를 가지고 있다.

해설 ④ 리더가 강력한 권한을 가진 경우는 지시적 리더십에 해당한다.

교재를 보면서 공부할 때는 이해에 어려움이 없는 내용이다. 그러나 문제를 풀 때는 상황이 혼돈이 올 수 있는 내용이므로 경로-목표이론의 리더십 유형에 대한 것은 자세하고 꼼꼼한 이해가 필요하다.

[경로-목표이론의 지도성 유형]

㉠ 지시적 리더십(directive leadership)
- 리더가 구성원들에게 원하는 것을 구체적으로 일일이 지시하여 목표를 달성할 수 있게 유도해 주는 리더십
- 지시적 리더십이 유용한 상황

- 리더가 강력한 직위권력을 지닌 경우
- 직무의 구조화가 애매모호한 경우
- 부하들이 리더에게 복종적이며 의존성이 큰 경우
- 부하들에게 긴장과 좌절이 조성되는 경우
- 부하들이 리더의 지시를 기대하는 경우

ⓒ 지원적 리더십(supportive leadership)

• 리더가 구성원들에게 매우 우호적이고 친근하며 인간적인 관심을 갖고 있는 리더십
• 지원적 리더십이 유용한 상황
  - 과업이 구조화되어 있는 경우
  - 공식적 권한체계가 명확하고 관료적인 경우
  - 부하들 간에 직무상 협조적인 분위기가 필요한 경우
  - 부하가 높은 사회적 욕구(승진욕구)를 가지고 있는 경우

ⓒ 참여적 리더십(participative leadership)

• 리더가 의사결정과 수행과정에서 구성원들에게 의견을 묻고 그들의 제안을 활용하는 리더십
• 참여적 리더십이 유용한 상황
  - 업무가 비반복적이고 독자적인 특성을 띠며 흥미와 도전감이 유발되어 있어서 적절히 구조화된 경우
  - 개인목표와 조직목표가 양립한 구성원들의 집단일 경우
  - 부하가 과업수행에 충분한 지식을 가지고 있고 강한 독립심과 성취욕이 강한 경우
  - 과업수행에 충분한 지식을 가지고 있는 경우

ⓔ 성취지향적 리더십(achievement-oriented leadership)

• 리더가 구성원들에게 도전적인 목표를 설정해주고 구성원들이 최대한의 능력을 발휘할 것을 기대하면서 개선점을 추구하는 리더십
• 성취지향적 리더십이 유용한 상황
  - 복잡한 과업을 수행하는 성취지향적인 부하인 경우
  - 참여적 리더십의 경우와 유사한 상황에서 효과적

46 Maslow의 욕구단계 이론에서 직원이 성과급을 받았을 때 이 다음으로 요구할 수 있는 것은 무엇인가? 2010

① 직무안정　　② 휴식
③ 성공과 승진　　④ 타인과의 상호관계
⑤ 인플레이션에 의한 임금인상

해설 성과급을 받았다고 하는 것은 4단계인 존경의 욕구에 해당하며 그 다음 단계의 욕구는 자아실현의 욕구이다.
보기 중에서 자아실현의 욕구에 해당하는 것은 ③ 성공과 승진이다.

여기서 주의 할 점이 수문사 교제는 성공과 승진을 5단계 자아실현 욕구에 포함시켰고 현문사 교재는 4단계 존경의 욕구에 승진을 포함시켰다는 것이다. 그러므로 시험 문제에서 승진과 성공의 단계를 묻는 문제가 혹시라도 나오면 해당 상황에 맞게 답을 선택해야 할 것이다.
①⑤ 직무안정과 인플레이션에 의한 임금인상은 2단계인 안전. 안정에 대한 욕구에 해당한다.
② 휴식은 1단계인 생리적 욕구에 해당한다.
④ 타인과의 상호관계는 3단계인 소속감과 애정에 대한 욕구에 해당한다.

UNIT 02 _ 기출응용문제

01 협상에 관한 설명으로 옳지 않은 것은?

① 자기 입장을 고집한다. ② 이슈에 초점을 맞춘다.
③ 비난하는 말을 삼간다. ④ 경쟁보다는 협력을 촉진한다.

해설 ① 자기 입장만을 내세우고 고집하는 것은 협상으로 볼 수 없다.

[협상의 개념]

(1) 협상(bargaining negotiation)은 한쪽에서 제안하고 다른 한쪽에서 다른 제안을 할 때 상호 양보하여 합의점에 도달하는 방법이며 토론을 통한 타협을 말한다.
(2) 합의점이 양 집단에 이상적인 것이 아니기 때문에 승자도 패자도 없으며 결국 양측 모두 어느 정도의 양보가 필요하다.

[협상의 특징]

1) 자기 입장을 확고히 하기 보다는 이슈에 초점을 맞춘다.
2) 협상 중에 비난하는 말을 삼간다.
3) 서로간의 신뢰를 형성한다.
4) 사실과 객관적인 표준을 사용하여 해결책을 구체화한다.

02 민주적 지도자에 관한 설명으로 옳지 않은 것은?

① 의사결정의 권한을 집단에 위임한다.
② 나보다 우리를 강조하며 건설적 비평을 한다.
③ 지시를 거의 하지 않는다.
④ 경제적 보상과 자아보상을 제공한다.

해설 ③ 지시를 거의 하지 않는 것은 자유방임형 지도자의 특징이다.

구분	전제형	민주형	자유방임형
특성	상의하달식 의사소통 직위의 차이를 강조 처벌을 목적으로 비판	상의하달식과, 하의상달식 의사소통 "우리"를 강조 건설적 비평	지시를 거의 하지 않음 의사소통의 통로 다양 집단을 강조 비평을 하지 않음
장점	예측가능한 안정된 집단활동 혼돈 완화로 생산성 극대화	구성원들 간 협동과 조정이 필요시 효과적	가장 많은 창의성, 생산성 산출
단점	창의성, 자기동기화, 자율성이 떨어짐	시간소요가 많음 신속한 결정시 혼돈 야기	비지시적 → 혼돈 초래 무감동, 무관심 야기

03 B병동은 자신감이 결여된 간호사에게 간호업무 성취에 자신감을 갖도록 수간호사가 관심과 동료애를 발휘하고 있다. 이때 하우스의 경로-목표이론을 적용하면, B병동 수간호사가 발휘하는 리더십의 유형으로 가장 적절한 것은?

① 지시적 리더십
② 지원적 리더십
③ 참여적 리더십
④ 전체적 리더십
⑤ 성취지향적 리더십

해설 하우스 경로-목표이론은 리더의 행동이 부하의 만족과 수행에 어떻게 영향을 미치는 지를 설명하기 위한 이론으로, 동기부여이론 중 기대이론을 바탕으로 한다. 리더의 역할은 조직구성원들이 개인이나 조직의 목표를 달성하는 데 동기를 부여하는 것이다. 리더의 지원적 행동은 리더는 우호적이고 가까이 하기 쉬우며 구성원에게 진실된 관심을 보이고 구성원의 욕구에 초점을 두며 과업수행을 통한 만족감을 높이기 위한 행동이다.

04 카리스마, 개별적 관심, 지적 자극과 관련된 리더십을 설명한 것으로 옳은 것은?

① 금전적인 보상을 준다.
② 개별적 배려를 삼가한다.
③ 높은 기대치를 심어준다.
④ 목표는 리더가 직접 결정한다.

해설 리더는 추종자들에게 높은 기대치를 심어주고, 추종자의 노력을 집중시키기 위해 상징기법을 사용하며 중요한 목표를 간단, 명료하게 표현한다.

[변혁적 리더십의 4가지 요소]
1) 카리스마
2) 고무적 동기부여- >③의 높은 기대치가 여기에 해당된다.
3) 지적 자극
4) 개별적 배려(개별적 관심)

05 병원실무에서 신규간호사들이 겪게 되는 현실충격의 발생원인은 무엇인가?

① 현장에서의 이상적인 역할을 받아들이지 못하기 때문이다.
② 지각된 역할과 수행하는 역할 사이에 갈등이 발생하기 때문이다.
③ 무엇을 어떻게 해야 하는지 역할에 대해 정확히 알고 있기 때문이다.
④ 인지적 조화를 경험하며 일에 대한 불안이 해결되지 않고 소진이 되어서이다.

해설 ② 지각된 역할과 수행하는 역할 사이에 갈등이 있을 때 현실충격이 발생하게 되며 신규간호사들은 이론과 임상의 괴리에서 현실충격을 인지적 부조화로 경험하게 된다.

1) 직무 스트레스 요인
   (1) 개인차원 : 역할과중, 역할갈등, 역할모호성, 역할미발휘, 책임감
   (2) 집단차원 : 집단응집력 결여, 집단 내·집단 간의 갈등, 지휘·신분상의 문제
   (3) 조직차원 : 조직분위기, 조직구조 및 설계, 경영관리 스타일, 인사정책 및 보상제도, 설비 및 기술수준, 물리적 환경

2) 간호사의 스트레스 요인
   1) 교대근무와 휴일근무, 전문적 자율성 부족
   2) 의료의 한계에 대한 심리적 부담
   3) 환자의 고통과 죽음을 다루며 대상자의 욕구충족을 위한 즉각적인 판단 요구
   4) 지각된 역할과 수행하는 역할 사이의 갈등 발생

06 다음 중 리더십의 본질에 대한 내용으로 맞지 않는 것은?

① 카리스마적 속성
② 조직 분위기를 이끄는 능력
③ 동기부여 능력
④ 개인의 목표를 성취시키는 능력

해설 ④ 개인과 조직의 목표를 조화시키는 능력이 리더십의 본질에 해당하며 조직 내에서 개인의 목표만을 성취시키는 것은 바른 내용으로 보기 어렵다.

[리더십의 본질]
① 동기부여 능력 : 주어진 환경에 알맞게 적절하고 다양한 동기를 부여하여 구성원의 욕구와 만족에 자극을 주는 능력이다.
② 카리스마적 속성 : 리더에 대한 추종자의 충성심, 헌신 등에 관한 것으로 과업을 수행하는 구성원들에게 감정 곧 생동감을 불어 넣어주는 능력이다.
③ 조직 분위기를 이끄는 능력 : 동기부여에 대한 반응이 나타나도록 조직 분위기를 이끌어 가는 능력이다.
④ 개인과 조직의 목표를 조화시키는 능력 : 개인의 목표를 조직의 목표와 조화시키면서 구성원들을 유도하는 능력이다.

07 김 간호사는 병원의 정책과 관리, 감독, 작업조건, 개인 상호간의 관계, 임금에 대해 불만은 없으며, 그리고 직무에 대한 책임감과 일 자체에 대해서도 만족스러워 한다. 동기부여의 이론 중 어떤 이론에 해당하는가?

① 기대이론
② 성취동기이론
③ 2요인이론
④ 욕구단계이론

해설 2요인론(Two Factors Theory)은 동기- 위생요인이라고 하며 허즈버그(Frederick Herzberg)는 매슬로우의 이론을 확대하여 2요인론인 동기-위생이론을 제안하였으며 인간에게는 이질적인 2가지 욕구가 동시에 존재한다고 주장했다.

위생요인은 직무 환경에 해당되는 것으로 불만족 요인이라 하며 이것이 충족된다고 만족스러운 것은 아니다. 조직의 정책, 관리, 감독, 보수, 대인관계, 직업조건, 안전, 지위 등이 포함된다.
동기요인은 직무 내용에 해당되는 것으로 만족요인이라고 하며 만족함이 없어도 불만을 갖는 것은 아니다. 성취감, 직무자체, 도전, 전문적 성장, 인정과 칭찬, 책임감 , 승진 등이 포함된다.

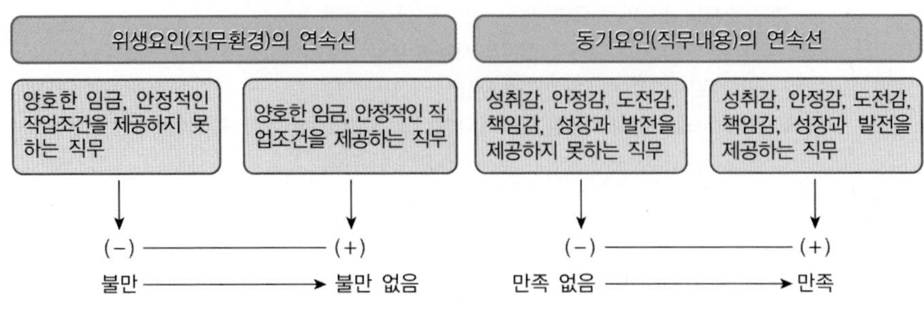

[그림] 위생요인과 동기요인의 연속선

08 다음은 상황이론이 관리에 미친 영향을 기술한 것 중 맞지 않는 것은?

① 조직특성과 상황간의 적합한 관련성을 체계적으로 연구할 수 있는 개념적 틀을 제공해 준다.
② 조직의 중요성만을 강조하면서 상황에 따라 가장 최선의 방법을 적용해야 한다고 했다.
③ 조직과 상황간의 적합, 부적합관계는 조직의 효율성과 관련이 없다.
④ 지도자에 따라 조직의 효율이 크게 달라진다고 보았다.

해설 ① 상황이론에는 반드시 "상황", 또는 "조직"이라는 단어와 조직특성간의 관계가 포함되어야 한다는 점을 기억하고 문제를 풀어야 한다. ② 조직의 중요성만을 강조했다는 것은 옳은 내용으로 보기 어렵다.

[상황이론이 관리에 미친영향]

- 상황이론은 조직의 외부환경이 조직과 하위 시스템에 미치는 영향이 어떠한지를 설명하려는 이론으로 조직을 관리하는데 있어서 가장 이상적이고 유일한 방법이란 없다는 입장을 취하며, 상황에 따라 관리기법이 변해야 한다는 입장이다.
- 상황이론의 고유변수에는 상황변수(환경, 기술, 규모), 조직특성 변수(조직구조, 관리체계, 관리과정), 조직성과 변수(효율성, 능률) 등이 있다.

09 허시와 브랜차드의 상황대응 리더십 이론에서 능력은 없는데, 의욕은 있는 집단에게 관리자가 취해야 할 리더십 유형은?

① 지시적 리더십　　　② 참여적 리더십
③ 설득적 리더십　　　④ 위임적 리더십

해설 상황 및 구성원의 능력과 동기에 따라 다른 리더십을 적용하는 것이 상황대응 리더십이론이다. 상황대응 리더십의 리더십유형은 지시적, 설득적, 참여적, 위임적 리더십의 4가지이다.

[상황대응 리더십이론의 리더 유형]

㉠ 지시적 리더십
- 일방적인 의사소통과 리더 중심의 의사결정을 하는 전제형의 지도자 유형으로 부하직원의 성숙도가 낮은 사람에게 효과적이다.
- 관계지향적인 행동은 낮고 과업지향적인 행동은 높다.

㉡ 설득적 리더십
- 의사소통의 초점을 목표 달성과 정서적 지원 양측에 맞추고, 결정내용을 부하에게 설명하여 부하가 이를 이해할 수 있도록 돕지만 최종결정은 지도자가 내리는 유형이다.
- 관계지향적인 행동과 과업지향적인 행동이 모두 높다.

㉢ 참여적 리더십
- 의사결정 과정에서 부하와 의견을 교환하면서 조정하는 리더십 유형으로 부하들과의 인간관계를 중시하며 민주형에 가까운 행위를 보이는 유형이다.
- 관계지향적인 행동은 높고 과업지향적인 행동은 낮다.

㉣ 위임적 리더십
- 의사결정과 업무수행 책임을 부하에게 위임하며 성숙도가 높은 부하에게 적용하기에 바람직한 유형이다.
- 관계지향적인 행동과 과업지향적인 행동이 모두 낮다.

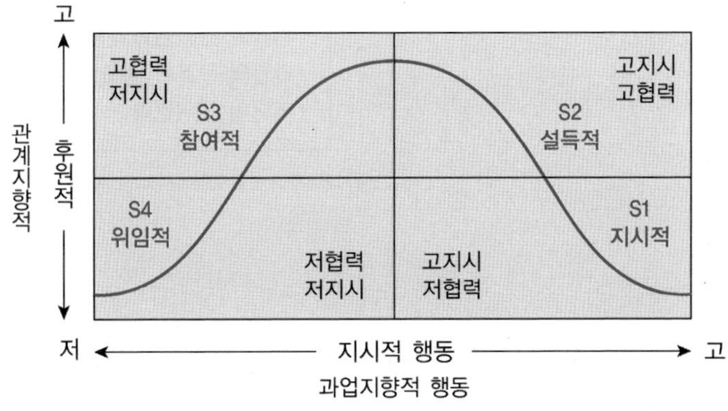

부하의 성숙도(추종자의 자발성)

	성숙	보통		미성숙
집단 성숙도 :	M4	M3	M2	M1
구성원 특성 :	능력(유) 동기(강)	능력(유) 동기(약)	능력(무) 동기(강)	능력(무) 동기(약)

10 피들러의 상황이론에서 원인변수에 해당하는 것은?

① 리더와 구성원과의 관계
② 과업구조
③ 직위권한
④ LPC점수에 따른 리더유형

해설 ④ LPC점수에 따른 리더의 유형

피들러의 리더십 상황모델에서는 리더의 유형을 분류하기 위해 LPC(Least Preferred Co - worker) 점수를 사용하였다. LPC 점수란 리더가 가장 싫어하는 동료를 어떻게 평가하느냐에 대한 점수이다. 리더의 LPC 점수가 낮을수록 과업지향적 리더(task-oriented leader)에 해당한다. 점수가 높을수록 관계지향적 리더(relation-oriented leader)에 속한다.

피들러의 상황이론은 원인변수, 상황적 매개변수, 결과변수로 구성되며 각각은 다음과 같다.

- 원인변수 : LPC점수에 따른 리더유형,과업지향적리더, 관계지향적리더
- 결과변수 : 리더의 효과성
- 상황적 매개변수 :리더와 구성원과의 관계, 과업구조 ,직위권한

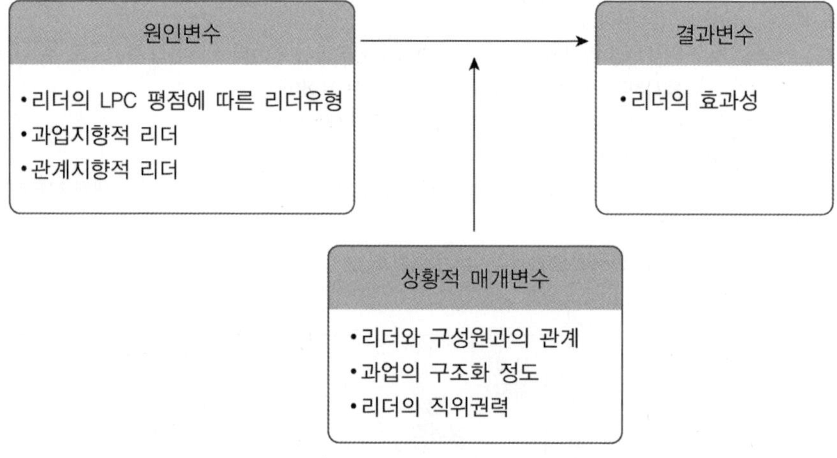

[그림] 피들러의 상황모형에서의 변수관계

11 심장마비와 같은 위급한 상황에 처했거나 시간에 쫓기는 업무를 기한에 완수해야 할 경우 유용한 리더십 유형은?

① 자유방임형 리더십
② 관계지향형 리더십
③ 권위형 리더십
④ 민주적 리더십

해설 권위형 리더십는 전제적 리더십, 독재형 리더십이라고도 하며:리더는 그 추종자의 의견을 잘 들으려 하지 않으며, 모든 조직의 목표와 방침 및 작업과제를 직접 결정하고, 업무성취 지향적이다. 구성원이 미숙하거나 위기상황과 같은 특수 상황에서 유용한 리더십이다.

12 동기유발에 관한 이론은 내용이론과 과정이론으로 구분할 수 있는데, 다음 중 내용이론에 해당하지 않는 것은?

① 매슬로우의 욕구계층이론
② 앨더퍼의 ERG이론
③ 허즈버그의 2요인이론
④ 브룸의 기대이론

해설 ④ 브룸의 기대이론은 과정이론에 해당한다.

동기부여이론은 크게 내용이론과 과정이론으로 나뉘는데, 무엇이 동기를 불러일으키는지를 다루는 내용이론과 인간의 행동이 어떤 과정을 통해서 유발되는지, 즉 동기부여가 일어나는 과정을 다루는 과정이론으로 구분된다.

- 내용이론 : 매슬로우의 욕구단계이론, 허즈버그의 동기-위생 2요인론, 앨더퍼의 ERG이론, 맥클리랜드의 성취동기이론, 맥그리거의 X - Y이론, 아지리스의 성숙 - 미성숙이론
- 과정이론 : 아담스의 공정성이론, 브룸의 기대이론, 로크의 목표설정이론, 스키너의 강화이론

13 다음 중 변혁적 리더십의 특징에 해당하는 것은?

① 리더의 권력이 증가한다.
② 구성원들의 업무 만족도가 증가한다.
③ 목표를 조정하기 어렵다.
④ 상황에 효율적으로 대응하기 어렵다.

해설 변혁적 리더십은 조직의 미래에 대한 비전을 심어주고 변화를 지향하는 리더십으로 가치, 비전, 권한의 부여 등을 통해 구성원을 지도하고 동기를 부여하여 기대 이상의 성과를 도출하게 하는 리더십이다.

[변혁적 리더십의 4가지 특성]

㉠ 리더의 카리스마 : 리더는 추종자에게 존경과 신뢰를 받고 비전과 사명감, 긍지를 심어준다.
㉡ 고무적 동기부여 : 리더는 추종자들에게 중요한 목표를 간단·명료하게 표현하고, 높은 기대치를 심어주며, 추종자의 노력을 집중시키기 위해 상징기법을 사용한다.
㉢ 지적 자극 : 리더는 추종자들의 신중한 문제해결, 지식과 합리성을 장려한다.
㉣ 개별적 관심 : 리더는 추종자 개인에게 관심을 가지고 주목하고, 조언과 지도를 아끼지 않는다

14 최간호사는 일반병동 간호사로 일하다가 최근 응급실 수간호사로 발령을 받았다. 응급실 간호사들은 매우 유능하며, 일에 대한 자신감과 동기를 가지고 있었다. 허쉬와 블랜차드의 상황적 리더십이론에 의하면, 최 수간호사가 발휘해야 하는 리더십 유형으로 가장 적절한 것은?

① 설득형
② 위임형
③ 전제형
④ 지시형
⑤ 참여형

해설 허쉬(P. Hersey)와 블랜차드(K.H. Blanchard)의 상황적 리더십이론에서는 부하직원의 성숙도가 낮으면 지시적 리더십이 효과적인데 비해, 부하직원의 성숙도가 높으면 위임적 리더십이 효과적이다.

15 사회교환이론을 기본으로 하는 리더십 이론으로, 리더는 구성원들에게 무엇을 해야 원하는 보상을 받을 수 있는지 알려주어야 하며, 구성원들의 욕구를 이해하고 충족시키며 인센티브를 제공함으로써 업무의 효과를 높일 수 있다고 하는 리더십 이론으로 가장 적절한 것은?

① 양자 리더십
② 슈퍼 리더십
③ 거래적 리더십
④ 변혁적 리더십
⑤ 카리스마적 리더십

해설 거래적 리더십은 리더와 구성원 간에 발생하는 교환, 즉 거래를 리더십의 근원으로 본다. 리더는 조직구성원에게 조직이 요구하는 목표를 달성하면 원하는 보상이 돌아올 것이라는 확신을 심어주고 조직구성원은 수행하는 데 자신감을 얻어 달성할 결과를 성취하려는 동기가 부여된다.

16 다음은 무엇을 설명한 것인가?

- 정보가 빠르게 전달된다.
- 정보가 선택적이며, 임의적으로 전달된다.
- 직원의 50%가 이것을 통해 정보를 얻는다.

① 비공식적 의사소통
② 수직적 의사소통
③ 공식적 의사소통
④ 수평적 의사소통

해설 비공식적인 의사소통에 대한 설명이다. 대표적인 비공식적 의사소통 기법은 그레이프바인이며 선택적이며 임의적으로 정보가 전달되지만 약 75%의 정확성을 보인다.

17 McCllelan의 성취동기이론에 대한 설명으로 옳지 않은 것은?

① 높은 권력 욕구를 가진 사람은 영향력과 통제를 행사하는데 관심을 갖고 리더로 나서기를 원한다.
② 높은 성취욕구를 가진 사람은 과업지향성, 결과에 대한 관심도 및 미래지향적 태도를 갖는다.
③ 높은 성취욕구를 가진 사람은 조직이나 집단에 소속되기를 원하거나 다른 사람과 상호관계를 맺으려고 한다.
④ 높은 친교 욕구를 가진 사람은 존경받기 원하고, 집단의 규범에 반대되는 결정이나 행동을 피한다.

✚해설 ③ 조직이나 집단에 소속되기를 원하거나 다른 사람과 상호관계를 맺으려고 하는 것은 높은 친교욕구에 대한 설명이다.

18 간호관리 기능 중 지휘 기능에 대한 설명으로 옳지 않은 것은?

① 업무를 구체적으로 지시하고 방향을 제시하는 기능이다.
② 조직의 목적을 달성하기 위해 지도하고 조정하는 관리활동이다.
③ 목표를 달성하기 위해 과업을 적극적으로 수행하도록 이끄는 관리기능이다.
④ 생산성 향상을 위해 획일적으로 조직을 이끌어 갈 수 있는 기능이다.

✚해설 지휘는 "일정한 목적을 보다 효과적으로 실현하기 위하여 집단행동의 전체를 통솔하는 것"을 의미한다. 집단행동의 전체를 통솔하는 것이 획일적으로 이끌어간다는 의미는 아니므로 ④ 가 옳지 않은 답이다.

19 갈등의 대처방식으로 연결이 옳지 않은 것은?

① 강압형 - 비용절감이나 규칙강요와 같은 인기 없는 조치의 시행이 요구될 때
② 협상형 - 임시응변적 해결이 요구될 때
③ 수용형 - 사람들을 진정시키고 생각을 가다듬게 할 필요가 있을 때
④ 협력형 - 양측의 관심사가 너무 중요하며 통합적인 해결안을 도출해야 할 때

✚해설 ③은 회피형에 대한 설명이다.
① 강압형 -신속하고 결단성 있는 해결이 필요할 때
② 협상형 -협상력이 동등한 상대방과 상호배타적인 모표를 달성하기 위해 노력할 때
③ 회피형 - 사람들을 진정시키고 생각을 가다듬게 할 필요가 있을 때
④ 협력형 - 양측의 관심사가 너무 중요하며 통합적인 해결안을 도출해야 할 때
⑤ 수용형 - 논제가 상대방에게 더 중요하거나 사회적 신용을 얻고자 할 때

20 **A병동 간호사들은 5년간 함께 일해 왔으며 매우 협동적으로 일하고 있다. 수간호사가 다음 달 근무표를 짜려고 할 때 어떤 리더십을 사용하는 것이 좋은가?**

① 지시적 리더십
② 설득적 리더십
③ 참여적 리더십
④ 위임적 리더십

해설 "5년간 함께 일했다"라고 하는 것은 능력이 있다라는 뜻으로 볼 수 있고 "매우 협동적으로 일한다"는 구성원의 동기 또는 의지가 강한 것으로 볼 수 있음으로 구성원의 구분 중 M4에 해당한다고 볼 수 있다. 성숙한 구성원에게 적절한 리더십은 위임적 리더십이다.

구분	M1(지시적)	M2(설득적)	M3(참여적)	M4(위임적)
구성원의 능력	없음	없음	있음	있음
구성원의 동기	약함	강함	약함	강함

21 **간호사에게 자기주장 기법이 필요한 이유로 옳지 않은 것은?**

① 간호진단을 내리는데 필요하다.
② 전문직으로서 간호행위에 책임지는 태도를 활성화시키기 위함이다.
③ 능동적이고 생산적인 인간관계 형성에 필요한 요소이다.
④ 간호업무를 위한 의사소통 증진과 인간관계 개선에 필요한 요소이다.

해설 자기주장과 간호진단과는 거리가 멀다.
이외에도 스스로의 정신건강의 증진, 간호업무의 향상, 자기능력의 신장을 위해 간호사에게 자기주장 기법이 필요하다.

22 **내적인 동기부여에 의해 권력자의 생각이나 가치관의 일치를 바탕으로 자율적이며 능동적으로 권력자를 따르게 되는 내면화를 유도하는 권력의 조합으로 가장 옳은 것은?**

① 보상적 권력, 강압적 권력, 부정적 합법적 권력
② 전문적 권력, 준거적 권력, 긍정적 합법적 권력
③ 전문적 권력, 보상적 권력, 긍정적 합법적 권력
④ 정보적 권력, 강압적 권력, 부정적 합법적 권력
⑤ 준거적 권력, 강압적 권력, 부정적 합법적 권력

해설 보상적 권력, 강압적 권력, 부정적인 합법적 권력은 복종을 낳는 반면, 긍정적 합법적 권력, 전문적 권력, 준거적 권력은 내면화를 유도한다.

23 목표설정에 있어 직원들의 참여도를 높일 수 있는 최선의 방법은?

① 최고관리자가 정한 후 하급관리자에게 전달한다.
② 직원들과 협의해서 정한다.
③ 외부 전문기관에 의뢰해서 정한다.
④ 관리자들간의 협의를 통해서 정한다.

해설 협의를 통해 목표를 설정할 때 직원들의 참여도를 가장 높일 수 있으며 이런 경우에 관리자는 미래지향적 자세로 직원들의 창의적인 아이디어를 적극 받아들여야 한다.

24 행동이론 중 리더십 유형에 대한 설명으로 옳지 않은 것은 무엇인가?

① 전제형 지도자는 집단에 대해 강한 통제를 가한다.
② 민주형 지도자는 상의하달과 하의상달 의사소통을 자유롭게 허용한다.
③ 자유방임형 지도자는 허용적이고 통제가 거의 없다.
④ 민주형 지도자는 직위의 차이를 강조한다.

해설 ④ 직위의 차이를 강조하는 것은 전제형 지도자 유형에 해당한다.

25 최근 낙상사고가 빈번하자 간호단위관리자는 환자의 낙상 예방을 위한 체크리스트를 만들어 간호사들이 잘 체크하는 지 철저히 감독하고 있다. 이때 간호단위관리자의 관리방식에 적용된 이론으로 가장 적절한 것은?

① X이론
② 기대이론
③ 2요인이론
④ 공정성이론
⑤ 목표설정이론

해설 X이론적 인간관을 가진 관리자는 조직구성원을 신뢰하지 않으며, 조직구성원은 본래 일하기 싫어하고 지시를 좋아하며 조직에서의 통제가 필요하다고 생각하고 감독을 철저히 한다.

26 간호사의 근무의욕을 높힌 동기부여 전략을 적용하였다. 이에 대한 설명으로 옳은 것은?

① 맥클랜드의 성취동기 이론에 근거를 두고, 친교욕구가 강하고 성취욕구가 약한 간호사에게 업무가 쉽고 단순한 일을 맡겼다.

② 매슬로우의 욕구단계 이론에 바탕을 두고, 간호사의 각 단계의 불충분한 욕구를 파악하여 한꺼번에 해결할 수 있도록 하였다.

③ 매슬로우의 욕구단계 이론에 바탕을 두고, 간호사들이 성장욕구가 충족되지 않을 때는 물질적, 보상적 욕구를 더 충족시켜 주었다.

④ 허츠버그의 동기위생이론에 근거를 두고, 직무 자체에 만족이 없는 경우, 임금이나 지위 등 위생요인이 있는지 파악하고 해결해 주었다.

⑤ 알더퍼의 ERG 이론에 근거를 두고, 미충족된 하위욕구가 무엇인지 먼저 파악하고 충족시켜 줌으로써, 상위욕구가 동기부여 역할을 하도록 하였다.

✚해설 동기부여의 내용이론은 무엇이 동기를 불러 일으키는가를 다루는 이론으로써 매슬로우의 욕구단계이론, 알더퍼의 ERG 이론, 맥클랜드의 성취동기 이론, 허츠버그(Herzverg)의 동기-위생이론 등이 내용이론에 해당된다. 욕구단계 이론은 욕구는 계층적 구조를 이루고 있어서 하위단계에 있는 욕구에서부터 상위단계에 있는 욕구로 순서적으로 발생하며, 욕구가 충족된 상태에서는 동기가 유발되지 않으며 반대로 욕구가 결핍된 상태에서 욕구 충족을 위해 행동한다. 알더퍼의 ERG 이론에서는 매슬로우 이론과 달리 욕구는 단계적으로 일어나는 것이 아니라 두가지 이상의 욕구가 동시에 일어날 수 있고, 상위욕구의 좌절 시 하위욕구에 대한 바람이 증대될 수 있으므로 상위욕구 충족에 관심을 가져야 한다. 동기위생이론은 구성원의 동기부여를 위해 위생요인보다 동기요인에 초점을 둔 관리가 필요하다고 주장한다.

27 다음 동기부여이론 중 배경이론의 토대가 다른 것은?

① 스키너의 강화이론

② 맥그리거의 X-Y이론

③ 아담스의 공정성이론

④ 로크의 목표설정이론

✚해설 동기부여 이론 중 내용이론과 과정이론을 묻고 있는 문제이다.

내용이론 - 무엇이 동기를 불러일으키는지?

매슬로우 욕구단계이론, 허즈버그 동기-위생 2요인론, 엘더퍼의 ERG이론

맥클리랜드의 성취동기이론, 맥그리거의 X-Y이론

과정이론 - 인간의 행동이 어떤 과정을 통해 유발되는지?

아담스의 공정성이론, 브룸의 기대이론, 로크의 목표설정이론, 스키너의 강화이론

28 하향식 의사소통이 아닌 것은?

① 편람
② 내부결제
③ 공지사항
④ 사내방송

해설 ② 내부결제는 상향적 의사소통에 해당한다.

	하향적 의사소통	상향적 의사소통
개념	메시지의 흐름이 위에서 아래로 지시적 의사소통	메시지의 흐름이 아래에서 위로
예시	업무지시, 정책제시, 성과 피드백, 메모, 간행물, 안내서, 편람, 핸드북, 게시판, 기관지, 구내방송, 사내방송, 공지사항 등	업무보고, 제안제도, 여론조사, 인사상담, 내부결제, 면접, 직장회의, 품의, 고충처리

29 출혈과다 환자가 응급실에 실려와서 촌각을 다투는 위급한 상황이다. 이때 필요한 리더십은?

① 전제형
② 위임형
③ 민주형
④ 자유방임형

해설 리더십의 행동이론에서 평상시에는 민주형이 생상선의 효과면에서 좋게 나타나지만 위기발생시에는 전제형 리더십이 더 좋은 결과를 가져온다. 전제형 리더십은 응급상황이나 시간에 쫓기는 업무를 기한 내에 완수할 수 있도록 해준다.

30 다음 중 수간호사가 인화적인 관리를 하기에 옳지 않은 것은?

① 하위 직원이 수행을 잘못하면 비판을 한다
② 모든 구성원을 정정당당하고 변함없이 대한다.
③ 구성원 개개인의 독특성과 고유성을 이해한다.
④ 구성원에게 도전감을 주고 성장의 기회를 준다.

해설 훈육을 통한 직원 잘못 시정 시 흥분하여 하위 직원을 비판하거나 굴욕감 주지 않도록 한다.

31 다음 이론 중 병원조직과 잘 들어맞는다고 할 수 있는 것은?

① 상황이론
② 생태론
③ 환경이론
④ 버나드의 조직이론

해설 병원조직은 고도로 구조화된 행정부서와 비교적 느슨하게 구조화된 의료부서를 동시에 가지고 있는 복합적고 특이성을 갖는 조직이므로 때에 맞는 리더십을 발휘하는 상황이론이 적합하다.

32 내과병동에서 근무하는 박간호사가 출근을 했는데 외과수술환자가 많아 간호과장은 박간호사에게 수술실 지원을 요청하였다. 수술실에서 근무한 경험이 없는 박간호사는 갈등을 하다가 다른 병원에서 외과 경력이 있으니 자기가 외과병동에 지원을 하고 외과병동 간호사 중에서 수술을 지원을 보내는 것이 어떠냐고 제안했다. 간호과장은 이러한 박간호사의 제안을 받아들였다. 이 과정에서 사용된 갈등 중재 방안은?

① 회피
② 상위목표제시
③ 협상
④ 강압

해설 **[협상의 개념]**

(1) 협상(bargaining negotiation)은 한쪽에서 제안하고 다른 한쪽에서 다른 제안을 할 때 상호 양보하여 합의점에 도달하는 방법이며 토론을 통한 "타협"을 말한다.
(2) 합의점이 양 집단에 이상적인 것이 아니기 때문에 승자도 패자도 없으며 결국 양측 모두 다소의 양보가 필요하다.

33 다음 지문에서 설명하는 의사소통 유형으로 옳은 것은?

리더가 없고, 의사소통 속도가 느리며 만족도가 높다.

① 나선형 ② 사슬형
③ 원형 ④ 수레바퀴형

해설 [원형(Cycle type)]

권력의 집중이나 지위의 상하가 없이 특정 문제해결을 위해서 구성된 조직에서 발생한다. 즉, 구성원 간의 신분적 서열이 없고 중심인물이 없는 상태에서 나타나는 형태로서 정보의 전달, 문제해결 등이 느리지만 구성원의 만족도가 높다.

유형 / 특성	사슬형 (연쇄형)	Y형	수레바퀴형 (윤형)	원형	완전연결형 (개방형)
권한의 집중	높음	중간	매우 높음	낮음	매우 낮음
구성원 만족도	낮음	중간	낮음	높음	높음
형태					

34 다음 그림은 블레이크와 무턴(Blake & Mouton)의 관리격자 모형을 나타낸 것이다. ㉤에 해당하는 설명은?

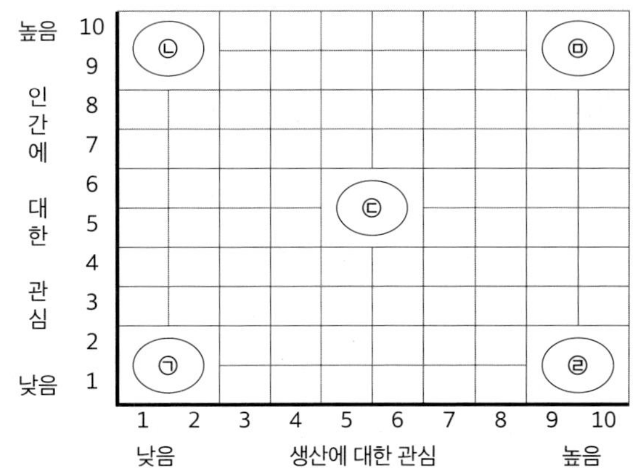

① 리더는 자기 자신의 직분유지에 필요한 최소한의 노력만을 투입한다.

② 리더는 어떤 방향에서 구성원끼리의 원만한 관계 및 친밀한 분위기 조성에 주력한다.

③ 리더는 과업능률과 인간적 요소를 절충하여 적절한 수준의 성과를 지향한다.

④ 리더는 상호의존관계와 조직의 공동목표를 강조하고 상호신뢰관계에서 구성원들의 몰입을 통하여 과업을 달성한다.

해설 ㉤ 팀 경영형으로 구성원들의 헌신으로 과업이 성취되고, 공동이해를 통한 상호의존성이 신뢰와 존경의 관계를 형성한다.

35 간호관리자가 인간과 생산에 대한 관심이 모두 높다면, A간호사가 대학원 진학과 업무를 병행하고자 할 때 취할 수 있는 간호관리자의 조치로 가장 적절한 것은?

① A간호사에게 병동 연구를 주관하도록 일임한다.
② A간호사가 봉사활동 순번을 지키도록 요구한다.
③ A간호사가 병원 야유회에 참석하지 않도록 배려한다.
④ 병원의 새로운 프로젝트에 A간호사를 대표로 추천한다.
⑤ A간호사가 일과 학업을 병행할 수 있도록 근무시간을 조정한다.

해설 간호관리자가 인간에 대한 관심과 생산에 대한 관심이 모두 높으면, 구성원 간에 공동 목표와 상호의존 관계를 강조하고, 상호신뢰와 존중의 관계를 유지하는 팀형을 추구한다.

36 다음은 행위이론의 지도성 유형에 대한 설명이다. 다음의 특성을 지닌 유형은 무엇인가?

- 리더는 의사결정에 전적으로 관여하지 않고 수동적이다.
- 국외자로 행동하고 집단구성원의 자의적 활동을 허용한다.
- 구성원 개인은 개인대로 행동한다.
- 리더는 자기의 역할을 포기하는 소극적인 지도성이다.

① 유인형 ② 자유방임형
③ 무기력관리형 ④ 전제형

해설 자유방임형은 통제가 거의 없고, 리더는 거의 지시를 하지 않으며 자기지시적 상황에서 창의성과 생산성이 높다.

[자유방임형 리더십]
- 리더는 조직의 계획이나 운영상의 결정에 관여하지 않는다.
- 집단 구성원의 자의적 활동을 허용하는 유형이다.
- 구성원의 요청을 받았을 때에만 결정에 참여한다.
- 의사결정권이 구성원 개인에게 주어진다(연구소 등).
- 구성원의 능력이 뛰어날 때 효과적이다.
- 장점과 단점

장점	단점
• 개인의 의사결정 및 선택의 자유가 있다. • 제한된 상황에서 특정 목표 달성에 필요한 창의성을 발휘할 수 있다. • 모든 구성원에게 동기부여되고 자기 지시적이며 창의적 결과물의 생산성이 높다.	• 구성원 스스로 모든 것을 결정하기 때문에 불안정, 부구조화, 비효율성과 혼돈이 발생된다. • 리더의 무감동, 무관심을 야기한다.

37 매슬로우의 생리적 욕구와 안전욕구는 앨더퍼와 허즈버그의 어느 단계와 대응되는가?

① 존재욕구, 위생요인
② 존재욕구, 동기요인
③ 관계 욕구, 위생요인
④ 관계 욕구, 동기요인

해설 **[욕구단계이론 간의 비교 정리]**

Maslow	Alderfer	Herzberg	McClleland	McGregor	Ramos	Argyris
생리적 욕구	생존의 욕구(E) (존재의 욕구)	위생요인 (불만)		X이론	작전인	미성숙인
안전욕구						
애정·사회적 욕구	관계의 욕구(R)	동기요인 (만족)	친교욕구	Y이론	반응인	성숙인
존경의 욕구			권력욕구			
자아실현욕구	성장의 욕구(G)		성취욕구			
				Z이론	괄호인	

38 간호관리에서 의사소통의 목적을 적절하게 설명한 것은?

가. 필요한 지도나 지시를 하기 위함이다.
나. 필요한 정보를 얻기 위함이다.
다. 필요한 정보를 주기 위함이다.
라. 명령계통을 확인하기 위함이다.

① 가, 나, 다
② 가, 다
③ 나, 라
④ 가, 나, 다, 라

해설 의사소통의 목적은 상대방에게서 필요한 정보를 얻고, 상대방이 원하는 정보를 주며 또한 그들에게 필요한 지도나 지시를 주거나 일, 보고하는 것이다.
라) 명령계통을 확인하기 위한 것은 포함되지 않는다.

39 <보기>의 내용과 가장 관련이 깊은 리더십은 무엇인가?

> • 오늘날의 사회가 필요 이상으로 리더를 숭배하는 잘못된 문화에 젖어 있다고 비판하면서 시작된 리더십이다.
> • 리더십의 유형을 수동형, 순응형, 소외형, 실무형, 모범형의 5가지로 분류하였다.
> • 리더십의 유효성을 높이는 방향으로 리더의 영향력을 따르는 구성원들의 특성과 행동방식을 말한다.

① 변혁적 리더십
② 거래적 리더십
③ 팔로워십
④ 임파워먼트

+해설 **[팔로워십 이론의 이해]**

㉠ 켈리(R.E. Kelly)는 오늘날의 사회가 필요 이상으로 리더를 숭배하는 잘못된 문화에 젖어 있다고 비판하였다.
㉡ 리더보다 팔로워가 수도 많고 조직성과에 대한 기여도도 80~90%로 높다.
㉢ 리더보다 팔로워를 함양하는 데 관심을 가져야 한다.

40 맥그리거의 X. Y 이론에 관한 설명으로 옳지 않은 것은?

① 과거에는 X이론으로 인간을 정의했다.
② X이론에서 인간은 자기중심적이다
③ Y이론에서 인간은 자기 규제 능력이 있다.
④ Y이론은 허츠버그의 2요인이론 중 위생요인 이론과 관련이 있다.

+해설 ④ Y이론은 허츠버그의 2요인이론 중 동기(만족)요인 이론과 관련이 있다.

[욕구단계이론 간의 비교 정리]

<table>
<tr><th>Maslow</th><th>Alderfer</th><th>Herzberg</th><th>McClleland</th><th>McGregor</th><th>Ramos</th><th>Argyris</th></tr>
<tr><td>생리적 욕구</td><td rowspan="2">생존의 욕구(E)
(존재의 욕구)</td><td rowspan="2">위생요인
(불만)</td><td rowspan="2"></td><td rowspan="2">X이론</td><td rowspan="2">작전인</td><td rowspan="2">미성숙인</td></tr>
<tr><td>안전욕구</td></tr>
<tr><td>애정·사회적 욕구</td><td rowspan="2">관계의 욕구(R)</td><td rowspan="3">동기요인
(만족)</td><td>친교욕구</td><td rowspan="3">Y이론</td><td rowspan="3">반응인</td><td>성숙인</td></tr>
<tr><td>존경의 욕구</td><td>권력욕구</td><td rowspan="2"></td></tr>
<tr><td>자아실현욕구</td><td>성장의 욕구(G)</td><td>성취욕구</td></tr>
<tr><td></td><td></td><td></td><td></td><td>Z이론</td><td>괄호인</td><td></td></tr>
</table>

41 임파워먼트에 대한 설명으로 옳지 않은 것은?

① 정확한 목표를 제시한다.
② 공정한 보상을 통해 사기를 증진한다.
③ 필요나 정보를 공개할 수는 없다.
④ 실수를 하더라도 격려한다.

해설 **[임파워먼트(empowerment)의 4가지 구성요소]**

(1) 의미성(meaning) : 일에 대해서 느끼는 가치를 뜻하며 일 자체가 주는 내적 동기가 임파워먼트의 핵심이며 개인이 심리적 힘을 느끼도록 하는 데에서 가장 기본적인 조건이라고 할 수 있다.
(2) 역량감(competence) : 자신의 일을 효과적으로 수행하는 데 필요한 능력에 대한 개인적 믿음이다.
(3) 자기결정력(self-determination) : 개인이 자신의 판단과 결정에 따라 행동할 수 있는 정도를 의미한다.
(4) 영향력(impact) : 개인이 조직목표 달성에 기여할 수 있다고 느끼는 정도를 뜻한다.

42 임파워먼트에 대한 설명으로 옳은 것은?

① 관리자의 권력을 구성원에게 나눠주는 것이다.
② 권력은 상대적이라고 생각하는 제로섬의 관점이다.
③ 구성원의 만족 뿐만 아니라 조직성과 향상을 도모한다.
④ 임파워먼트를 하기 위해 조직의 규제와 통제가 우선되어야 한다.
⑤ 임파워먼트를 하기 위해 각 간호사의 업무 범위를 축소하여 책임소재를 분명히 한다.

해설 임파워먼트는 구성원의 파워를 크게 하는 것으로 파워의 창조, 증대, 확산을 강조하며, 개인과 개인의 긍정적 상호작용을 통해 양자 모두의 권력을 키워나가는 것이다. 임파워먼트는 구성원들이 조직을 위해 중요한 일을 할 수 있는 힘이나 능력이 있다는 확신을 심어주는 과정으로 파워의 크기 자체를 늘려갈 수 있다는 관점이다.

43 K병원 외과병동에 근무하는 간호사들은 허쉬와 블렌차드의 리더쉽 이론에서 제시한 구성원 성숙도(Maturity)가 최저인 1단계 (M1)에 놓여 있다. 이 병동에 적합한 간호관리자의 리더십 유형은?

① 높은 과업지향성광 낮은 관계 지향성
② 높은 과업지향성과 높은 관계 지향성
③ 낮은 과업지향성과 낮은 관계 지향성
④ 낮은 과업지향성과 높은 관계 지향성

해설 **[지시적 리더십(전제형 지도자형)]**

허쉬와 블랜차드의 상황대응 리더쉽 이론

1) 조직에 있어서 구조와 배려 측면을 중심으로 연구한 오하이오 주립대학의 리더십 연구를 바탕으로 리더의 행동을 과업지향적인 행동과 관계지향적인 행동을 가로축, 세로축으로 하여 분류한 후에 구성원의 성숙도
(미성숙-M1,M2,M3,M4-성숙)를 추가시켜 3차원 모형을 제시하였다.
2) 상황대응 리더십의 초점은 리더십의 효과가 부하들의 성숙도에 달려있다는 것이다.
과업을 수행하는 하급자들의 성숙도에 따라 과업과 관계행위의 비중을 조정하는 것이 필요하다. 하급자의 성숙도를 높이는 것이 리더의 임무이다.

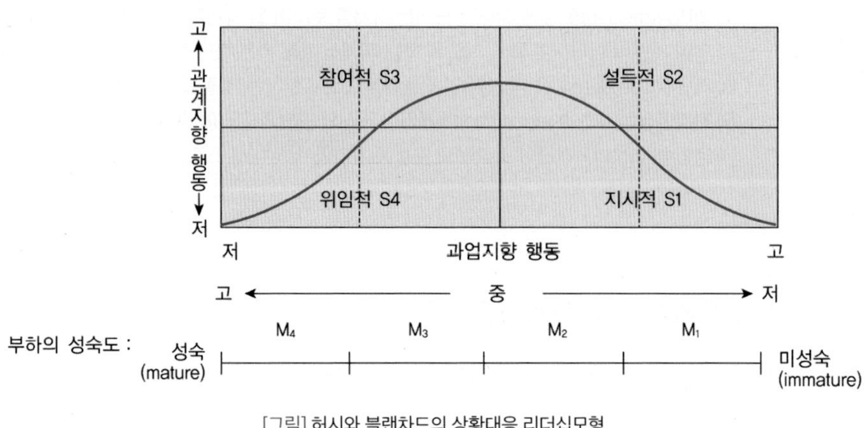

[그림] 허시와 블랜차드의 상황대응 리더십모형

44 갈등관리 마지막 단계에 대한 예시문으로 맞는 것은?

① "갈등의 본질을 명확해 해야 합니다."
② "새로운 전략에 대한 결과 평가를 하기로 합니다"
③ "전략에 대한 시간계획을 세우기로 합니다"
④ "각 그룹이 안건에 대한 다른 사람들의 견해를 이해 할 수 있습니다"

해설 마지막 단계에서는 갈등관리전략의 결과를 평가한다.

[긍정적 갈등의 조장방법]

갈등수준과 조직성과의 관계에서 조직의 성과를 증대시키고 이에 필요한 효과적인 집단행동을 유발시키려면 긍정적인 영향을 주는 순기능적인 갈등을 유도하는 것이 바람직하다.

① 외부인력의 영입
② 조직구조의 변화
③ 경쟁심리의 자극
④ 의사소통의 변화

45 갈등발생시 직접 관련되는 부서와 마찰을 줄이고자 할 때 알맞은 방법은?

① 대면　② 결의　③ 협상　④ 강압

+해설 **[협상의 유용성]**

1) 의료기관의 합병, 다운사이징, 리엔지니어링 등의 조직구조의 축소와 개편과 같은 조직변화의 관리
2) 대인관계 증진과 관리자의 역할 수행
3) 타 전문직과 대상자에게 간호사의 역할과 기여에 대한 교육
4) 의사결정 과정에서 보다 더 공정한 교화(거래)을 확보
5) 대상자의 불평해결
6) 통합된 건강관리체계나 건강소비자단체와의 상호작용
7) 노동조합의 관리와 단체교섭
8) 의료팀과의 계약체적
9) 보건의료정책의 입법 활동
10) 의료과실의 소송 등에 유용하게 사용

46 "간호사는 생명유지를 활성화시키기 위해 응급중재를 주도한다."라는 간호표준은 매슬로우의 인간 욕구단계 중 어느 것에 해당하는가?

① 애정의 욕구　② 안전의 욕구
③ 자아실현의 욕구　④ 생리적 욕구

+해설 **[생리적 욕구는 1단계 욕구]**

생명유지는 생리적 요구인 1단계에 해당한다. 즉, 의식주와 직접적으로 관련된 욕구로 볼 수 있으며 인간의 삶과 직결되는 요소들로 이루어져있다. 조직에서는 임금, 휴식, 작업환경 등이 이에 속한다.

47 브룸(Vroom)의 기대이론에 작용되는 변수가 아닌 것은?

① 자의성　② 기대감
③ 유의성　④ 행동의 결과

+해설 ①은 해당되지 않는 보기이다.

[기대이론의 5가지 주요 변수]

※기대이론의 5가지 주요 변수는 행동을 선택하는 중요한 동기요인이 된다.

㉠ 기대감은 특정활동을 통해 그 행동이 가져올 결과에 대한 지각된 가능성 또는 확률을 의미하며 0~1의 값을 가진다.

㉡ 유의성은 유인가라고도 하며 개인이 욕구를 반영하여 어떤 특정 행동대안의 결과에 대해 갖는 매력

의 강도를 의미한다. 보상, 승진, 인정과 같은 긍정적 유의성과 압력과 벌 등의 부정적 유의성으로 나뉜다.

㉢ 결과 또는 보상 : 행동의 결과물로서 개인행동의 성과와 같은 1차적 결과와 그 성과에 따른 보상과 승진 등 2차적 결과로 구분된다.

㉣ 수단성 : 성과 결과에 대한 기대감으로 개인이 지각하는 1차적 결과와 2차적 결과의 상관관계를 나타내는 것이다.

㉤ 행동선택 : 마지막 단계인 행동패턴의 선택으로서 개인은 행동대안과 기대되는 결과 및 그 중요성을 모두 비교평가한 후 자신의 행동을 취하게 된다.

48 A는 능력이 유사한 B에 비해 부당한 대접을 받고 있다고 생각한다. 이 경우 A가 느끼는 심리적 상태를 설명해 주는 이론은?

① 허즈버그의 욕구충족요인 2원론
② 앨더퍼의 ERG이론
③ 아담스의 공정성 이론
④ 브룸의 기대이론

해설 **[아담스의 공정성 이론의 투입, 산출]**

1) 투입: 교육, 경험, 훈련, 기능, 연령, 경험, 사회적 지위, 직무에 대한 노력, 개인적 용모, 건강
2) 산출: 급여, 직무의 지위, 지위의 상징, 직무에 따른 작업조건, 기타 만족 혹은 불만족
3) 투입과 산출의 비율이 일치하면 공정성, 불일치하면 불공정성을 지각하게 되며, 이러한 불공정성을 감소시키기 위해 동기부여가 필요하다.
4) 공정성은 개인투입에 대한 산출의 비율과 다른 사람의 투입, 산출비율과의 상대적 관계의 개념이다.

49 다음 중 상향적 의사소통의 방법이 아닌 것은?

① 명령 ② 제안제도
③ 면담 ④ 직장여론조사

해설 명령은 통보와 같기 때문에 하향적 의사소통에 해당한다.

[상향적(하의상달식) 의사소통]

① 하급자가 상급자에게 행하는 상향적 의사소통으로 면접, 직장여론조사, 직장회의, 제안제도, 인사상담 등과 보고, 품의, 고충처리 등이 있다.
② 상향적 의사소통의 개선 방안은 다음과 같다.
  ㉠ 일상적인 행동이나 의사결정은 일정한 규범을 정하여 이러한 규범에 따라 진행하고, 예외적이거나 특별히 중요한 사항을 간추려 전달한다.
  ㉡ 전달되는 정보의 내용을 잘 간추려 핵심만을 전하거나 전달에 소요되는 시간을 최소화한다.

㉢ 정보의 양이 많을 때는 정보의 중요도에 따라 순서대로 보고한다.
㉣ 권위주의적인 분위기를 쇄신하고 조직분위기를 개방적이고 자유스럽게 조성한다.

50 다음 중 갈등의 과정이 순서에 맞게 된 것은 ?

① 전구상태 – 갈등의 지각 – 갈등의 느낌 – 행위의 표현 – 갈등의 해결과 억제
② 갈등의 지각 – 전구상태 – 갈등의 느낌 – 행위의 표현 – 갈등의 해결과 억제
③ 갈등의 느낌 –전구상태 – 갈등의 지각 – 행위의 표현 – 갈등의 해결과 억제
④ 전구상태 – 갈등의 느낌 – 갈등의 지각 – 행위의 표현 – 갈등의 해결과 억제

해설 갈등의 과정은 다음과 같다.

1. 전구상태 : 갈등의 원인이 되는 상태를 말한다.
2. 갈등의 지각 : 지각된 갈등은 논리적이고 객관적인 것으로 갈등이 일어날 수 있는 자신 또는 집단의 상태를 인식하는 것이다.
3. 갈등의 느낌 : 개인이 갈등을 느끼는 상태로서 위협, 적개심, 공포심, 불신 등과 같은 주관적인 느낌이다.
4. 행위의 표현 : 갈등을 지각하고 느낄 때 공격, 자기표현, 침묵, 경쟁, 논쟁, 토론, 문제해결 등의 행위가 나타난다.
5. 갈등의 해결과 억제 : 문제의 해결, 동의, 절충, 억제 등의 방법에 의해서 갈등이 해소되거나 억제된다.

51 공무원 조직에도 같은 직위 간의 갈등이 심하다. 다음 중 조직 내 갈등의 해결방법으로 적절하지 않은 것은?

① 회피　　② 경쟁　　③ 타협　　④ 평화

해설 **[Thomas와 Kilmann의 갈등해결 기본양식]**
공격성(개인의 욕구에 초점을 두는)의 축과 협동성(타인의 욕구에 초점을 두는)축에 따른 다섯 가지 갈등반응 즉, 회피, 적응, 타협, 경쟁, 협동 등을 갈등해결의 기본양식으로 제시하였다.

[갈등의 해소방안]

(1) 회피 - 갈등의 존재 자체를 부인하고 갈등의 원인을 이해하거나 시정하려는 시도를 전혀 하지 않는 경우
(2) 적응 - 자신의 이익보다는 상대방이 이익을 얻도록 하는 것으로 갈등을 신속히 해결하기 위한 방안의 하나이다.
(3) 경쟁 - 상대방을 희생시켜서라도 자신의 목표를 이루고 이기기 위해 노력하는 것을 말한다.
(4) 타협 - 갈등의 해결을 위해 자신의 목표 일부를 포기하는 것이다. 이 때 리더는 부하 직원들로부터 양보를 얻어내고 갈등의 해결에 이를 때까지 협상을 이끈다. 갈등이 타협으로 해결된 경우 충분한 만족을 얻을 수는 없으나 이것이 해결을 위한 최선의 방법이라는 점에는 동의하는 경우
(5) 협력 - 협력은 각 집단의 구성원이 상대방의 목표를 수용하고 양 집단 모두가 최선의 결과를 얻기 위해 최선을 노력을 하는 것이다.협력과정에서 갈등의 근본을 밝혀내고 이를 해결하기 위해 시도하므로 신뢰와 솔직함이 요구 됨

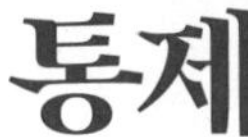

CHAPTER 06
통제

UNIT 01 _ 기출문제

01 「의료법」에 따라 의료기관 인증의 기준에 포함하여야 할 사항으로 가장 옳지 않은 것은? 2020 서울시

① 의료서비스의 제공과정 및 성과
② 의료인과 고객의 만족도
③ 환자의 권리와 안전
④ 의료기관의 의료서비스 질 향상 활동

해설 의료기관 인증기준은 다음의 각 사항을 포함하여야 한다[「의료법」 제58조의3(의료기관 인증기준 및 방법 등)의 제1항].
① 환자의 권리와 안전
② 의료기관의 의료서비스 질 향상 활동
③ 의료서비스의 제공과정 및 성과
④ 의료기관의 조직·인력관리 및 운영
⑤ 환자 만족도

02 간호조직에서 통제기능의 필요성으로 가장 옳지 않은 것은? 2020 서울시

① 권한위임과 분권화의 확대
② 조직 구성원들의 실수 및 오류 발생 가능성
③ 간호인력의 업무수행 능력 개발
④ 비용효과적인 관리의 필요성 증대

해설 [통제의 필요성]

① 급변하는 의료환경에 따른 조직환경의 불확실성
② 조직규모의 증대로 인한 조직구성원의 다양한 역할과 활동에 따른 관리
③ 인간능력의 한계로 조직구성원들은 실수나 오류를 범할 수 있음
④ 권한위임과 분권화의 증대로 인해 최종책임자의 통제장치가 필요
⑤ 비용효과적인 관리의 필요성 증대
⑥ 개인목표와 조직목표의 불일치를 줄이기 위해

03 질관리 자료분석도구 중 작은 범주별로 아이디어를 논리적으로 그룹화하기 위한 방법으로, 만족스러운 수준에 도달할 때까지 아이디어를 생각해 내고 평가하는 방법은? 2020 서울시

① 런차트
② 파레토 차트
③ 우선순위 매트릭스
④ 유사성 다이아그램

해설 [유사성 다이어그램(affinity diagram)]

(1) 유사성 다이어그램은 작은 범주별로 아이디어를 논리적으로 그룹화하는 집중적 사고의 한 형태이며 아이디어를 유사그룹으로 묶기 위한 접근법이다.
(2) 여러 주제에 관하여 브레인스토밍이나 다른 접근법을 통해 아이디어를 많이 생각해내고 평가할 수 있다.
(3) 참여자들은 조용히 항목을 재배열하며, 항목은 테이블에 있는 카드에 기록되거나, 벽 차트에 떼었다 붙일 수 있는 형태로 기록된다.
(4) 그룹의 아이디어가 만족스러운 수준에 도달할 때까지 누구나 개별적으로 참여하고 이동이 계속된다.
(5) 유사성 다이어그램의 목적은 많은 아이디어를 작은 범주별로 논리적으로 그룹화하기 위한 집중적 사고의 한 형태이다.

04 도나베디언(Donabedian)의 간호업무 질 관리 접근방법에서 고려될 수 있는 평가항목을 과정적 측면과 결과적 측면 순서대로 바르게 나열한 것은? 2020 서울시

	과정적 측면	결과적 측면
①	직무기술서 구비	경력개발프로그램 유무
②	경력개발프로그램 유무	낙상 위험요인 사정 여부
③	낙상 위험요인 사정 여부	환자의 기능수준
④	환자의 기능수준	직무기술서 구비

해설 도나베디언(Avedis Donabedian)의 질 통제 모델에서 나온 구조적·과정적·결과적 접근방법이 있다.

(1) 구조적 측면

① 어떤 상황에서 간호를 제공하는지를 평가하는 것으로서 조직의 철학, 목표, 기관의 면허, 재정적 자원, 물리적 설비, 직원배치 유형, 직원의 자질, 감독방법 등을 파악해서 평가한다.

② 구조적 평가는 간호가 수행되는 환경이나 사회적 수단을 평가하는 것으로 바람직한 간호행위 수행에 필요로 하는 모든 인력, 시설, 소비품, 그 기관의 간호철학, 목표, 행동, 간호지침이 이에 속한다.

(2) 과정적 측면

간호과정의 운영상황을 측정하는 기준을 설정하고 그에 따른 평가결과를 반영하는 것으로 과정적 평가는 간호의 실제 수행, 즉 간호사가 환자와 상호작용을 하는 간호활동을 평가한다.

(3) 결과적 측면

간호의 결과로 나타난 환자의 건강상태 변화와 의료 이용 만족도 등을 평가하는 것으로 결과적 평가는 간호수행 후 나타나는 건강상태 변화와 환자가 간호서비스를 이용한 결과에 만족하는 정도를 평가한다.

05 통제 활동에 대한 설명으로 옳은 것은? 2019 지방직

① 근본원인분석(root cause analysis) — 적신호 사건을 예방하기 위하여 근본 원인을 전향적으로 파악한다.

② 린(Lean) — 지속적인 질 향상을 위해 업무 성과의 변이를 최소화한다.

③ 6-시그마(6-sigma) — 업무 프로세스에서 낭비 요소를 제거하고 고객에게 가치 있는 요소를 강조한다.

④ 오류유형과 영향분석(failure mode and effect analysis) —업무 프로세스에서 발생할 수 있는 사건 유형을 사전에 파악하고 체계적으로 분석한다.

해설 **[오류유형과 영향분석(failure mode and effect analysis)]**

1) 환자안전사고 발생 전에 문제를 규명하고 예방하기 위해 사용하는 체계적인 방법이다.

2) 프로세스의 잠재적인 취약점과 위험성을 전향적으로 평가한 위 우선순위를 매겨 치명도가 높은 프로세스를 선정한 후 치명도가 높은 프로세스에 대한 위험도 감소를 위한 재설계 계획 수립 및 위험성 평가를 진행한다.

3) 사고 발생 전 진료과정이나 장비 등 업무 프로세스 내 가능한 고장 유형(Failure Mode)를 찾고 그 원인(Cause)과 영향(Effect)를 분석하여 프로세스 내 가장 변화가 필요한 부분을 확인(Risk Priorty) 하는 것을 의미한다. .

06 의료법령상 의료기관 인증에 대한 설명으로 옳은 것은?

2019 지방직

① 인증등급은 인증 또는 조건부인증으로 구분하고, '인증' 유효기간은 4년이다.
② 이의신청은 평가결과 또는 인증등급을 통보받은 날부터 60일 이내에 하여야 한다.
③ 조건부인증을 받은 의료기관의 장은 1년의 유효기간 내에 보건복지부령에 정하는 바에 따라 재인증을 받아야 한다.
④ 의료기관인증위원회의 위원은 인증전담기관의 장이 임명하거나 위촉한다.

해설 **[의료기관 인증]**

① 인증등급은 인증, 조건부인증, 불인증으로 구분하며, 인증유효기간은 4년이다.조건부인증은 1년(시정/보완 후 유효기간내 재인증)
② 의료기관 인증을 신청한 의료기관의 장은 평가결과 또는 인증등급에 관하여 그 결과를 통보받은 날부터 30일 이내에 복지부장관에게 이의신청을 할 수 있다.
④ 위원회의 위원장은 보건복지부차관으로 하고, 위원회의 위원은 보건복지부장관이 임명 또는 위촉한다.

07 효과적인 통제전략에 대한 설명으로 가장 옳은 것은?

2019 서울시

① 통제는 활동의 특성이나 상황과 무관하게 원칙에 근거하도록 한다.
② 모니터링 체계는 업무수행을 완료한 후 확인되어야 한다.
③ 수행의 표준은 업무수행을 완료한 후 정한다.
④ 통제는 조직문화에 알맞아야 한다.

해설 **[통제의 원칙(효과적인 통제전략)]**

① 통제는 미래지향적이어야 한다.
② 활동의 특성을 반영할 수 있도록 특수한 상황에 대한 설계이어야 한다.
③ 융통성 있는 대안으로 유연한 통제가 되어야 한다.
④ 통제는 목적적이고 객관적이어야 한다.
⑤ 모니터링이 초기와 중요시점에서 확인되어야 한다.
⑥ 통제는 경제적으로 적절성을 갖추어야 한다.
⑦ 업무의 책임소재를 확인하여 교정행동이 가능하여야 한다.

08 의료의 질 향상 방법으로 제시되는 FOCUS-PDCA에서 <보기>의 단계에 해당하는 것은?

2019 서울시

<보기>
개선하고, 자료수집 및 분석을 한다.

① 계획(Plan)
② 시행(Do)
③ 점검(Check)
④ 실행(Act)

해설 [PDCA cycle(deming cycle)]

① 지속적인 품질 개선을 위한 변화를 수행하는 과정모델로 P(plan) - D(do) - C(check) - A(act)의 단계로 반복된다.
② 지속적인 개선을 시도하고자 할 때, 프로세스나 서비스, 산출물의 설계 개선이나 개발 시, 반 복적인 업무 프로세스를 분명히 하고자 할 때 활용된다.
③ 문제의 우선순위나 근본원인을 확인하기 위한 자료수집 및 분석을 계획할 때 활용된다.
④ PDCA cycle 단계
㉠ 1단계 : Plan 문제를 발견하고, 이를 해결하고 개선하기 위해 변화계획을 세우는 단계
- 과정을 연구하고, 어떤 변화가 질을 향상시킬 수 있을지를 결정하는 단계로 반드시 계획을 세우고 진행하여야 한다.
- 적절한 팀을 조직하고 어떤 자료가 필요한지 결정하며, 변화를 일으키는 것이 필요한지 결정하여야 한다.

㉡ 2단계 : Do 변화를 검증하는 단계로 소규모 시범적용 단계
- 실험을 하거나 변화를 일으키는 단계로서 개선하고, 자료 수집 및 분석을 한다.
- 변화는 소규모로 시작하는 것이 좋다.

㉢ 3단계 : Check 선별된 변화업무 프로세스를 검토하고, 변화수행을 관찰하는 단계
- 결과를 관찰하고, 시간경과에 따라 제시된 해결책이 가져온 효과를 모니터한다.

④ 4단계 : Act 변화로부터 최대의 이익을 얻고자 수행하는 단계
- 소규모 시범적용 단계에서 획득한 결과를 기초로 수행과정을 결정하고 일상 업무활동이 되도록 적용 한다.
- 어떤 교훈을 얻었는지 알아보고, 필요하면 환경을 변화시켜 실험을 반복한다.
- 부작용을 관찰하고 실행과 확인 단계에서 효과가 입증된 변화를 공식화한다.

09 의료시장 개방에 따른 의료시장 내 경쟁심화, 고객의 알 권리 및 소비자 보호의 강화 등으로 간호의 질 관리가 중요한 사안이 되고 있다. 간호의 질 관리와 관련된 용어 정의로 가장 옳은 것은? 2019 서울시

① 결과표준은 의사소통, 환자간호계획, 절차편람, 환자교육실시와 관련된 기준과 표준들이다.
② 구조표준은 수행되는 간호활동과 관련된 기준과 표준들이다.
③ 과정표준은 환경, 기구의 사용, 직원의 자격과 관련된 기준과 표준들이다.
④ 간호표준은 간호의 구조, 과정 및 결과적 측면의 질을 평가 할 수 있는 간호에 대한 기대수준으로 달성 가능한 질의 정도, 목표를 말한다.

+해설 **[간호표준]**

(1) 간호표준의 개념
① 간호의 수행 결과를 측정하는 척도이다.
② 현실성 있는 통제를 위해 간호관리의 원칙과 실무에 기초를 두어야 한다.
③ 의료기관에 따라 안전하고 효과적인 업무를 이끌 수 있는 개별적인 표준을 설정해야 한다.
④ 표준 자체가 평가도구는 아니며 질을 측정하기 위한 표준 척도를 제공하는 것이다.

(2) 간호표준을 설정하는 목적

(1) 간호의 질 향상
간호표준을 통해 간호사의 노력을 적절한 목표에 집중시키고 목표 달성에 대한 동기부여를 높여주므로 간호의 질이 향상된다.

(2) 비용절감
간호표준은 환자간호에 있어 좋은 결과를 얻기 위해 반드시 해야 할 것과 환자 회복과 재활에 필요한 것을 결정할 수 있게 한다.

(3) 간호태만의 확인
간호표준이 기준이 되면 간호사가 간호수행에서 기준을 충족시키지 못했음이 입증되거나 그 기준을 충족시키지 못한 간호사의 실수로 환자에게 해를 끼쳤는지를 판단하기 쉬워진다.

10 <보기>와 같은 질 향상 활동 방법의 종류는? 2019 서울시

<보기>
- 모든 서비스와 상품의 불량률이나 결함을 줄이고 고객 만족을 높이기 위한 질 향상 활동 방법이다.
- 드매익(DMAIC)이라고 불리는 '정의-측정-분석-개선-관리'의 절차로 프로세스의 개선을 수행한다.

① PDCA 사이클
② 린(lean)
③ 6시그마
④ 균형성과표(BSC, Balanced Score Card)

해설 [6시그마(six sigma)]

① 기업의 품질경영 전략으로 모든 프로세스 품질 수준이 6시그마를 달성하도록 한다.
② 고객 만족과 품질 혁신을 달성하기 위해 실행하는 21세기형 기업경영 전략이다.
③ 불량률을 3.4PPM(제품 백만 개당 불량품 수) 이하로 최소화하는 것이다.
④ 식스 시그마(6 sigma)는 환자와 보호자들의 명시적이거나 묵시적인 요구 사항을 충족시킬 수 있는 간호서비스의 향상에 적용하기에 가장 알맞다.

11 요통환자가 많은 지역사회에서 요통전문병원을 개원하였다면, 의료의 질(quality) 구성요소 중 어느 것에 해당하는가? 2019 서울시

① 가용성(availability)
② 적합성(adequacy)
③ 적정성(optimality)
④ 효율성(efficiency)

해설 대상 인구 집단의 요구에 부합하는 정도는 의료의 질 구성요소 중에서 적합성에 해당한다.

① 가용성(availability): 필요한 서비스를 제공할 수 있는 여건의 구비 정도
③ 적정성(optimality): 건강 개선과 그 건강 개선을 얻는 비용 간의 균형
④ 효율성(efficacy): 의료서비스의 제공 시 자원이 불필요하게 소모되지 않고 효율적으로 활용되었는지에 대한 정도

12 의료조직에서 총체적 질 관리(Total quality management, TQM)에 대한 설명으로 가장 옳은 것은? 2018 서울시

① 의무기록감사 방법을 이용한다.
② 임상진료과별 수직적 검토, 표준미달 인력 교육, 감사, 결과에 초점을 둔다.
③ 의료서비스의 질을 평가하고 그 문제점을 개선하여 질을 향상시키는 관리기법이다.
④ 전 직원의 참여를 유도하고 의료이용자 중심의 서비스를 제공하는 것이다.

해설 [TQM(Total Quality Management)]

TQM은 총체적 질 관리로 환자와 고객을 위한 모든 서비스와 진료에 대한 지속적인 질 향상 관리과정이다. (CQI;Continuous Quality Improvement)

① 기준 및 고객의 기대 이상으로 지속적인 질 향상을 추구하는 과정이다.
② 전체 조직 차원에서 지속적으로 상품이나 서비스의 질 향상을 위해 노력을 기울이는 체계적 과정이다.
③ 문제가 확인되지 않더라도 지속적인 질 향상의 추구가 목적이 된다.
④ 병원의 모든 구성원들이 참여하며 임상·비임상을 포함한 조직 전반을 대상으로 한다.

13 <보기>에서 설명하고 있는 질 관리 분석 도구로 가장 옳은 것은? 2018 서울시

<보기>

- 막대그래프의 상대빈도와 크기를 보여줌으로써 문제해결을 위해 영향력이 큰 요인에 초점을 맞추는 데 유용하다.
- 빈도, 비용, 시간 등 측정결과를 내림차순으로 나열한다.
- 왼쪽 세로축은 빈도, 오른쪽 세로축은 누적 빈도선으로 표현한다.

① 흐름도(flow chart)
② 인과관계도(fishbone diagram)
③ 히스토그램(histogram)
④ 파레토차트(pareto chart)

+해설 **[파레토차트(Pareto chart)]**

(1) 파레토차트는 히스토그램의 특별한 형태로 왼쪽부터 가장 큰 영향을 주는 요인의 순서로 나열하고 각 요인의 누적 양을 연결한 꺾은선 그래프를 활용하는 챠트이다.
(2) 순위를 매긴 막대그래프와 함께 항목별 누적 백분율을 동시에 표시할 수 있다.
(3) 많은 프로세트 중에서 개선에 가장 중요한 프로세스를 찾는데 도움이 된다.
(4) 파레토는 20%의 부자가 80%의 부를 소유하고 있는 현상을 밝힌 이탈리아의 경제학자 알프레드 파레토(Alfred Pareto)의 이름을 따서 만들었다.

14 균형성과표의 4가지 관점 중 <보기>의 내용에 해당하는 것으로 가장 옳은 것은? 2018 서울시

<보기>

- 미래에도 지속적으로 가치를 창출하기 위해 어떤 능력을 길러야 하는가?
- 비전을 달성하기 위해, 변화하고 개선하는 능력을 어떤 방법으로 길러야 하는가?

① 고객 관점
② 재무적 관점
③ 학습과 성장 관점
④ 내부 비즈니스 관점

+해설 균형성과표(BSC;Balanced Score Card)는 조직의 성과관리시스템을 재무적, 고객, 내부 비즈니스 프로세스, 학습과 성장의 4가지 관점으로 현재 성과를 모니터링하는 방법이다.

[균형성과표의 4가지 관점]

㉠ 재무적 관점(financial perspective)
조직이 어느 정도의 성과를 달성했는지를 나타내는 것이다.
㉡ 고객 관점(customer perspective)
고객과 세부시장에 대한 목표와 측정지표를 규명해야 한다.

ⓒ 내부 비즈니스 관점(internal business perspective)
내부 비즈니스 프로세스는 조직 내의 투입요소를 제품과 서비스 등의 산출요소로 변환시키는 활동을 말한다.

ⓓ 학습과 성장 관점(learning and growth perspective)
장기적인 성장과 가치 창조를 위해 필요한 목표와 측정지표를 개발하는 것이다.

15 다음 설명에 해당하는 것은?

2018 지방직

대형 의료사고나 산업재해와 같은 심각한 사고는 우연히 발생하는 것이 아니라 그 이전에 경미한 사고나 징후들이 반드시 존재한다.

① 적신호 사건
② 하인리히 법칙
③ 근본원인 분석
④ 스위스 치즈 모형

해설 **[하인리히 법칙]**

① 하인리히는 1: 29: 300의 법칙이라고도 한다.
② 어떤 대형 사고가 발생하기 전에는 그와 관련된 수십 차례의 경미한 사고와 수백 번의 징후들이 반드시 나타난다는 것을 뜻하는 통계적 법칙이다.
③ 큰 사고는 우연히 또는 어느 순간 갑작스럽게 발생하는 것이 아니라 그 이전에 반드시 경미한 사고들이 반복되는 과정 속에서 발생한다는 것을 실증적으로 밝힌 것이다.
④ 사소한 문제가 발생하였을 때 이를 살펴 그 원인을 파악하고 잘못된 점을 시정하면 대형사고 또는 실패를 방지할 수 있지만, 징후가 있음에도 이를 무시하고, 방치하면 돌이킬 수 없는 대형사고로 번질 수 있다는 것이다.

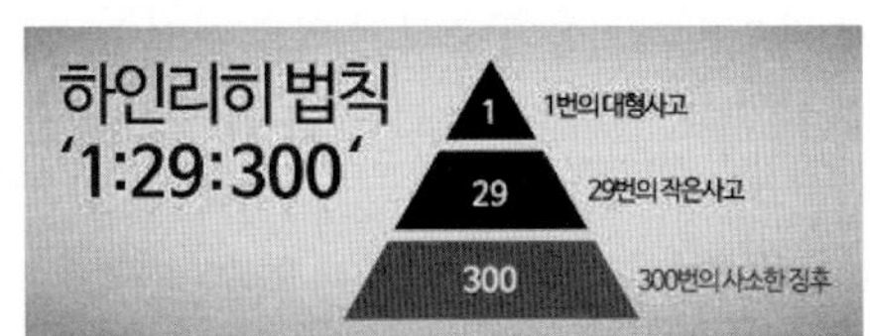

16 지난 5년간 분기별 입원환자의 병원감염 발생 추이를 살펴보는 데 적절한 분석도구는?

2018 지방직

① 런차트(run chart)
② 레이다차트(radar chart)
③ 유사성다이어그램(affinity diagram)
④ 원인결과도(fishbone diagram)

해설 **[런차트(run chart)]**

(1) 런차트는 시간의 경과에 따른 추이를 보기 위한 도표이다.
(2) 환자의 관점에서 중요하다고 생각되는 질적 요인이나 과정 변수·빈도를 수직선 Y축에 놓고 수평선 X축에 시간을 나타낸다.
(3) 각 데이터 값을 점으로 표시한 후 선을 이어서 진행되는 상황을 평가하는 것이다.
(4) 각 평균값이나 중앙값을 나타내는 선을 넣으면 그래프의 변화에 따른 특별한 원인을 예측할 수 있다.

17 의료의 질 구성요소에 대한 설명으로 옳지 않은 것은?

2017 지방직

① 적합성(adequacy) – 대상 인구 집단의 건강 요구에 부합하는 정도
② 가용성(availability) – 필요한 의료서비스를 제공할 수 있는 여건의 구비 정도
③ 효과성(effectiveness) – 건강 수준의 향상에 기여한다고 인정되는 의료서비스 성과의 산출 정도
④ 적정성(optimality) – 시간이나 거리 등 요인에 의해 의료서비스 이용에 제한을 받는 정도

해설 적정성은 건강 개선과 그 건강 개선을 얻는 비용 간의 균형에 대한 의료의 질 구성요소이다.
시간이나 거리 등의 요인에 의해 의료서비스의 이용에 제한을 받는 정도는 접근성에 해당한다.

18 의료기관 내 환자안전 관리를 위한 접근법으로 옳지 않은 것은?

2017 지방직

① 업무 수행 과정을 단순화하고 표준화한다.
② 근접오류에 대해 강제적 보고 체계를 원칙으로 한다.
③ 표준화된 공통 언어를 사용하고 개방적인 의사소통을 함으로써 팀워크를 향상시킨다.
④ 의료인 개인에 초점을 두기보다는 오류를 발견·예방할 수 있는 시스템을 구축하기 위해 노력한다.

해설 근접오류(near miss)는 의료오류가 발생하여 환자에 대한 위해(harm)의 가능성이 있을 수 있었지만, 회복 조치에 의해서 원하지 않는 결과가 예방된 경우를 말한다. 즉, 환자에게 위해를 가져오지 않은 사건을 의미하므로 강제적 보고 체계 원칙을 따르지 않는다.

19 환자안전법 시행규칙 상 환자안전 전담인력의 자격기준으로 옳지 않은 것은? 2017 지방직

① 의료법 에 따른 전문의 자격이 있는 사람
② 의사 면허를 취득한 후 2년 이상 보건의료기관에서 근무한 사람
③ 치과의사 면허를 취득한 후 5년 이상 보건의료기관에서 근무한 사람
④ 간호사 면허를 취득한 후 5년 이상 보건의료기관에서 근무한 사람

해설 **[제12조 (전담인력)]**

① 보건복지부령으로 정하는 일정 규모 이상의 병원급 의료기관은 다음 에 해당하는 사람으로서 환자안전 및 의료 질 향상에 관한 업무를 전담하여 수행하는 환자안전 전담인력을 두어야 한다. [개정 2020.1.29] [[시행일 2020.7.30]]

1. 의사·치과의사·한의사·약사 또는 간호사 면허를 취득한 후 보건복지부령으로 정하는 기간 이상 보건의료기관에서 근무한 사람(시행규칙 제9조 - 보건복지부령으로 정하는 기간이란 3년을 말한다.)
2. 「의료법」 제77조에 따른 전문의 자격이 있는 사람

② 전담인력을 둔 의료기관의 장은 전담인력의 배치현황을 매년 보건복지부장관에게 보고하여야 한다. [신설 2020.1.29] [[시행일 2020.7.30]]

③ 전담인력은 다음 각 호의 업무를 수행한다. [개정 2020.1.29] [[시행일 2020.7.30]]

1. 환자안전사고 정보의 수집·분석 및 관리·공유
2. 환자안전사고 예방 및 재발 방지를 위한 보건의료인 교육
3. 환자와 환자 보호자의 환자안전활동을 위한 교육
4. 그 밖에 보건복지부령으로 정하는 환자안전활동

④ 보건복지부장관은 전담인력을 두고 있는 보건의료기관에 그 운영에 필요한 경비를 지원할 수 있다. [개정 2020.1.29] [[시행일 2020.7.30]]

⑤ 제1항에 따른 전담인력의 배치기준 및 제2항에 따른 보고 방법·절차 등은 보건복지부령으로 정한다. [개정 2020.1.29] [[시행일 2020.7.30]]

20 다음 글에서 설명하는 자료 분석 도구는? 2017 지방직

> ○ 생산·서비스 과정이나 절차의 실제 상황을 순서대로 이해하기 쉽게 도식화한다.
> ○ 생산·서비스 과정에서 문제의 원인이 어디에 있는지 파악할 수 있다.
> ○ 중복되거나 불필요한 업무의 구체적인 단계를 확인할 수 있다.

① 인과관계도(fishbone diagram)
② 런 차트(run chart)
③ 파레토 차트(Pareto chart)
④ 흐름도(flow chart)

해설 [흐름도(flow chart)]

(1) 특정 업무과정에 필요한 모든 단계를 도표로 표시하거나, 미리 정의된 기호와 그것들을 연결하는 선을 사용하여 그린 것이다.
(2) 순서도 또는 플로우차트(flow chart)라고도 한다.
(3) 프로그램의 흐름이나 어떤 목적을 달성하기 위한 처리 과정을 표현하는데 사용할 수 있다.
(4) 질 관리과정을 분석하고 개선하려 할 때 유용한 도구이다.

21 간호의 질 관리 접근방법에서 과정적 요소는?

2017 지방직

① 의사소통
② 병원감염발생률
③ 퇴원환자만족도
④ 직무기술서

해설 간호사가 환자에게 수행하는 모든 간호실무는 과정적 평가에 해당한다고 이해하면 된다.
과정적 평가는 간호실무과정, 간호과정 측정 등에 해당하며 환자교육, 환자와의 의사소통, 간호업무 수행 등이 해당된다. 정확한 간호표준이 없는 경우에는 평가가 어렵다.

22 다음 사례에서 설명하는 것은?

2017 지방직

> K병동에서 낮 근무 중인 A간호사는 항생제 피부반응 검사를 하지 않고 처방된 페니실린계 항생제를 환자에게 투여하였다. 이 약물을 투여 받은 환자는 갑자기 급격한 혈압강하 및 실신을 일으켰다.

① 근접오류
② 위해사건
③ 잠재적오류
④ 환자안전문화

해설 위해사건이란 의료오류가 발생하여 환자에 대해 위해(harm)가 발생한 사건을 의미한다.
[참고]
[적신호사건(sentinel event)]
① 의료 대상자에게 장기적이고 심각한 위해를 가져온 위해사건을 말한다.
② 강제적 보고의 대상이 되는 환자안전 사건들이 적신호사건에 포함된다.
③ 잘못된 부위나 잘못된 환자 수술/시술 후 의도하지 않은 이물질 잔존, 잘못된 약물투여로 인한 환자 사망이나 심각한 장애, 입원환자의 자살이나 영아 유괴 등이 이에 해당한다.

23 K병원 간호부에서 환자만족도를 높이기 위해 현재 간호단위에서 운영 중인 팀 간호방법의 운영결과를 평가·보완하고자 할 때 우선적으로 수행해야 하는 활동은? 2017 지방직

① 업무표준을 설정한다.
② 간호사들의 간호업무가 만족스럽게 수행되도록 지지한다.
③ 성과에 따라 상여금을 차등 지급한다.
④ 수집된 업무수행 결과자료를 분석한다.

✚해설 통제의 과정은 표준설정-> 업무성과 측정 -> 표준과 성과 비교 -> 수정활동 으로 이루어진다.
간호방법의 운영결과에 대한 평가 및 보완을 할 때 가장 우선적으로 수행해야 하는 활동은 조직목표와 직무설계를 통해 표준을 설정하는 것이다.

24 질 보장(qualityassurance)과 총체적 질관리(totalquality management)에 대한 설명으로 옳지 않은 것은? 2017 지방직

① 질 보장의 목적은 특정범위를 벗어난 결과를 초래한 개인과 특별한 원인을 규명하는 것이다.
② 질 보장은 예방과 계획보다는 감사를 중요하게 여기고 결과중심적이다.
③ 총체적 질관리의 목적은 문제가 확인되지 않더라도 지속적인 질 향상을 추구하는 것이다.
④ 총체적 질관리의 영역은 임상의료의 과정 및 결과,환자에게 취해진 활동에 국한된다.

✚해설 **[질 보장(QA)과 총체적 질 관리(TQM) 비교]**

구분	질 보장(QA)	총체적 질 관리(TQM)
목표	환자진료의 질 향상	환자와 고객을 위한 모든 서비스와 진료에 대한 질 향상
범위	• 임상적 의료의 과정 및 결과 • 환자에게 취해진 활동	• 임상·비임상을 포함한 조직 전반 • 질 향상을 위해 취해진 모든 활동
목적	• 특정 범위를 벗어난 결과를 초래한 개인과 특별한 원인을 규명 • 문제해결 위주의 질 관리	• 지속적인 질 향상 • 특별한 것과 일반적인 원인 모두 강조, 대부분 일상적인 원인에 주의를 더 기울임
중점	• 결과를 중시 • 표준에 미달 된 직원교육	• 과정을 향상시키기 위한 예방과 계획 • 과정과 결과를 모두 중시
참여자	• QA프로그램, 임명된 위원회 • 기준에 못 미친 직원은 참여가 제한 됨	• 과정에 관여하는 모든 사람 • 전체 직원 참여

25 병원에서는 2014~2015년 2년 동안 병원 감염의 추이를 분석한 관찰치를 통하여 업무 흐름이나 경향을 조사하고 개선전략을 수립하고자 한다. 이에 해당되는 질 관리 분석 도구는?

2016

① 인과관계도(cause effect diagram)
② 관리도(control chart)
③ 런 차트(run chart)
④ 파레토 차트(Pareto chart)

해설 2년 동안 발생한 감염의 추이를 분석하여 업무의 흐름을 조사한다고 하였기 때문에 시간의 경과에 따른 추이를 보기 위한 질관리 분석도구인 런 챠트를 선택해야 한다.

[런차트(run chart)]

(1) 런차트는 시간의 경과에 따른 추이를 보기 위한 도표이다.
(2) 환자의 관점에서 중요하다고 생각되는 질적 요인이나 과정 변수·빈도를 수직선 Y축에 놓고 수평선 X축에 시간을 나타낸다.
(3) 각 데이터 값을 점으로 표시한 후 선을 이어서 진행되는 상황을 평가하는 것이다.
(4) 각 평균값이나 중앙값을 나타내는 선을 넣으면 그래프의 변화에 따른 특별한 원인을 예측할 수 있다.

26 A 병원 간호부에서는 간호수준을 향상시키기 위해 질 향상 활동을 계획했다. 우선 간호의 질을 평가하기 위한 평가활동을 시행하였고, 이제부터 개선활동을 할 예정이다. 일반적인 질 관리과정을 적용할 때 다음 중 가장 먼저 이루어져야 할 활동은?

2016

① 질 개선 계획을 수립한다.
② 개선활동의 표준을 설정한다.
③ 조직의 개선과제를 명확히 규명한다.
④ 질 개선활동에 필요한 인력, 시설, 예산 등을 확보한다.

해설 간호의 질을 평가하기 위한 평가활동을 시행하였다는 것은 개선활동의 표준은 설정되어 있음을 알 수 있다. 평가를 통해 조직이 개선해야 할 과제를 명확히 규명하고 이에 대해 개선활동이 진행되어야 한다.

27 의료기관인증제도에 대한 설명으로 옳지 않은 것은?

2016

① 등급판정은 인증, 조건부인증, 불인증으로 구분된다.
② 인증을 받은 기관은 5년 동안 인증마크를 사용할 수 있다.
③ 요양병원과 정신병원은 의무적으로 인증을 신청해야 한다.
④ 조사기준은 기본가치체계, 환자진료체계, 지원체계, 성과관리체계이다.

해설 ② 인증유효기간은 4년이므로 인증을 받은 기관은 4년 동안 인증마크를 사용할 수 있다.

필자가 의료기관인증제도의 출제가능성에 대해 여러차례 강조하였는데 관련 문제가 간호직 공무원 시험에 실제로 기출되었다. 최근에도 지속적으로 의료기관의 인증 및 평가가 이루어져지고 있음으로 관련 내용을 꼼꼼히 숙지하기 바란다.

인증방법 및 절차는 다음과 같다.
① 인증제 도입취지를 고려, 의료기관의 자발적인 신청을 원칙으로 하되, 요양병원 · 정신병원 · 노인전문병원은 의무인증 신청대상으로 정한다.
② 의료기관의 인증등급은 인증, 조건부인증, 불인증으로 구분한다.
 * 인증 평가단은 상근 조사위원 1명과 비상근 조사위원으로 구성되며,
 * 조사위원은 인증전담기구에 배치할 상근 조사전문인력 확보와 함께일정자격 갖춘 병원급 의료기관 종사자(의사, 약사, 간호사, 영양사, 의무기록사, 보건행정가 등)를 선발하여, 조사위원 교육프로그램을 이수토록 한 후 비상근 조사위원으로 활용하고, 주기적으로 보수교육을 실시하여 그 전문성을 제고한다.
③ 보건복지부장관은 인증을 받은 의료기관에 인증서를 교부하고 인증을 나타내는 표시(인증마크)를 제작하여 인증을 받은 의료기관이 사용토록 한다.
④ 의료기관 인증을 신청한 의료기관의 장은 평가결과 또는 인증등급에 관하여 그 결과를 통보받은 날부터 30일 이내에 복지부장관에게 이의신청을 할 수 있다.

28 A병동에서 의료오류가 발생하여 환자에 대한 위해의 가능성이 있었으나, 의료진의 신속한 회복조치에 의해서 원하지 않는 결과가 예방되었다. 어떤 상황인가? 2015 서울시

① 근접오류가 발생하였다.
② 위해사건이 발생하였다.
③ 빠뜨림 사건이 발생하였다.
④ 적신호 사건으로 간주된다.

해설 의료진의 신속한 회복조치에 의해서 원하지 않는 결과가 예방되었다는 것은 일어날 뻔한 사건으로 사고발생 전 발견되어 환자에게 위해가 가지 않는 사건이며 근접오류에 해당한다.

[의료기관 인증평가를 위한 환자안전관리를 위한 보고 유형]
1. 근접오류(Near miss): 일어날 뻔한 사건으로 사고발생 전 발견되어 환자에게 위해가 가지 않은 사건
2. 위해 사건: 진료과정 중 오류로 인하여 환자에게 위해가 가해지거나, 예기치 않게 부작용이 발생한 사건
3. 적신호 사건: 위해 사건 중 환자가 사망 또는 영구적 손상 등 생명의 위협을 일으킨 경우

29 **다양한 분야에서 적용되고 있는 CQI 활동 시 여러 가지의 질 관리 분석도구를 사용하는데 개선 가능성이 높은 문제를 찾아 중점적인 노력을 기울일 수 있도록 도와주는 도구는?** 2015 서울시

① 런 챠트
② 히스토그램
③ 파레토 챠트
④ 인과관계도

✚해설 ③ 개선 가능성이 가장 높은 문제를 찾아 중점적인 노력을 기울 경우에 대부분의 문제가 해결 될 수 있음을 보여주는 것은 파레토 챠트이다. 파레토 챠트는 출제 빈도가 높은 편에 속한다.

[파레토차트(Pareto chart)]

(1) 파레토 챠트는 막대그래프와 유사하나 빈도, 비용, 시간 등 측정결과를 높은 순에서 낮은 순 즉, 내림차순으로 나열한다.
(2) 가로축은 빈도순 또는 중요도순으로 나타내고 왼쪽 세로축은 빈도, 오른쪽 세로축은 누적빈도선으로 표현한다.
(3) 많은 프로세트 중에서 개선에 가장 중요한 프로세스를 찾는데 도움이 된다.
(4) 파레토는 20%의 부자가 80%의 부를 소유하고 있는 현상을 밝힌 이탈리아의 경제학자 알프레드 파레토(Alfred Pareto)의 이름을 따서 만들었다.

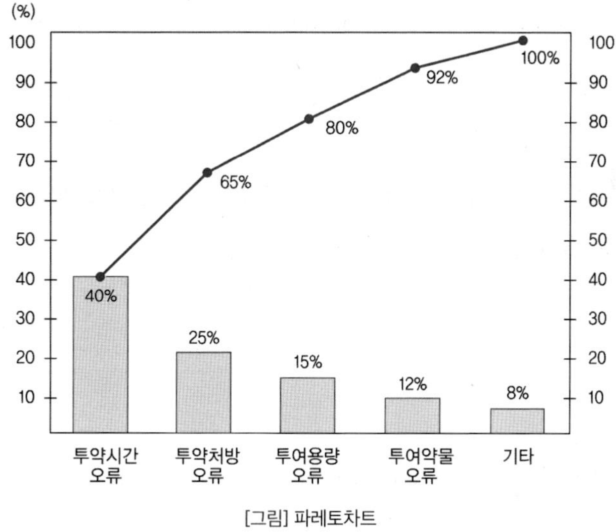

[그림] 파레토차트

30 **질보장(QA)와 비교하여 총체적 질관리(TQM)의 특징으로 옳은 것은?** 2014 서울시

① 결과에 영향을 주는 모든 진행과정과 사람들의 질적 향상에 중점을 둔다.
② 특정범위를 벗어난 결과를 초래한 개인과 특별한 원인을 규명한다.
③ 의료서비스 평가위원회 위원들이 TQM에 참여한다.
④ 환자 진료의 질 향상에 목표를 둔다.
⑤ 임상 각 과별로 수직적인 검토를 거쳐 서비스를 평가한다.

해설 ① 특정 범위와 대상이 아닌 모든 진행과정과 모든 사람들의 질적 향상에 중점을 두는 것은 질관리(TQM)의 특징이다.

질보장(QA)과 총체적 질관리(TQM)를 비교하여 묻는 문제가 자주 출제됨으로 각각의 정확한 개념을 이해하도록 한다. 총체적인 질관리(TQM)는 결과보다는 과정과 지속적인 질적 향상에 초점을 두고 있다.

[질 관리 관련 용어]

(1) 질 보장과 질 향상(QA & QI)

① QA(Quality Assurance, 질 보장)
우수한 간호표준을 설정하여 양질의 간호를 제공하고 수행된 간호의 질을 평가함으로써 간호서비스의 질적 향상 추구

② QI(Quality Improvement, 질 향상)
QA보다 다양하고 넓은 의미의 질적 수준을 높이는 것으로 서비스 개선이나 표준 정도를 넘어서 양질의 서비스를 지속적으로 향상하는 기법

(2) TQM(Total Quality Management)
TQM은 총체적 질 관리로 환자와 고객을 위한 모든 서비스와 진료에 대한 지속적인 질 향상 관리과정이다. (CQI ; Continuous Quality Improvement)

① 기준 및 고객의 기대 이상으로 지속적인 질 향상을 추구하는 과정이며 전체 조직 차원에서 지속적으로 상품이나 서비스의 질 향상을 위해 노력을 기울이는 체계적 과정이다.

② 문제가 확인되지 않더라도 지속적인 질 향상의 추구가 목적이 된다.

③ 병원의 모든 구성원들이 참여하며 임상·비임상을 포함한 조직 전반을 대상으로 한다.

31 환자가 입원하고 있는 동안 환자간호를 분석하고 그 결과를 반영하여 환자의 만족도를 높이고 간호의 질을 높이는 간호의 질 평가 방법은? 2014 서울시

① 동시평가
② 소급평가
③ 구조적 평가
④ 등록평가
⑤ 결과적 평가

해설 입원환자에 대한 환자의 간호의 질을 평가하여 해당 환자에게 그 결과를 반영하는 것은 동시평가에 해당하며, 퇴원환자에 대한 간호의 질을 평가하여 그 결과를 실무에 적용하여 간호의 질을 높이는 것은 소급평가에 해당한다.

간호평가는 평가하는 시기에 따라 실제 간호행위가 끝난 이후에 하는 소급평가와 간호행위를 하는 중에 하는 동시평가가 있으며 종합적인 평가에는 2가지 모두 반영되어야 한다.

1. 동시평가(concurrent review)

(1) 동시평가의 특징

① 환자의 만족도와 간호의 질을 높일 수 있는 방법으로 현재 입원하고 있는 환자의 간호의 질을 평가해서 해당 환자에게 그 결과를 반영함으로써 간호의 질을 높이려는 것이다.

② 환자가 입원하고 있는 동안 환자의 편의를 위해 환자기록을 분석하고 잘못된 점을 수정·보완하는 일련의 순환작용이 계속되기 때문에 평가를 위한 인력이 요구된다.

(2) 동시평가 방법

① 입원환자 기록 검사

② 환자면담과 관찰
③ 직원면담과 관찰
④ 간호내용을 검토하는 집담회 등

2. 소급평가(retrospective review)

(1) 소급평가의 특징

① 수행된 간호에서 문제점을 발견하여 다음 간호계획이나 교육행정의 변화를 통해 시정하게 함으로써 간호의 질을 높이는 데 목적이 있다.

② 그러나 환자가 간호를 모두 받은 후에 평가하는 것이므로 해당 환자에게는 수정의 여지가 없다는 단점이 있다.

(2) 소급평가 방법

① 퇴원환자 기록 검사
② 환자면담
③ 간호직원 집담회 : 학술집담회, 월례집담회 등을 통해 평가
④ 퇴원하는 환자를 대상으로 하는 설문지방법

32 간호의 질관리 접근방법 중 결과적 접근방법을 사용한다면 이 때 사용할 수 있는 적절한 평가기준으로 옳은 것은?

2014 서울시

① 낙상발생률
② 경력개발프로그램
③ 직무기술서
④ 환자간호계획
⑤ 간호기록

해설 ① 낙상 발생률은 간호 수행 후 나타나는 건강상태 변화와 환자가 간호서비스를 이용한 결과에 만족하는 정도의 결과물에 대한 평가로 결과적 접근에 해당한다.
②③은 구조적 접근, ④⑤는 과정적 접근이다.

도나베디안(Avedis Donabedian)의 질 통제 모델에서 나온 구조적·과정적·결과적 접근방법이 있다. 결과적 평가(결과적 접근)은 간호의 결과로 나타난 환자의 건강상태 변화와 의료 이용 만족도 등을 평가하는 것으로 결과적 평가는 간호수행 후 나타나는 건강상태 변화와 환자가 간호서비스를 이용한 결과에 만족하는 정도를 평가한다.

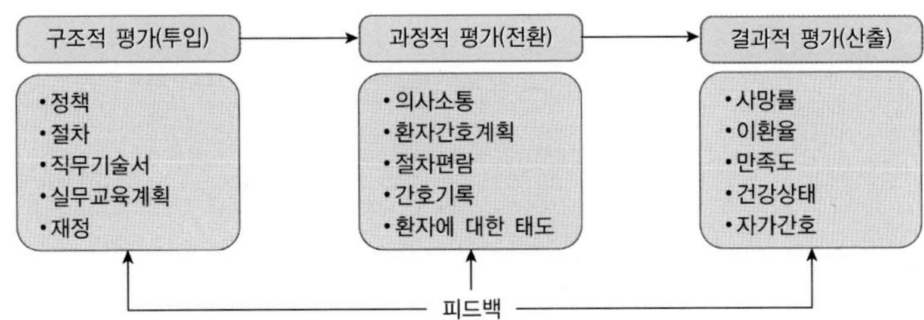

33 통제과정에서 간호표준을 설정하는 시기로 가장 옳은 것은? 2013

① 수행과정의 1/4단계에서 설정한다.
② 기획단계에서 목표수립과 동시에 설정한다.
③ 기획단계에서 목표수립 후 설정한다.
④ 최종평가가 나온 후 설정한다.
⑤ 성과 측정을 하기 전에 설정한다.

해설 통제의 과정은 표준 설정 - 업무성과 측정 - 성과와 표준 비교 - 수정으로 이루어지며, 간호표준은 성과를 측정하기 전에 설정하는 것이 가장 정확한 답이 된다.

[통제의 과정]

(1) 표준설정
① 표준은 목적이 있고 측정할 수 있고 성취할 수 있어야 한다.
② 표준은 간호조직에서 반드시 성취해야 할 실무내용과 성취 가능한 목표를 확인하여 간호사의 행위, 방향을 제시하는 것이며 업무수행의 질을 측정하는 기준이다.

(2) 업무성과 측정
① 측정항목 : 구성원들의 생산성, 결근율, 이직률, 만족도 등이 있다.
② 측정방법 : 직접 관찰, 통계보고, 구두보고 및 서면보고 등 여러 가지 방법을 함께 사용하는 것이 바람직하다.
③ 측정대상 : 구체적 숫자로 나타낼 수 있고 업무수행 결과를 대표할 수 있도록 한다.

(3) 표준과 성과 비교
표준과 객관적으로 수집된 업무수행 결과 자료를 비교하여 평가하는 단계이다.

(4) 수정활동
목표를 달성하지 못하였을 때는 표준을 교정하거나 행동수정을 위한 활동이 일어나야 한다.

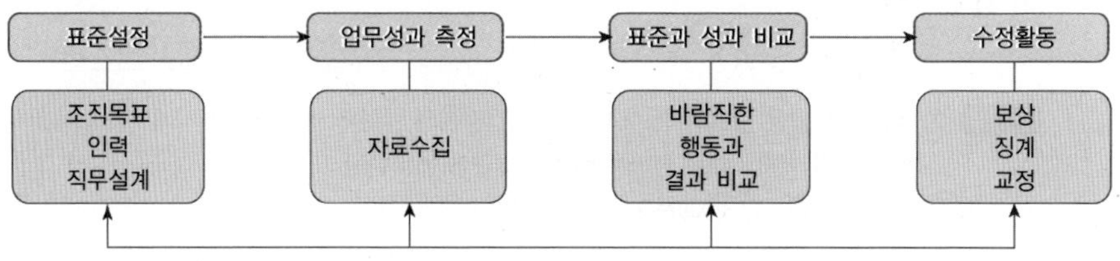

34 의료의 질 구성요소에 대한 설명으로 옳은 것은? 2013

가. 적합성은 대상 인구 집단의 요구에 부합하는 정도를 말한다.
나. 적정성은 건강 개선과 그 건강 개선을 얻는데 들어가는 비용 간의 균형 정도를 말한다.
다. 접근성은 시간이나 거리 등의 요인에 의해 의료서비스의 이용에 제한을 받는 정도를 말한다.
라. 만족도는 의료서비스의 제공 시 자원이 불필요하게 소모되지 않고 효율적으로 활용되었는지에 대한 정도를 말한다.

① 가, 나, 다
② 가, 다
③ 나, 라
④ 라
⑤ 가, 나, 다, 라

해설 라)만족도(consumer satisfaction)는 의료서비스에 대한 이용자의 판단이다. 의료서비스의 제공 시 자원이 불필요하게 소모되지 않고 효율적으로 활용되었는지에 대한 정도는 효율성에 속한다.

[의료의 질 구성요소]

1) 효과성(effectiveness): 건강 수준의 향상에 기여한다고 인정된 의료서비스의 수행 정도이며, 업무가 인간에게 미치는 영향, 목표의 적절성, 장기적 결과 및 인간주의적이며 이상적인 가치 등 올바른 산출과 관련된 개념
2) 효율성(efficacy): 의료서비스의 제공 시 자원이 불필요하게 소모되지 않고 효율적으로 활용되었는지에 대한 정도
3) 기술 수준(technical quality): 의료서비스의 기술적인 수준으로 과거 서비스의 질은 이 부분만을 강조함
4) 가용성(availability): 필요한 서비스를 제공할 수 있는 여건의 구비 정도
5) 합법성(legitimacy): 윤리적 원칙, 가치, 규범, 풍속, 법과 규제에서 표현된 사회의 선호도에 대한 순응
6) 지속성(continuity): 의료서비스의 시간적, 지리적 연결 정도와 상관성
7) 형평성(equity): 보건의료의 분배와 주민 혜택에서 공정성을 결정하는 원칙에 대한 순응
8) 쾌적한 환경: 편안하고 안락한 의료환경을 제공하는 정도

35 통제는 관리의 중요한 기능이지만 그것이 잘못되면 조직내에 역기능 효과가 나타날 수 있다. 역기능 행동을 방지하기 위한 통제 원칙으로 옳은 것은? 2013

① 일반적이고 보편적인 상황에 맞게 설계되어야 한다.
② 모니터링은 업무 후반기에 집중적으로 이루어져야 한다.
③ 과거 지향적이어야 한다.
④ 실제적인 차이에 대해서는 신속하게 보고하되 잠재적인 차이는 당분간 보류한다.
⑤ 융통성있는 대안계획으로 유연한 통제가 되도록 한다.

해설 통제는 융통성이 있어야 하며 대안계획을 통해 상황에 맞게 통제되어야 역기능 효과를 방지할 수 있다.

[통제의 원칙]
① 통제는 미래지향적이어야 한다.
② 활동의 특성을 반영할 수 있도록 특수한 상황에 대한 설계이어야 한다.
③ 융통성 있는 대안으로 유연한 통제가 되어야 한다.
④ 통제는 목적적이고 객관적이어야 한다.
⑤ 모니터링이 초기와 중요시점에서 확인되어야 한다.
⑥ 통제는 경제적으로 적절성을 갖추어야 한다.
⑦ 업무의 책임소재를 확인하여 교정행동이 가능하여야 한다.

36 총체적 질관리 (total quality management, TQM) 접근법은 기존의 전통적인 질보장 (quality assurance, QA) 접근법과 많은 부분에서 차별화된다. 총체적 질관리 접근법의 특징을 옳게 설명한 것은? 2013

① TQM은 환자 진료의 질 향상을 목표로 결과에 초점을 두고 이루어진다.
② TQM의 영역은 환자에게 취해진 활동과 임상의료의 과정과 결과에 국한된다.
③ TQM 과정을 통해 표준에 미달하는 사람들을 확인하고 이들을 교육, 감사하는데 집중한다.
④ TQM의 수행방법으로는 의무기록 감사와 명목집단 기법등이 있다.
⑤ TQM에서 고정된 표준은 없으며, 지속적인 표준의 개선과 향상에 초점을 둔다.

해설 TQM은 총체적 질 관리로 환자와 고객을 위한 모든 서비스와 진료에 대한 지속적인 질 향상 관리과정이다. (CQI ; Continuous Quality Improvement)
①②③④는 모두 질 보장에 관한 내용이다.

[질 보장(QA)과 총체적 질 관리(TQM) 비교]

구분	질 보장(QA)	총체적 질 관리(TQM)
목표	환자진료의 질 향상	환자와 고객을 위한 모든 서비스와 진료에 대한 질 향상
범위	• 임상적 의료의 과정 및 결과 • 환자에게 취해진 활동	• 임상·비임상을 포함한 조직 전반 • 질 향상을 위해 취해진 모든 활동
목적	• 특정 범위를 벗어난 결과를 초래한 개인과 특별한 원인을 규명 • 문제해결 위주의 질 관리	• 지속적인 질 향상 • 특별한 것과 일반적인 원인 모두 강조, 대부분 일상적인 원인에 주의를 더 기울임
중점	• 결과를 중시 • 표준에 미달 된 직원교육	• 과정을 향상시키기 위한 예방과 계획 • 과정과 결과를 모두 중시
참여자	• QA프로그램, 임명된 위원회 • 기준에 못 미친 직원은 참여가 제한 됨	• 과정에 관여하는 모든 사람 • 전체 직원 참여

37 간호 사업의 질을 평가하기 위해 구조, 과정, 결과 측면의 접근법을 적용할 때, 결과적 평가 지표에 해당하는 것은? 2011

① 환자 대 간호사 비율
② 환자의 투약 순응도
③ 간호사의 전년도 실무교육 이수율
④ 간호기록 누락률

해설 ② 환자의 투약 순응도는 결과적 평가지표에 해당된다.
①③은 구조적 평가지표이고, ④간호기록 누락률은 간호실무과정에서 나타난 평가결과를 반영하는 것으로 과정적 평가지표에 해당된다.

[간호관리 질 관리 접근방법]

(1) 구조적 평가(구조적 접근)
① 어떤 상황에서 간호를 제공하는지를 평가하는 것으로서 조직의 철학, 목표, 기관의 면허, 재정적 자원, 물리적 설비, 직원배치 유형, 직원의 자질, 감독방법 등을 파악해서 평가한다.
② 구조적 평가는 간호가 수행되는 환경이나 사회적 수단을 평가하는 것으로 바람직한 간호행위 수행에 필요로 하는 모든 인력, 시설, 소비품, 그 기관의 간호철학, 목표, 행동, 간호지침이 이에 속한다.

(2) 과정적 평가(과정적 접근)
간호과정의 운영상황을 측정하는 기준을 설정하고 그에 따른 평가결과를 반영하는 것으로 과정적 평가는 간호의 실제 수행, 즉 간호사가 환자와 상호작용을 하는 간호활동을 평가한다.

(3) 결과적 평가(결과적 접근)
간호의 결과로 나타난 환자의 건강상태 변화와 의료 이용 만족도 등을 평가하는 것으로 결과적 평가는 간호수행 후 나타나는 건강상태 변화와 환자가 간호서비스를 이용한 결과에 만족하는 정도를 평가한다.

38 간호의 질 평가방법 중 과정적 평가 항목에 해당하는 것은? 2010

① 간호사는 직무에 어느 정도 만족하는가?
② 적정 간호 인력이 배치되어 있는가?
③ 병동에 안전관리 매뉴얼이 비치되어 있는가?
④ 간호사는 투약시 다섯가지 기본 규칙(5 Rights)을 올바르게 지켰는가?

해설 ④ 간호사가 환자에게 투약시에 기본 규칙을 지켰는지에 대한 부분은 간호 실무과정에서 환자와 간호사 간의 상호작용에 해당하는 것이므로 과정적 평가이다.
①은 결과적 평가 항목, ②③은 구조적 평가 항목에 해당한다.
질 관리 접근방법의 비교에 있어서 각각의 예시를 그대로 숙지하는 것이 문제를 풀 때 도움이 될 것이다.

구분	구조적 평가	과정적 평가	결과적 평가
특징	간호가 수행되는 구조, 환경, 전달체계	간호실무과정, 간호과정 측정	목표 달성 정도
예시	• 적정 간호인력이 배치되어 있는가? • 병동에 안전관리 매뉴얼이 비치되어 있는가? • 입원환자 5명당 2명의 간호사가 확보되어 있는가? • 신규간호사 오리엔테이션 프로그램이 개발되어 있는가? • 간호직원의 책임과 직무분석이 서면화되어 있는가? • 응급실 내 간호사와 보조인력의 수 • 환자의 응급실 체류 시간	• 간호사는 투약 시 5가지 기본 규칙(5R)을 올바르게 지켰는가? • 간호사는 환자에게 간호행위를 수행할 때 친절했는가? • 환자가 동통, 오심, 구토 등을 호소할 때 간호사가 주의집중을 했는가? • 간호목표의 설정과 간호계획 시 환자와 의논하였는가? • 응급실에 들어온 지 30분 내에 환자의 문제사정과 기록 • 환자에게 냉가습기를 적용한다. • 환자의 체위를 반좌위로 유지한다. • 금식 기간 동안 처방된 수액을 주입한다. • 수술 후 24시간 후 환자의 조기 이상을 격려한다.	• 환자는 간호의 결과에 어느 정도 만족하는가? • 입원환자 수, 재원기간, 병상점유율, 활동정도, 자각하는 기술, 환자의 건강상태의 변화, 환자의 지식, 외래방문, 환자의 자가간호능력 • 수술 후 2일째에 환자의 장음이 들린다. • 수술 후 합병증이 예방된다.

39 총체적 질 관리(Total Quality Management)에 대한 설명으로 옳지 않은 것은? 2010

① 지속적인 질 향상을 도모한다.

② 환자를 포함한 모든 고객의 서비스를 개선한다.

③ 문제의 발견과 해결을 목적으로 한다.

④ 임상 및 비임상을 포함한 조직 전반을 대상으로 한다.

해설 ③ 문제에만 초점을 두는 것은 질향상 (QI)에 해당한다.

[QA(Quality Assurance, 질 보장)]

㉠ 표준에 따라 서비스를 제공하는 기관의 노력이나 능력을 의미한다.

㉡ 간호의 질보장은 양질의 간호를 제공하기 위해 간호의 효율성과 질을 평가하고 문제를 해결하기 위한 일련의 체계적 과정이다.

㉢ 우수한 간호표준을 설정하여 양질의 간호를 제공하고 수행된 간호의 질을 평가함으로써 간호 서비스의 질적 향상을 추구한다.

[TQM(Total Quality Management)]

① 기준 및 고객의 기대 이상으로 지속적인 질 향상을 추구하는 과정이며 전체 조직 차원에서 지속적으로 상품이나 서비스의 질 향상을 위해 노력을 기울이는 체계적 과정이다.

② 문제가 확인되지 않더라도 지속적인 질 향상의 추구가 목적이 된다.

③ 병원의 모든 구성원들이 참여하며 임상·비임상을 포함한 조직 전반을 대상으로 한다.

40 응급실 대기시간 지연에 영향을 주는 측정 가능한 원인들을 빈도순으로 나열하고, 이러한 원인들 간의 상대적인 비중을 나타내는데 용이한 분석도구는? 2011

① 흐름도(flow chart)
② 관리도(control chart)
③ 파레토 차트(Pareto chart)
④ 생선뼈 도형(fishbone diagram)

해설 원인을 "빈도" 순으로 나열 하였다는 것이 핵심 키워드이다.
파레토 차트(Pareto chart)는 문제발생 원인을 빈도순으로 나열하고 상대적으로 많은 부분을 차지하는 중요한 문제를 분석하는데 사용되는 것으로 히스토그램의 특별한 형태이다. 왼쪽부터 가장 큰 영향을 주는 요인의 순서로 나열하고 각 요인의 누적 양을 연결한 꺾은선 그래프를 활용하는 챠트이다.

41 통제관리 과정으로 옳은 것은? 2011

① 표준설정 - 표준과 성과 비교 - 업무성과측정 - 수정활동
② 업무성과측정 - 표준설정 - 표준과 성과 비교 - 수정활동
③ 업무성과측정 - 표준과 성과 비교 - 표준설정 - 수정활동
④ 표준설정 - 업무성과측정 - 표준과 성과비교 - 수정활동

해설 통제를 위해서는 무엇보다 기준을 정해야 한다. 그 후에 업무성과를 측정하여 비교한 뒤 수정활동을 한다. 간호사 국가고시에는 자주 출제되는 문제이다. 통제는 무엇보다 수정활동이 중요하며 수정활동을 통해 조직의 목표를 달성하는 것이 통제활동의 궁극적인 목적이다.

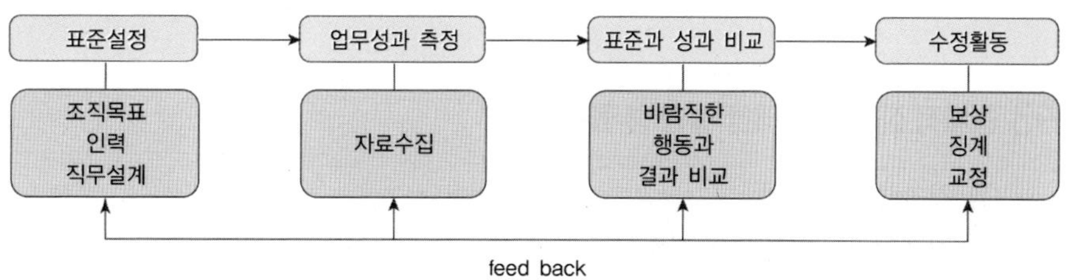

[그림] 통제기능의 과정 및 요소

CHAPTER 06 | 통제

42 A라는 간호사가 환자들의 입원지연을 야기시키는 요인을 찾아내 도식화함으로 문제해결의 실마리를 찾으려 한다. 이때 가장 유용한 질관리 분석도구는 무엇인가? 2011

① 런차트
② 인과관계도
③ 히스토그램
④ 업무흐름도
⑤ 파레토차트

해설 인과관계도는 이시카와 다이어그램, 원인-결과도, 특성요인도, 물고기 등뼈 그림이라고도 하며, 일의 결과와 그것에 관련된 요인들을 계통적으로 나타낸 것이다.
그림과 같이 입원지연의 원인이 되는 것을 모두 찾아 도식화하여 문제를 해결하는데 사용되는 도구이다.

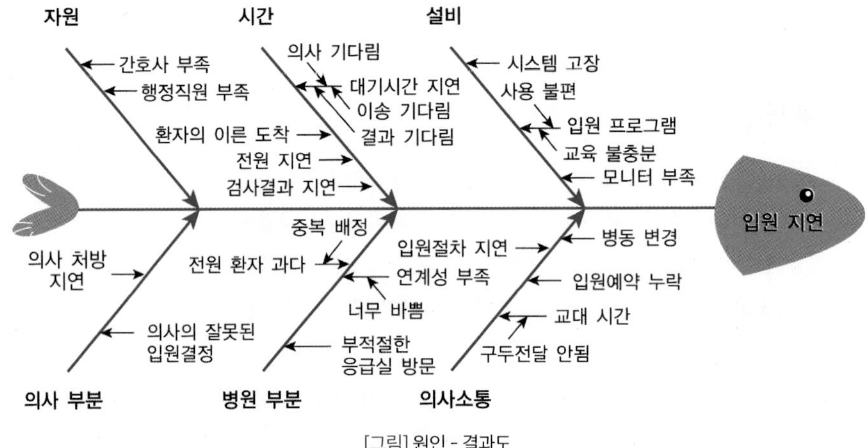

[그림] 원인 - 결과도

43 총체적 질 관리에 대한 설명 중 옳은 것은? 2011

① 결과를 중시한다.
② 전체직원의 참여가 필요하다.
③ 참여자는 질관리위원회에 국한한다.
④ 문제의 발견과 해결이 목적이다.
⑤ 표준미달인 사람의 교육에 초점을 맞춘다.

해설 ②는 총체적 질관리에 대한 설명이고 ①③④⑤는 질향상(QI)에 대한 설명이다.

[TQM(Total Quality Management)]
TQM은 총체적 질 관리로 환자와 고객을 위한 모든 서비스와 진료에 대한 지속적인 질 향상 관리과정이

다. (CQI;Continuous Quality Improvement)
① 기준 및 고객의 기대 이상으로 지속적인 질 향상을 추구하는 과정이다.
② 전체 조직 차원에서 지속적으로 상품이나 서비스의 질 향상을 위해 노력을 기울이는 체계적 과정이다.
③ 문제가 확인되지 않더라도 지속적인 질 향상의 추구가 목적이 된다.
④ 병원의 모든 구성원들이 참여하며 임상·비임상을 포함한 조직 전반을 대상으로 한다.
⑤ 낮은 질로 인해 발생하는 비용과 낭비를 감소시키는 것이다.
⑥ 비용 삭감 압력에 맞섬과 동시에 소비자에게 더 안전한 서비스를 제공하는 것이다.

44 질관리 도구로 옳은 것을 모두 고르시오

2010

㉠ 흐름도	㉡ 원인-결과도
㉢ 히스토그램	㉣ 파레토 차트

① ㉠,㉡,㉢
② ㉠,㉢
③ ㉡,㉣
④ ㉣
⑤ ㉠,㉡,㉢,㉣

해설 이상 모두 질 관리에 사용되는 도구이다.

[질 관리 도구]

(1) 흐름도(flow chart): 특정 업무과정에 필요한 모든 단계를 도표로 표시하거나, 미리 정의된 기호와 그 것들을 연결하는 선을 사용하여 그린 것이다.
(2) 런차트 : 시간의 경과에 따른 추이를 보기 위한 도표이다.
관리도(control chart):런챠트의 기본자료 위에 통계적인 방법으로 도출된 상한선과 하한선을 표시하여 변이의 의미를 파악한다.
(3) 원인-결과도(fishbone diagram):일의 결과와 그것에 관련된 요인들을 계통적으로 나타낸 것이다.
(4) 히스토그램(histogram): 어떤 사건이나 측정의 빈도와 수를 막대그래프로 나타낸 것이다.
(5) 파레토차트(Pareto chart): 파레토차트는 히스토그램의 특별한 형태로 왼쪽부터 가장 큰 영향을 주는 요인의 순서로 나열하고 각 요인의 누적 양을 연결한 꺾은선 그래프를 활용하는 챠트이다.
(6) 유사성 다이어그램(affinity diagram): 유사성 다이어그램은 작은 범주별로 아이디어를 논리적으로 그룹화하는 집중적 사고의 한 형태이며 아이디어를 유사그룹으로 묶기 위한 접근법이다.
(7) 레이더차트(radar chart): 거미줄 차트라고도 하며 점선은 기대되는 수행 정도를 나타내고 실선은 실제 수행결과를 보여준다.

UNIT 02 _ 기출응용문제

01 질보장(QA)와 비교할 때 총체적 질관리(TQM)의 특징으로 옳은 설명은?

① 임상적 과정에 초점을 둔다.
② 문제 해결이 목적이다.
③ 제한된 구성원의 참여하에 실시한다.
④ 고정된 표준이 없다.

해설 ①②③은 질보장 (QA)내용이다.

[질 관리 관련 용어]

(1) 질 보장과 질 향상(QA & QI)
① QA(Quality Assurance, 질 보장)
㉠ 표준에 따라 서비스를 제공하는 기관의 노력이나 능력을 의미한다.
㉡ 간호의 질보장은 양질의 간호를 제공하기 위해 간호의 효율성과 질을 평가하고 문제를 해결하기 위한 일련의 체계적 과정이다.
㉢ 우수한 간호표준을 설정하여 양질의 간호를 제공하고 수행된 간호의 질을 평가함으로써 간호서비스의 질적 향상을 추구한다.
② QI(Quality Improvement, 질 향상)
㉠ QA보다 다양하고 넓은 의미에서 질적 수준을 높이는 것이다.
㉡ 서비스 개선이나 표준 정도를 넘어서 양질의 서비스를 지속적으로 향상하는 기법이다.

(2) TQM(Total Quality Management)
TQM은 총체적 질 관리로 환자와 고객을 위한 모든 서비스와 진료에 대한 지속적인 질 향상 관리과정이다. (CQI;Continuous Quality Improvement)
① 기준 및 고객의 기대 이상으로 지속적인 질 향상을 추구하는 과정이다.
② 전체 조직 차원에서 지속적으로 상품이나 서비스의 질 향상을 위해 노력을 기울이는 체계적 과정이다.
③ 문제가 확인되지 않더라도 지속적인 질 향상의 추구가 목적이 된다.
④ 병원의 모든 구성원들이 참여하며 임상·비임상을 포함한 조직 전반을 대상으로 한다.

02 간호관리과정 중 통제의 목적 및 필요성으로 옳지 않은 것은?

① 간호조직의 비용절감
② 간호조직 목표의 효과적 달성
③ 간호사의 실수나 오류 수정
④ 간호사의 동기부여

해설 간호사의 동기부여는 지휘기능에 해당한다.

[통제의 목적 및 필요성]
1) 조직환경의 불확실성
2) 조직규모의 증대
3) 인간능력의 한계 : 구성원의 실수나 오류를 확인하고 이를 시정할 수 있어야 함.
4) 권한의 위임과 분권화의 증대
5) 비용절감

03 조직의 활동이 계획과 일치하도록 하기 위해 성과를 측정하고, 편차가 발생하는 곳을 발견하고 수정하기 위해 행동을 하는 것은?

① 지휘　　② 인사
③ 통제　　④ 계획

해설 통제는 성과를 측정하고 수정하는 목적이 있다.

[통제의 정의]
① 통제기능은 지휘기능의 연속이며 조직구성원들이 조직목표 달성을 위해 맞게 행동하는지를 확인하는 시스템이다.
② 통제는 업무수행 증진을 위해 설정한 목표를 성취하는 정도를 측정하고 업무수행을 증진시키기 위해 필요한 교정적 행동을 적용하는 과정이다.
③ 조직구성원들이 조직목표를 달성하기 위해 계획한 대로 행동하고 있는지를 확인하고, 차이가 있으면 수정하는 관리활동이다.

04 500병상 규모 종합병원의 간호부장은 1년마다 정기적으로 간호부서 성과 관리를 하고자 한다. 적용할 수 있는 지표로 옳은 것은?

① 활동 간호사 수
② 간호서비스의 질
③ 환자의 자기간호기술
④ 지역사회의 활용 자원
⑤ 환자 대 간호사의 비율

해설 조직유효성을 평가하는 기준은 출근, 생산성, 태도, 전략, 관리 등 다섯 가지로 구분할 수 있다. 답가지 ②는 생산성 등의 기준에 해당되는 조직유효성 표준이다.

05 질 향상을 위한 질 관리 도구에 관한 설명으로 옳지 않은 것은?

① 흐름도(flow chart)는 일의 결과와 그것에 영향을 미치는 원인을 계통적으로 정리한 것으로 물고기 뼈 그림 또는 이시카와 다이어그램이라고 한다.
② 히스토그램(histogram)은 특성별 측정의 빈도와 비율 등을 막대그래프로 나타내는 것이다.
③ 우선순위 매트릭스(prioritization matrix)의 목적은 구조화된 접근법을 이용하여 어떤 제안이 가장 큰 주의를 필요로 하는지 평가하는 데 있다.
④ 유사성 다이어그램(affinity diagram)은 그 목적이 작은 범주별로 아이디어를 논리적으로 그룹화하는 집중적 사고의 한 형태이다.

해설 흐름도(flow chart)에서 직사각형은 프로세스의 절차나 조치를 의미하고, 다이아몬드형이 의사결정을 의미한다.

[흐름도(flow chart)]
(1) 특정 업무과정에 필요한 모든 단계를 도표로 표시하거나, 미리 정의된 기호와 그것들을 연결하는 선을 사용하여 그린 것이다.
(2) 순서도 또는 플로우차트(flow chart)라고도 한다.
(3) 프로그램의 흐름이나 어떤 목적을 달성하기 위한 처리 과정을 표현하는데 사용할 수 있다.
(4) 질 관리과정을 분석하고 개선하려 할 때 유용한 도구이다.

06 간호업무평가 중 과정적 측면에 속하는 것은?

① 간호업무수행
② 물리적 시설
③ 간호에 대한 환자 만족도
④ 행정과정

해설 ②④은 구조적 평가, ③은 결과적 평가에 해당한다.

07 왼쪽에서 오른쪽으로 갈수록 누적빈도가 감소하며 측정요소별로 빈도가 높은 것부터 제시하는 질 관리 도구는 무엇인가?

① Fishbone chart
② 파레토 차트
③ 레이더차트(Rader chart)
④ 흐름도

+해설 ② 파레토 차트에 대한 설명이다.
① Fishbone chart는 일의 결과와 그것에 관련된 요인들을 계통적으로 나타낸 것이다.
③ 레이더차트(Rader chart)는 각 항목별로 원의 중심에서 멀수록 평가점수가 높다.
④ 흐름도는 업무과정에 필요한 모든 단계를 도표로 표시한 것이다.

08 총체적 질관리에 관한 내용으로 올바르지 않은 것은 무엇인가?

① 전체 구조조직에 적용시킨다.
② 비용.효과와 고객기대에 질향상을 추구한다.
③ 과정과 결과에 기대하면서 업무수행을 개선한다.
④ 수직적 관리에 미달된 구성원은 표준화에 의해 교육시킨다.

+해설 ④ 수직적 관리에 미달된 구성원에게 표준화에 의한 교육을 하는 것은 전통적인 질보장 (QA)에 관한 내용이다.

[TQM의 14가지 원칙(Deming)]
1) 생산과 서비스의 개선을 위해 변함없이 오래 지속되는 목적을 고안한다.
2) 계속적 개선의 철학을 받아들인다.
3) 결과에 의존하는 것을 멈추고, 과정개선에 중점을 둔다.
4) 가격에 따라 사업을 정하지 말고, 한 공급자와의 관계를 유지함으로써 전체 비용을 최소화한다.
5) 기획, 생산 및 서비스에 대한 모든 과정을 지속적으로 개선한다.
6) 직무교육과 재교육을 실시한다.
7) 조직에서 리더십을 발달시킨다.
8) 고용인을 격려하여 두려움을 없앤다.
9) 부서 간 장벽을 없애고, 협력을 장려하다.
10) 표어, 권고, 목표를 제거한다.
11) 양보다 질에 집중하고 할당량을 제거한다.
12) 개인 성과보다 팀워크를 증진한다
13) 개인적 발전을 최대화하기 위해 교육하고 훈련을 실시한다.
14) 모든 구성원들이 TQM을 수행하는 데 책임을 갖는다.

09 TQM의 개념에 대한 설명으로 옳은 것은?

① TQM의 문제에 초점을 맞추고 그것을 해결하는 것에 목적을 둔다.
② TQM의 초점을 표준에 미달하는 직원들을 교육하는 것이다
③ TQM의 참여자는 조직으로부터 임명된 위원회 멤버로 구성되어 있다
④ TQM은 문제가 확인되지 않더라도 지속적인 질향상을 추구한다

해설 ①②③은 QA에 해당하는 설명이다.

[질 보장(QA)과 총체적 질 관리(TQM) 비교]

구분	질 보장(QA)	총체적 질 관리(TQM)
목표	환자진료의 질 향상	환자와 고객을 위한 모든 서비스와 진료에 대한 질 향상
범위	• 임상적 의료의 과정 및 결과 • 환자에게 취해진 활동	• 임상·비임상을 포함한 조직 전반 • 질 향상을 위해 취해진 모든 활동
목적	• 특정 범위를 벗어난 결과를 초래한 개인과 특별한 원인을 규명 • 문제해결 위주의 질 관리	• 지속적인 질 향상 • 특별한 것과 일반적인 원인 모두 강조, 대부분 일상적인 원인에 주의를 더 기울임
중점	• 결과를 중시 • 표준에 미달 된 직원교육	• 과정을 향상시키기 위한 예방과 계획 • 과정과 결과를 모두 중시
참여자	• QA프로그램, 임명된 위원회 • 기준에 못 미친 직원은 참여가 제한 됨	• 과정에 관여하는 모든 사람 • 전체 직원 참여

10 다양한 분야에서 적용되고 있는 CQI 활동 시 여러 가지의 질 관리 분석도구를 사용하는데 개선가능성이 높은 문제를 찾아 중점적인 노력을 기울일 수 있도록 도와주는 도구는?

① 런 챠트
② 히스토그램
③ 파레토 챠트
④ 레이더 챠트

해설 **[파레토차트(Pareto chart)]**
파레토 챠트는 막대그래프와 유사하나 빈도, 비용, 시간 등 측정결과를 높은 순에서 낮은 순 즉, 내림차순으로 나열한다. 가로축은 빈도순 또는 중요도순으로 나타내고 왼쪽 세로축은 빈도, 오른쪽 세로축은 누적빈도선으로 표현한다. 가장 많은 빈도를 차지한 문제의 원인을 알 수 있기 때문에 개선가능성이 높은 문제를 찾는데 유용하게 사용된다.

11 사업과정에 따른 평가 유형 중 구조평가. 과정평가. 결과평가로 나눌 때 다음 중 구조평가에 대한 설명으로 옳은 것은?

① 인력, 시설, 소비품 등이 해당한다.
② 간호의 실제 수행, 즉 간호사가 환자와 상호작용을 하는 간호활동을 평가한다.
③ 간호수행 후 나타난 건강상태 변화와 환자가 간호서비스를 이용한 결과에 만족한지를 평가한다.
④ 질병에 관한 지식 유무, 치료계획의 순응 여부, 건강유지 능력 정도 등이 해당된다.

해설 ②는 과정평가 ③④는 결과평가의 내용이다.

12 A간호사는 환자들의 입원지연을 야기하는 모든 요인을 찾아내 도식화함으로써 문제해결의 실마리를 찾고자 한다. 이 때 가장 유용한 질관리 도구는?

① 인과관계도
② 히스토그램
③ 파레토챠트
④ 런챠트

해설 인과관계도는 일의 결과와 그것에 관련된 요인들을 계통적으로 나타낸 것이다. 물고기 뼈 그림이라고도 하며, 결과에 어떤 요인이 어떤 관계로 영향을 미치는지 연결하여 원인을 알 수 있다.

13 다음 중 과정적 평가에 해당하는 것은?

① 사망률
② 조직구조도
③ 환자의 만족도
④ 간호사의 의사소통

해설 과정적 평가는 의사소통, 환자간호계획, 절차편람, 간호기록, 환자에 대한 태도, 환자에 대한 간호사의 간호과정, 수행여부 등이 해당된다.
①은 결과적 평가, ②는 구조적 평가, ③은 결과적 평가이다.

14 S병원 설문조사 실시 결과 진료대기시간이 길고 간호사들이 불친절하다는 조사가 나왔다. 문제를 조속히 해결하기 위해 어떤 문제부터 다룰 것인지를 결정하는데 사용할 수 있는 가장 알맞은 기법은?

① 표준진료지침
② Six -sigma
③ 브레인스토밍
④ 델파이

해설 ② Six -sigma : 식스 시그마는 고객만족과 품질혁신을 달성하기 위한 21세기형 기업경영 전략으로 간호영역에 적용하기에 가장 적합하다. 환자들의 불만율을 제로로 만들겠다는 간호조직의 목표를 달성할 때 사용하기 적합한 기법이다.

15 통제에 관한 설명으로 옳지 않은 것은?

① 조직구성원들이 목표를 달성하고 있는가를 확인하는 기능이다.
② 통제기능의 궁극적 목적은 개인의 발전속도를 측정하기 위해서이다.
③ 통제기능은 조직의 목적과 밀접한 관계가 있다.
④ 통제기능은 지휘기능의 연속이다.

해설 ② 통제 기능의 궁극적인 목적은 조직의 목표가 달성되도록 하는 데 있다.

16 사업과정에 따른 평가 유형 중 구조평가. 과정평가. 결과평가로 나눌 때 다음 중 과정평가에 대한 설명으로 옳은 것은?

① 응급환자 분류기준에 따른 간호사의 정확한 환자분류와 기준이다.
② 간호의 실제 수행, 즉 간호사가 환자와 상호작용을 하는 간호활동을 평가한다.
③ 간호수행 후 나타난 건강상태 변화와 환자가 간호서비스를 이용한 결과에 만족한지를 평가한다.
④ 질병에 관한 지식 유무, 치료계획의 순응 여부, 건강유지 능력 정도 등이 해당된다.

해설 ①은 구조평가 ②는 과정평가, ③④는 결과평가의 내용이다.

17 복부 수술 환자 간호의 질평가를 위해 간호표준, 기준 및 지료를 설정하였다. 지표에 해당하는 것은?

① 신체 기능이 회복, 유지된다.
② 수술 합병증이 예방된다.
③ 배뇨관 제거 후 스스로 소변을 잘 본다.
④ 상처 감염이 예방된다.

해설 ①②는 간호표준, ④는 간호기준
간호표준과 간호기준 모두 다 "결과평가" 영역으로 볼 수 있다. (결과평가 = 목표달성)

[지표(indicator)]
① 서비스가 표준에 도달하였는지의 여부를 평가하고 관찰할 수 있는 측정 가능한 가장 객관적인 자료이다.
② 특정 기준의 하위 문항으로, 기준을 달성하기 위한 구체적이고 측정 가능한 요소이다.
③ 병원 감염률, 응급실 재원시간, 수술 취소율, 재입원률 등이 있다.

18 A병원 간호부에서는 간호목표를 "입원환자 병원감염률 감소"로 정하고, 한 달간 입원환자의 병원감염률과 발생원인을 규명하였다. 이를 근거로 바람직한 목표설정과 현재수준을 비교하기 위해 비슷한 조건에서 최상의 성과를 낸 다른 병원의 현황과 비교하여 성과차이의 원인과 방법을 확인하고, 성과향상을 위한 역할모델로 이용하고자 한다. 이러한 질 향상 기법은?

① 총체적 질관리(TQM)　　② 균형성과표(BSC)
③ 벤치마킹(benchmarking)　　④ 감사(audit)

해설 벤치마킹(benchmarking)은 조직성과로 요구되는 표준을 확인하기 위한 도구로, 최상의 성과를 낸 조직과 비교하여 생산, 수령, 서비스를 측정하는 과정이다. 따라서 성과를 낸 기관들과 성과 차이의 원인과 방법을 확인할 수 있고, 역할모델로 이용한다.

19 의료의 질 구성요소 중 의료서비스의 가용성(availability)에 해당하는 내용의 설명으로 옳은 것은?

① 의료서비스의 기준이 윤리적 원칙, 가치, 규범에 준하여 설정되었다.
② 의료서비스 대상 지역주민의 요구에 부응하는 서비스 전달체계를 마련하였다.
③ 제공된 의료서비스에 대하여 이용자가 만족하였다.
④ 노인인구가 대다수인 지역에 만성질환클리닉과 함께 가정간호과를 신설하였다.

해설 의료의 질 구성요소 중 가용성은 필요한 서비스를 제공하는 여건의 구비 정도를 의미한다.

[의료의 질 구성요소]

① 효과성(effectiveness)
　㉠ 건강 수준의 향상에 기여한다고 인정된 의료서비스의 수행 정도
　㉡ 업무가 인간에게 미치는 영향
　㉢ 목표의 적절성
　㉣ 장기적 결과
　㉤ 인간주의적이며 이상적인 가치 등 올바른 산출과 관련된 개념
② 효율성(efficacy): 의료서비스의 제공 시 자원이 불필요하게 소모되지 않고 효율적으로 활용되었는지에 대한 정도
③ 기술 수준(technical quality): 의료서비스의 기술적인 수준으로 과거 서비스의 질은 이 부분만 을 강조함
④ 접근성(accessibility): 시간이나 거리 등의 요인에 의해 의료서비스의 이용에 제한을 받는 정도
⑤ 가용성(availability): 필요한 서비스를 제공할 수 있는 여건의 구비 정도
⑥ 적정성(optimality): 건강 개선과 그 건강 개선을 얻는 비용 간의 균형
⑦ 합법성(legitimacy): 윤리적 원칙, 가치, 규범, 풍속, 법과 규제에서 표현된 사회의 선호도에 대한 순응
⑧ 지속성(continuity): 의료서비스의 시간적, 지리적 연결 정도와 상관성
⑨ 적합성(adequacy): 대상 인구 집단의 요구에 부합하는 정도

⑩ 형평성(equity):보건의료의 분배와 주민 혜택에서 공정성을 결정하는 원칙에 대한 순응
⑪ 이용자 만족도(consumer satisfaction):의료서비스에 대한 이용자의 판단
⑫ 쾌적한 환경:편안하고 안락한 의료환경을 제공하는 정도
⑬ 수용성 : 환자가 얼마나 받아들이느냐의 정도.

20 질 보장과 총체적 질 관리를 비교한 것이다. 잘못된 것은?

① 총체적 관리의 목표는 환자와 고객을 위한 서비스와 진료의 질 향상이다.
② 질 보장의 목적은 특정범위를 벗어난 결과를 초래한 개인과 특별한 원인을 규명하는 것이다.
③ 총체적 관리의 범위는 모든 시스템의 진행과정을 포함한다.
④ 질 보장은 전체 직원이 참여한다.

✚해설 총체적 질 관리에 전체 직원이 참여하며 질 보장은 관련된 직원과 담당자만 한정적으로 참여한디.

21 의료의 질 향상을 위한 접근방법 중 카플란과 노턴이 제안한 것으로 조직의 성과관리시스템을 재무적, 고객, 내부 비즈니스 프로세스, 학습과 성장의 4가지 관점으로 현재 성과를 모니터링하는 방법은?

① QA(Quality Assurance)
② Six Sigma
③ ABM(Activity-Based Management)
④ BSC(Balanced Score Card)

✚해설 ④ BSC(Balanced Score Card, 균형성과표):과거의 성과에 대한 재무적인 측정지표에 추가하여 미래성과를 창출하는 동인(driver)에 대한 측정지표, 즉 비재무적 지표인 고객, 내부 비즈니스 프로세스, 조직체의 학습 및 혁신(성장) 능력에 대한 지표를 통하여 미래가치를 창출하도록 하는 새로운 성과측정시스템이다. 즉 BSC는 재무적 지표와 비재무적 지표를 함께 반영하여 조직체의 과거성과를 측정하고 현재와 미래의 조직체의 가치를 평가하는 전략적 성과 및 가치를 평가하는 시스템이다.
① QA(Quality Assurance, 질보장):양질의 간호를 제공하기 위해 우수한 간호표준을 설정하여 시행된 간호의 질을 평가함으로써 질적 향상 추구
② Six Sigma(식스시그마):고객만족과 품질혁신을 달성하기 위해 전사적으로 실행하는 21세기형 기업경영 전략을 말한다.
③ ABM(Activity-Based Management, 활동기준 경영관리):ABC(Activity-Based Costing, 활동기준 원가계산)에 의해 생산된 정보를 활용하여 활동을 관리하며 프로세스를 혁신하고, 낭비 부분을 확인하며 효율적 업무수행을 가능하게 하는 유능한 관리도구를 말한다.

22 효과적인 통제활동을 위한 원칙으로 옳은 것은?

① 보편적인 상황에 대하여 설계하여야 한다.
② 일괄적인 대안계획으로 통제가 되도록 한다.
③ 융통성 있는 대안계획으로 유연한 통제가 되도록 한다.
④ 미래지향적보다는 현재 상황을 중심으로 계획하여야 한다.
⑤ 모니터링은 초기시점에서 시행할 수 있도록 체계를 수립한다.

+해설 **[효과적인 통제의 원칙]**
- 특수한 상황에 대하여 설계되어야 하고, 활동의 특성을 반영해야 한다.
- 모니터링 체계가 초기에 그리고 중요시점에 확인되어야 한다.
- 미래지향적이어야 한다.
- 목적적이어야 한다.
- 융통성 있는 대안의 선택으로 유연한 통제가 되도록 한다.
- 조직문화에 알맞아야 한다.
- 경제적이어야 한다.
- 이해될 수 있어야 한다.
- 실재적·잠재적인 차이를 신속하게 보고해야 한다.
- 업무의 책임소재를 확인하여 교정행동이 가능해야 한다.

23 통제과정의 단계 중 보상이나 징계가 발생하는 단계는?

① 표준 설정
② 개선 활동
③ 성과 측정
④ 성과 비교
⑤ 업무수행 측정

+해설 통제과정 중 개선활동 단계에서, 목표가 성취된 경우 적절한 보상을 통해 동기부여를 하고, 목표가 성취되지 못하였을 때는 표준을 교정하거나 행동수정을 위한 활동을 하게 된다.

24 간호의 질 평가방법 중 과정적 평가 항목에 해당하는 것은?

① 간호사는 직무에 어느 정도 만족하는가?
② 적정 간호 인력이 배치되어 있는가?
③ 병동에 안전관리 매뉴얼이 비치되어 있는가?
④ 간호사는 투약시 다섯 가지 기본 규칙(5Rights)을 올바르게 지켰는가?

+해설 ①은 결과적 평가이고, ②③은 구조적 평가에 해당한다.

25 총체적 질 관리(Total Quality Management)에 대한 설명으로 옳지 않은 것은?

① 지속적인 질 향상을 도모한다.
② 환자를 포함한 모든 고객의 서비스를 개선한다.
③ 문제의 발견과 해결을 목적으로 한다.
④ 임상 및 비임상을 포함한 조직 전반을 대상으로 한다.

해설 ③은 전통적인 질 보장(QA)에 해당하는 내용이다.

26 질 향상을 위한 질 관리 도구에 해당하지 않는 것은?

① 레이더챠트
② 원인결과도
③ 대차대조표
④ 히스토그램

해설 질 관리 도구는 이 외에도 흐름도, 파레토 챠트, 런챠트, 레이더챠트, 유사성 다이어그램 등이 있다.

27 난관절제술을 받는 대상자의 간호평가기준으로 옳지 않은 것은?

① 수술 후 1일 1회 드레싱을 한다.
② 환자에게 수술 전 12시간 동안 금식하는 이유를 설명한다.
③ 환자는 수술 후 기침방법에 대해 배운다.
④ 환자는 난관결찰술을 받은 후 임신할 수 없음을 인지한다.

해설 ① 책임소재를 명확히 하기 위해 행위에 대한 주어를 기술해야 한다.

28 간호의 질관리 접근방법 중 구조적 평가에 해당하는 것은?

① 인력, 자원, 비품평가
② 간호진단평가
③ 환자만족도평가
④ 간호목표평가

해설 ②④ 과정적 평가이고 ③ 결과적 평가이다.

29 다음 중 방문간호사 질 측정지표에 해당하지 않는 것은?

① 환자중증도 변경건수
② 담당간호사 인원
③ 방문실시건수
④ 방문간호사 만족도

해설 ④ 방문간호사 만족도가 아니라 환자의 만족도가 질 측정지표에 해당된다.

30 질향상을 비롯한 문제해결을 위해 다양한 분석도구를 이용하는데 특히 문제의 근원을 찾는데 유용한 분석도구는?

① Fishbone chart
② Histogram chart
③ Pareto char
④ Run chart

해설 기출문제를 분석해 보면 파레토와 원인결과도가 자주 출제되고 있다. 이와 관련한 내용들은 자세하게 숙지해야 한다.

[파레토차트의 특성]

(1) 파레토차트는 히스토그램의 특별한 형태로 왼쪽부터 가장 큰 영향을 주는 요인의 순서로 나열하고 각 요인의 누적 양을 연결한 꺾은선 그래프를 활용하는 챠트이다.
(2) 순위를 매긴 막대그래프와 함게 항목별 누적 백분율을 동시에 표시할 수 있다.
(3) 많은 프로세트 중에서 개선에 가장 중요한 프로세스를 찾는데 도움이 된다.

[원인-결과도의 특성]

① 토론이 가능하고 그림을 만드는 과정에서 서로 배울 수 있게 한다.
② 불평과 부적절한 토론을 줄이고 문제를 집약할 수 있다.
③ 원인에 대한 적극적인 탐색을 가능하게 한다.
④ 자료를 수집해야 하는 경우가 흔하고, 과정에 대한 이해의 수준을 나타낸다.
⑤ 어떤 종류의 문제에 대해서도 활용할 수 있다.

31 간호사가 사회적 기여를 해야 하는 시대에 표준수립시 주체가 되어야 할 사람은?

① 보건복지부장관
② 간호사
③ 소비자
④ 행정관리자

해설 2005년 대전에서 실제 출제되었던 문제로 간호표준은 간호부서의 각 관료급과 전문적 그룹을 대표하는 간호사들에 의해 개발되어야 한다는 것을 알고 있는지 묻는 질문이었다.

32 재활병동의 수간호사가 뇌졸중 환자의 욕창예방 간호의 질을 평가하고자 한다. 동시평가를 위한 자료수집 방법으로 옳은 것은?

① 퇴원환자 설문지 조사
② 현재 치료중인 환자와의 면담
③ 퇴원환자의 간호기록 검토
④ 간호직원 집담회등을 통한 평가

해설 ①③④모두 퇴원한 환자에게 적용하는 소급평가에 대한 자료수집 방법에 해당된다.

33 질향상(QI), 질보장(QA), 총체적 질관리(TQM)의 설명 중 맞는 것은?

① QI - 기존 설정 기준에 부응
② QA - 기존 설정 기준보다 상위의 기술적 질향상
③ TQM - 결과중심적 질보장으로 결과영향 평가
④ TQM - 지속적 질관리, 고객 기대 능가, 지속적 분류과정

해설 ① QI는 단지 기존 설정 기준에 부응하는 것이 목표
② QI에 대한 설명 - 기존 설정 기준보다 상위의 기술적 질향상
③ QA - 결과중심적 질보장으로 결과영향 평가

34 관리자의 의사결정시 객관적인 인사관리자료로 이용되는 가장 중요한 정보는?

① 업무평가
② 예산평가
③ 직무분석
④ 지휘편람

해설 업무평가 - 근무평정은 조직구성원 개개인의 잠재능력, 성적, 근무태도, 업적 등을 평가하는 것 특히 업적을 중심으로 평가하는 경우는 업적평가 또는 업무수행평가라고 한다.

[업무평가의 특징]
① 조직구성원의 능력개발을 위한 기초 자료가 되어야 한다.
② 조직구성원이 수행하는 업무에 대한 방향설정의 기초자료가 되어야한다.
③ 조직구성원의 처우를 위한 기초자료가 된다.

35 다음 중 결과적 평가에 포함될 수 없는 것은?

① 환자의 건강상태
② 환자의 자가간호 지식정도
③ 환자의 자가간호 기술능력
④ 직원의 자격요건

해설 ④ 직원의 자격요건은 구조적 평가에 해당된다.

36 질적인 간호평가를 위해 퇴원 후의 기록검사, 퇴원환자의 면담을 통해 평가하는 방법은?

① 동시평가
② 구조적 평가
③ 과정적 평가
④ 소급평가

해설 **[소급평가의 특징]**

① 수행된 간호에서 문제점을 발견하여 다음 간호계획이나 교육행정의 변화를 통해 시정하게 함으로써 간호의 질을 높이는 데 목적이 있다.
② 환자가 간호를 모두 받은 후에 평가하는 것이므로 해당 환자에게는 수정의 여지가 없다는 단점이 있다.
③ 발견된 수정 사항을 다음 간호계획에 적용하도록 함으로써 간호의 질을 높일 수 있다.

37 간호업무의 표준에 대한 설명으로 옳지 않은 것은?

① 어떤 권위적인 집단에 의해 이상적인 것으로 생각되는 실무를 규범적 표준이라 한다
② 법을 시행하고 조정하는 조직체에서는 경험적인 표준을 공표한다.
③ 경험적 표준은 환자를 관리하는 많은 기관에서 실제로 관찰될 수 있는 실무를 말한다.
④ 경험적 표준은 규범적 표준보다 더 높은 수행 기준을 기술한다.

해설 (1) 규범적 간호표준 : 최상의 여건에서 이루어질 수 있는 이상적인 것으로,경험적 표준보다 더 높은 수행의 질을 기술한 것이다. 규범적 간호표준은 미국간호협회나 미국수술실간호사회 같은 전문조직에서 공포되고 있다.
(2) 경험적 간호표준 : 임상 현장에서 실제로 관찰 될 수 있는 업무를 기술한 것으로 질보장 (QA)에서 훨씬 많이 사용되며 일정한 기간 동안의 결과, 지역 또는 전국적인 표준치, 비교할 만한 병원의 경험 등을 표준으로 이용된다.

38 흐름도(Flow Chart)에 관한 설명으로 옳지 않은 것은?

① 흐름도에서 타원형은 출발과 멈춤을 의미한다.
② 흐름도에서 다이아몬드형은 의사결정을 의미한다.
③ 흐름도는 고려대상 안건의 수를 줄이기 위한 집중적 사고의 한 형태이다.
④ 흐름도를 통하여 최종적 서비스와 산출물에 대한 자신의 기여도를 관찰 할 수 있다.

✚해설 ③은 우선순위 매트릭스에 대한 설명이다.

[우선순위 매트릭스]

① 질향상의 기본 접근은 일차적으로 개선에 관한 일반적인 주제를 파악하고 우선순위를 정한 후, 더 구체적인 세부 주제로 들어가는 것이다.
② 우선순위 매트릭스는 질 향상 또는 제안된 해결책을 위한 이수, 문제, 기회들 간의 우선순위를 부여하기 위하여 사용되는 일반적인 방법이다.
③ 목적은 구조화된 접근법을 이용하여 어떤 제안이 가장 큰 주의를 필요로 하는지 평가하는 데 있다.
④ 고려 대상 안건의 수를 줄이기 위한 집중적 사고의 한 형태이고 우선순위 기준은 고객에 미치는 영향, 안건의 긴급성, 발생빈도, 성공확률, 재정적 영향 등을 고려한다.

39 파라슈만(Parasuraman)이 제시한 것으로 기대한 서비스와 인지된 서비스의 차이에 의해 고객이 인지하는 품질이 결정된다는 모형은 무엇인가?

① 균형성과표
② CQI모형
③ PDCA
④ 서비스 품질 갭 모형

✚해설 ④ 서비스 품질 갭 모형 서비스에 대한 기대와 지각관의 사이에 차이를 없앰으로써 고객만족을 끌어내기 위한 모형이다.

[서비스 품질 갭 모형(service quality gap model)]

① 파라슈만(Parasuraman)은 서비스 품질 갭 모형을 통해 고객이 인지하는 품질은 기대한 서비스와 인지된 서비스의 차이에 의해 결정된다고 제시하였다.
② 고객만족은 고객이 인지하는 만족의 정도로서 기대가 지각보다 크면 불만족하게 되고, 기대와 지각이 같거나 기대보다 지각이 크면 만족하게 된다.
③ 서비스에 대한 기대와 지각과의 사이에 차이(gap)를 없앰으로써 고객만족을 끌어내기 위한 모형이다.
④ 제공자와 고객 사이에는 다양한 갭(gap)이 발생할 수 있다.
⑤ 고객의 기대서비스에 직접적으로 영향을 미치는 것은 제공자의 고객중심적 서비스 설계 및 표준이다.
⑥ 서비스 제공자와 고객에 대한 외부 커뮤니케이션 사이에도 갭(gap)이 발생할 수 있다.
⑦ 고객기대에 대한 제공자의 지각과 고객이 기대하는 서비스 및 지각 서비스 사이에 갭이 발생하지 않도록 갭(gap)을 줄이는 것이 서비스 품질 개선에 도움이 된다.

40 다음 중 캐플란(Robert S. Kaplan)과 노턴(David P. Norton)이 제안한 균형성과표(BSC)의 4가지 관점에 해당하지 않는 것은?

① 재무적 관점
② 경영자 관점
③ 내부 비즈니스 관점
④ 학습과 성장 관점

해설 ② 경영자 관점이 아니라 "고객관점"이 4가지 관점 중 하나에 해당한다.

[균형성과표(BSC;Balanced Score Card)]
① BSC는 캐플란(Robert S. Kaplan)과 노턴(David P. Norton)이 제안한 것이다.
② 조직의 성과관리시스템을 재무적, 고객, 내부 비즈니스 프로세스, 학습과 성장의 4가지 관점으로 현재 성과를 모니터링하는 방법이다.
③ BSC는 재무적 지표와 비재무적 지표를 함께 반영하여 조직의 과거성과를 측정하고 현재와 미래의 조직이 갖는 가치를 평가하는 시스템이다.

41 환자와 보호자들의 명시적이거나 묵시적인 요구 사항을 축족시킬 수 있는 간호서비스의 향상을 위해서 가장 알맞은 질향상 활동방법은?

① 6시그마
② 벤치마킹
③ PDCA cycle
④ 균형성과표

해설 ① 6시그마에 대한 설명으로 식스 시그마(6 sigma)는 환자와 보호자들의 명시적이거나 묵시적인 요구 사항을 충족시킬 수 있는 간호서비스의 향상에 적용하기에 가장 알맞다.

[6시그마(six sigma)]
① 기업의 품질경영 전략으로 모든 프로세스 품질 수준이 6시그마를 달성하도록 한다.
② 고객 만족과 품질 혁신을 달성하기 위해 실행하는 21세기형 기업경영 전략이다.
③ 불량률을 3.4PPM(제품 백만 개당 불량품 수) 이하로 최소화하는 것이다.

42 간호의 질평가에서 과정평가에 속하는 것은?

① 수술 3일 후 Gas Out이 된다.
② 간호목표의 설정과 간호계획을 환자와 의논하였는가?
③ 입원환자에 맞게 간호사가 확보되었는가?
④ 간호직원의 책임과 직무분석이 서면화되었는가?

해설 ①은 결과평가, ③④는 구조평가에 해당한다.
도나베디안(Avedis Donabedian)의 질 통제 모델에서 나온 구조적·과정적·결과적 접근방법이 있다.

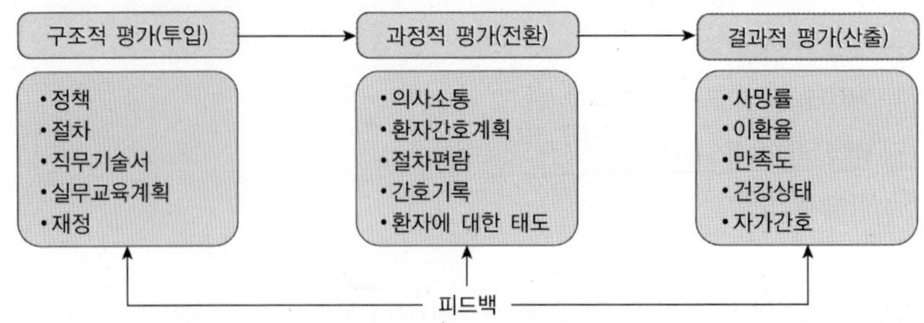

[그림] 질 관리의 접근방법

- 염영희 외, 간호관리학, 수문사, 2014, 614쪽

43 다음 중 의료의 질 구성요소가 잘 못 연결 된 것은 무엇인가?

① 효율성 – 자원이 불필요하게 소모되지 않고 효율적으로 활용되었는지에 대한 정도

② 접근성 – 시간이나 거리 등의 요인에 의해 의료서비스 이용에 제한을 받는 정도

③ 적정성 – 의료서비스의 시간적, 지리적 연결 정도와 상관성

④ 적합성 – 대상 인구 집단의 요구에 부합하는 정도

해설 ③은 의료의 질 구성 요소 중 지속성에 대한 설명이다. 적정성은 건강 개선과 그 건강 개선을 얻는 비용 간의 균형을 의미한다.

CHAPTER 07
간호단위관리

UNIT 01 _ 기출문제

01 의료인이 감염 예방을 위해 N95 마스크를 착용해야 하는 질병만을 모두 고르면? 2019 지방직

ㄱ. 홍역 ㄴ. 수두
ㄷ. 풍진 ㄹ. 성홍열
ㅁ. 디프테리아(diphtheria)

① ㄱ, ㄴ ② ㄱ, ㅁ
③ ㄷ, ㄹ ④ ㄱ, ㄴ, ㅁ

해설 N95 마스크는 일반 혹은 수술용 마스크와 달리 흡입하는 해로운 물질(에어로졸화된 각종 미생물을 포함한 먼지, 증기 가스 등)을 여러 기전에 의해 필터링하도록 고안된 것으로 결핵, 홍역, 수두, 파종성대상포진 등 공기 매개 전파가 가능한 감염병 환자 진료 시 의료진을 보호하기 위해 착용하게 되어 있다.

02 병원 감염관리 방법으로 옳은 것은? 2019 지방직

① 격리된 세균성 이질 환자에게 사용한 수액세트를 일반의료폐기물 박스에 버린다.
② 방문객을 제한하되 응급실 소아 환자의 보호자 수는 제한하지 않는다.
③ 코호트 격리 중인 VRE(vancomycin-resistant enterococci) 감염 환자들의 활력징후 측정 시 매 환자마다 장갑을 교체한다.
④ 격리된 콜레라 환자에게 사용한 가운을 병실 앞 복도에 비치된 전용 폐기물 박스에 버린다.

해설 VRE(vancomycin-resistant enterococci) 감염 환자들에게 간호업무를 수행할 때는 환자의 침상카드와 차트에 접촉 주의표시를 부착하여 등록을 시행하며, 강화된 접촉격리가 필요한 경우 손 씻기 등의 표시를 격리실 문에 부착하며 cohort isolation인 경우 환자의 침상카드에 부착한다.
①④ 타인에게 감염병을 전염시킬 수 있는 격리된 세균성 이질 환자 또는 격리된 콜레라에 대한 의료행위에서 발생한 격리의료폐기물 박스에 버려야 한다.
② 응급실 소아 환자는 면역력이 저하되어 있으므로 환자 보호자 수는 철저히 제한하여야 한다.

03 병동 물품관리에 대한 설명으로 옳은 것은?

2019 지방직

① 물품의 기준량은 침상 수, 환자 수, 간호요구도 등을 고려하여 결정한다.
② 최근 공급된 멸균제품을 기존 멸균제품보다 선반 앞쪽에 배치한다.
③ 부피가 작고 사용량이 많은 진료재료의 공급은 정수보충방식을 원칙으로 한다.
④ 매주 공급되는 소모품은 주간 평균 사용량과 동일한 개수를 청구하여 재고가 없게 한다.

해설 물품관리란 조직이 목적 달성을 위해 업무를 수행할 때 소요되는 물자의 효율적인 활용을 위한 제반 관리를 말하며, 환자의 치료를 돕고 원활한 병동 기능을 위한 필수적인 원칙이며 합리적인 관리수단이다.

공부하기

(1) 물품의 청구
① 여유분을 포함하여 소요될 수량, 물품청구의 접수 처리와 운반비, 물품의 보관장소, 물품의 부패성, 청구양식 이용(목록, 청구수량), 가격과 견고성, 간호단위의 특성, 교환방법 등을 고려한다.
② 비품은 침상수에 근거하여 청구하고 소모품은 환자수에 근거하여 청구한다.

(2) 물품의 구매
① 일상 소비량이 많은 품목에 대해서는 안전한 재고량을 구비해 두고, 경제적 주문량과 주문처 등을 설정한다.
② 구매하려는 물품은 사용하려는 목적의 용도에 적합 여부, 물품의 구입에 따른 병원 기능의 증가 여부, 구입원가의 적정 여부, 가격비교 우수성 여부, 물품구입 청구가 필요에 의한 것인지 욕구인지 등의 가치분석을 하여 구매를 하는 것이 효과적이다.

(3) 물품의 보관방법
① 간호단위 관리자의 책임하에 창고나 물품장에 품명과 규격에 따라 분류하여 보관한다.
② 비품은 유용성, 청결, 안정성을 고려하여 배치하고 고액 물품, 변질되기 쉬운 것, 고무제품 등은 통풍에 더욱 주의하여 보관한다.
③ 새로운 물품은 사용법과 사후 처리에 대한 매뉴얼을 제시하고 소독품은 소독 날짜가 최근 것일수록 뒤에 둔다.
④ 모든 간호사가 쉽게 찾을 수 있도록 항상 같은 자리에 두어야 한다.

04 의료법 상 진단서 등에 대한 설명으로 옳은 것은?

2018 지방직

① 조산사는 자신이 조산한 것에 대한 사망증명서 교부를 요구받은 때에는 정당한 사유없이 거부하지 못한다.

② 의사는 진료 중이던 환자가 최종 진료 시부터 24시간이 지난 후 사망한 경우에는 다시 진료를 해야만 증명서를 내줄 수 있다.

③ 의사는 자신이 진찰한 자에 대한 진단서 교부를 요구받은 때에는 정당한 사유가 있는 경우에도 거부하지 못한다.

④ 환자를 검안한 치과의사는 형사소송법 제222조제1항에 따라 검시를 하는 지방검찰청검사에게 환자의 허락없이 검안서를 교부하지 못한다.

해설 **[의료법 제17조 (진단서 등)]**

① 의료업에 종사하고 직접 진찰하거나 검안(檢案)한 의사, 치과의사, 한의사가 아니면 진단서·검안서·증명서를 작성하여 환자 또는 「형사소송법」 제222조제1항에 따라 검시(檢屍)를 하는 지방검찰청검사(검안서에 한한다)에게 교부하지 못한다. 다만, 진료 중이던 환자가 최종 진료 시부터 48시간 이내에 사망한 경우에는 다시 진료하지 아니하더라도 진단서나 증명서를 내줄 수 있으며, 환자 또는 사망자를 직접 진찰하거나 검안한 의사·치과의사 또는 한의사가 부득이한 사유로 진단서·검안서 또는 증명서를 내줄 수 없으면 같은 의료기관에 종사하는 다른 의사·치과의사 또는 한의사가 환자의 진료기록부 등에 따라 내줄 수 있다.

② 의료업에 종사하고 직접 조산한 의사·한의사 또는 조산사가 아니면 출생·사망 또는 사산 증명서를 내주지 못한다. 다만, 직접 조산한 의사·한의사 또는 조산사가 부득이한 사유로 증명서를 내줄 수 없으면 같은 의료기관에 종사하는 다른 의사·한의사 또는 조산사가 진료기록부 등에 따라 증명서를 내줄 수 있다.

③ 의사·치과의사 또는 한의사는 자신이 진찰하거나 검안한 자에 대한 진단서·검안서 또는 증명서 교부를 요구받은 때에는 정당한 사유 없이 거부하지 못한다.

④ 의사·한의사 또는 조산사는 자신이 조산(助産)한 것에 대한 출생·사망 또는 사산 증명서 교부를 요구받은 때에는 정당한 사유 없이 거부하지 못한다.

⑤ 제1항부터 제4항까지의 규정에 따른 진단서, 증명서의 서식·기재사항, 그 밖에 필요한 사항은 보건복지부령으로 정한다

05 풍진 환자에게 적용해야 하는 격리방법은?

2018 서울시

① 표준주의 ② 공기주의

③ 비말주의 ④ 접촉주의

해설 풍진은 비말주의 감염병이다.

1) 비말전파

-5㎛ 이상의 비교적 큰 입자

- 기침, 재채기, 대화 또는 기관지 흡입, 기관지 내시경, CPCR 등 처치 시 발생

- 비말이 감염된 사람의 호흡기에서 감수성 있는 숙주의 점막에 직접 이동
- 호흡기 전파와 차이점 : 비말이 커서 공기 중에 떠 있어 어려워 이동 거리가 짧다.

2) 공기전파

- 5㎛ 이하의 작은 입자들이 공기 중에 떠다니다가 감수성 있는 숙주가 흡입
- 공기의 흐름에 의해 넓게 퍼짐 전파 차단을 위한 공기 관리/ 환기 시설 / 보호 장구 필요
- Mycobacterium tuberculosis, rubella, varicella, virus 등

06 병원 감염관리에 대한 설명으로 가장 옳은 것은? 2018 서울시

① 병원감염은 입원대상자에게만 발생하는 것이 아니고 의료인, 병원직원까지도 포괄하나 방문객은 제외된다.

② 간호사와 병원직원들에게 건강검진과 예방접종을 실시한다.

③ 표준주의에 따라 간호를 할 때, 동일한 환자의 다른 부위 처치 시에는 장갑을 바꿔 사용하며, 다시 손을 씻을 필요는 없다.

④ 병원의 모든 공간을 같은 기준으로 청소하고 관리한다.

해설 ② 건강검진과 예방접종을 통해 간호사와 병원직원들을 병원감염으로부터 보호한다.
병원감염은 환자 스스로의 내인성과 의료인에 의한 직접적인 전달 그리고 환경적인 요인과 의료기구에 의해 생길 수 있는 감염을 의미한다. 의료인들은 병원감염 예방을 위해 적극적인 관리를 해야하며, 감염을 예방할 수 있는 가장 기초적이면서 손쉬운 방법은 손씻기이다.현재 모든 의료인들에게 손씻기가 감염을 예방할 수 있는 중요한 수단으로 인식되고 있다. 표준주의에 따라 동일한 환자의 다른 부위 처치 시에도 개방형 상처 등으로 감염될 수 있으므로 손씻기를 해야한다.

07 약품 관리방법으로 옳지 않은 것은? 2018 지방직

① 약품의 외관, 포장이 유사한 경우 분리 보관한다.

② 병동에서 사용하고 남은 마약은 병동에서 즉시 폐기한다.

③ 고위험 약품 보관은 경구, 주사 등 제형별로 각각 분리하여 보관한다.

④ 항암주사제, 고농도 전해질은 각각의 안전지침에 따른 규정에 의거하여 보관한다.

해설 병동에서 사용하고 남은 마약은 즉시 폐기가 아닌 폐기절차에 따라야한다.

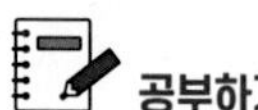

공부하기

○ 사용하고 남은 마약류의 정의
- 마약류취급의료업자의 처방에 따라 마약류취급의료업자 또는 마약류소매업자가 투약 또는 조제하고

남은 마약류 (예) 1/2 앰플 처방 시 사용하고 남은 마약류

○ 폐기보고

- 마약류취급자 또는 마약류취급승인자가 사고마약류 등 폐기대상 마약·향정에 대해 관할 허가관청(마약류 관리 행정기관)에 폐기신청·처리한 후 해당 제품, 폐기 방법, 수량 등「마약류관리법 시행규칙」별지 제19호의8 서식에 따른 폐기내역을 마약류통합관리시스템을 통해 식품의약품안전처장에게 보고하는 것을 말한다.

  다만, 사용하고 남은 마약류(폐기대상)의 폐기보고는 마약류통합관리시스템에 투약 또는 조제보고 시 "사용 후 폐기량" 란에 입력하여 보고하는 것을 말한다.

○ 사용하고 남은 마약류의 폐기보고

- (적용대상) 의료기관, 약국, 동물병원
- (보고방법) 투약 또는 조제하고 남은 마약류(폐기대상)는 마약류통합관리시스템에 투약 또는 조제보고 시 "사용 후 폐기량 " 란에 입력하여 보고한다.

○ 사용하고 남은 마약류의 폐기절차

- 투약 또는 조제하고 남은 마약류(폐기대상)는 외부 유출 또는 불법 사용되지 않도록 신속히 폐기한다.
- 법령의 폐기방법*에 따라 자체 폐기하며, 폐기 시 마약류취급자와 1인 이상 직원이 입회하거나, 2인 이상의 직원이 입회한 후 마약류취급자가 확인하며, 그 근거자료 (사진 등)를 2년간 보관한다.

* 폐기방법:「마약류관리법 시행령」제21조에 따라 중화·가수분해·산화·환원·희석 또는 그 밖의 방법으로 마약류가 아닌 것으로 변화시킬 것

08 화재 발생 시 대처 방법으로 옳은 것은? 2018 지방직

① 대피는 중환자부터 경환자, 보호자, 방문객, 조직구성원 순으로 한다.
② 비상 상황 기준에 따른 환자분류체계에 의하여 환자를 분류하여 대피시킨다.
③ 타 방화구획으로 대피하는 것보다 1차 화점으로 이동하는 것이 안전하다.
④ 보행이 가능한 환자는 계단보다 엘리베이터를 이용하여 신속하게 대피시킨다.

해설 **[화재발생 시 환자관리]**

① 화재발생 시 연기와 불을 차단하기 위한 자동 방화문이 닫히도록 설치되어 있어야 한다.
② 초동진화조가 도착하기 전까지는 우선 소화기로 진화를 시도한다.
③ 화재발생 시 피난대상 우선순위
- 화재발생 병실 환자와 화재발생 옆 병실 환자가 1차 피난대상이다.
- 화재발생 병실에서 가까운 병실의 환자 순서대로 2차로 대피시킨다.

④ 환자 유형별 대피방법
㉠ 경환자부터 중환자 순으로 대피
㉡ 걸을 수 있는 사람부터 걸을 수 없는 사람 순으로 대피
㉢ 자력으로 대피 가능한 거동환자 및 보호자, 방문객은 스스로 대피
㉣ 경환자는 대피요원과 보호자의 도움으로 대피하고, 중환자는 의료진이 동행하여 대피

09 질병관리본부에서 제시한 의료관련감염 표준예방지침(2017)상 전파경로에 따른 주의와 질병의 연결이 옳은 것은?

2018 지방직

① 공기전파주의 – 활동성 결핵, 홍역, 백일해
② 비말전파주의 – 디프테리아, 풍진, 유행성이하선염
③ 접촉주의 – VRE(Vancomycin-Resistant Enterococci)감염, 세균성 이질, 성홍열
④ 혈액(체액)주의 – A형 간염, B형 간염, HIV(Human Immunodeficiency Virus)

해설 표준전파주의는 모든 환자 처치 시 적용되며, 환자의 진단병이나 감염상태 등에 상관없이 적용하는 격리법이다. 혈액 및 모든 체액, 분비물(땀은 제외)은 혈액 포함 여부와 상관없이 표준전파주의법이 적용된다.

1) 공기전파주의 - 감염을 유발하는 작은 입자(5㎛)가 공기 중에 남아 있다가 취약한 숙주에게 흡입되어 감염(홍역, 수도, 폐결핵 등)
2) 비말전파주의 - 비말에 의해 전파되는 세균성, 바이러스성 호흡기계 감염(디프테리아, 백일해, 아데노바이러스, 인플루엔자, 풍진 등)
3) 접촉전파주의 - 직접 혹은 간접접촉에 의한 감염을 방지하기 위한 주의법으로 소화기계, 호흡기계, 피부 또는 창상감염이나 다제내성균(MRSA, VRE, C.difficle 등)이 집락된 경우 적용된다.

10 질병에 따른 격리 방법으로 옳은 것은?

2017 지방직

① 수두 – 공기전파주의 격리 방법을 적용하여 음압설비 병실을 제공한다.
② 세균성 이질 – 공기전파주의 격리 방법을 적용하여 1인 병실을 제공한다.
③ 홍역 – 비말전파주의 격리 방법을 적용하여 마스크를 착용한다.
④ 다제내성균 감염 – 비말전파주의 격리 방법을 적용하여 장갑을 착용한다.

해설

수두	10~21일 (평균 14-16일)	발진 1-2일 전부터 모든 피부 병변에 가피가 생길 때까지	• 모든 피부 병변에 가피가 생길 때까지(발진 발생 후 최소 5일간) 격리 • 단, 예방접종을 시행한 사람에게서 발생해 가피가 생기지 않은 경우: 24시간 동안 새로운 피부 병변이 생기지 않을 때까지 격리 • 수두에 걸린 엄마에게서 출생한 신생아가 입원 중인 경우: 생후 21일까지(면역글로불린 투여받았다면 생후 28일까지) 격리
홍역	7~21일 (평균 10-12일)	발진 4일 전부터 4일 후 까지	• 발진 발생 후 4일까지 격리
세균성이질	12시간~7일 (평균1~4일)	• 이환기간 및 증상 소실 후 대변에서 균이 검출되지 않을 때 까지 전파 가능하며, 보통 발병 후 며칠 ~4주 이내 전염력이 소실 • 드물지만 보균상태가 수개월 이상 지속 가능	• 설사 증상 소실되고, 항생제 치료 완료 48시간 후 24시간 간격 대변배양검사를 실시하여 2회 연속 음성 확인 시 까지 격리
다재내성균 감염증	잠복기가 명확하지 않음	환자 또는 병원체보유자와의 접촉, 체액 등에 오염된 기구나 물품 및 환경표면 등을 통해 전파 가능	• 격리(코호트 격리 포함) 및 접촉주의 시행

11 다음 중 의료기관인증평가의 정확한 환자확인 방법으로 옳지 않은 것은? 2016

① 확인 과정에서 개방형 질문으로 환자를 참여시킨다.
② 환자의 병실호수와 환자의 이름을 사용하여 확인한다.
③ 모든 상황과 장소에서 일관된 환자확인 방법을 사용한다.
④ 의사 표현이 어려운 환자는 별도의 확인 방법을 적용한다.

+해설 정확한 환자확인 방법으로는 개방형 질문을 이용하여 환자의 이름과 생년월일 또는 등록번호를 물어 보는 것이다.

[인증기준의 틀]
인증기준은 기본가치체계, 환자진료체계, 행정관리체계, 성과관리체계 등 4개 영역으로 구성된다.
인증을 받기 위해서는 전반적인 인증기준들을 충족하여야 하며, 특히 안전보장활동의 '환자안전' 및 '직원안전' 범주에 속하는 5개의 기준은 인증을 받기 위한 필수 기준으로서 반드시 충족되어야 한다.

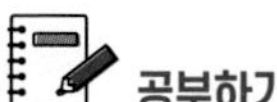

[의료기관인증평가기준에 근거한 환자확인 방법]

1) 개방형 질문으로 확인과정에 환자가 참여하도록 한다.
2) 환자이름, 생년월일, 등록번호 등 최소한 두 가지 이상의 확인 지표(indicator)를 사용하도록 한다.
3)환자의 병실호수나 위치를 알리는 지표는 환자확인 지표로 사용할 수 없다.
4) 모든 상황과 장소에서 일관되게 환자를 확인하는 방법을 적용해야 한다.
5) 환자가 의식이 없거나 의사표현이 어려운 경우에는 환자를 확인 할 수 있는 방법을 별도로 적용해야 한다.
6) 환자가 보는 앞에서 혈액 또는 다른 검체가 들어 있는 용기에 라벨링을 해야 한다.
7) 환자 확인이 필요한 시점은 다음과 같고 두 가지 이상의 지표를 사용하여 정확하게 환자를 확인해야 한다.
   - 의약품 투여 전,
   - 혈액제제 투여 전,
   - 검사 시행 전,
   - 진료, 처치 및 시술 전

12 환자와 직접 관계된 비정상적인 사건이 발생하였다. 사건 발생 이후의 행동으로 옳은 것은? 2015

① 사건보고서를 작성하고 환자의 챠트와 같이 보관하였다.
② 적신호 사건임이 판단되어 72시간 이내 병원 환자안전담당자에게 환자안전보고서를 제출하였다.
③ 환자의 챠트에 해당 사건에 대한 객관적이고 정확한 상황을 기록하였다.
④ 사건보고서에 해당 사건의 발생 이후에 행해진 치료에 대해 기록하지 않았다.

해설 환자를 간호함에 있어서 기록은 매우 중요한 간호행위이다. 또한 사건 발생에 대해 정확한 상황을 기록하는 것은 향후 법적인 부분에 있어서도 필요한 증거자료로 사용하기에 반드시 객관적으로 상황을 자세히 기록해야한다.

① 사건보고서는 환자의 챠트에 보관하지 말고 따로 보관한다.
② 적신호사건인 경우 48시간 이내에 보고서를 제출하게 되어 있고, 그 외의 사건은 7일 이내에 보고서 검토를 완료해야 한다.
④ 사건 발생 이후에 수행된 의료적 행위에 대해서는 반드시 기록해야 한다.

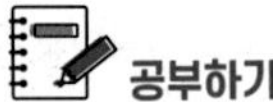

[사건보고]

1) 다수의 간호사가 예기치 않은 사건을 경험하며 사건보고서를 작성하며 사건보고서에 기록할 때 다음의 사항을 반드시 주의하여야 한다.
   ① 모든 사건은 객관적으로 기술한다.
   ② 완성된 사건 보고서에 덧붙여 기록하면 안 된다.
   ③ 개인적인 보관을 위하여 복사해서는 안 된다.
   ④ 비정상적, 비일상적인 발생과 사건을 기록해야 한다.
2) 적신호 사건은 위해 사건 중 환자가 사망 또는 영구적 손상 등 생명의 위협을 일으킨 경우를 의미하며 48시간 이내에 보고가 이루어져야 한다.

[적신호사건의 유형]

① 환자의질병과정과 관련되지 않은 예기치 않은 사망
② 환자의 질병과정과 관련되지 않은 치명적인 영구적손상
③. 잘못된 시술이나 환자에게 행해진 잘 못된 수술

13 환자에게 적용한 안전관리로 옳은 것은? 2015

① 혈액과 수혈기록표를 담당간호사와 다른 간호사를 포함하여 2인이 다시 한번 챠트와 대조하여 확인하고 각각 서명한다.
② 화재 발생 시, 피난 우선순위는 화재 발생병실 환자, 경환자, 중환자, 화재 발생병실 옆 병실 환자, 직원 순이다.
③ 오랜 침상안정 후 처음 보행할 때는 보조적인 도움 없이 혼자서 걸어보도록 하여 어지러움 여부를 확인한다.
④ 간호사는 환자에게 억제대 적용이 필요하다고 판단하는 경우 의사와 협의하여 의사 처방에 의해 적용한다.

해설 실제 복수 답안으로 처리된 문제로 ①④번 모두 정답으로 볼 수 있다.

① 수혈은 용혈반응으로 인해 환자에게 치명적인 위해를 입힐 수 있으므로 반드시 두 사람이 확인하게 되어 있으므로 옳은 설명이다.

② 화재 발생 시 대피 순서는 화재가 발생한 병실 → 인접한 병실 → 경환자 → 중환자 → 직원순서이다.
③ 오랜 침상안정 후에는 어지러움으로 쓰러질 수 있기 때문에 보조적인 도움을 주어야 한다.

안전관리는 간호단위 관리에서 가장 자주 출제되고 있는 문제이다. 환자에게 적용하고 있는 환자에게 적용한 안전관리라는 의도를 파악하고 문제를 잘 이해하여야 한다.

공부하기

[안전관리]

(1) 안전관리의 개념

사고로 인한 손실을 미연에 방지하기 위해 사고발생 원인을 제거하고 간호계획을 수립하여 대상자에게 안전한 간호를 시행하는 것이다.

(2) 안전관리의 위험요소

① 기술, 환경적 요인 : 잘못된 건물구조와 운영관리 부실, 조명, 소음, 환기 등의 불안정한 상황, 시설 결함, 부적절한 설비, 불완전한 구조, 불안전한 도구

② 인적 요인 : 기술 및 지식의 부족, 부주의 등 직원에 의해 발생되는 사고요인들

③ 안전관리에 관심을 기울여야 하는 대상자

㉠ 연령, 질병, 약물복용으로 인한 무기력 상태

㉡ 부주의, 무관심, 건망증 증상이나 시력, 청력의 장애를 보이는 환자

㉢ 정신적, 감정적 변화로 인한 판단력 결핍

㉣ 졸도, 경련, 뇌출혈, 심장마비 등의 위급한

14 다음 중 간호단위 감염관리에 대한 설명으로 옳은 것은? 2014

① 병원감염의 원인병원체는 포도상구균이 50~70%로 가장 높은 비율을 차지한다.
② 병원감염의 발생부위는 수술 후 창상감염이 30~40%로 가장 많이 발생한다.
③ 병원감염은 입원환자 자신에게서 발현하는 내인성 감염을 말한다.
④ 병원감염은 중환자실보다 미생물 오염 가능성이 높은 일반 병실에서 발생 빈도가 높다.
⑤ 병원감염 예방을 위한 표준주의는 환자의 진단명과 감염상태에 관계없이 모든 환자에게 적용한다.

해설 ① 병원 감염의 원인병원체는 그람음성간균이 50~70% 정도로 대부분을 차지한다.
② 병원감염의 발생부위는 요로감염이 30~40%로 가장 많다.
③ 병원감염은 환자 스스로의 면역력 저하로 발생하는 내인성 감염과 진료의 처치과정에서 발생하는 외인성 감염으로 나뉜다.
④ 미생물 오염 가능성이 높은 중환자실, 화상환자병동, 투석실 등이 병원감염의 빈도가 높다. 병원감염은 환자 스스로의 내인성과 의료인에 의한 직접적인 전달 그리고 환경적인 요인과 의료기구에 의해 생길 수 있는 감염을 의미한다. 감염을 예방할 수 있는 가장 기초적이면서 손쉬운 방법은 손씻기이다.

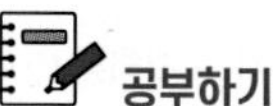

[감염관리의 필요성]

노령인구의 증가, 장기간의 항생제 사용으로 인한 항생제 내성균 증가, 각종 인체 내 삽입기구 시술의 확대 등으로 병원감염이 증가하는 실정이다.

[병원감염 발생빈도]

① 미생물의 오염가능성이 높은 중환자실과 화상환자병동, 투석실 등에서 높게 발생한다.
② 원인병원체로는 그람음성간균이 50~70%로 대부분을 차지한다.
③ 감염 발생 부위는 요로감염이 30~40%로 가장 높다.

15 약물사고를 막기 위한 투약의 일반적인 지침으로 옳지 않은 것은? 2013

① 경구 투약시 환자가 완전히 복용할 때까지 옆에서 확인한다.
② 투약은 투약시간 직전에 준비하며 약물을 준비한 간호사가 직접 시행한다.
③ 물약 또는 침전되는 약물 주입시 침전물이 섞이지 않도록 한다.
④ 정확한 환자·약품명·용량·투약경로·시간인 5right를 정확히 지키며 투약한다.
⑤ 진통제, 항경련제, 항고혈압제, 기관지확장제는 일정한 간격을 두고 투여한다.

해설 간호단위 관리에서의 투약에 관한 안전관리에 대한 문제이며 물약 또는 침전되는 약물을 주입시에는 침전물이 잘 섞이도록 가볍게 흔들어주어야 한다.

[약품관리방법]

① 응급약이나 비상약 등은 반드시 인수인계를 한다.
② 경구약과 주사약 등을 개인별로 관리하도록 한다.
③ 유효기간이 지난 약은 즉시 교환하여야 한다.
④ 사용이 중단되거나 폐기처분해야 하는 주사약은 즉시 반납하도록 한다.

16 간호단위의 관리목표로 옳지 않은 것은? 2013

① 지역사회와의 관계를 육성하여 발전을 도모하도록 한다.
② 의사의 진단과 치료를 위한 보조적 업무를 수행한다.
③ 환자의 안위를 위한 물리적 환경조성과 안전관리를 수행한다.
④ 환자를 위해 개별적 간호요구에 따른 과학적인 간호계획을 수행한다.
⑤ 효율적인 물품관리를 통하여 최소의 소비와 최대의 효과를 얻을 수 있도록 한다.

해설 간호단위는 병원 내의 최소 단위이며 병원을 제외한 모든 범위는 지역사회에 해당하므로 ① 은 옳지 않다.

[간호부의 목적 달성을 위한 간호단위의 관리목표]

(1) 개별적 간호요구에 부합한 과학적인 간호 계획을 수립한다.
(2) 환자의 안위를 위해 물리적 환경조성과 안전관리를 수행한다.
(3) 환자에게 쾌적하고 안전한 환경을 조성한다.
(4) 의사의 진단과 치료를 위한 보조적 업무를 수행한다.
(5) 의사의 처방에 의한 투약과 처치를 정확하게 실시한다.
(6) 환자의 가족에게 건강 관련 교육을 실시한다.
(7) 간호사와 학생의 교육적 욕구를 충족시킨다.
(8) 타 부서 직원들과 협조적인 의사소통과 인간관계를 수립한다.
(9) 간호단위에서 근무하는 직원들의 건강, 복지, 만족을 도모하며 교육적 욕구도 충족시킨다.
(10) 간호실무의 향상을 도모하기 위해 간호연구를 시행한다.
(11) 효율적인 물품관리를 통하여 최소의 소비와 최대의 효과를 얻을 수 있도록 한다.

17 간호정보 표준화에 대한 노력으로 볼 수 있는 것을 모두 고르면? 2013 서울시

가. 간호 최소자료세트
나. NANDA taxonomy II
다. 간호관리 최소자료세트
라. NIC

① 가, 나. 다
② 가, 다
③ 나, 라
④ 라
⑤ 가, 나, 다, 라

해설 나)는 북미간호진단체계(NANDA taxonomy II), 라)는 간호중재분류체계(NIC; Nursing Interventions Classification)이다.

간호최소자료세트는 임상간호 실무를 위한 최소자료세트와 간호관리 부문의 최소자료세트로 구분되는데, 간호사가 환자의 직접간호보다는 더 많은 시간을 간접적인 간호와 관리에 사용한다는 계속적인 연구보고와 빠르게 변하는 보건의료 환경이 간호사의 관리능력을 더 필요하게 만들었기 때문에 최근에 간호관리 부문의 최소자료세트 개발의 필요성이 더욱 확대되었다.

(1) 간호최소자료세트(NMDS;Nursing Minimum Data Set)
필수적인 자료수집을 위한 표준화 노력으로서 여러 자료 사용자의 필수적인 요구를 충족시키는 특수한 간호 영역에 관하여 동일한 정의와 범주를 갖는 정보 항목의 최소세트이다.

(2) 간호관리 최소자료세트(NMMDS;Nursing Management Minimum Data Set)
① 간호관리 최소자료세트는 간호관리자를 위해 관리에 관한 중요한 자료수집을 표준화시키는 작업을 의미한다.

② 간호관리자의 의사결정을 지원할 수 없는 한계를 극복하기 위해 관리적 차원에서 효과성 평가에 필요한 요소들을 추가로 삽입하여 간호단위 수준과 조직 수준에서 간호관리 최소자료세트가 제시되었다.

18 의료사고에 대한 사건보고서 내용에 들어가야 할 요소로 옳지 않은 것은? 2013 서울시

① 상해정도
② 추정되는 사건 발생 원인
③ 사건을 당한 사람의 이름
④ 사건을 당한 사람의 반응
⑤ 사건 후 조치

해설 환자와 직접적으로 관련된 사건은 해당 사건에 관해 객관적이고 정확하게 상황을 기록히여야 힌다.
④ 사건을 당한 사람의 반응은 주관적인 요소에 해당함으로 옳지 않은 답이 된다.
사건보고서는 별도로 기록하여 관련 부서에 제출하도록 하고 사건 발생 이후에 행해진 치료에 대해서도 반드시 기록하도록 한다.

[사건보고서]
① 보고는 정확한 사건의 경위를 밝히기 위한 것으로 6하원칙(누가, 언제, 어디서, 무엇을, 어떻게, 왜)에 준하여 기술한다.
② 사건보고서에는 사건발생 경위, 사건발생 장소 및 시간(일시), 사건발생의 내용(피해나 상해정도), 사건발생의 원인, 환자(피해자)의 간단한 인적사항, 사건발생에 따른 조치사항 등이 들어가야 한다.

19 간호단위 관리자가 물품을 효과적으로 관리하기 위한 활동으로 옳지 않은 것은? 2011

① 사용빈도가 높고, 소모량이 일정하며, 부피가 작은 물품은 정수보충방식으로 공급한다.
② 린넨은 간호단위별로 표준수량을 정하여 공급하며, 정기적으로 실사하여 손실량을 산정한다.
③ 사용빈도가 낮고, 유효기간이 경과하지 않은 여분의 물품은 구매처에 반납하거나 타부서에서 활용할 수 있도록 처리한다.
④ 물품의 기능을 분석하여 불필요한 기능은 제외하고, 가장 경제적인 기능과 가격의 물품을 찾는다.

해설 ①은 정수교환 방식에 대한 설명이다.
정수보충은 물품 중 부피를 많이 차지하고 사용빈도가 높은 품목에 대하여 정기적으로 재고량을 파악한 후 사용한 양만큼 채워주는 방법이다.

[물품의 보관방법]

① 간호단위 관리자의 책임하에 창고나 물품장에 품명과 규격에 따라 분류하여 보관한다.
② 비품은 유용성, 청결, 안정성을 고려하여 배치하고 고액 물품, 변질되기 쉬운 것, 고무제품 등은 통풍에 더욱 주의하여 보관한다.
③ 새로운 물품은 사용법과 사후 처리에 대한 매뉴얼을 제시하고 소독품은 소독 날짜가 최근 것일수록 뒤에 둔다.
④ 모든 간호사가 쉽게 찾을 수 있도록 항상 같은 자리에 두어야 한다.

20 퇴원계획이 적절하였을 경우 기대되는 결과를 모두 고르면? 2011

가. 질병의 재발률 감소	나. 응급실 방문율 증가
다. 제공되는 서비스의 중복 감소	라. 재입원율 증가

① 가, 나, 다
② 가, 다
③ 나, 라
④ 라
⑤ 가, 나, 다, 라

해설 입원 시부터 환자의 적절한 퇴원계획을 세우는 경우의 기대되는 경우 기대되는 결과는 다음과 같다.
-입원기간 단축
-재입원율 감소
-서비스 중복 감소
-응급실 입원감소

[퇴원계획 수립 시 고려해야 할 5가지 변수]

(1) 질병/건강의 연속선상에서의 정도
(2) 간호의 기대되는 결과
(3) 요구되는 간호의 기간
(4) 필요로 하는 서비스의 종류
(5) 활용 가능한 자원

21 병원감염에 대한 설명들이다. 옳은 것을 고르시오. 2011

① 가장 흔한 원인 병원체는 그람양성간균이다.
② 가장 흔한 감염 부위는 수술 후 창상감염이다.
③ 병원직원에게 정기적 건강검진과 예방접종을 실시한다.
④ 병원의 모든 공간은 동일한 기준을 적용하여 청소한다.
⑤ 병원직원이 감염에 노출된 경우엔 특별한 조치가 불필요하다.

해설 최근 메르스와 C형감염, 슈퍼박테리아 등 병원감염이 이슈화 되면서 감염병에 관한 법률까지 강화되고 있는 추세이므로 병원 감염에 대한 내용은 꼼꼼히 숙지해야 한다.

[병원감염]

① 병원감염은 환자 스스로의 내인성과 의료인에 의한 직접적인 전달 그리고 환경적인 요인과 의료기구에 의해 생길 수 있는 감염을 의미한다.
② 의료인들은 병원감염 예방을 위해 적극적인 관리를 해야하며, 감염을 예방할 수 있는 가장 기초적이면서 손쉬운 방법은 손씻기이다.
③ 병원감염 예방을 위한 표준은 환자의 진단명과 감염상태에 관계없이 모든 환자에게 적용한다
④ 미생물의 오염가능성이 높은 중환자실과 화상환자병동, 투석실 등에서 높게 발생한다.
⑤ 원인병원체로는 그람음성간균이 50~70%로, 포도상구균이 10~20%를 차지한다.
⑥ 감염 발생 부위는 요로감염이 30~40%, 수술 후 창상감염 20~25%, 호흡기계 감염 10~20% 순서로 높다.

22 노인요양시설에서 시행하고 있는 낙상 방지대책으로 옳지 않은 것은? 2010

① 시야를 고려하여 창문을 낮게 한다.
② 변기나 욕조 주위에 손잡이를 설치한다.
③ 바닥에 물이나 미끄러운 용액이 있는지 자주 관찰한다.
④ 운반차로 환자 이동시 침대 난간을 올려 고정시킨다.

해설 창문을 낮게하여 부주의로 인해 낙상 할 가능성이 더 높아지므로 올바른 방지대책이 될 수 없다. 창문을 높게하고 침상을 낮게 유지해야 한다.

[낙상 고위험환자의 기준]

㉠ 낙상 위험군 사정결과 14점 이상인 환자
㉡ 7세 이하 소아, 65세 이상 노인
㉢ 무의식 환자, 혼미한 환자, 정서불안 환자, 경련의 우려가 있는 환자
㉣ 시력 또는 청력장애 등 감각지각 이상 환자
㉤ 항우울제, 항불안제, 항정신치료제, 최면진정제, 이뇨제 등을 복용하는 환자
㉥ 당일 수술환자
㉦ 낙상의 기왕력이 있는 환자
㉧ 현기증 체위성 저혈압이 있는 환자

23 간호기록 방법이 옳은 것을 모두 고르시오. 2010

> ㉠ 서명 시 정자를 사용한다.
> ㉡ 약어사용시 표준약어만 사용한다
> ㉢ 환자가 주어일 때 환자를 생략한다
> ㉣ 존칭을 사용하지 않는다.

① ㉠, ㉡, ㉢
② ㉠, ㉢
③ ㉡, ㉣
④ ㉣
⑤ ㉠, ㉡, ㉢, ㉣

해설 이상 모두 기록에 대한 옳은 내용이다.

일반적으로 환자기록을 할 때에는 다음과 같은 점을 유의하여야 한다.

㉠ 환자에 관한 기록이므로 환자라는 용어는 사용하지 않는 것이 원칙이다. 즉 주어가 환자일 경우에는 주어를 생략한다.

㉡ 기록 시 구체적이고 정확히 표현하도록 하며, 기록을 미리 하거나 시간이 지난 다음에 하지 않고 간호 수행 후 바로 기록해야 한다.

㉢ 의학 용어를 제외하고는 한글을 사용하는 것이 원칙이며, 약어 사용 시에는 표준약어만 사용하고, 임의로 만든 약어를 이용하여 기록하지 않는다.

㉣ 증상관찰, 약물투여, 간호시술 등을 기록할 때 실시한 시간과 시술과정 및 기록자 서명을 알아볼 수 있게 기록해야 한다. 기록이 잘못 되었을 때에는 붉은 색으로 사선을 두 줄 긋고 'error'라고 쓴 다음 다시 쓰도록 한다.

㉤ 기록 시에는 존칭을 사용하지 않는다.

㉥ 기록자의 이름을 정자로 기록한다.

㉦ 병원마다 방식이 약간 다르긴 하지만 일반적으로 오후 7시부터 아침 6시 59분까지 붉은 색으로, 아침 7시부터 오후 6시 59분까지는 검정색으로 기록하여 주·야간의 구분이 명확하도록 한다. 전산시스템 이용 시 자동적으로 색깔이 변경된다.

UNIT 02 _ 기출응용문제

01 환자가 낙상을 하였다. 이것은 무엇과 연관되어 있는가?

① 환경관리
② 감염관리
③ 위험관리
④ 안전관리

해설 낙상은 안전관리를 묻는 예시로 가장 많이 나오며, 실제 병원에서 자주 일어나는 의료사고의 하나이다.

02 다음 중 사고를 미연에 방지하여 예방하는 것은 어떤 관리인가?

① 안전관리
② 감염관리
③ 환경관리
④ 재난관리

해설 안전관리란 사고로 인한 손실을 미연에 방지하기 위해 사고발생 원인을 제거하고 간호계획을 수립하여 대상자에게 안전한 간호를 시행하는 것이다.

03 병원감염을 예방하기 위한 방법들 중 가장 효과가 적은 것은?

① 면회 온 어린이에게 덧가운을 착용하여 면회시킨다.
② 병원직원들을 위한 계속적인 교육사업을 유지한다.
③ 교차감염을 막기 위해 격리시설을 구비한다.
④ 간호사는 환자 접촉 전·후 반드시 손을 씻는다.

해설 어린이의 경우 감염 위험성이 높으므로 가능한 감염환자와 접촉이 없도록 지도해야 한다.

04 환자기록의 중요성에 대한 설명으로 옳지 않은 것은 무엇인가?

① 환자기록은 진단 및 치료와 간호에 도움이 된다.
② 환자기록은 교육과 연구에 중요한 자원이 된다.
③ 환자기록은 법적으로 중요한 자료가 되기 때문에 직원들을 보호하는 근거가 된다.
④ 환자기록은 병원수입에 직접적인 영향이 있기 때문에 도움이 된다.

해설 환자의 상태를 기록하는 것이 병원 수입에 직접적인 영향을 미치지는 않는다. 대상자의 간호를 계획함에 있어서 기록에서 필요한 정보를 얻을 수 있고 의료사고 발생 시 간호기록은 법정에서 증거로 채택 될 수 있으므로 수행한 간호행위에 대한 기록은 매우 중요한다.

05 병동의 환경에 대한 설명이다. 적절하지 못한 것은?

① 환자방은 30dB, ICU 30~50dB 간호사실은 40dB 이하로 유지한다.
② 무의식 환자인 경우 육체적 노출도 무관하다.
③ 다인용 입원실에서는 프라이버시 유지를 위해 커튼을 이용한다.
④ 병원환경에서 추천하는 온도는 18~23℃이다.

해설 무의식 환자의 경우에도 스크린과 커튼을 쳐주어서 프라이버시를 지켜주어야 한다.

06 간호단위의 기록에 관한 설명이다. 옳지 않은 것은?

① 일정기간이 지나서 가치 없는 기록이라도 폐기할 수 없다.
② 기록의 종류와 양식은 의료기관의 정책과 전산화 여부에 따라 일정하지 않다.
③ 올바른 환자기록은 신속성, 정확성, 명확성, 단순성, 완전성, 진실성이 있어야 한다.
④ 환자나 가족은 환자기록이 필요할 경우 서명이나 기타 요청을 통해 기록의 사본을 볼 수 있다.

해설 ① 기록은 일정기간 보관 후 폐기될 수 있다.

[「의료법」에 의한 진료에 관한 기록의 보존기간]

(1) 10년:진료기록부, 수술기록
(2) 5년:환자의 명부, 검사소견 기록, 방사선 사진 및 그 소견서, 간호기록부, 조산기록부
(3) 3년:진단서 등 부본(진단서, 사망진단서, 시체검안서 등 별도 구분하여 보존)
(4) 2년:처방전

07 다음 물품관리의 과정 중 가장 우선순위가 높은 것은?

① 직원교육
② 물품청구
③ 재고관리
④ 표준설정

해설 **[물품관리의 과정]**
기준량(표준) 설정- 물품청구와 교환 - 물품의 구매 - 물품의 보관과 사용 - 재고목록과 정기점검(재고관리) - 물품사용의 지도와 훈련(직원교육)

08 물품 공급 방법 중 사용빈도가 높고 부피를 많이 차지하는 품목에 대하여 정기적으로 재고량을 파악한 후 사용한 양만큼 채워주는 방법은?

① 정수보충
② 정수교환
③ 정규청구
④ 응급청구

해설 정수교환과 정수보충의 개념을 확실히 알고 있는지에 대해 묻는 문제이다.
물품 중 부피를 많이 차지하고 사용빈도가 높은 품목에 대하여 정기적으로 재고량을 파악한 후, 사용한 양만큼 채워주는 방법은 정수보충이고 소모량이 일정하고 사용빈도가 높으며 부피가 작은 물품들을 대상으로 정기적으로 정해진 수량만큼 공급하는 방법은 정수교환이다.

09 물품 청구 및 공급체계에 대한 설명 중 옳은 것은?

① 정수교환은 사용빈도가 높고 부피가 작은 물품이다.
② 정수교환을 사용빈도가 낮고 부피가 작은 물품이다.
③ 정수보충은 사용빈도가 높고 부피가 작은 물품이다.
④ 정수보충은 사용빈도가 낮고 부피가 큰 물품이다.

해설 물품 청구 및 공급체계로 정수교환은 사용빈도가 높고 부피가 작은 물품을 대상으로 한다. 정수 보충은 사용빈도가 높은 물품 중 부피가 큰 물품을 대상으로 한다.

10 다음 중 수간호사의 역할과 기능으로 맞지 않는 것은?

① 간호부서 정책의 집행 등 실무행정
② 직접적인 환자간호와 관련된 역할
③ 병동의 전반적인 재정관리기능
④ 업무능력 평가, 불화 조정

해설 [수간호사의 역할과 기능]

① 환자관리기능 - 직접적인 환자간호와 관련된 역할
② 실무행정 관리기능 -간호부서 정책의 집행 등 실무행정
③ 인사관리기능 - 업무능력 평가, 불화 조정
④ 감독기능 - 병동의 전반적 감독
⑤ 병동관리기능 - 안전 및 환경관리
⑥ 교육 및 연구기능 - 신규간호사 및 학생지도 교육 연구
⑦ 사무관리기능 - 업무처리기능

11 "환자의 건강문제와 간호에 관계되는 정보만을 기록해야 하며 환자가 간호사에게 준 다른 개인적인 정보는 기록하지 않는다" 간호기록의 원칙 중 어디에 해당하는가?

① 정확성
② 적합성
③ 적시성
④ 완전성

해설 ② 환자의 건강문제와 간호에 관계되는 정보만을 기록하는 것은 적합성에 해당한다.

① 정확성
기록의 표기가 올바르고 정확해야 함은 기본이다. 정확한 표기를 위해서는 사실 또는 관찰한 것만을 적어야 하며, 의견이나 관찰내용을 해석해서 기록하면 안 된다. '환자가 비협조적이다(의견).'라고 기록하는 것보다는 '환자가 투약을 거부했다(사실).'고 기록하는 것이 더 정확하다.'환자가 우울하다(해석).'는 것보다 '울고 있다(관찰)'는 표현이 적합하다.

③ 적시성
각 기록은 사전에 하는 것이 아니라 간호를 수행한 직후에 해야 한다. 시간이 지나면 자세한 내용은 잊어버릴 수 있기 때문에 기억과 생각에만 있고 기록으로 남기지 않은 것도 직무 유기로 본다.

④ 완전성
간호사가 환자에 대해 완전한 정보를 기록하려면 환자의 상태변화(행동, 신체기능 등)와 육체적인 증상이나 징후, 제공된 간호, 의사나 다른 의료요원의 방문 등 기본적인 정보를 필수적으로 포함하여야 한다.

12 환자안전문제를 다루는 간호관리자의 태도로 가장 옳은 것은?

① 환자안전과 관련된 문제의 책임소재를 명확히 한다.
② 개인의 잘못이 아닌 시스템에 초점을 두어 접근한다.
③ 병원이 정한 한 가지 방법으로 보고할 수 있게 한다.
④ 환자안전문제는 정해진 책임자를 통해서만 보고되도록 한다.

해설 환자안전의 운영체계에서 가장 중요한 관점이다. 현대의 환자안전 분야에서는 개인의 책임보다는 오류

를 예방하거나 발견하기 위한 시스템의 강화 필요성을 강조한다.

① 오류는 누구에게나 발생될 수 있다. 오류가 발생되었을 대 관리자의 사려 깊은 접근이 요구된다. 책임 소재는 무모하고 신중하지 못한 방만 혹은 위반사례에 국한된다.

③ 환자안전의 문제가 발생하였을 때 상황에 따라 여러 방법으로 보고할 수 있어야 한다.

④ 환자안전 문제는 모든 사람이 보고할 수 있도록 해야 한다.

13 다음 보고를 할 때 유의할 사항으로 맞지 않는 것은?

① 객관적이고 핵심적인 사항을 요약하여 간결하게 보고한다.

② 어떻게 보고할지 보고의 방법을 택할 것

③ 무엇을 누구에게 보고하는지를 확실히 정할 것

④ 가능한 한 구체적이고 상세하게 보고하되 환자에게 유리하게 할 것

+해설 가능한 사실을 정확하게 요점을 강조하여 간결하게 보고해야 하며 환자에게 유리하게 보고하는 것은 객관적이지 못한 행동이므로 옳지 않다.

14 응급카트 물품의 인수인계 시 가장 우선적으로 확인해야 할 사항은?

① 약물의 유효기간

② 물품사용 중 문제점

③ 비품의 수량 및 위치

④ 물품 목록의 실제 수량

+해설 간호 단위에서 올바른 물품관리를 위해 확인해야 할 사항은 다음과 같다.

1) 물품의 점검지침 내용 : 유용성, 청결성, 안전성
2) 물품사용방법에 대한 내용
3) 물품목록에 의한 수량 확인
4) 물품의 인수인계 도구
5) 물품관리의 문제점, 개선방안

15 다음 중 화재발생 시 대피요령으로 옳지 않은 것은?

① 자세를 높여 재빨리 이동한다.

② 닫혀 있는 출입문을 함부로 열지 않는다.

③ 유도등을 따라 가장 가까운 비상구로 나간다.

④ 승강기는 정전 등으로 정지 시 위험하므로 이용하지 않는다.

해설 연기가 천장에서 아래로 내려오기 때문에 자세를 최대한 낮추도록 한다.
그 외에도 수건에 물을 적시거나 물수건 등으로 입과 코를 막아 연기 흡입을 최소화 하는 것이 2차적인 상해를 예방하기에 중요하다.

16 간호기록의 원칙에 해당하지 않는 것은?

① 정확성 ② 적합성 ③ 구체성 ④ 완전성

해설 간호기록의 원칙은 정확성, 적합성, 완전성, 간결성, 적시성이다.
③ 간호기록은 의사소통의 시간을 절약하기 위해서 간결하게 작성해야 하므로 구체성은 맞지 않다.

17 병실 소음을 조절하기 위해 환자방은 몇 dB 정도를 유지하는 것이 바람직한가?

① 30dB ② 40dB ③ 50dB ④ 60dB

해설 환자방은 30dB을 유지하고 간호사실, 준비실, 처치실도 40dB을 유지하도록 한다.

18 감염관리를 위해 간호단위에서 계속적으로 관리해야 할 범위가 아닌 것은?

① 손씻기 ② 청결상태 점검
③ 교차감염 예방 ④ 불안전한 설비점검

해설 불안전한 설비의 점검은 감염관리가 아닌 안전관리의 범위에 해당한다.

19 간호부서장의 간호단위 상황을 전체적으로 이해하고 파악할 수 있는 보고체계는?

① 24시간보고 ② 특수사건보고
③ 직원보고 ④ 실무교육보고

해설 ① 24시간보고는 각 근무교대 시간 30분전 기록하여 보고하는 것이다. 환자의 일일상태, 입.퇴원환자, 전과, 중환자, 수술 및 특수 검사환자,근무시간에 입원하고 있는 중환자수, 간호진단 계획 등을 기록하여 보고한다.
② 특수사건보고는 환자의 치료 과정 중 발생하는 비정상적이거나 예기치 않았던 사건 보고하는 것이다.

20 병원감염관리에 관한 설명으로 옳은 것은?

① 병원감염의 발생빈도는 호흡기계 감염이 가장 흔하다.
② 병원감염의 60% 정도가 예방이 가능하다.
③ 현재 많은 병원들이 감염관리 부서를 독립적으로 운영하고 있다.
④ 병원 감염이란 입원 당시에는 없던 감염증이 입원 후 24시간 이내에 나타나는 것을 의미한다.

해설 병원감염관리에 관한 법률이 강화되면서 독립적으로 감염관리 부서를 운영하는 병원이 점차 증가하고 있다.
① 병원감염은 요로감염이 가장 많다.
② 병원 감염의 30% 정도가 예방 가능하다.
④ 병원감염이란 입원 당시에는 감염의 증상이나 잠복상태가 아니었던 감염증이 입원 기간 동안 발생한 것이다. 수술 환자의 경우 수술 후 30일 이내에 발생하는 경우를 병원감염이라 한다. 또한 병원 감염은 여러 경로를 통해서 일어날 수 있다.

21 간호정보시스템을 개발해서 활용할 때의 이점으로 옳지 않은 것은?

① 시간과 장소의 제한이 없는 학습을 가능하게 한다.
② 학습과정에서 수많은 자료의 이용과 접근을 용이하게 한다.
③ 교과과정 계획과 평가를 위한 기초를 마련한다.
④ 직접간호시간을 단축함으로써 간호의 질향상을 도모하게 한다.

해설 간호정보시스템의 궁극적 목적은 중복이나 수작업으로 낭비되는 시간을 줄이고 환자를 돌보는 직접간호 시간이 늘리는 것이다.

22 정보화시대 간호관리자에게 필요한 보건의료정보에 대한 설명으로 옳지 않은 것은?

① 현대사회에서 정보란 개인이나 조직이 의사결정을 하는 데 사용되도록 의미있고 유용한 형태로 처리된 데이터이다.
② 컴퓨터를 간호업무에 도입하는 궁극적인 목적은 간호업무처리시간의 절약 및 업무의 정확성을 높이기 위해서 이다.
③ 보건의료용어의 표준화는 학계 간 커뮤니케이션을 원활하게 하기 위해서도 중요하다.
④ 간호행정 및 관리분야에서 활용될 수 있는 간호정보 시스템으로는 간호인사관리 시스템, 물품관리 시스템, 환자중증도 분류 시스템 등이 있다.

해설 간호업무처리시간을 절약하여 환자 곁에서 직접간호를 적용하는 시간을 더욱 확보하고자 컴퓨터를 간호업무에 도입하게 되었다.

23 32세 여성환자가 활동성 결핵으로 중환자실에 입원하였다. 입실 시에 스크리닝 검사에서 다제 내성균이 배양된 것으로 판명되었다. 병원감염관리를 위한 중재 중 공기전파를 가장 효과적으로 차단할 수 있는 것은?

① 격리실에 격리하여 커튼을 쳐 준다.
② 격리실에 격리조치하고 음압으로 환기를 조정한다.
③ 격리실에 다른 다제내성균 환자와 같이 격리하였다.
④ 담당간호사에게 비닐 앞치마와 장갑을 반드시 착용하게 한다.

✚해설 격리실은 모든 감염환자를 대상으로 해야하지만 격리실이 부족한 경우에는 공기전파 대상자부터 우선 격리하도록 한다. 결핵환자는 병실 내부의 공기가 외부로 나가지 않도록 음압으로 조정하고 의료진은 특수 마스크를 반드시 착용해야한다.

24 다음 보기에서 설명하는 것은 무엇인가?

> 보건의료기관에서 간호서비스와 자원을 관리하기 위하여, 환자간호를 제공하는 과정에서 발생하는 정보를 관리하기 위하여, 간호실무에 연구자원과 교육응용을 연계하기 위하여 필요한 자료를 수집하고, 저장하고, 처리하고, 검색하고, 보여주고 전달할 수 있도록 통합적으로 조직된 것을 말한다.

① 간호정보　　② 간호정보학
③ 간호정보체계　　④ 간호관리정보체계

✚해설 ① 간호정보는 자료를 활용할 사람들이 자료를 같은 의미로 여기도록 분류하고 해석된 간호관련 자료이다.
② 간호정보학은 간호정보·간호지식을 관리하고 가공처리하는 것을 연구하는 학문이다.
④ 간호관리정보체계는 간호행정 및 관리를 도울 수 있도록 개발된 정보시스템으로 일반적으로 간호인력과 비용에 관한 정보를 포함한 정보체계이다.

25 병동PCS를 통해 의사처방은 각 검사실과 약국 등의 진료지원부로 전달되고 각 검사실은 검사결과 및 검사예약, 처방전달 상태를 병동으로 전달한다. 이와 관련된 것은?

① 병원정보시스템　　② 의료보험청구시스템
③ 처방전달시스템　　④ 전자차트시스템

해설 **[처방전달시스템(OCS)]**
① 처방전달시스템은 POE시스템(Provider's Order Entry System)이라고도 한다.
② 병원정보시스템 중 가장 기본이 되는 시스템이다.
③ 환자에게 발생되는 처방을 중심으로 진료 부서, 진료지원 부서, 원무 부서 간에 전달되는 과정을 전산화한 시스템이다.
④ 처방전달시스템의 사용으로 간호관리에 있어서 직종과 직급별 업무한계를 명확히 할 수 있다.
⑤ 체계적이고 계획적인 업무처리로 업무효율성을 증대시킬 수 있다.
⑥ 부서 간의 유대강화와 직원 근무만족도 향상, 환자 서비스의 극대화, 보조인력 감소로 병원경영의 합리화를 가져올 수 있게 되었다.

26 간호단위(nursing unit)의 주요기능에 포함되지 않는 것은?

① 간호제공기능
② 인간관계기능
③ 간호지원기능
④ 간호통제기능

해설 간호단위의 주요기능으로는 간호제공기능, 간호지원기능, 커뮤니케이션과 인간관계기능이 있다.

27 다음 중 24시간 보고서의 내용에 기록되어야 하는 것은 무엇인가?

① 전과 환자
② 의료사고
③ 약물 부작용
④ 물품 파손

해설 24시간보고서는 각 근무교대 시간 30분 전 정도에서 기록하는 보고서로 환자의 일일상태, 입·퇴원환자, 전과 환자, 중환자, 수술 및 특수 검사환자, 근무시간에 입원하고 있는 중환자 수, 간호진단 계획 등을 기록하여 간호단위의 사항을 한눈에 알 수 있게 한다.

28 병동에서 실습 중이던 학생 간호사가 실수로 감염성 질환 환자에게 사용한 바늘에 손을 찔렸다. 이 때 가장 먼저 해야 할 일은 무엇인가?

① 응급처치를 시행한다.
② 소속 대학에 알린다.
③ 응급실로 데리고 간다.
④ 감염관리부서에 알린다.

해설 감염이 의심되는 상황에서는 우선적으로 응급조치를 먼저 시행해야 한다. 이후 병원의 지침에 따라 행동하는 것이 맞다.

CHAPTER 08
간호관리의 법적 측면과 간호윤리

UNIT 01 _ 기출문제

01 환자의 권리 중 자기결정권과 관련하여 간호사가 상대적으로 가지게 되는 법적의무사항으로 가장 옳은 것은? 2020 서울시

① 주의의무
② 확인의무
③ 결과예견의무
④ 설명 및 동의의무

해설 **[설명 및 동의의무의 내용]**
설명의무란 수술 등 침습을 하는 가정과 그 후에 나쁜 결과가 발생할 개연성이 있는 의료행위를 하는 경우 또는 사망 등의 중대한 결과발생이 예측되는 의료행위 등과 같이 환자의 자기결정이 요구되는 경우, 환자에게 의료행위를 받을지의 여부를 결정하는 데 필요한 정보를 제공하고 동의를 구하여야 할 의무를 말한다.

02 간호사는 간호조무사에게 욕창 발생의 위험이 있는 환자를 2시간마다 체위변경을 하도록 지시하였다. 간호조무사는 간호사의 지시를 잘못 듣고 4시간마다 체위변경을 시행하였고 이로 인하여 1단계 욕창이 발생하였다. 간호사의 행위에 해당하는 것은? 2019 서울시

① 설명의무 태만
② 확인의무 태만
③ 동의의무 태만
④ 요양방법 지도의무 태만

해설 간호사는 본인이 위임한 간호보조자의 행위를 지도 및 감독하여야 할 의무가 있을 뿐만 아니라 다른 보건의료인의 행위가 실무표준행위에 위반되지 않고 적절한지를 관찰하여야 한다.

03 직무수행평가에서 강제배분법을 사용함으로써 감소시킬 수 있는 평가 상의 오류 유형은?

2019 서울시

① 후광 효과
② 논리적 오류
③ 규칙적 오류
④ 관대화 경향

해설 [강제배분법]

① 집단적 서열법으로 피평정자들의 우열을 인위적인 비율로 나누어 강제적으로 배분하는 방법이다.
② 절대평가의 단점인 집중화·관대화 경향을 막기 위하여 사용된다.
③ 평정대상이 많을 때는 평정의 객관성·신뢰성을 보장할 수 있으나, 평정대상이 적거나 특별히 우수한 자 또는 열등한 자들로 구성된 조직에는 부적합하다.

04 「의료법 시행규칙」 제1조의 4(간호·간병통합서비스의 제공 환자 및 제공 기관)에 따른 간호·간병통합서비스의 제공 기관에 해당하지 않는 것은?

2019 서울시

① 병원
② 요양병원
③ 치과병원
④ 한방병원

해설 [의료법 시행규칙 제1조의4 (간호·간병통합서비스의 제공 환자 및 제공 기관)]

① 보건복지부령으로 정하는 입원 환자란 다음에 해당하는 입원 환자를 말한다.
  1. 환자에 대한 진료 성격이나 질병 특성상 보호자 등의 간병을 제한할 필요가 있는 입원 환자
  2. 환자의 생활 여건이나 경제 상황 등에 비추어 보호자 등의 간병이 현저히 곤란하다고 인정되는 입원 환자
  3. 그 밖에 환자에 대한 의료관리상 의사·치과의사 또는 한의사가 간호·간병통합서비스가 필요하다고 인정하는 입원 환자
② 보건복지부령으로 정하는 병원급 의료기관이란 병원, 치과병원, 한방병원 및 종합병원을 말한다.
③ 보건복지부령으로 정하는 병원급 의료기관 중 다음에 해당하는 의료기관은 제외한다.
  1. 「군보건의료에 관한 법률」 제2조제4호에 따른 군보건의료기관
  2. 「치료감호법」 제16조의2제1항제2호에 따라 법무부장관이 지정하는 국립정신의료기관

05 용어에 대한 설명으로 옳지 않은 것은? 2019 지방직

① 의료오류(medical error) – 현재의 의학적 지식수준에서 예방 가능한 위해사건 혹은 근접오류
② 과오(malpractice) – 상식을 가진 일반인의 표준적 수준을 충족하지 못하는 행위
③ 과실(negligence) – 유해한 결과가 발생하지 않도록 정신을 집중할 주의의무를 태만히 한 행위
④ 전단적 의료(unauthorized medical care) – 위험성이 있는 의료를 행하기에 앞서 환자로부터 동의를 얻지 않고 의료행위를 하는 것

해설 [과오(malpractice)]
① 과실의 특수한 형태이다.
② 합리적이고 신중하게 행동하도록 교육받고 훈련된 전문가에게 기대되는 업무표준을 위반하는 경우

06 한국간호사 윤리강령의 항목에 대한 설명으로 옳은 것은? 2019 지방직

① 건강 환경 구현–간호사는 건강을 위협하는 사회적 유해환경, 재해, 생태계의 오염으로부터 간호대상자를 보호하고, 건강한 환경을 보전·유지하는 데에 참여한다.
② 전문적 활동–간호사는 간호 수준의 향상과 근거기반 실무를 위한 교육과 훈련에 참여하고, 간호 표준 개발 및 연구에 기여한다.
③ 대상자 보호 –간호사는 간호의 전 과정에서 인간의 존엄과 가치, 개인의 안전을 우선하여야 하며, 위험을 최소화하기 위한 조치를 취한다.
④ 취약한 대상자 보호–간호사는 인간 생명의 존엄성과 안전에 위배되는 생명과학기술을 이용한 시술로부터 간호대상자를 보호한다.

해설 ② 전문적 활동:간호사는 전문가로서의 활동을 통해 간호정책 및 관련 제도의 개선과 발전에 참여한다.
③ 대상자 보호 : 간호사는 간호대상자의 건강과 안전이 위협받는 상황에서 적절한 조치를 취한다.
④ 취약한 대상자 보호 : 간호사는 취약한 환경에 처해 있는 간호대상자를 보호하고 돌본다.

07 채무불이행이나 불법행위에 있어 환자에게 과실이 있을 때, 법원이 손해배상의 책임 및 그 금액산정에 있어 환자의 과실을 참작하는 제도로 가장 옳은 것은? 2018 서울시

① 구상권
② 과실상계
③ 사용자배상책임
④ 이행보조자 과실책임

해설 과실상계란 대한민국 민법의 법리(법률의 원리)로 채무불이행이나 불법행위에 의해 손해를 배상해야 될 경우, 채권자 또는 피해자에게도 과실이 인정되는 경우에는, 배상책임의 유무 및 배상액을 산정할 때 피해자의 과실을 참작하는 것을 말한다(민법 제396조, 민법 제763조).

08 <보기>의 사례에서 간호사가 지키지 않은 법적 의무로 가장 옳은 것은? 2018 서울시

<보기>

갑상선아전절제술 및 전경부 림프절 청소술을 받은 환자가 기도부종으로 인한 호흡장애로 뇌기능 부분손상상태에 이르게 되었다. 간호사는 주치의 지시와 달리 2시간 간격의 활력증상을 측정하지 않았으며, 담당 의사를 불러줄 것을 요청한 보호자의 요청을 수행하지 않았다.

- 대법원 1994. 12. 12. 선고 93도3030 판결

① 비밀보장의 의무 ② 설명과 동의의무
③ 기록의무 ④ 주의의무

해설 주의의무는 나쁜 결과가 발생하지 않도록 의식을 집중할 의무이며 주의의무는 사고가 발생한 후에 이의 위반 여부가 검토되며 결과 예견의무와 결과 회피의무의 이중적 구조로 구성된다. 민사상의 책임과 별도로 형사상의 책임을 지게 되며 주의의무를 태만히 하여 타인의 생명과 건강에 위해를 초래하는 상황이 이에 해당된다.

09 한국간호사 윤리강령에 제시된 간호의 근본 이념으로 가장 옳은 것은? 2018 서울시

① 인간생명의 시작으로부터 끝에 이르기까지 건강을 증진하고 질병을 예방하며, 건강을 회복하고, 고통을 경감하도록 돕는 것
② 간호대상자 스스로 건강을 증진하는 데 필요한 지식과 정보를 획득하여 최선의 선택을 할 수 있도록 돕는 것
③ 국민의 건강과 안녕에 이바지하는 것
④ 인간생명의 존엄성과 기본권을 존중하고 옹호하는 것

해설 **[한국간호사 윤리강령]**
간호의 근본 이념은 인간 생명의 존엄성과 기본권을 존중하고 옹호하는 것이다.
간호사의 책무는 인간 생명의 시작으로부터 끝에 이르기까지 건강을 증진하고, 질병을 예방하며, 건강을 회복하고, 고통을 경감하도록 돕는 것이다.
간호사는 간호대상자의 자기결정권을 존중하고, 간호대상자 스스로 건강을 증진하는 데 필요한 지식과

정보를 획득하여 최선의 선택을 할 수 있도록 돕는다.
이에 대한간호협회는 국민의 건강과 안녕에 이바지하는 전문인으로서 간호사의 위상과 긍지를 높이고, 윤리의식의 제고와 사회적 책무를 다하기 위하여 이 윤리강령을 제정한다.

10 다음 사례에서 간호사의 위약(placebo) 사용에 대한 정당성을 부여할 수 있는 윤리 원칙은?

2018 지방직

> 환자가 수술 후 통증조절을 위해 데메롤(Demerol)과 부스펜(Busphen)을 투약받고 있다. 수술 후 1주일이 넘었는데도 환자는 매 시간마다 호출기를 누르며 진통제를 요구하고 있다. 담당 간호사는 의사와 상의하여 부스펜과 위약을 처방받아 하루 3회 투약하기로 하였다.

① 신의의 원칙
② 정의의 원칙
③ 선행의 원칙
④ 자율성 존중의 원칙

+해설 2016년 서울시에서 출제되었던 문제와 유사한 문제가 지방직에서 다시 출제 되었다.
선행의 원칙은 발생할 수 있는 악결과를 미리 예측하여 예방할 의무와 당장의 해악을 제거할 의무를 포함하며 환자에게 예방과 더불어 이득을 제공하는 것을 적극적 선행의 원칙이라 한다.

[참고] 2016년 서울시 문제
말기 암환자 최씨는 통증 호소가 심해 여러 종류의 진통제를 투약받았으나, 효과를 보지 못해 간호사는 처방된 위약(Placebo)을 투약하였고 그 후 최씨의 통증 호소는 감소하였다. 최근 위약(Placebo) 투약 후에도 최씨는 다른 진통제 처방을 가끔씩 요구하기도 한다.

11 전단적 의료(unauthorized medical care)가 발생하지 않도록 의료인이 준수해야 할 의무는?

2018 지방직

① 비밀누설금지 의무
② 결과예견 의무
③ 결과회피 의무
④ 설명과 동의 의무

+해설 **[설명의무의 면제]**
① 의료행위에 따르는 후유증이나 부작용 등의 위험 발생 가능성이 희박하다는 사정만으로는 면제될 수 없다.

② 그 후유증이나 부작용이 당해 치료행위에 전형적으로 발생하는 위험이거나 회복할 수 없는 중대한 것인 경우에는 그 발생 가능성의 희소성이 있다 하더라도 반드시 설명의 대상이 된다.
③ 다만 다음과 같은 경우에는 설명의무가 제한 될 수 있다.
- 위험이 중대하거나 시간적으로 급한(응급상황) 경우
- 설명하였더라도 환자가 승낙할 것임을(가정적 승낙) 입증할 경우
- 환자에게 발생한 위험이 매우 비전형적이고 발생 개연성이 작을 경우

12 의료법 시행규칙 상 환자의 권리가 아닌 것은? 2017 지방직

① 존엄의 권리
② 진료받을 권리
③ 알권리 및 자기결정권
④ 상담·조정을 신청할 권리

해설 **[환자의 권리와 의무(의료법 시행규칙 제1조의3제1항 관련)]**

1. 환자의 권리
   가. 진료받을 권리
   환자는 자신의 건강보호와 증진을 위하여 적절한 보건의료서비스를 받을 권리를 갖고, 성별·나이·종교·신분 및 경제적 사정 등을 이유로 건강에 관한 권리를 침해받지 아니하며, 의료인은 정당한 사유 없이 진료를 거부하지 못한다.
   나. 알권리 및 자기결정권
   환자는 담당 의사·간호사 등으로부터 질병 상태, 치료 방법, 의학적 연구 대상 여부, 장기이식 여부, 부작용 등 예상 결과 및 진료 비용에 관하여 충분한 설명을 듣고 자세히 물어볼 수 있으며, 이에 관한 동의 여부를 결정할 권리를 가진다.
   다. 비밀을 보호받을 권리
   환자는 진료와 관련된 신체상·건강상의 비밀과 사생활의 비밀을 침해받지 아니하며, 의료인과 의료기관은 환자의 동의를 받거나 범죄 수사 등 법률에서 정한 경우 외에는 비밀을 누설·발표하지 못한다.
   라. 상담·조정을 신청할 권리
   환자는 의료서비스 관련 분쟁이 발생한 경우, 한국의료분쟁조정중재원 등에 상담 및 조정 신청을 할 수 있다.
2. 환자의 의무
   가. 의료인에 대한 신뢰·존중 의무
   환자는 자신의 건강 관련 정보를 의료인에게 정확히 알리고, 의료인의 치료계획을 신뢰하고 존중하여야 한다.
   나. 부정한 방법으로 진료를 받지 않을 의무
   환자는 진료 전에 본인의 신분을 밝혀야 하고, 다른 사람의 명의로 진료를 받는 등 거짓이나 부정한 방법으로 진료를 받지 아니한다.

13 의료법 상 의료기관을 개설한 의료법인과 그 의료기관에 종사하는 의료인의 민사 책임에 대한 설명으로 옳지 않은 것은? 2017 지방직

① 의료인의 과실로 인해 환자가 약속된 의료서비스를 제공받지 못해 손해가 발생한 경우, 환자는 계약자인 의료법인에게 손해배상을 청구할 수 있다.

② 의료인의 불법행위로 인하여 손해를 입은 환자는 의료법인에게 손해배상을 청구할 수 있지만, 직접 그 의료인을 상대로 하여 손해배상을 청구할 수 없다.

③ 의료인의 불법행위 책임이 인정되기 위해서는 환자의 손해가 의료인의 고의 또는 과실에 의한 위법한 행위로 인해 발생해야 한다.

④ 의료인의 의료행위가 불법행위로 인정되는 경우, 그 의료행위에 대한 감독에 상당한 주의를 하지 않은 의료법인은 사용자의 배상책임을 진다.

✚해설 환자에게 손해를 입힌 경우는 업무상과실치사상 죄에 해당하며, 형사적 책임을 지게 된다.

14 의료법 상 의료기관 인증기준에 포함되지 않는 것은? 2017 지방직

① 환자 만족도

② 의료기관의 의료서비스 질 향상 활동

③ 진료비용의 적정성

④ 의료서비스의 제공과정 및 성과

✚해설 의료기관 평가 인증제도는 2010년 6월 의료서비스 질 향상 및 환자 안전 수준 제고를 위해 도입되었으며, 이와 관련된 문제가 지속적으로 출제되고 있으므로 반드시 숙지하기 바란다.

[의료기관 인증기준(「의료법」 제58조의3 제1항)]
㉠ 환자의 권리와 안전
㉡ 의료기관의 의료서비스 질 향상 활동
㉢ 의료서비스의 제공과정 및 성과
㉣ 의료기관의 조직·인력관리 및 운영
㉤ 환자 만족도

15 마약류 관리에 관한 법령상 마약에 대한 설명으로 옳지 않은 것은? 2017 지방직

① 처방전 또는 전자서명이 기재된 전자문서를 포함한 진료기록부는 5년간 보존하여야 한다.

② 마약, 예고 임시마약 또는 임시마약 저장시설은 이중으로 잠금장치가 된 철제금고로 한다.

③ 마약류의 저장시설은 일반인이 쉽게 발견할 수 없는 장소에 설치하되 이동할 수 없도록 설치한다.

④ 마약을 기재한 처방전 발급 시 그 처방전에 발급자의 업소 소재지, 상호 또는 명칭 및 면허번호를 기입하여 서명 또는 날인하여야 한다.

해설 **[의료법 시행규칙 제15조 (진료기록부 등의 보존)]**

① 의료인이나 의료기관 개설자는 법 제22조제2항에 따른 진료기록부등을 다음 기간 동안 보존하여야 한다.

1. 환자 명부 : 5년
2. 진료기록부 : 10년
3. 처방전 : 2년
4. 수술기록 : 10년
5. 검사내용 및 검사소견기록 : 5년
6. 방사선 사진(영상물을 포함한다) 및 그 소견서 : 5년
7. 간호기록부 : 5년
8. 조산기록부: 5년
9. 진단서 등의 부본(진단서·사망진단서 및 시체검안서 등을 따로 구분하여 보존할 것) : 3년

공부하기

마약 관리

- 마약은 잠금 장치가 있는 별도의 장에 넣어 두고 관리하는 것이 원칙이다.
- 마약 확인은 마약명, 사용이유, 사용용량, 사용시간, 간호사 서명 등 매 근무교대의 인수인계 시 실시한다.
- 전량을 사용하지 않고 남은 경우에는 테이프로 봉하여 약국으로 반납한다.
- 기록 장부와 대조하여 분실된 경우 간호과나 책임 부서에 보고해야 한다.

16 의료법 시행규칙 상 환자가 담당 의사·간호사 등으로부터 치료 방법,진료비용 등에 관하여 충분한 설명을 듣고 이에 관한 동의 여부를 결정할 수 있는 권리는? 2017 지방직

① 진료받을 권리
② 알권리 및 자기결정권
③ 비밀을 보호받을 권리
④ 상담·조정을 신청할 권리

해설 **[의료법 시행규칙 제13조(자기결정권 존중)]**

간호사는 간호대상자가 제반 간호에 대하여 선택하거나 거부할 권리를 존중하여야 한다. 단, 그 결정이 간호대상자에게 위해를 초래하는 경우는 예외로 한다.

[의료법 시행규칙 제14조(알권리 존중)]

① 간호사는 간호대상자가 자신의 건강상태나 자신에게 수행되는 간호에 대해 정 확 한 정보를 가질 권리가 있음을 인정하고 이를 존중하여야 한다.

② 간호사는 간호대상자가 자신에게 수행되는 진료 및 간호에 대해 충분한 정보를 가지고 의사결정에 참여할 권리가 있음을 인정하고 이를 존중하여야 한다.

③ 간호사는 간호대상자가 간호전문직의 권한과 책임 이외의 정보를 요구할 때 관계자의 도움을 받을 수 있도록 주선한다.

17 간호단위 기록에 대한 설명으로 옳은 것은? 2017 지방직

① 환자기록:법적으로 중요한 자료가 되고 직원을 보호하는 근거가 된다.

② 약물기록:경구투약을 제외한 투약방법은 기입하지 않는다.

③ 진단검사기록:검사전 준비사항은 기록으로 남기지 않는다.

④ 간호기록:상급자의 요청이 있을 경우 기록내용을 임의로 수정할 수 있다.

✚ 해설 **[간호단위 기록의 개념]**

① 기록이란 사실에 관한 정보를 정확하고 간결하게 남겨서 하나의 객관적인 사실로 보관하고 활용하는 것이다.

② 간호기록은 간호현장에서 수행된 간호과정의 타당성과 그 결과를 증명할 수 있는 정확하고 완전한 내용을 조직적이고 체계적으로 기록한 문서를 말한다.

③ 간호사는 의료적 행위를 포함하여 환자에 관련된 사항들을 정확히 기록해야 할 책임이 있다.

④ 의료기록을 임의로 수정하였을 경우에는 면허정지나 취소의 징계를 받는다.

⑤ 기록은 환자를 보호하며 법적인 문제가 발생될 시에는 의료인을 보호한다.

18 다음 중 간호사가 겪고 있는 윤리원칙 충돌 중 선행의 원칙과 정직의 원칙이 충돌한 사례로 가장 옳은 것은? 2016

① 박씨는 말기 암환자로 자살을 시도하였으나 실패 후 상처 치유를 위해 입원하였다. 상처 소독과 환자 관찰을 위해 간호사는 매일 병실에 들어갔다.

② 백혈병으로 진단받은 40세 이씨는 검사 결과 당장 수혈을 받아야하나, 종교적인 이유로 수혈을 거부하고 있다. 간호사는 수혈을 권유하였으나 환자는 들으려 하지 않는다.

③ 6개월 전 위암으로 진단받은 김씨는 본인의 질병을 위궤양으로 알고 있으나, 비슷한 색의 주사를 맞는 옆 병상환자를 보고 자신도 암환자인지를 간호사에게 묻고 있다.보호자의 강력한 주장으로 의료진은 김씨에게 진단명을 언급하지 못하는 상황이다.

④ 말기 암환자 최씨는 통증 호소가 심해 여러 종류의 진통제를 투약받았으나, 효과를 보지 못해 간호사는 처방된 위약(Placebo)을 투약하였고 그 후 최씨의 통증 호소는 감소하였다. 최근 위약(Placebo) 투약 후에도 최씨는 다른 진통제 처방을 가끔씩 요구하기도 한다.

해설 ④ 환자가 고통을 호소할 때 그 요구를 듣고 의사의 처방에 따라 위약을 투약하는 것은 선행의 원칙이나 진통제가 아닌 위약(Placebo)를 투여하는 것은 정직의 원칙과 관련 있다.

이 외에도 다음과 같은 도덕원칙들 간의 충돌이 있다.

(1) 자율성 존중의 원칙과 선행의 원칙
합리적인 사고를 할 수 없는 대상자가 의료인이 보기에 해로운 선택을 할 경우, 자율성 존중의 원칙과 선행의 원칙이 충돌할 수 있다. 그 개인이 어느 정도까지는 판단력이 있다고 하더라도 그 개인의 행동에 간섭하는 것이 윤리적으로 정당화될 수 있으며 이것을 선의의 간섭주의로 본다.

(2) 선행의 원칙과 악행금지의 원칙
악행금지의 원칙과 선행의 원칙이 충돌하는 경우, 일반적으로 악행금지의 원칙이 선행의 원칙에 비해 우선되어지지만 상황에 따라 다를 수도 있다.

(3) 선행의 원칙과 정의의 원칙
사체 장기(cadaver organs) 기증과 같은 상황에서는 선행의 원칙과 정의의 원칙이 충돌할 수 있다.

19 A간호사의 수술위치확인 오류로 인해 위암 환자에게 유방절제술이 시행되어, 이 환자에게 신체상의 손해가 발생하였다. 이 상황에서 간호사의 과실이 인정될 경우, A간호사에게 주어질 형사적 책임은? 2015 서울시

① 불법행위 책임
② 채무불이행 책임
③ 사용자 배상책임
④ 업무상 과실치상죄

해설 수술위치확인 오류로 인해 환자에게 신체상의 손해가 발생하였기 때문에 오류와 손해 사이에 인과관계가 인정되어 업무상과실치상죄에 해당하며 형사적 책임을 지게 된다.

[업무상 과실치사상죄]

① 사람의 생명과 신체는 특히 중요한 법익으로서 주의의무를 태만히 하여 사람의 생명과 신체를 침해하는 경우에 형법은 이를 과실치사상의 죄에 의하여 벌하고 있다.
② 업무상 과실치사상죄란 업무상의 과실로 인하여 사람을 사망에 이르게 하거나 사람의 신체를 상해하는 것을 내용으로 하는 범죄로서 업무자라는 신분관계로 인하여 형이 가중되는데, 이는 일반적으로 업무자가 결과에 대한 예견 가능성이 크기 때문이다.
③ 업무상과실치사상죄를 인정하려면 다음의 구성요건을 갖추어야 한다.
- 정상적인 상황에서 주의의무 위반
- 행위와 결과 사이에 인과관계
- 업무자라는 신분관계

20 간호사의 법적 의무 중 주의의무에 대한 설명으로 옳은 것은? 2015 서울시

① 주의의무는 유해한 결과가 발생되지 않도록 의식을 집중할 의무를 말한다.
② 주의의무 이행여부의 판단은 통상적인 간호사의 전문적 지식을 기준으로 한다.
③ 간호사의 주의의무 불이행에 대한 민사책임은 간호사 본인에게만 있다.
④ 주의의무는 결과발생을 예견하여 주의하는 것으로 간호행위 전에 이행되어야 한다.

+해설 주의의무는 환자에게 유해한 결과가 발생하지 않도록 주의를 다해야 하는 의무이다.
주의의무는 간호사의 법적 의무 중 가장 중요하게 여기는 의무로 결과 예견의무와 결과 회피의무의 두 가지가 있다.

[주의의무]

(1) 주의의무는 나쁜 결과가 발생하지 않도록 의식을 집중할 의무이며 과실의 유무 판단은 일반인(통상인)의 주의 정도를 의미하는 것이 아니라 전문직 간호사의 주의 정도를 말한다.
(2) 민사상의 책임과 별도로 형사상의 책임을 지게되며 주의의무를 태만히 하여 타인의 생명과 건강에 위해를 초래할 경우에 해당된다.
3) 주의의무는 사고가 발생한 후에 이를 위반여부가 검토되며 결과 예견의무와 결과 회피의무의 이중적 구조로 구성된다.
① 결과 예견의무
예견가능성이 있는 범주에서만 추궁되며, 예견가능성이란 행위의 성질에 따라 특정된 영역의 통상인이라면 행위시 결과발생을 예견할 수 있는 것을 말한다.
② 결과 회피의무
예견가능한 위험이 발생하는 경우에는 이를 피할 수단을 강구해야 하며 나쁜 결과의 회피의무가 있다.
㉠ 위험이 발생되었더라도 이를 회피시켜 환자에게 아무런 손해를 입히지 않았다면 비록 예견의무를 다하지 못하였더라도 문제되지 않는다.
㉡ 의료인이 최선을 다하여 위험을 회피하려 하였으나 현대의학의 지식과 기술로 회피 불가능한 경우에는 의무가 성립되지 않는다.

21 간호사의 법적 의무에 관한 설명으로 옳지 않은 것은? 2013

① 간호사고는 간호행위 과정에서 환자, 보호자, 간호사, 직원 등에게 예상외의 원하지 않은 인신상의 불상사가 야기된 경우를 총칭한다.
② 과실은 통상 요구되는 주의의무를 태만히 하는 것이다.
③ 과오는 과실의 특수한 형태로서 합리적이고 신중하게 행동하도록 교육받고 훈련된 전문가에게 기대되는 실무표준을 위반하는 경우를 말한다.
④ 악결과예견의무는 예견가능한 악결과를 피할 수 있는 수단을 강구해야 하는 의무이다.
⑤ 주의의무는 악결과예견의무와 악결과회피의무의 이중적 구조이며, 주의의무를 위반하면 민사상·형사상책임을 진다.

해설 ④ 악결과를 피할 수 있는 수단을 강구해야 하는 의무는 결과 회피의무이다.
약결과 예견의무란 예견 가능성이 있는 범주에서만 추궁되며, 예견 가능성이란 행위의 성질에 따라 특정된 영역의 통상인이라면 행위 시 결과발생을 예견할 수 있는 것을 말한다.

[주의의무]

(1) 주의의무는 나쁜 결과가 발생하지 않도록 의식을 집중할 의무이며 과실의 유무 판단은 일반인(통상인)의 주의 정도를 의미하는 것이 아니라 전문직 간호사의 주의 정도를 말한다.
(2) 민사상의 책임과 별도로 형사상의 책임을 지게 되며 주의의무를 태만히 하여 타인의 생명과 건강에 위해를 초래하는 상황이 이에 해당된다.
(3) 주의의무는 사고가 발생한 후에 이의 위반 여부가 검토되며 결과 예견의무와 결과 회피의무의 이중적 구조로 구성된다.

22 의료행위로 인하여 예상 외의 원치 않은 불상사가 야기된 경우를 총칭하는 개념으로 적절한 것은? 2013

① 의료사고
② 의료과오
③ 의료분쟁
④ 의료소송
⑤ 의료과실

해설 의료사고는 의료행위가 시작되어 끝날 때까지의 과정에서 예상 외로 원치 않은 불상사가 야기된 경우의 총칭으로 의료인의 과실 또는 과오 여부의 판단을 전제로 한 개념은 아니다.
의료과오 및 의료과실은 현재의 표준 진료에 충실하지 못하여 환자에게 손상을 유발하는 과실로 사회적이고 법적인 판단이 필요하기 때문에 사례에 대한 판단이 지역마다 다르다.
우리나라의 경우 과오와 과실의 개념을 엄격히 구분하지 않고 통상 과실이라는 용어를 포괄적으로 사용하고 있으나, 미국과 영국의 경우는 과실(negligence)과 과오(malpractice)를 명확히 구별하고 있다.
(1) 과실(negligence)
합리적이고 신중한 태도로 행동하지 않은 잘못
(2) 과오(malpractice)
과실의 특수한 형태로서 합리적이고 신중하게 행동하도록 교육받고 훈련된 전문가에게 기대되는 업무표준을 위반하는 경우

23 의료법 상 간호사 면허의 취소 사유에 해당하는 것을 모두 고른 것은? 2011

ㄱ. 면허자격 정지 처분을 2회 받은 경우
ㄴ. 면허증을 빌려준 경우
ㄷ. 향정신성의약품 중독자인 경우
ㄹ. 간호기록부를 허위로 작성한 경우

① ㄱ, ㄴ ② ㄴ, ㄷ
③ ㄷ, ㄹ ④ ㄱ, ㄴ, ㄷ

✚해설 **[면허취소(「의료법」 제65조)]**
보건복지부장관은 의료인이 다음의 어느 하나에 해당할 경우에는 그 면허를 취소할 수 있다.

(1) 제8조 [의료인의 결격사유] 각 호의 어느 하나에 해당하게 된 경우

의료인의 결격사유(「의료법」 제8조)

1. 정신질환자. 다만, 전문의가 의료인으로서 적합하다고 인정하는 사람은 그러하지 아니하다. 2. 마약·대마·향정신성의약품 중독자 3. 피성년후견인·피한정후견인 4. 금고 이상의 형을 선고받고 그 형의 집행이 종료되지 아니하였거나 집행을 받지 아니하기로 확정되지 아니한 자

(2) 자격정지 처분 기간 중에 의료행위를 하거나 3회 이상 자격정지 처분을 받은 경우
(3) 면허 조건을 이행하지 아니한 경우
(4) 면허를 대여한 경우
(5) 일회용 의료기기를 한 번 사용한 후 다시 사용하여 사람의 생명 또는 신체에 중대한 위해를 발생하게 한 경우

24 다음 글에 해당하는 간호사의 법적 의무는? 2011

간호사는 거동이 불편한 노인환자에게 처치를 하고나서 침상 난간을 올리지 않은 채 병실을 나갔다. 그 직후에 환자가 혼자 일어나려다가 낙상을 하여 골절상을 입었다.

① 사생활 보호 의무
② 주의 의무
③ 기록 보존의 의무
④ 비밀유지의 의무

✚해설 낙상 고위험군에 속하는 노인환자임에도 불구하고 침상 난간을 올리지 않아 안전사고가 발생하였으므로 주의를 다하지 아니하여 환자에게 위해를 입힌 주의의무 위반에 해당한다.

주의의무는 나쁜 결과가 발생하지 않도록 의식을 집중할 의무이며, 과실유무 판단은 일반인(통상인)의 주의 정도를 의미하는 것이 아니라 전문직 간호사의 주의 정도를 말한다.

25 간호연구자가 피험자에게 사전동의 과정에서 설명해야 할 내용을 모두 고른 것은? 2011

ㄱ. 연구 목적, 예상되는 참여기간, 연구절차
ㄴ. 피험자의 기록에 대한 비밀보장 정도
ㄷ. 연구 참여 도중 언제라도 자유롭게 참여중단이 가능 하다는 사실
ㄹ. 연구 참여로 예상되는 이익

① ㄱ, ㄴ, ㄷ
② ㄱ, ㄷ, ㄹ
③ ㄴ, ㄷ, ㄹ
④ ㄱ, ㄴ, ㄷ, ㄹ

✚해설 간호연구자는 피험자에게 다음과 같은 사전동의 과정을 반드시 거쳐야 한다.

(1) 연구 목적, 예상되는 참여기간, 연구절차 등 연구의 목적과 피험자의 역할
(2) 피험자의 기록에 대한 비밀보장 정도와 연구로 인해 드러나는 피험자의 사생활을 지켜지기 위한 방법에 대한 것
(3) 대상자의 자발성과 관련된 내용으로 연구 참여 도중 언제라도 자유롭게 참여중단이 가능하다는 사실
(4)연구 참여로 인해 예상되는 이익 피해

26 의료법시행규칙 에 따라 간호기록부에 기재하여야 할 사항을 모두 고른 것은? 2011

ㄱ. 진료시간에 관한 사항
ㄴ. 투약에 관한 사항
ㄷ. 처치에 관한 사항
ㄹ. 진단결과에 관한 사항

① ㄱ, ㄴ
② ㄱ, ㄹ
③ ㄴ, ㄷ
④ ㄷ, ㄹ

✚해설 **[간호기록부에 기재해야 할 사항은 다음과 같다(의료법 시행규칙 제 14조)]**

가. 간호를 받는 사람의 성명
나. 체온·맥박·호흡·혈압에 관한 사항
다. 투약에 관한 사항
라. 섭취 및 배설물에 관한 사항
마. 처치와 간호에 관한 사항
바. 간호 일시(日時)

27 간호사 불법행위에 대한 설명들이다. 옳지 않은 것은? 2011

① 간호사에 대한 책임은 신체적 침해와 정신적 침해가 포함된다.
② 간호사 책임은 위법행위한 자에게 귀속되며 사용자 책임을 물을 수 없다
③ 인과관계란 행위자의 고의, 과실 행위와 침해결과 사이의 인과관계를 말한다.
④ 손해에 대한 배상의 형태는 금전배상을 원칙으로 한다.
⑤ 간호사 책임은 고의, 또는 과실로 인한 위법행위로 타인에게 손해를 가한자에게 책임을 묻는 것이다.

해설 [불법행위 : 업무상과실, 주의의무태만, 부정행위가 포함]
① 불법행위에 대한 책임은 신체적 침해와 정신적 침해를 포함한다.
② 불법행위 책임은 위법행위를 한 자 외에 이익의 귀속자(병원장)인 사용자책임도 물을 수 있다. (고의, 선의, 악의 모두 포함 됨)
③ 인과관계란 행위자의 고의, 과실 행위와 침해결과 사이의 인과관계를 말한다.
④ 손해에 대한 배상의 형태는 금전 배상을 원칙으로 한다.
⑤ 불법행위 책임은 고의 또는 과실로 인한 위법행위로 타인에게 손해를 입힌 자에게 책임을 묻는 것이다.

28 2006년 개정된 [한국간호사윤리강령]의 분문에 속하지 않는 것을 고르시오. 2011

① 가족참여 존중
② 평등한 간호제공
③ 건강 및 품위유지
④ 알 권리 및 자율성 존중
⑤ 생명과학 기술과 존엄성 보호

해설 2011년은 제 4차 윤리강령이 개정되기 전이라 2006년에 있었던 2차 개정과의 비교내용을 묻는 질문이 나왔다. 그러나 지금은 4차 개정이 나온 이후이므로 3차 개정과 4차 개정의 내용을 비교하여 숙지해 두어야 한다.

구분	간호사와 대상자 영역	전문가로서의 간호사의무	간호사와 협력자 영역
제3차 2006년	① 평등한 간호 제공 ② 개별적 요구 존중 ③ 비밀유지 ④ 알 권리 및 자율성 존중 ⑤ 대상자 참여존중 ⑥ 취약계층 보호(신설) ⑦ 건강환경 구현	⑧ 책무 ⑨ 교육과 연구 ⑩ 전문적 활동 ⑪ 윤리적 간호 제공 ⑫ 건강 및 품위 유지(신설)	⑬ 협력 ⑭ 대상자 보호 ⑮ 생명과학기술과 존엄성 보호(신설)
제4차 2013년	① 평등한 간호 제공 ② 개별적 요구 존중 ③ 사생활 보호 및 비밀유지 ④ 알 권리 및 자기결정권 존중 ⑤ 취약한 대상자 보호 ⑥ 건강환경 구현	⑦ 간호표준 준수 ⑧ 교육과 연구 ⑨ 전문적 활동 ⑩ 정의와 신뢰의 증진(신설) ⑪ 안전한 간호 제공 ⑫ 건강 및 품위 유지	⑬ 관계윤리 준수 ⑭ 대상자 보호 ⑮ 생명과학기술과 존엄성 보호

29 임상에서 사전 동의가 타당성을 인정받기 위한 조건으로 옳지 않은 것은? 2010

① 대상자가 정보를 이해하고 결정할 수 있는 의사결정능력이 있어야 한다.
② 의료인은 관련되는 실제적인 정보와 계획을 대상자가 이해할 수 있도록 전달해야 한다.
③ 설득이나 조종의 방법에 의해서 의료인의 의도와 목적에 맞게 충분한 정보를 제공해야 한다.
④ 대상자가 특정 계획을 결정하고 선택하였으며 의료인이 그 결정을 인정하는 소정의 절차를 통하여 대상자의 결정을 객관화해야 한다.

해설 사전 동의의 원칙에 따라 환자의 사전 동의를 구할 때는 임의 또는 강제적인 방법을 사용해서는 안되며 설득이나, 협박, 조정 등을 통해 동의를 얻어서도 안된다.

[동의를 구해야 하는 경우]
의료행위의 성질상 환자의 생명과 신체에 상당한 침해가 야기될 위험성이 있는 경우에는 위험성이 있는 의료행위를 받을지를 대상자 스스로 결정하게 해야 하므로 반드시 자세한 설명을 해주고 동의를 얻어야 한다.
① 위험을 동반하는 수술
② 부작용이 있다고 알려졌거나 그럴 가능성이 있는 주사제 또는 약물의 투여, 미취, 수혈 등과 이에 준하는 부작용이 야기될 가능성이 있는 시술과 처치

30 간호과오가 불법행위책임을 발생시키는데 필요한 요건이 아닌 것은? 2010

① 간호 행위의 결과가 위법한 것이어서 법률상 비난받는 것임을 인식하는 정신능력이 있어야 한다.
② 간호 행위와 발생된 손해 간에 인과관계가 성립되어야 한다.
③ 간호 행위가 사회가 보호하는 권리를 침해하는 것이어야 한다.
④ 환자에게 손해가 발생하는 것을 알면서도 이를 시행한 고의가 증명되어야 한다.

해설 ④ 간호과오가 불법행위책임을 발생시키기 위해서는 고의 또는 과실이 증명되어야 한다.
어떤 부분이 틀렸는지 고개가 가우뚱 해질 수 있는 문제이다. 어찌보면 비열한 문제에 속한다. “고의”라는 단어만 들어가고 “과실”은 빠져있다는 것 외에는 틀린 부분을 발견할 수 없는 기출 문제이다.
불법행위의 정확한 개념은 다음과 같다. 문장 그대로를 숙지하는 것이 바람직하다.
“불법행위 책임은 고의 또는 과실로 인한 위법행위로 타인에게 손해를 입힌 자에게 책임을 묻는 것이다.”

31 전문간호사의 최소의 수준으로 주의의무를 판단해야 하는 기준은? 2010

① 간호실무 표준
② 직무기술서
③ 간호판례
④ 유권해석
⑤ 행정부의 행정명령

해설 **[주의의무와 관련된 간호실무표준을 위한 지침]**

(1) 간호실무표준은 전문간호사의 주의의무 최소화의 법적인 기준이 된다.
(2) 간호실무표준은 강제가 따르는 외적 기준이면서 간호전문직의 내적 기준이다.
(3) 간호실무표준은 관련 법령, 판례, 전문단체가 편찬한 간호표준, 행정부의 행정명령 및 지침, 병원정책 및 매뉴얼, 간호의 직무기술서 등에서 발견된다.
(4) 간호사는 직무를 수행하는 한 간호실무표준을 이행할 책무가 있으며, 전문잡지 구독, 보수교육 이수 등을 통해 전문적 능력과 기술을 유지하도록 하여야 한다.
(5) 간호실무표준은 전문가 증인 또는 사실조회 등의 절차를 통한 재판과정을 통해 결정된다.

32 보수교육에 대한 설명으로 옳은 것은? 2010

㉠ 직원의 성장과 개발을 위해 실시한다.
㉡ 의료법에 의무화 되어 있다.
㉢ 새로운 간호지식에 대해 교육한다.
㉣ 일반적으로 오리엔테이션 과정은 인정하지 않는다.

① ㉠,㉡,㉢
② ㉠,㉢
③ ㉡,㉣
④ ㉣
⑤ ㉠,㉡,㉢,㉣

해설 **[보수교육 관련 규칙 (제20조)]**

① 중앙회는 보수교육을 매년 실시하여야 한다.
② 의료인은 제1항에 따른 보수교육을 연간 8시간 이상 이수하여야 한다.
③ 다음에 해당하는 사람에 대하여는 해당 연도의 보수교육을 면제한다.
  1. 전공의
  2. 의과대학·치과대학·한의과대학·간호대학의 대학원 재학생
  3. 면허증을 발급받은 신규 면허취득자
  4. 보건복지부장관이 보수교육을 받을 필요가 없다고 인정하는 사람
④ 다음에 해당하는 사람은 해당 연도의 보수교육을 유예할 수 있다.
  1. 해당 연도에 6개월 이상 환자진료 업무에 종사하지 아니한 사람
  2. 보건복지부장관이 보수교육을 받기가 곤란하다고 인정하는 사람
⑤ 보수교육 관계 서류의 보존(규칙 제23조)
  보수교육을 실시하는 중앙회는 보수교육 관련 서류를 3년간 보존하여야 한다.
  1. 보수교육 대상자명단(대상자의 교육 이수 여부가 명시되어야 한다.)
  2. 보수교육 면제자명단
  3. 그 밖에 이수자의 교육 이수를 확인할 수 있는 서류

UNIT 02 _ 기출응용문제

01 간호사는 긍정적이고 적극적으로 대상자를 도와주고, 선을 행하는 것으로 과거에도 이것을 행해야 했고 미래에도 이것을 행해야 한다. 이것은 무엇인가?

① 정의의 원리
② 악행 금지의 원리
③ 사전 동의의 원리
④ 선행의 원리

해설 선행의 원리는 전문가로서 적극적으로 선행을 베풀어야한다는 것으로 이타주의적 원리를 강하게 내포하고 있다.

[선행의 원리(the principle of beneficence)]

① 선행의 원리은 발생할 수 있는 악결과를 미리 예측하여 예방할 의무와 당장의 해악을 제거할 의무를 포함하며 환자에게 예방과 더불어 이득을 제공하는 것을 적극적 선행의 원칙이라 한다.
② 선행의 원리은 악행금지의 원리 그 이상의 것을 요구하며 영어의 'mercy'와 ' charity'를 행하는 것을 말한다.
③ 환자를 위하여 좋은 일을 하도록 하는 것으로서 이는 해악이 되는 행위를 피하는 것을 넘어서 적극적인 행동을 취해 타인을 도와야 하는 것이다.
④ 의료전문직의 경우 '돕는 것'에 의한 의무로, 간호사의 임무로는 한국간호사 윤리강령에서 "출생으로부터 죽음에 이르는 인간의 삶에서 건강을 증진하고 질병을 예방하고 건강을 회복하고 고통을 경감하는데 간호사의 기본적 임무가 있다"고 명시하고 있고, 의사의 임무로는"기본 책임은 환자의 이익을 위한 방법의 선택"이 해당된다.

[간호윤리와 법, 이상미 외, 한국방송통신대학교출판문화원, 2015, p179]

02 생명윤리학의 대두배경으로 옳은 것은?

① 노인인구의 증가
② 저체중출생아의 증가
③ 도덕적 가치관의 변화
④ 여성의 출산기피 현상

해설 **[생명윤리학의 대두배경]**

(1) 급변하는 사회에서 도덕적 가치관의 변화로 인해 생명윤리에 대한 문제가 중요하게 대두되면서 생물학적 연구결과를 적용하는 사례와 연구대상자들의 권리보장에 대한 관심이 증가하고 있다.
(2) 생명윤리학은 생물학적 연구결과를 임상에 적용하는 사례와 연구대상자들의 권리보장에 대한 관심이 점차 증가하고, 체세포 복제기술 등 생명공학기술의 발달로 인간의 정체성 혼란의 우려 및 윤리가치관의 변화로 인해 새로운 윤리문제가 중요하게 대두되면서 등장하게 되었다.

03 최근 중요성이 강조되고 있는 근거기반간호는 어떠한 철학에 근거하고 있는가?

① 실증주의 ② 경험주의
③ 실용주의 ④ 현상학

해설 근거기반간호는 간호사가 대상자를 간호하면서 어떤 임상적 결정을 할 때 체계적 연구로부터 얻어진 활용 가능한 최선의 근거와 전문가의 임상경험 및 환자의 선호도를 활용하는 과정으로 실증주의적 방법은 반복적인 경험, 관찰과 실험을 통해 수집된 자료를 계량화하여 확증하고 타당성을 검증하는 과학적 지식 구축방법이다.

04 질병이나 분만 등이 발생한 경우에 지불한 보험료의 액수와는 무관하게 동일한 의료혜택을 받을 수 있는 특성은 어떠한 분배방법에 가까운가?

① 균등한 분배 ② 필요에 따른 분배
③ 자원에 따른 분배 ④ 성과에 따른 분배

해설 전국민에게 강제가입을 원칙으로 하고 있는 건강보험은 질병이나 상해가 발생하여 의료혜택이 필요한 경우에 보험료 납입금액의 차이와 무관하게 본인일부부담금을 부담하고 동일한 의료혜택을 받을 수 있다. 여기서 주의할 것은 요구한다고 동일한 혜택을 주는 것이 아니라 질병 등의 장애가 발생하여 의료혜택이 필요한 대상자에게 분배한다는 것이다.

05 다음 중 병원윤리위원회의 목적으로 알맞은 것은?

① 병원직원과 학생의 실무 교육을 위해 구성 된 것이다.
② 환자의 치료 및 간호와 관련된 윤리문제의 다각적인 접근을 위한 것이다.
③ 병원의 생산성 증대를 위한 것이다.
④ 윤리적으로 문제가 있는 데이터를 분석하여 연구하기 위한 것이다.

해설 병원윤리위원회는 환자의 치료 및 간호와 관련되어 발생될 수 있는 윤리문제를 다각도로 접근하기 위해 구성된 것으로 윤리학자, 의사, 간호사, 사회사업가, 병원 행정가, 관련 건강 관리직, 지역사회 주민, 변호사 등이 위원회에 속한다.

[병원윤리위원회]
초기에는 의사, 병원직원, 지역사회 일반인 등으로 구성되어 병원의 임상현장에서 발생할 수 있는 다양한 윤리문제를 해결하는 방법으로 시작되었으며 현재는 의사, 간호사를 비롯하여 병원행정가, 변호사, 사회사업가, 성직자, 윤리학자, 가족, 관심 있는 지역주민 등으로 구성되어 운영되고 있다.
① 임상현장에서 발생 가능한 문제에 대하여 가족이나 타 보건의료인 등 다양한 전문가들의 충고를 통해

문제해결을 모색한다.

② 병원윤리위원회의 역할은 원직원과 학생의 교육, 의뢰된 사례분석과 해결 및 병원정책의 윤리적 측면 검토 그리고 의료인, 병원직원, 환자가족들이 지지와 충고를 받을 수 있는 자원을 제공하는 것이다.

06 우리나라가 ICN에 가입한 연도와 대한간호협회의 창립연도가 옳게 짝지어진 것은?

① 1949년, 1923년
② 1929년, 1919년
③ 1945년, 1923년
④ 1949년, 1914년

해설 우리나라는 1949년에 ICN의 정식회원국으로 가입하였으며 대한간호협회는 1923년 조선졸업간호부회로 시작하여 1946년 조선간호협회를 거쳐 1948년 대한간호협회로 명칭을 변경하였다. 최초로 간호협회가 세워진 것은 1923년이었고 초대회장은 선교사로 한국에 온 쉐핑(E.J.Shields)간호사였다. 창립 당시 조선간호부회는 선교계 간호원양성소를 졸업하기만 하면 누구든지 가입할 수 있었다.

07 2013년 4차 개정된 한국간호사 윤리강령에서 새롭게 추가된 내용에 해당하는 것은?

① 교육과 연구
② 취약한 대상자 보호
③ 정의와 신뢰의 증진
④ 사생활 보호 및 비밀유지

해설 2013년 4차 개정된 한국간호사 윤리강령의 전문가로서의 간호사 의무에 정의와 신뢰의 증진 항목이 새롭게 추가되었다.

08 다음은 의무론적 윤리이론에 대한 설명이다. 관계가 없는 것은?

① 칸트에 의해서 학문적으로 형성된 윤리이론이다.
② 행위자의 행동이 해야 할 의무가 있는 종류에 속하다면 그 행동은 옳다.
③ 옳은 행위는 도덕과 무관한 좋음을 산출하는 것만으로 결정될 수는 없다.
④ 행위의 옳고 그름은 그 결과의 좋고 나쁨에 의해 결정된다.

해설 의무론적 윤리이론은 행위의 결과보다는 과정과 동기를 더 중요시 여긴다. 행위의 옳고 그름이 결과의 좋고 나쁨에 의해 결정된다는 견해는 공리주의적 입장이다. 공리주의는 최대다수 최대행복을 주장하면서 윤리적 과정 보다는 결과에 더 의미를 두었다.

09 「의료법」상 간호사 면허취소 사유에 해당하는 것은?

① 면허자격 정지처분을 2회 받은 경우
② 면허를 대여한 경우
③ 태아의 성감별 금지 규정을 위반한 경우
④ 일회용 의료기기 재사용한 경우

해설 ① 면허자격 정지 처분을 2회 받은 경우에서 면허자격 정지 처분 3회 이상 받은 경우로 변경되었다.
③ 태아 성감별은 자격정지 사유에 해당한다.
④ 2016년에 새롭게 신설 된 항목이다. 다나의원의 C형 감염 사건을 발단으로 일회용 의료기기를 재사용하는 경우는 면허 정지 사유가 된다(의료법 66조 2의 2항). 만약 일회용 의료기기를 재사용하여 환자가 사망에 이르거나 상해가 발생하게 되면 이것은 면허취소 사유게 해당된다(의료법 65조 6항). 이 항목도 새롭게 신설 된 것으로 반드시 기억해두기 바란다.

10 장기이식에서 수혜자 선정 시 '의학적으로 위급한 순서', '혈액형이나 조직 적합성의 정도', '대기 기간의 정도' 등 다양한 조건을 고려하고 있다. 이러한 수혜자 선정과 관계가 가장 밀접한 윤리의 원칙은 무엇인가?

① 자율성의 원칙
② 정의의 원칙
③ 악행 금지의 원칙
④ 선행의 원칙

해설 정의의 원칙은 분배적인 원칙으로 부족한 의료자원의 할당문제, 장기수혜자를 어떤 기준에 의해서 할 것인가에 관한 문제이다.

[정의의 원칙(the principle of justice)]

(1) 정의의 원칙은 한판의 파이를 어떻게 공평하게 나누어 먹느냐의 의미로 해악과 이득이 공존하는 상황에서 이득을 분배하는 것을 뜻한다.
(2) 부담이나 해악이 필연적으로 수반되는 혜택의 경우, 공평한 분배의 문제는 정의의 원칙에 따라 이루어지게 된다.
(3) 분배의 기준은 균등한 분배(선착순 지급), 획일적 분배(동일한 몫의 분배), 필요에 의한 분배(의료보험 혜택), 투여된 노력에 의한 분배, 성과에 따른 분배, 공적에 따른 분배 등으로 볼 수 있다.

11 간호윤리강령 제정 시 일차 목적은?

① 간호사의 간호제공 선택에 대한 원리를 존중한다.
② 간호사가 스스로 일을 처리한다.
③ 전문인으로서 사회적 책임을 완수한다.
④ 간호사가 최소로 제공할 수 있는 행동 지침을 제공한다.

해설 윤리강령의 일차적인 목적은 간호사의 전문인으로서의 사회적 책임을 완수한 것이고 이차적 목적은 간호전문직이 허용하는 최소한의 행동에 대한 표준을 제공하는 것이다.

[전문직 윤리강령]
윤리강령은 간호전문직의 윤리적 지침으로 전문직업인 자율을 행사하기 위한 수단이며 전문직 윤리강령은 전문직이 사회가 부여한 책임과 신뢰를 받아들임을 명백히 하고 전문적인 개인으로서는 이 책임과 신뢰를 계승하여 이에 따른 의무를 다할 것을 대사회적으로 천명하는 것이다.

12 3차 → 4차 개정된 한국간호사 윤리강령 내용의 변천으로 옳지 않은 것은?

① 평등한 간호제공 → 동등한 간호제공
② 자율성 존중 → 자기결정권 존중
③ 취약계층 보호 → 취약한 대상자 보호
④ 책무 → 간호표준 준수

해설 동등한 간호제공은 2차 개정 내용이고 3차 개정에서 평등한 간호제공으로 수정되어 4차 개정까지 이어졌다.

[한국간호사 윤리강령 제3차 개정과 제4차 개정 비교]

구분	간호사와 대상자 영역	전문가로서의 간호사의무	간호사와 협력자 영역
제3차 2006년	① 평등한 간호 제공 ② 개별적 요구 존중 ③ 비밀유지 ④ 알 권리 및 자율성 존중 ⑤ 대상자 참여존중 ⑥ 취약계층 보호(신설) ⑦ 건강환경 구현	⑧ 책무 ⑨ 교육과 연구 ⑩ 전문적 활동 ⑪ 윤리적 간호 제공 ⑫ 건강 및 품위 유지(신설)	⑬ 협력 ⑭ 대상자 보호 ⑮ 생명과학기술과 존엄성 보호(신설)
제4차 2013년	① 평등한 간호 제공 ② 개별적 요구 존중 ③ 사생활 보호 및 비밀유지 ④ 알 권리 및 자기결정권 존중 ⑤ 취약한 대상자 보호 ⑥ 건강환경 구현	⑦ 간호표준 준수 ⑧ 교육과 연구 ⑨ 전문적 활동 ⑩ 정의와 신뢰의 증진(신설) ⑪ 안전한 간호 제공 ⑫ 건강 및 품위 유지	⑬ 관계윤리 준수 ⑭ 대상자 보호 ⑮ 생명과학기술과 존엄성 보호

13 다음 사례에서 공리주의적 논증을 한 사람은?

> 병원 노조는 간호사 수의 부족으로 인한 문제를 해결하기 위하여 오랫동안 노력해 왔으며, 요구를 관철시키기 위하여 파업을 하게 되었다. 병동의 간호사들도 파업에 참여해야 하는지에 대하여 논의를 하던 중 김 간호사는 " 지금 입원해 있는 환자의 간호를 포기할 수 없기 때문에 파업에 참여할 수 없다"고 주장하였다. 박 간호사는 " 파업에 참여해야 한다"고 주장하였다. 정 간호사는 "현재 입원한 환자의 수도 문제이지만 앞으로 많은 환자들을 생각한다면 문제를 해결해야 하며 따라서 파업에 참여해야 한다"고 주장하였다.

① 김 간호사　　② 박 간호사
③ 정 간호사　　④ 김간호사와 박 간호사

✚해설 2017년도 개정판인 간호행정학회 문제집에 실린 문제이다. 여기서 김 간호사의 의무론적 논증을 펼치고 있고, 박 간호사는 권리이론에 근거하여 논증하고 있다. "많은 환자들을 생각한다면~" 이라고 주장한 정 간호사의 논증은 행위의 "결과"와 "다수"의 환자를 고려한 결론이므로 공리주의적 논증으로 볼 수 있다.

14 한국간호사 윤리강령에서 간호사와 대상자 영역에 포함되지 않는 것은?

① 평등한 간호제공
② 일반적 요구존중
③ 건강환경 구현
④ 취약한 대상자 보호

✚해설 위의 보기 외에도 개별적 요구존중, 사생활 보호 및 비밀유지, 알 권리 및 자기결정권 존중이 있다.

공부하기

Ⅰ. 간호사와 대상자

1. 평등한 간호 제공
   간호사는 간호대상자의 국적, 인종, 종교, 사상, 연령, 성별, 정치적 사회적 경제적 지위, 성적 지향, 질병과 장애의 종류와 정도, 문화적 차이를 불문하고 차별 없는 간호를 제공한다.
2. 개별적 요구 존중
   간호사는 간호대상자의 관습, 신념 및 가치관에 근거한 개인적 요구를 존중하여 간호를 제공한다.
3. 사생활 보호 및 비밀유지
   간호사는 간호대상자의 사생활을 보호하고, 비밀을 유지하며 간호에 필요한 정보 공유만을 원칙으로 한다.
4. 알 권리 및 자기결정권 존중
   간호사는 간호대상자를 간호의 전 과정에 참여시키며, 충분한 정보 제공과 설명으로 간호대상자가 스스로 의사결정을 하도록 돕는다.
5. 취약한 대상자 보호
간호사는 취약한 환경에 처해 있는 간호대상자를 보호하고 돌본다.
6. 건강 환경 구현
간호사는 건강을 위협하는 사회적 유해환경, 재해, 생태계의 오염으로부터 간호대상자를 보호하고, 건강한 환경을 보전 유지하는 데에 참여한다.

15 다음 공리주의 이론에 대한 설명으로 옳지 않은 것은?

① 행해야 할 올바른 일을 결정할 때 분명한 절차제공
② 옳은 행위의 수행이 인간의 욕구를 충족시키는 결과를 가져옴
③ 도덕적 갈등이나 딜레마에 대한 합리적 방향제시
④ 소수 개인의 인권이 지켜진다.

해설 공리주의는 다다익선을 주장하는 것으로 다수에게 이익이 될수록 선이라고 보기 때문에 소수의 의견과의 인권이 무시될 수 있다.

[공리주의(=목적론, 결과주의)]
① 행동의 옳고 그름은 그 결과에 달려 있다는 결과주의의 대표적 이론으로 영국의 밀(J. S. Mill)과 벤덤(J. Bentham)이 주장했다. 최대다수의 최대행복을 기본으로 한다.
② 공리주의는 행동의 결과가 사람들에게 얼마나 유익하게 작용하였는지에 따라 신축성 있는 도덕규칙을 적용하여 판단하도록 한다

16 건강관리제공자가 대상자에게 좋은 결과를 가져오도록 하기 위한 선의의 간섭주의는 몇 가지 조건이 충족되어야 정당성을 인정받을 수 있다. 선의의 간섭주의를 할 수 있는 조건이 아닌 것은?

① 결과가 대상자에게 유익한 것이 확실한 경우
② 간섭의 결과가 그에게 미칠 것으로 예상되는 위험보다 적은 경우
③ 대상자가 문제행위와 이익과 관련된 연관성을 이해할 수 없는 경우
④ 대상자가 부모의 의도를 이해할 시기가 되면 동의할 것이라는 추측이 되는 경우

해설 선의의 간섭주의는 대상자의 자율성을 침범하더라도 대상자에게 발생할 수 있는 이익이 위험보다 큰 경우에는 최소한의 범위에서 자율성을 침해하여 간섭할 수 있게 하는 것이다.
다시 말하면, 선의의 간섭주의는 적극적인 선을 실행하기 위해서 환자의 자율성을 무시하는 경우로서 이득과 손실의 균형을 요구한다.

17 2013년 4차 개정된 한국간호사 윤리강령에서 간호사와 협력자 영역에 해당되는 항목은?

① 협력
② 알 권리 및 자기결정권 존중
③ 건강 환경 구현
④ 관계윤리 준수

해설 ①은 3차개정 내용이고, ②③은 간호사와 대상자에 대한 내용이다.

공부하기

III. 간호사와 협력자

13. 관계윤리 준수간호사는 의료와 관련된 전문직·산업체 종사자와 협력할 때, 간호대상자 및 사회에 대한 윤리적 의무를 준수한다.
14. 대상자 보호간호사는 간호대상자의 건강과 안전이 위협받는 상황에서 적절한 조치를 취한다.
15. 생명과학기술과 존엄성 보호간호사는 인간생명의 존엄성과 안전에 위배되는 생명과학기술을 이용한 시술로부터 간호대상자를 보호한다.

18 간호사가 수술 후 통증으로 움직이기를 거부하는 환자를 교육하고 운동을 하도록 격려하였다면, 이러한 상황과 관련된 윤리원칙은?

① 자율성과 정의의 원칙
② 자율성과 선행의 원칙
③ 무해성과 선행의 원칙
④ 무해성과 정의의 원칙

해설 자율성의 원칙은 타인의 간섭이나 강요를 받지 않고 개인이 스스로 선택한 계획에 따라 행동과정을 결정하는 것이다. 선행의 원칙은 타인에게 보다 적극적으로 선행을 베풀려고 하는 이타주의적 원리를 내포하고 있다.

19 2013년 4차 개정된 한국간호사 윤리강령의 내용이 아닌 것은?

① 간호사는 간호대상자의 관습, 신념 및 가치관에 근거한 개인적 요구를 존중하여 간호를 제공한다.
② 간호사는 전문가로서의 활동을 통해 간호정책 및 관련 제도의 개선과 발전에 참여한다.
③ 간호사는 취약한 환경에 처해 있는 간호대상자를 보호하고 돌본다.
④ 간호사는 윤리적으로 온당하지 못한 의료 및 간호 행위에 참여하지 않는다.

해설 간호사는 윤리적으로 온당하지 못한 의료 및 간호 행위에 참여하지 않는다는 3차 개정의 내용이다. 4차 개정으로 통해 간호사는 간호의 전 과정에서 인간의 존엄과 가치, 개인의 안전을 우선하여야 하며,위험을 최소화하기 위한 조치를 취한다로 바뀌었다.

20 다음 중 병원윤리위원회의 역할에 해당하지 않는 것은 무엇인가?

① 환자의 치료 및 간호시 발생하는 윤리적 문제에 다각도로 접근
② 윤리적 사례 집담회 개최
③ 병원정책의 윤리적 측면 검토
④ 환자의 생명연장을 위한 치료 개발

해설 ④ 번의 환자의 생명연장을 위한 치료 개발은 병원윤리위원회의 역할에 포함되지 않는다.
병원 윤리위원회는 환자의 치료 및 간호와 관련되어 발생되는 윤리문제를 다각도로 접근하기 위한 목적으로 만들어졌다. 이 외의 역할에도는 병원직원과 학생의 교육, 의뢰된 사례 분석과 해결 등이 있다.

21 윤리강령의 한계성을 설명한 내용으로 옳지 않은 것은?

① 구체적으로 만들어졌어도 강령은 항상 불완전한 것이다.
② 간결성과 단순성을 잃으면 그 부피가 매우 많아지게 된다.
③ 윤리강령은 도덕적 문제의 체계적 탐구를 위한 결정적 도구가 된다.
④ 상반되는 지침은 피할 수 없으며 그에 따라 광범위하게 수용하게 된다.

해설 윤리강령이 도덕문제의 해결을 위한 답을 주는 것은 아니며, 최소한의 지침을 주는 것이다.

[윤리강령의 기능 및 한계점]
(1) 윤리강령의 기능
① 전문직이 허용하는 최소한의 품위 있는 행동에 대한 표준 제공
② 도덕적 문제의 체계적 탐구를 시작하기 위한 출발점
③ 행동결정에 있어 전문직이 참고해야 하는 윤리적 고려점의 일반조건 암시
(2) 윤리강령의 한계점
① 도덕적 문제해결에 대한 최소한의 지침을 제공하는 것이지 해답을 주는 것이 아님
② 규약은 상반되는 지침을 피할 수 없고, 그에 따라 광범위한 수용 불가피
③ 규약이 많은 부피를 가지게 되면 간결성과 단순성의 유용을 잃게 됨
④ 규약이 모든 가능한 상황에 분명한 지침이 될 수 있을 만큼 완전하지 않음

22 **박 간호사는 노인의 건강증진을 위한 연구주제로 대상자를 구하다가 2개의 양로원의 노인을 대상으로 정하기로 결정했다. 그러나 노인들과 개별 의사소통이 원활하지 않아서 원장의 허락을 얻어 양로원의 모든 노인들에게 연구를 수행하고자 한다. 이러한 상황에서 박 간호사가 위반하게 된 대상자의 권리는 무엇인가?**

① 건강에 대하여 알 권리
② 치료나 간호를 받을 권리
③ 개인사생활을 지킬 권리
④ 연구참여 여부를 자율적으로 결정하고 동의할 권리

+해설 박 간호사는 개별적으로 노인들에게 연구에대한 설명을 하지 않고, 동의도 구하지 않았기 때문에 대상자가 연구에 자율적으로 참여할 권리를 위반하였다. 사례를 자세히 읽어보면 "치료와 간호의 제공 벼우"에 대한 것과 "개인사생활 침해"에관한 내용은 없기 때문에 이에 대한 위반 여부는 알 수가 없다.

23 **인간을 대상으로 임상시험연구를 시행할 때 가장 우선적으로 시행되어야 할 기본원칙은 무엇인가?**

① 헬싱키 선언에 근거하 윤리규정에 따라 수행되어야 한다.
② 실험 후에도 자유의사로 참여할 것을 동의하여야 한다.
③ 인간의 도구화의 문제에 대한 유용성을 미리 확보한다.
④ 15~18세 연령은 해당 대상자의 참가동의서를 받는다.

+해설 인간을 대상으로 하는 인체실험에서는 가장 우선적으로 헬싱키선언에 근거한 윤리규정을 준수하는 것이다.

임상시험연구 시행시 지켜야할 기본원칙은 다음과 같다.

1) 피험자의 권리는 과학, 사회 이익보다 우선적이어야 한다.
2) 수행되는 실험이 이로움을 준다는 확신과 확실한 유용성이 선행, 평가되어야 한다.
3) 15~18세는 해당 대상자와 보호자에게 각각 동의서를 받아야 한다.

24 **플렉스너(Abraham Flexner)가 말한 전문직의 특성으로 옳지 않은 것은?**

① 연구를 통해 축적되는 지식체에 기초를 둔다.
② 업무 내용이 실용적이기보다는 학술적·이론적이다.
③ 개인을 위하기보다는 대중에 대한 관심과 반응
④ 고도의 전문교육과정을 통해 습득되는 업무다.

+해설 ② 전문직 활동의 내용은 학술적이거나 이론적이기보다는 실용적인 것이어야 한다.

[파발코(Eliza K. Pavalko) - 1971년]

파발코가 제시한 직업 - 전문직 연속 모델은 전문직과 직업 간에는 연속적 관계를 갖게 되며 다음의 특징들이 있다.

① 이론적 기술과 지적 기술이 있어야 한다.
② 사회가치와 기본적인 관련성이 있어야 한다.
③ 고도의 전문직 활동일수록 교육기간이 장기간이다.
④ 전문직을 선택할 때의 동기가 이타적이어야 한다.
⑤ 전문직 윤리강령이 있어야 한다.
⑥ 직업적으로 자율성을 가지고 있어야 한다.
⑦ 전문직 구성원 간의 공동체 의식이 있어야 한다.
⑧ 평생직으로서의 전문직 구성원 간의 약속이행이 되어야 한다.

25 간호사가 비만과 당뇨병이 있는 환자에게 교육을 하였으나 환자가 운동을 하려 하지 않는다. 이러한 경우 간호사가 겪게 되는 윤리적 딜레마는?

① 자율성과 선행의 원칙
② 자율성과 정의의 원칙
③ 자율성과 무해성의 원칙
④ 선행과 정의의 원칙

+해설 간호사가 당뇨병 환자 교육하는 경우는 선행의 원칙에 해당하며 환자가 교육 받은 대로 하지 않고 운동 안하는 것은 자율성의 원칙에 해당한다. 이러한 경우 선행의 원칙과 자율성의 원칙 중 무엇을 우선으로 할 것인지 딜레마에 빠지게 된다.

[자율성 존중의 원칙과 선행의 원칙]

① 합리적인 사고를 할 수 없는 대상자가 의료인이 보기에 해로운 선택을 할 경우, 자율성 존중의 원칙과 선행의 원칙이 충돌할 수 있다.
② 그 개인이 어느 정도까지는 판단력이 있다고 하더라도 그 개인의 행동에 간섭하는 것이 윤리적으로 정당화될 수 있으며 이것을 선의의 간섭주의로 본다.

26 다음 중 용어의 정의가 옳게 연결되지 않은 것은 무엇인가?

① 과오:과실의 특수한 형태로서 합리적이고 신중하게 행동하도록 교육받고 훈련된 전문가에게 기대되는 실무표준을 위반하는 경우
② 과실:가해자가 법규범상 자기에게 요구되는 주의의무를 게을리하여 타인에게 손해를 입힌 경우
③ 고의:가해자가 특정인에게 손해가 발생할 것임을 알면서도 이를 행한 경우
④ 위반:비슷한 상황에서 신중한 사람이라면 행하거나 행하지 않을 일을 어떤 개인이 제대로 못하는 것을 말한다.

해설 ④는 "태만"에 해당하는 설명이다.

27 산후출혈로 위험에 처한 산모가 치료가 필요한데도 종교적 신념 때문에 수혈을 거부하고 있다면 간호사가 기본적으로 해야 할 사항에 해당하지 않는 것은 무엇인가?

① 치료계획에 대상자를 참여시킨다.
② 질병과 치료에 대해 비밀을 보장한다.
③ 치료를 거부하는 것을 수용해 준다.
④ 치료를 위해 수혈을 받아야 하는 이유를 설명한다.

해설 ①②④는 온정적 간섭주의에 설명이다. ③의 치료거부를 수용한다는 것은 어떠한 경우에도 악을 행해서는 안된다는 무해성의 원칙과 선행의 원칙을 위배하였으므로 틀린 내용이다.

28 환자를 간호하면서 주의의무 태만으로 환자에게 손해를 입히게 된 것을 총칭하는 말은?

① 간호사고 ② 간호과오
③ 간호과실 ④ 간호표준

해설 과실은 실수이며 과오는 환자에게 손해를 입힌 것이다.
즉, 간호과오는 환자를 간호하면서 주의의무 태만으로 환자에게 손해를 입히게 된 것을 총칭하는 것이다. 법률적인 개념을 내포하고 있으며 간호사가 간호행위를 함에 있어 평균적인 간호사에게 요구되는 업무상의 주의의무를 게을리하여 환자에게 손해를 입힌 경우를 의미한다.

29 결과예견의무란 특정 영역의 통상인이라면 악결과 발생을 예견할 수 있는 것을 말한다. 다음 중 간호사의 결과예견의무에 해당되는 경우로 볼 수 없는 것은?

① 발생가능성이 매우 낮은 경우라도 객관적으로 일반간호사에게 알려진 상태
② 꼭 해야 할 의무가 있는 것은 아니지만 하면 좋았을 행위를 하지 않았을 경우
③ 일반간호사에게 알려지지 않은 단계라도 해당 간호사가 이를 알 위치에 있는 경우
④ 위험회피를 위해 일정 조치를 취하지 않아 유해한 결과가 야기된 경우

해설 ②의 설명은 병원 내의 간호사의 근무평정을 행할 때 요구될 수 있는 경우이며 결과예견의무와 같이 법적 강제성을 갖지는 않기 때문에 해당되는 내용이 아니다.

30 파발코가 말한 전문직의 기준 중 다른 전문직에 비해 간호전문직에서 더 발달한 것은 무엇인가?

① 직업적 자율성
② 고도의 윤리강령
③ 전문적인 지식과 기술
④ 장기간의 교육기간

해설 다른 전문직에 비해 간호전문직에서 더 발달한 것은 고도의 윤리강령이다. 간호사는 고도의 윤리강령을 바탕으로 환자에게 절대적 옹호자의 역할을 하게 되어있다.

31 A병동에서 의료오류가 발생하여 환자에 대한 위해의 가능성이 있었으나, 의료진의 신속한 회복조치에 의해서 원하지 않는 결과가 예방되었다. 어떤 상황인가?

① 근접오류가 발생하였다.
② 위해사건이 발생하였다.
③ 업무상과실치사상죄로 간주된다.
④ 적신호 사건으로 간주된다.

해설 **[의료기관 인증평가를 위한 환자안전관리를 위한 보고 유형]**
1. 근접오류(Near miss): 일어날 뻔한 사건으로 사고발생 전 발견되어 환자에게 위해가 가지 않은 사건
2. 위해 사건: 진료과정 중 오류로 인하여 환자에게 위해가 가해지거나, 예기치 않게 부작용이 발생한 사건
3. 적신호 사건: 위해 사건 중 환자가 사망 또는 영구적 손상 등 생명의 위협을 일으킨 경우

32 비밀누설 금지의 예외조항으로 맞지 않는 것은?

① 환자 본인의 승낙이 있는 경우
② 전염병 환자 신고
③ 중대한 공익상 필요가 있어 법원에서 증인으로 증언한 경우
④ 배우자나 배우자의 직계존비속이 요구하는 경우

해설 **[비밀유지의무의 예외]**
업무상 알게 된 타인의 비밀을 유지할 의무는 있으나 현행 규정상 3가지 예외적인 경우가 있으며 이때는 정당행위로 인정된다.
(1) 본인의 동의가 있는 경우
(2) 법령에 의해서 요구될 경우:전염병의 신고 등
(3) 정당한 업무행위일 경우:집단 검진에서 전염성질환을 상사에게 회신하는 경우

33 돌봄에 관한 설명으로 가장 옳지 않은 것은?

① 돌봄에 간호윤리와 관련지어 설명하는 학자는 없다
② 돌봄의 구성요소에는 지식, 교호성, 인내, 정직, 신뢰, 겸손, 희망, 용기 등이 있다.
③ 인간 돌봄은 가치, 의식, 지식, 돌봄의 행위와 그 결과를 포함하는 의미이다.
④ 다른 사람에게 헌신하는 감정으로 자아실현과 친교를 증가시킨다.

✚해설 돌봄은 인간의 존엄성을 보존, 강화, 보호하기 위한 것으로 간호의 도덕적 이상이며, 간호윤리를 기반으로 이루어진다.

34 최 간호사의 투약 오류를 동료 간호사가 은폐를 해주려고 하지만 그럼에도 불구하고 스스로의 과실을 상급자에게 보고하였다면 최 간호사가 근거로 한 윤리 원칙은?

① 선행의 원칙 ② 정의의 원칙
③ 성실의 원칙 ④ 자율성의 원칙

✚해설 의료인들은 이타주의에 근거를 두고 타인을 도와야 할 의무가 있다. 선행의 원칙은 미래의 해악을 예방하고, 현재의 해악을 제거할 의무를 포함하기 때문에 최 간호사가 근거로 한 윤리 원칙은 선행의 원칙이다.

35 박 간호사의 수술위치확인 오류로 인해 위암 환자에게 유방절제술이 시행되어, 이 환자에게 신체상의 손해가 발생하였다. 이 상황에서 간호사의 과실이 인정될 경우, 박 간호사에게 주어질 형사적 책임은?

① 불법행위 책임 ② 채무불이행 책임
③ 사용자 배상책임 ④ 업무상 과실치상죄

✚해설 [업무상 과실치사상죄]

① 사람의 생명과 신체는 특히 중요한 법익으로서 주의의무를 태만히 하여 사람의 생명과 신체를 침해하는 경우에 형법은 이를 과실치사상의 죄에 의하여 벌하고 있다. (형법 제 268조)
② 업무상 과실치사상죄란 업무상의 과실로 인하여 사람을 사망에 이르게 하거나 사람의 신체를 상해하는 것을 내용으로 하는 범죄로서 업무자라는 신분관계로 인하여 형이 가중되는데, 이는 일반적으로 업무자가 결과에 대한 예견 가능성이 크기 때문이다.
③ 업무상과실치사상죄를 인정하려면 다음의 구성요건을 갖추어야 한다.
- 정상적인 상황에서 주의의무 위반
- 행위와 결과 사이에 인과관계
- 업무자라는 신분관계

36 의약품 사용 전 그 변질 여부를 반드시 살펴야 하는 의무는?

① 설명의무
② 확인의무
③ 동의의무
④ 예견의무

해설 수액, 수혈, 투약 및 의약품 확인 등과 관련된 의무는 주로 확인의무에 해당된다.

[법적 측면에서 간호사의 의무]
1. 환자의 요양상의 간호 및 진료의 보조의무
2. 환자 또는 보호자에 대한 요양방법의 지도의무
3. 간호기록의 작성 및 보관의무
4. 의료인 신고와 보수교육의 이수의무
5. 설명 및 동의의무
6. 주의의무
7. 확인의무
8. 비밀유지의 의무 등

37 의료분쟁이 발생했을 경우, 환자 측에서 취하게 되는 합법적 처리방식으로 옳지 않은 것은?

① 형사고소
② 손해배상 청구
③ 관련 의료인의 의료행위 방해
④ 소비자 보호기구에 호소

해설 ③ 의료인의 의료행위 방해를 하는 경우는 법적인 처벌이 가해진다.
의료분쟁은 의료사고 발생 시 환자 측이 의료인의 과오를 주장하며 다투는 것인데 대부분은 배상, 처벌 또는 사과를 요구하는 형태를 취한다.

[의료분쟁의 처리 관점에 따른 분류]
1) 환자 측과 병원측의 합의 또는 화해
2) 조정신청
3) 민사소송에 의한 손해배상청구 또는 형사고소
4) 정부에 민원이나 진정서 제출
5) 소비자 보호기구나 언론기관에 호소하는 것

38 항생제 투약시 관례상 환자에게 매번 주사 시 피부반응검사를 하지 않는 경향이 있으나, 그 결과 법적으로 문제가 발생했을 시에는 결코 이러한 행위에 대해 결코 용납되지 않고 있다. 이것은 의료인의 어떠한 의무를 강조하는 것인가?

① 설명의무
② 동의의무
③ 결과예견의무
④ 결과회피의무

해설 예견 가능한 위험이 발생되는 경우 이를 회피시킬 수 있는 수단을 강구하여야 할 의무, 즉, 결과회피의무를 갖게 된다. 위험이 발생되었더라도 이를 회피시켜 환자에게 아무 손해를 입히지 않았다면 비록 예견의무를 다하지 못하였다 해도 문제가 되지 않는다.
법적인 실무에 있어서는 예견의 가능성보다도 결과회피조치에 중점을 두는 경향을 보인다.

39 김 간호사는 의식이 확실치 않은 환자에게 양쪽 겨드랑이에 얼음 주머니를 두고 장시간 확인하지 않아서 동상을 입혔다. 김 간호사의 행위는 다음 중 어디에 속하는가?

① 무능간호행위
② 과실치상
③ 주의의무태만
④ 범죄간호행위

해설 얼음 주머니를 두고도 장시간 확인하지 않아 환자에게 동상이라는 피해를 입힌 것은 주의의무 태만에 해당한다.

[주의의무태만]
주의의무란 타인에게 유해한 결과가 발생되지 않게 정신을 집중할 의무를 말한다. 업무상 주의의무태만은 업무능력이 있는 사람이 주의해야 할 의무를 다하지 않음으로써 남에게 손해를 입히게 하는 것을 말한다. 간호사의 업무상 과실은 대부분은 주의의무태만으로 발생한다.

40 의료법 시행규칙에 따라 간호기록부에 기재하여야 할 사항이 아닌 것은?

① 진료시간에 관한 사항
② 투약에 관한 사항
③ 처치에 관한 사항
④ 간호일시에 관한 사항

해설 ① 진료시간에 관한 사항은 의료법 시행규칙상 진료기록부에 기재하여야 할 사항이다.
2013년 10월 4일 개정된 의료법 시행규칙에서 간호기록부에 기록해야할 내용으로 다음의 2가지가 추가되었고 시험 출제가능성이 있으므로 숙지해야 한다.
1. 체온. 맥박, 호흡. 혈압에 관한 사항
2. 간호 일시

공부하기

[간호기록부에 기재해야 할 사항(의료법 시행규칙 제 14조)]

가. 간호를 받는 사람의 성명
나. 체온·맥박·호흡·혈압에 관한 사항
다. 투약에 관한 사항
라. 섭취 및 배설물에 관한 사항
마. 처치와 간호에 관한 사항
바. 간호 일시(日時)

41 다음 중 전문직의 특성으로 보기 어려운 것은?

① 전문직은 고유지식에 기초한다.
② 사회봉사보다 자신의 관심사를 위주로 한다.
③ 장기간의 엄격한 교육을 거친다.
④ 스스로 통제할 수 있는 자율성이 있다.

해설 ② 전문직은 이타적이라는 특성을 갖는다. 그러므로 자신의 관심사를 위주로 하기보다는 사회적 가치를 추구하는 것이 맞다.

42 다음 중 전단적 의료가 가능한 경우에 해당하지 않는 것은?

① 응급처치시 환자가 의사표현을 못할 때
② 환자나 보호자의 판단이 소극적일 때
③ 응급처치시 환자의 법정대리인이 없을 때
④ 종교적 이유로 환자가 거부할 때

해설 ④ 종교적 이유로 환자가 거부하는 것은 전단적 의료의 정당한 이유에 포함될 수 없다.

[전단적 의료]
의료인이 어떤 위험성이 있는 의료행위를 실시하기 전에 환자의 동의를 얻지 않고 의료행위를 시행하는

것을 말한다.
환자가 의사를 스스로 표시할 수 없거나 주위에 결정을 대신해 줄 법정대리인이 없는 응급상황에서는 전단적 의료가 가능하다.

43 다음 중 윤리적 문제의 분출이 될 수 있는 건강관리체계의 변화내용으로 옳지 않은 것은?

① 건강전문직은 매우 다양해졌고 그 숫자 또한 극적으로 늘어났다.
② 여성주의는 간호사에 대한 압박을 여성에 대한 차별로 연결시켰다.
③ 건강관리 기술공학의 신속한 발전으로 인해 치료에 대한 판단과 전문직 자격에 대한 논란이 증가하게 되었다.
④ 질병양상과 노령인구에 대한 인구통계학적 변화로 인해 건강관리에 있어 급성질환 및 조기치료에 잘 대처해야 하는 시점에 있다.

✚해설 최근 건강관리체계는 예방의 문제, 만성적인 질병, 핸디캡 등에 잘 대처하는 방향으로 변화되고 있다. 또한 급성질환 및 조기 치료보다 예방과 건강증진에 집중해야 하는 시점이다.

44 건강관리체계 내에서 대상자의 자율성을 보장하기 위한 장치는 무엇인가?

① 정의의 원칙
② 악행금지의 원칙
③ 선행의 원칙
④ 온정적 간섭주의

✚해설 온정적 간섭주의와 사전동의는 대상자의 자율성 존중에 근거를 두고 있다.온정적 간섭주의를 행할 때는 대상자에게 이익이 되면서 대상자의 자율성은 최소한으로 침해하는 대안을 선택하는 것이 가장 중요하다.

45 다음 보기 중에서 죽음이 임박한 환자가 가질 권리를 모두 고르시오?

가. 진실을 알 권리
나. 치료받을 권리
다. 돌봄 받을 권리
라. 치료를 거절하거나 중단할 권리

① 가, 나, 다
② 가, 다
③ 나, 라
④ 가, 나, 다, 라

해설 대상자의 권리:환자의 권리는 시민의 권리, 법적인 권리, 도덕적 권리가 혼합된 것이다. 간호사 국가고시에서는 간혹 볼 수 있는 문제 유형이므로 알아두기 바란다.
환자 권리를 4가지 범주로 나누어 보면,
(1) 건강의 권리:건강관리에 동등하게 접근할 권리, 적절한 건강관리를 받을 권리, 건강 관리의 질에 관한 권리
(2) 고지에 입각한 동의:환자의 자기 결정권에 대한 자율성 인식, 환자가 치료에 대한 정보에 근거한 합리적인 선택을 할 기회를 제공받기 위한 권리로 의사는 계획된 치료에 관한 충분한 정보를 주어야 하는 의무를 말함
(3) 비밀성:대상자와 전문인 사이에 비밀정보가 지켜져야 한다는 요구로 자율성, 악행 금지, 정 의의 원칙과 자신의 약속을 지켜야 한다는 도덕 원칙에서 나온 것이다.
(4) 존엄성과 위엄 있는 죽음:인간의 존엄성을 유지하기 위하여 단순히 환자의 권리를 인정하는 것뿐만 아니라 실제로 환자들이 무엇을 존엄성 있다고 하는지 또는 존엄성 있는 죽음이라고 생각하는지 알아야 한다.

46 다음 중 간호가 전문직으로서 면모를 갖추기 위해 가져야 할 특징이 아닌 것은?

① 조직 ② 희생
③ 교육 ④ 책임감

해설 간호전문직의 특징은 조직, 교육, 책임감, 헌신이다. 간호사가 희생과 사명의식을 가지고 간호에 임하는 것은 맞지만 전문적인 조직으로 부각되는데 필수적인 특징은 아니다.

47 「의료법」은 의료의 질과 환자 안전의 수준을 높이기 위하여 병원급 의료기관에 대하여 의료기관 인증제도를 신설하였다. 의료기관 인증의 실시권자와 심의기관을 순서대로 바르게 나열한 것은?

① 보건복지부장관, 건강보험심사평가원
② 보건복지부장관, 의료기관인증위원회
③ 특별자치도지사 또는 시장·군수·구청장, 의료기관인증위원회
④ 시·도지사, 의료기관인증위원회

해설 의료기관 인증의 실시권자는 보건복지부장관이고, 심의기관은 의료기관인증위원회이다.
참고로 보건복지부장관은 대통령령으로 정하는 바에 따라 의료기관 인증에 관한 업무를 인증전담기관에 위탁하고 필요한 예산을 지원할 수 있다.

[의료기관인증위원회(「의료법」 제58조의2 제1항)]
① 보건복지부장관은 의료기관 인증에 관한 주요 정책을 심의하기 위하여 보건복지부장관 소속으로 의

료기관인증위원회를 둔다.

② 의료기관인증위원회는 위원장 1명을 포함한 15인 이내의 위원으로 구성한다.

가) 의료인단체 및 의료기관 단체에서 추천하는 자

나) 노동계, 시민단체, 소비자단체에서 추천하는 자

다) 보건의료에 관한 학식과 경험이 풍부한 자

라) 보건복지부 소속 3급이상 공무원 또는 고위공무원단에 속하는 공무원

③ 의료기관인증위원회의 위원장은 보건복지부차관으로 한다.

48 「의료법」상 의료기관 인증기준에 해당하지 않는 것은?

① 의료기관의 의료서비스 질 향상 활동

② 의료기관의 의료광고 횟수

③ 의료서비스의 제공과정 및 성과

④ 의료기관의 조직·인력관리 및 운영

해설 의료광고의 횟수는 의료기관 인증기준과 관련이 없다.

[의료기관 인증제도(2011년~)]

(1) 보건복지부장관은 의료의 질과 환자 안전의 수준을 높이기 위하여 병원급 의료기관에 대한 인증을 할 수 있다(「의료법」 제58조 제1항).

(2) 의료기관 인증기준(「의료법」 제58조의3 제1항)

㉠ 환자의 권리와 안전

㉡ 의료기관의 의료서비스 질 향상 활동

㉢ 의료서비스의 제공과정 및 성과

㉣ 의료기관의 조직·인력관리 및 운영

㉤ 환자 만족도

(3) 인증등급은 인증, 조건부인증 및 불인증으로 구분한다(「의료법」 제58조의3 제4항).

(4) 인증의 유효기간은 4년으로 한다. 다만, 조건부인증의 경우에는 유효기간을 1년으로 한다(「의료법」 제58조의3 제5항)

CHAPTER 09
간호와 마케팅

UNIT 01 _ 기출문제

01 <보기>에서 설명하는 마케팅 믹스전략으로 가장 옳은 것은? 2020 서울시

<보기>
고객접점은 고객이 조직의 일면과 접촉하면서 간호서비스의 품질에 관하여 무엇인가 인상을 얻을 수 있는 순간이다. 조직의 일면은 시설, 사람, 물건, 환경에 관한 모두를 의미하며, 고객접점은 마케팅 믹스 전략에 있어 중요하게 고려할 점이다.

① 제품전략 ② 가격전략
③ 유통전략 ④ 촉진전략

해설 **[촉진(Promotion) 전략]**
촉진은 간호조직과 간호표적시장 양자 간에 간호서비스와 관련된 모든 정보에 관하여 적절히 의사소통하는 것이다. 일반적으로 마케팅에서 많이 사용되는 촉진 전략으로는 광고, 홍보, 인적 접촉, 판매촉진, 구서 등이 있으나 간호서비스는 비영리적 성격으로 인해 일방적인 광고나 홍보 등을 사용할 수 없다.

02 서비스의 표준화 및 품질통제가 어려워 서비스 표준의 설계 및 수행 그리고 서비스의 맞춤화 시행이 필요한 서비스의 특징은? 2019 서울시

① 이질성 ② 무형성
③ 비분리성 ④ 소멸성

해설 [서비스의 특징 - 이질성]

① 이질성은 변화가능성을 의미하는데 동일한 서비스라 하더라도 누가, 언제, 어디서, 어떠한 방법으로 제공하느냐에 따라 매번 달라지기 때문이다. 이로 인해 서비스 표준화와 품질관리가 쉽지 않다.

② 해결전략

㉠ 서비스 표준화의 설계 및 수행으로 일관성 있는 서비스를 제공한다.

㉡ 서비스의 기계화·산업화·맞춤화가 시행되도록 한다.

03 <보기>의 내용에 해당되는 마케팅 믹스는? 2018 서울시

<보기>

- 수술 후 퇴원하여 거동이 불편한 환자에게 방문간호를 제공하였다.
- 인터넷을 활용하여 환자에게 교육을 제공하였다.

① 제품 ② 가격

③ 유통 ④ 촉진

해설 [유통 전략(place)]

서비스를 제공하는 조직이 세울 수 있는 유통 전략으로는 편의, 점포의 수, 직접 대 간접 유통, 위치와 시간관리 같은 것들이 있다. 이 중 서비스 제공자의 선택에 가장 큰 영향을 미치는 핵심요소는 편리함(접근성)이다.

04 다음 글에서 설명하는 간호 서비스의 특성은? 2017 지방직

간호의 성과 수준이 환자마다 일정하지 않을 가능성이 높다. 이에 대처하기 위해 표준 간호 실무 지침을 개발하고 간호사 역량 강화 프로그램을 운영한다.

① 무형성 ② 이질성

③ 비분리성 ④ 소멸성

해설

특징	제품	서비스
형태	유형	무형
분리 여부	생산과 소비 사이에 시차 존재	동시 소비
고객참여	한정적·간접적 참여	적극적·직접적 참여
저장성	재고로 수요·공급 조절 및 확충	재고 저장 불가능
이질성	품질관리로 동질성 유지 가능	변형과정의 변동으로 서비스 결과의 이질화

[표] 제품과 서비스의 차이

05 간호서비스를 향상시키기 위한 마케팅 믹스 전략의 사례에 대한 설명으로 옳지 않은 것은?

2017 지방직

① 불만이 있는 고객을 대상으로 맞춤형 서비스를 개발하여 운영하는 것은 제품에 대한 전략이다.

② 접근이 용이한 인터넷을 통한 원격진료서비스를 환자에게 제공하는 것은 유통에 대한 전략이다.

③ 지역주민들의 건강유지 및 증진을 위한 종합건강검진센터를 운영하는 것은 촉진에 대한 전략이다.

④ 간호서비스를 세분화,차별화하여 구체적인 항목으로 만들고 원가분석을 통해 적절한 가격으로 재조정하는 것은 가격에 대한 전략이다.

해설 새로운 간호서비스를 개발하여 운영하는 것은 제품전략에 해당한다.

공부하기

[제품(Product) 전략]

(1) 간호서비스에서의 제품 전략은 간호서비스 자체를 의미하며 질과 양으로 구성된다. 의료서비스의 개선과 특수 클리닉 개설에 따른 간호서비스 개발 등이 포함된다.

(2) 간호서비스 개발

① 최근 질병 추세와 관련된 간호서비스의 정형화 : 만성 퇴행성 질환, 노인질환 간호, 호스피스 간호, 치매노인을 위한 안전간호, 노인요양보호시설의 간호표준화 등

② 의료기관 내의 일반환자를 위한 서비스 : 안전간호, 감염간호, 응급환자 간호 등

③ 일반인의 건강유지·증진을 위한 서비스 : 종합건강검진센터, 운동처방 및 재활센터, 유전상담센터, 학교보건 간호표준화 모델 등

④ 특수 클리닉 개설에 따른 간호서비스 개발 : 심장병센터, 암센터, 재활센터, 노인병센터, 당일 수술병동, 주간치료관리센터, 호스피스센터 등

⑤ 전문화된 간호서비스 개발 : 가정전문간호, 호스피스간호, 임상전문간호사와 같은 전문간호사 활용모델, AIDS간호, 통증관리센터 등

⑥ 기타 서비스 : 재난간호, 퇴원 후 가정간호연계 프로그램, 영유아 간호표준화 모델, 자살예방 간호 모델 등

06 다음 중 보건의료서비스의 특성으로 옳지 않은 것은?

2016

① 재고의 저장이 불가능하다.

② 가격 설정 기준이 명확하다.

③ 수요 및 공급의 균형이 어렵다.

④ 서비스의 내용, 과정, 질이 일정하지 않다.

해설 보건의료서비스의 특성으로는 무형성, 비분리성, 이질성, 소멸성이 있으며 이와 같은 이유로 가격 설정 기준이 불명확하다.

(1) 무형성은 서비스가 뚜렷한 실체가 있지 않아 보거나 만질 수 없고, 서비스를 제공받기 전에는 어떤 것인지 실체를 파악하기 어려우며 서비스 상품은 진열하기 곤란하며 커뮤니케이션도 어렵다.

(2) 비분리성

① 비분리성은 동시성이라고도 하며 생산과 소비가 동시에 일어나는 것을 의미한다.

② 서비스가 제공되는 시점에 소비자가 존재해야 제공이 가능하고 서비스 제공자와 상호작용하는 것과 참여 여부의 정도가 서비스의 결과에 큰 영향을 미친다.

(3) 이질성은 변화가능성을 의미하는데 동일한 서비스라 하더라도 누가, 언제, 어디서, 어떠한 방법으로 제공하느냐에 따라 매번 달라지기 때문이다. 이로 인해 서비스 표준화와 품질관리가 쉽지 않다.

(4) 소멸성은 비분리성에 기본을 두는 개념으로 서비스는 결코 저장될 수 없다는 의미이다.

07 마케팅 전략 수립을 위한 시장 세분화 개념을 간호서비스에 적용했을 때, 시장세분화 분류가 옳지 않은 것은?

2015 서울시

① 간호사 - 내부시장

② 의료용품 제조업자 - 고객시장

③ 국민건강보험공단 - 영향자시장

④ 간호협회 등 의료관련 전문단체 - 간호서비스 의뢰시장

해설 의료용품 제조업자는 공급업자 시장이다.

조직이 가지고 있는 경영상의 한계를 고려하여 다른 모든 조직과 경쟁하기보다는 시장을 세분화(market segmentation)된 시장 속에서 가장 유리하다고 생각되는 시장을 선택하고 이를 표적시장(targeting)으로 삼고 자신의 모든 능력을 투입하여 유리한 위치(positioning)를 차지하고자 계획하는 것을 STP 전략이라고 한다.

[서비스의 표적시장]

① 내부시장:간호사, 의사, 타부서 및 타직종 직원, 병원행정가

② 영향자 시장:국회, 정부기관, 정치집단, 소비자 단체, 의료보험공단 등

③ 공급업자 시장:의료용품 제조 및 공급업자, 의료관련 용역업자(예세탁, 청소, 경비, 간병인 등의 용역)

④ 간호의뢰 시장:의료관련 전문단체(예간호협회, 의사협회, 병원협회, 간호학회)

⑤ 간호리쿠르트 시장:간호학생, 잠재 간호사 지망생, 간호교육기관 등

⑥ 간호고객 시장:환자 및 그 가족, 건강한 개인, 지역사회, 일반대중 등

08 다음 마케팅 과정 중 시장세분화의 목적에 대한 설명으로 옳지 않은 것은? 2014 서울시

① 조직의 경쟁좌표를 설정하기 위함이다.
② 시장 상황을 파악하여 변화에 대응하기 위함이다.
③ 정확한 표적시장을 설정하기 위함이다.
④ 시장의 변화에 따른 조직의 반응을 분석하기 위함이다.
⑤ 마케팅 자원을 효과적으로 배분하기 위함이다.

✚해설 시장세분화를 통해 더욱 구체화된 소비자의 욕구를 충족시켜 조직의 생산성과 매출 증대를 꾀하는 것이 시장세분화의 목적이다. 시장의 변화에 따른 고객의 반응을 분석하기 위해 시장세분화를 적용한다.

[시장세분화(market segmentation)]

소비자의 욕구를 분석하여 비슷한 성향을 지닌 사람들의 집단을 다른 성향의 사람들의 집단과 분리하고 하나의 집단으로 묶어가는 과정을 시장세분화라고 한다.

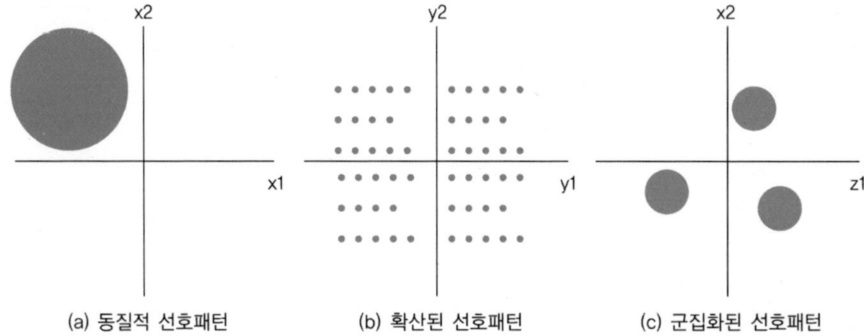

(a) 동질적 선호패턴 (b) 확산된 선호패턴 (c) 군집화된 선호패턴

① 동질적 선호패턴: 모든 잠재고객이 이상적이라고 생각하는 "원하는 바"가 유사한 모습을 보여주는 것으로 이러한 모습을 동질적 선호패턴(homogeneous preference pattern)이라 한다.
② 확산된 선호패턴: "원하는 바"가 매우 상이한 모습을 보여주는 것으로 이러한 모습을 확산된 선호패턴(diffused preference pattern)이라 한다.
③ 군집화된 선호패턴: 이상적으로 생각하는 "원하는 바"가 몇 개의 군집을 형성하는 것으로 이러한 모습을 군집화된 선호패턴(clustered preference pattern)이라 한다.

09 효과적인 시장세분화 요건으로 옳은 것은? 2013

> 가. 선정된 시장에 조직의 마케팅 활동이 효과적으로 집중될 수 있어야 한다.
> 나. 각 세분시장의 규모나 구매력은 마케팅 관리자가 측정가능해야 한다.
> 다. 선정된 시장의 규모가 크고 수익성이 커서 별도의 시장으로 개척할 가치가 있어야 한다.
> 라. 선정된 시장에 대한 마케팅 믹스전략이 효과적으로 실행될 수 있어야 한다.

① 가, 나, 다　　② 가, 다
③ 나, 라　　④ 라
⑤ 가, 나, 다, 라

해설 시장세분화는 소비자의 욕구를 분석하여 비슷한 성향을 지닌 사람들의 집단을 다른 성향의 사람들의 집단과 분리하고 하나의 집단으로 묶어가는 과정이며 측정가능성, 접근가능성, 실질적 규모, 실행가능성의 요건을 가지고 있다.

[효과적인 시장세분화 요건]

① 측정가능성(measurability): 각 세분시장의 규모나 구매력은 마케팅 관리자가 측정가능해야 한다.
② 접근가능성(accessibility): 선정된 시장에 조직의 마케팅 활동이 효과적으로 집중될 수 있어야한다.
③ 실질적 규모(substantiality): 선정된 시장의 규모가 크고 수익성이 커서 별도의 시장으로 개척할 가치가 있어야 한다.
④ 실행가능성(actionability): 선정된 시장에 대한 마케팅 믹스 전략이 효과적으로 실행될 수 있어야 한다.

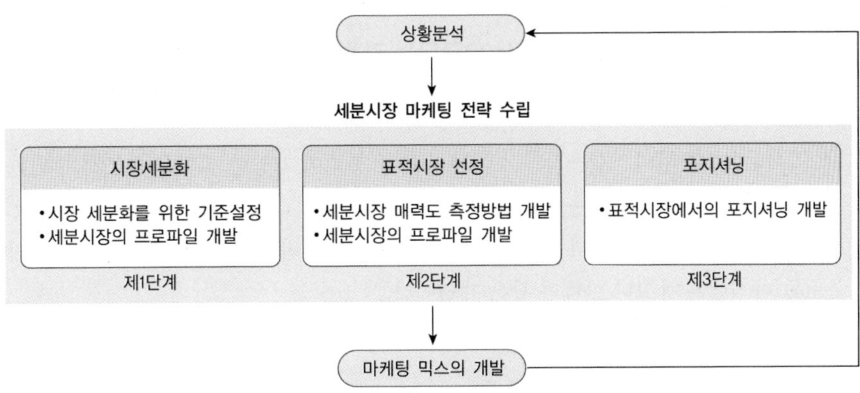

10 다음에서 설명하는 것은 간호서비스의 마케팅 믹스중에서 어떤 전략에 해당하는가? 2013

> 주차장, 중환자 보호자 대기실, 상담실 설치, 야간진료 실시, 인터넷 진료예약

① 제품전략　② 유통전략　③ 촉진전략　④ 가격전략　⑤ 홍보전략

해설 일반적으로 유통전략이란 특정 제품이나 서비스가 생산자에서 소비자에게 전달되는 과정을 용이하게 지원하는 활동이며, 간호서비스 분야의 유통전략이란 의료이용자들이 의료서비스를 원활하게 이용하게 지원하는 활동을 총칭하는 것으로 정의할 수 있다.

[마케팅 4P 믹스]

- 제품정책(Product):의료진, 병원시설, 간호서비스
  - 의료/관리진의 질:의사, 간호사, 의료기관, 관리자, 사무직원의 능력과 수준
  - 병원시설:건물(외형·구조), 최신의료장비, 진찰실, 수술실, 입원실, 응급실, 대기실, 접수실, 안내실, 수납실, 화장실
  - 간호서비스:현대의 질병 추세에 맞는 간호서비스 영역 확대, 특수 클리닉 개설
- 유통경로정책(Place):경로망, 병원입지, 진료시간 확장
  - 경로망:위성진료소, 타 병원과의 의료전달체계, 앰뷸런스 운행
  - 병원입지:병원위치, 주차장 여건, 교통망
  - 진료시간 확장:직장인을 위한 진료시간 마련, 공휴일 진료
- 촉진정책(Promotion):병원홍보, 병원광고, 병원판촉, 병원인적판매
  - 병원홍보:병원보, 의료신문, 게시판, 강연회, 사회활동, 방송출연, 건강교실
  - 병원광고:개원광고, 이전광고, 신의료기술광고, 신의료설비광고(신문·전화번호부 광고)
  - 병원판촉:캘린더·기념품 증정, 생일축하카드
  - 병원인적판매:노약자·중환자를 위한 왕진
- 가격정책(Price):원가절감, 재무개선
  - 원가절감:수술방법 개선에 따른 조기퇴원, 외부검사소·수술센터 이용, 업무전산화
  - 재무개선:전문재무관리자 활용, 비경제적 업무절차 개선

11 오늘날 보건의료 조직관리에서 요구되는 간호서비스 마케팅에 대한 설명으로 옳은 것은?

2011

① 마케팅은 서비스제공자와 소비자의 목표 충족이 가능한 교환을 창조하기 위한 과정이다.
② 마케팅관리의 목표는 서비스 제공자인 조직의 성과를 극대화하기 위함이다.
③ 보건의료조직의 성과중심적 시각은 현대 마케팅의 공급자 우선적 시각과 일치한다.
④ 마케팅은 광고나 판매와 같은 개념이다.
⑤ 비용이 유발되므로 의료비용의 상승을 가져오는 것이 단점이다.

해설 **[간호서비스 마케팅의 정의]**

(1) 서비스 동기가 이윤동기보다 더 큰 의미를 갖고 수요자가 적정 간호서비스를 받을 수 있도록 하기 위한 활동이다.
(2) 간호제공자는 효과적인 간호서비스를 이용하도록 간호의 가치관과 전문성을 발휘하여 서로 간의 만족을 도모하는 계획적인 활동을 의미한다.
(3) 서비스제공자와 소비자와의 목표충족이 가능한 교환을 창출하기 위한 과정이다.
(4) 의료 및 간호서비스 마케팅
  ① 소비자 중심적 마케팅
  ② 서비스 제공자 중심에서 의료서비스 중심에서 의료서비스 소비자로 초점이 전환되면서 대두된 경영활동
  ③ 이윤동기보다는 서비스 동기를 갖는 의료직의 특성상 소비자 위주의 과정인 마케팅 필요성이 있다.

12 의료기관에서 마케팅 전략으로 '인터넷을 통한 환자 상담'이나 '진료시간의 연장' 등을 도입하기로 하였다. 이 방법에 해당하는 마케팅 전략은? 2011

① 제품 전략 ② 가격 전략
③ 유통경로 전략 ④ 촉진 전략

해설 "인터넷을 통한 환자 상담" 또는 "진료시간의 연장"은 고객으로 하여금 병원에 접근성을 쉽게 만들어주는 전략이 될 수 있으므로 유통경로 전략이 답이 된다.

(1) 특정제품이나 서비스가 생산자에서 소비자에게 전달되는 과정을 용이하게 지원하는 활동으로 의료서비스 분야의 접근경로란 의료이용자들이 의료서비스를 원활하게 이용하도록 지원하는 활동을 의미한다.
(2) 간호서비스가 제공되는 병원이나 조직의 외형, 위치, 이용의 편의성, 간호서비스 전달체제의 종류, 수행방식, 간호직원의 전문성 등을 말한다.
  ㉠ 물리적 접근: 통원수술, 가정간호서비스, 컴퓨터통신이나 인터넷을 통한 상담과 진료, 전화상담과 진료, 원격진료시스템
  ㉡ 시간적 접근: 병원예약시스템, 수요가 집중되는 시간대에 의료인력의 확대, 업무과정의 자동화, 시설의 분산화, 대기시간, 진료시간의 연장, 야간진료 등
  ㉢ 정보 접근: 전화상담, 설명, 조언 등(간호직원의 전문성이 중요하게 작용)

13 만성질환자를 위한 프로그램 안내책자, 소책자 등을 만들고, 유방암 예방을 위해 핑크리본 캠페인을 하는 것은 무슨 전략인가? 2010

① 제품전략 ② 유통전략
③ 수가전략 ④ 촉진전략
⑤ 서비스

해설 무언가를 새롭게 만들어내면 제품전략으로 혼돈 할 수도 있을 것이다. 그러나 만성질환를 위해 이미 만들어진 프로그램에 대한 안내책자와 소책자 등을 만들고 이러한 프로그램이 있는지 모르는 고객들을 대상으로 홍보 및 캠페인을 벌이는 것이기 때문에 이것은 촉진전략에 해당한다. 실제 시험에 이러한 마케팅 사례를 들고 어떠한 전략인지를 묻는 문제가 나올 수 있으니 잘 이해하고 숙지하지 바란다.

[촉진(Promotion) 전략]

촉진은 간호조직과 간호표적시장 양자 간에 간호서비스와 관련된 모든 정보에 관하여 적절히 의사소통하는 것이다. 일반적으로 마케팅에서 많이 사용되는 촉진 전략으로는 광고, 홍보, 인적 접촉, 판매촉진, 구서 등이 있으나 간호서비스는 비영리적 성격으로 인해 일방적인 광고나 홍보 등을 사용할 수 없다.

(1) 간호사 개개인의 전문적인 지식과 기술, 책임감 있는 행동 및 간호사의 외형적 모습, 태도 등을 통하여 고객접점 시 소비자 만족을 증대시킬 수 있는 전문적인 이미지 강화
(2) 다양한 건강관리 프로그램에 대한 안내서, 소책자 발간
(3) 사회봉사적 차원의 간호활동에 대한 홍보를 통한 이미지 향상으로 간호서비스에 대한 수요를 자극
(4) 병원홍보·광고: 병원보, 의료신문, 안내서, 소책자, 게시판, 강연회, 사회활동, 방송출연, 건강교실, 개원광고, 이전광고, 신의료기술 및 설비광고, 신의료설비광고
(5) 병원인적판매 : 인적접촉을 위한 노약자와 중환자를 위한 왕진

UNIT 02 _ 기출응용문제

01 서비스 마케팅 믹스를 구성하는 요소는 4가지이다. 다음 중 유통경로에 해당되지 않는 것은?

① 서비스가 제공되는 환경
② 서비스 전달체제
③ 서비스를 제공하는 직원의 예의바름
④ 서비스의 질 평가와 질 보장을 통한 질관리

해설 ④ 서비스의 질을 평가하고 보장하는 관리활동은 마케팅 믹스의 제품전략에 해당함으로 기억하자. 나머지는 모두 고객의 접근성을 좋게하는 유통전략에 해당하는 예이다. 특히, 서비스를 제공하는 직원의 예의바름도 유통에 속한다는 것을 문제를 풀면서 다시한번 숙지하도록 한다.

[간호서비스의 마케팅 믹스]

(1) 제품(Product):기존 간호서비스의 향상, 새로운 간호서비스의 개발, 간호서비스 질 평가와 질 보장을 통한 질 관리
(2) 유통(Place):간호환경의 향상, 간호서비스 전달체계의 종류와 수행 방식, 간호직원의 전문성과 예의바름
(3) 가격(Price):간호수가의 개발
(4) 촉진(Promotion):광고, 홍보, 인적 접촉, 판매촉진 등

02 세분시장 마케팅 전략 수립의 순서를 바르게 나열한 것은?

① 포지셔닝 → 표적시장 → 시장세분화
② 시장세분화 → 포지셔닝 → 표적시장
③ 시장세분화 → 표적시장 → 포지셔닝
④ 표적시장 → 시장세분화 → 포지셔닝

해설 마케팅에서 쉽게 볼 수 있는 문제유형으로 마케팅 4P 믹스인 제품, 가격, 유통, 전략과 함께 STP(시장세분화, 표적시장, 포지셔닝)을 세우게 된다. 이 때 S-T-P 순서 그대로 전략을 수립하게 되기 때문에 ③ 이 답이 된다.

03 SWOT 분석전략 중 낮은 보험수가, 노사분규, 경기침체, 의료진과 직원들의 높은 이직률에 대응하는 관리체계는?

① SO ② WO ③ ST ④ WT

해설 낮은 보험수가와 경기침체는 외부환경에 해당하는 위협요소이고(T), 노사분규와 직원들의 높은 이직률은 내부적인 약점(W)에 해당한다.

[SWOT 분석의 구성]

내부역량	외부환경
강점(Strength) • 병원의 명성 • 최고의 의료진 • 최첨단 의료시설과 장비 • 지리적인 접근도의 용이	기회(Opportunity) • 국민소득의 증가 • 평균수명의 증가 • 의료수요의 증가 • 의료수요의 고급화 • 민간건강보험의 도입 • 대단위 주거단지의 조성 • 경기회복에 따른 소비심리의 회복
약점(Weakness) • 직원들의 불친절 • 경영진에 대한 불만 • 경쟁적 지위의 쇠퇴 • 의사, 간호사, 직원 간의 갈등 • 의료진과 직원들의 높은 이직률 • 복리, 후생, 임금상승으로 수익률 악화	위협(Threat) • 경기침체 • 낮은 보험수가 • 의료시장 개방 • 정부의 통제 및 규제 • 병원 노사분규의 확산 • 새로운 경쟁자의 등장 • 국민의식수준의 향상에 따른 불만 및 관심의 증가

04 간호서비스 마케팅믹스에 관한 설명으로 옳지 않은 것은?

① 진료를 받은 후에 환자에게 전화상담 서비스를 제공하는 것은 유통전략이다.

② 부족한 병원 주차장을 많이 확보해 환자가 쉽게 병원 이용할 수 있게 하는 것은 제품전략이다.

③ 비급여항목을 급여항목으로 변경하여 가격을 낮추는 것은 가격전략이다.

④ 병원 내부에서만 배포하던 병원신문을 병원 인터넷 사이트에 올려 누구나 병원신문을 볼 수 있도록 하는 것은 촉진전략이다.

해설 ② 주차장이 많이 확보되면 고객들이 병원에 오는 것이 훨씬 쉬워질 것이다. 이것을 접근성이라고 하며 접근성은 유통전략과 매우 밀접한 개념이므로 환자가 쉽게 병원을 이용할 수 있게 하는 것은 유통전략이다.

마케팅 4P 문제를 풀 때 혼돈스러운 경우를 위해 꿀팁을 하나 준다면 다음과 같은 기준을 두고 문제를 풀라는 것이다.

• 유통전략 : 이미 병원을 결정하고 찾아오는 환자를 더욱 유도하는 전략이다.
• 촉진전략 : 병원이 정해지지 않은 상태에서 병원을 결정하기 위한 환자를 위한 전략이다.

05 마케팅 믹스에 대한 연결이 바르지 못한 것은 무엇인가?

① 제품 : 의료서비스 질관리
② 유통 : 간호서비스제공자의 전문적인 능력함양
③ 가격 : 간호수가의 개발
④ 촉진 : 간호직원의 전문성

해설 이 문제는 간협문제집의 내용을 토대로 구성된 것이다. " 간호직원의 전문성"과 '간호서비스제공자의 전문적인 능력함양"이 어디에 속하는지 질문을 많이 받게되는데 "간호직원의 전문성"에 해당하는 내용은 유통에 해당한다.
이것은 앞에서 풀어보았던 간호직원의 예의바름과도 유통에 해당되었음을 한번 더 기억하고 간호직원의 전문성이 촉진에 해당됨을 숙지하자.

06 보건의료조직에서 간호서비스 마케팅의 필요성에 대한 설명 중 옳은 것은?

① 간호서비스는 병원의 생산요소 중 중추적 요소이므로 마케팅의 필요성이 강조되는 추세이다.
② 간호서비스 마케팅은 의사 중심의 치료가 중점이 되어야 한다.
③ 간호서비스 마케팅은 공급자 우선의 마케팅이어야 한다.
④ 경영의 합리화가 필요한 보건의료조직의 요구보다는 질 높은 간호서비스를 받고자 하는 의료소비자의 요구에 부응하기 위해서 마케팅의 필요성은 강조된다.

해설 ② 간호서비스 마케팅은 환자 중심적 마케팅이어야 한다.
③ 간호서비스 마케팅은 의료소비자 중심적인 마케팅이어야 한다.
④ 간호서비스 마케팅은 질 높은 서비스를 받고자 하는 의료소비자의 요구와 경영의 합리화가 필요한 보건의료조직의 요구에 부응하기 위해서 필요하다.
→ 간호서비스 마케팅은 질 높은 서비스를 받고자 하는 의료소비자의 요구와 경영의 합리화가 필요한 보건의료조직의 요구에 부응하기 위해서 필요하다.

07 간호서비스 마케팅에 대한 설명으로 옳은 것은?

① 간호조직의 이미지 제고와 생산성 향상은 수요창출로 이어진다.
② 양질의 간호서비스를 제공하여 외적 고객만족을 통해 수익증대를 추구한다.
③ 간호에 대한 사회적 이미지 향상과 더불어 공급자 측면의 이익을 극대화한다.
④ 간호서비스에 대한 수요를 자극하여 간호서비스의 전반적인 성장과 발전을 도모한다.

+해설 ①② 간호서비스 마케팅은 단순히 수요창출과 수익증대가 목적이 되어서는 안된다.
③ 간호에 대한 사회적 이미지 향상과 더불어 내.외적 고객만족을 통해 수익을 창출한다.

08 의료기관의 SWOT분석 중 보기에 해당하는 것을 고르면?

- 지역 내에 신혼부부 유입이 증가하였다.
- 지역사회 수입 증가로 건강활동 증가되고 있다.
- 활발한 정보의 교류로 지역사회 건강요구도가 증가되고 있다.

① 강점 ② 약점
③ 기회 ④ 위협

+해설 SWOT(Strengths, Weaknesses, Opportunities, Threat)
내부역량인 강점, 약점과 외부환경인 기회, 위협으로 나뉜다.

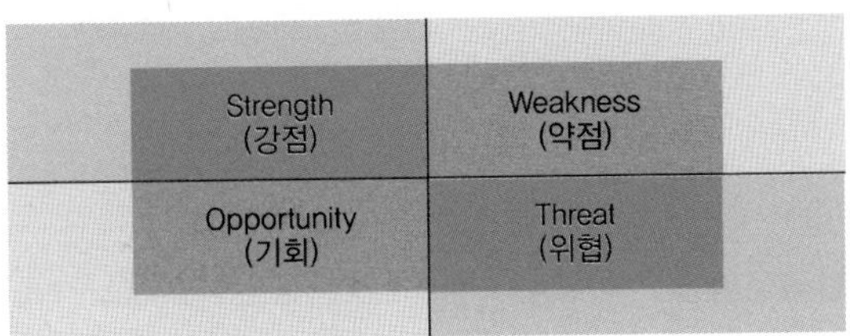

[그림] SWOT 분석표

[SWOT 분석 시 주의사항]
① SWOT 분석은 기업 수준이 아닌 개별적인 제품 수준에서 적용되어져야 한다.
② 기업의 여러 부서들의 시각이 충분히 반영되도록 한다.
③ 고객중심적인 시각으로 진행되어야 한다.

09 간호서비스 마케팅 과정 중 가장 먼저 해야 하는 사항은?

① 표적시장에 있는 소비자의 요구를 파악한다.
② 인구통계, 자료분석을 통한 상황분석을 한다.
③ 새로운 간호서비스 수가를 개발한다.
④ 바람직한 포지셔닝을 달성한다.

+해설 마케팅 전략의 순서는 상황분석 -시장세분화와 표적시장의 선정 - 마케팅믹스의 조합의 단계로 구성되어진다.

10 간호 서비스 마케팅 전략을 세우려고 한다. 다음 중 전략내용에 포함되지 않는 것은 무엇인가?

① 기존의 간호서비스를 향상시킨다.
② 간호서비스제공의 이익을 가시화 시킨다.
③ 환자와 내원객을 위한 편의시설을 설치한다.
④ 간호서비스의 가격은 변화할 수 없으므로 다른 부분에서 전략을 세운다.

해설 ④ 서비스를 소비하거나 이용하기 위해서 소비자가 지불하는 비용인 가격은 변화 가능하다.
① 기존의 간호서비스를 향상시키는 것은 상품(Product)에 해당하는 내용
② 간호서비스제공의 이익을 가시화 시키는 것은 촉진(Promotion)에 해당하는 내용
③ 환자와 내원객을 위한 편의시설을 설치하는 것은 유통경로(Price)에 해당하는 내용

11 다음 중 간호서비스 마케팅의 4P에 해당하지 않는 것은?

① 촉진
② 사람
③ 가격
④ 제품

해설 마케팅 4P는 제품, 가격, 유통, 촉진(Product, Place, Promotion, Price)이다.

12 마케팅 전략 수립을 위한 시장 세분화 개념을 간호서비스에 적용했을 때, 시장세분화 분류가 옳지 않은 것은?

① 간호사 - 내부시장
② 의료용품 제조업자 - 고객시장
③ 국민건강보험공단 - 영향자시장
④ 간호협회 등 의료관련 전문단체 - 간호서비스 의뢰시장

해설 **[서비스의 표적시장]**
① 내부시장:간호사, 의사, 타부서 및 타직종 직원, 병원행정가
② 영향자 시장:국회, 정부기관, 정치집단, 소비자 단체, 의료보험공단 등
③ 공급업자 시장:의료용품 제조 및 공급업자, 의료관련 용역업자(예세탁, 청소, 경비, 간병인 등의 용역)
④ 간호의뢰 시장:의료관련 전문단체(예간호협회, 의사협회, 병원협회, 간호학회)
⑤ 간호리쿠르트 시장:간호학생, 잠재 간호사 지망생, 간호교육기관 등
⑥ 간호고객 시장:환자 및 그 가족, 건강한 개인, 지역사회, 일반대중 등

13 마케팅믹스 개발 중 제품전략에 해당하는 것은?

① 너싱홈, 가정간호서비스 등의 새로운 간호서비스를 개발한다.
② 병원 내 주차장 확보, 편의시설 등을 설치한다.
③ 새로운 간호수가체계를 개발한다.
④ 신문 등 대중매체에 홍보를 강화한다.

해설 새로운 간호서비스를 개발하는 것은 제품전략에 해당한다.
③ 새로운 간호수가체계를 개발은 가격전략에 해당한다.
②는 유통전략, ④는 촉진전략에 해당한다.

14 간호서비스 마케팅믹스에 관한 설명으로 옳지 않은 것은?

① 진료를 받은 후에 환자에게 전화상담서비스를 제공하는 것은 유통전략이다.
② 부족한 병원 주차장을 많이 확보해 환자가 쉽게 차를 이용할 수 있게 하는 것은 제품전략이다.
③ 비급여항목을 급여항목으로 변경하여 가격을 낮추는 것은 가격전략이다.
④ 병원 내부에서만 배포하던 병원신문을 병원 인터넷 사이트에 올려 누구나 병원신문을 볼 수 있도록 하는 것은 촉진전략이다.

해설 ② 부족한 병원 주차장을 많이 확보해 환자가 쉽게 차를 이용할 수 있게 하는 것은 유통전략에 해당한다.
구별이 어려워지는 경우에는?
유통전략 : 이미 병원을 결정하고 찾아오는 환자를 더욱 유도하는 전략
촉진전략 : 병원을 결정하기 위한 환자를 위한 전략

15 조직의 환경변화에 대한 포터(M. Poter)의 마케팅 전략에 포함되지 않는 것은?

① 원가우위 전략
② 차별화 전략
③ 틈새전략
④ 집중화 전략

해설 **[포터(M. Poter)의 3가지 경쟁전략(competitive strategy)]**
① 원가우위 전략(cost leadership strategy, 비용우위 전략):경쟁기업보다 낮은 원가로 재화 또는 용역(서비스)을 생산하여 제공함으로써 경쟁자에 대해 비교우위를 확보하려는 전략

② 차별화 전략(differentiation strategy):기업이 제공하는 제품이나 서비스를 차별화함으로써 산업 전반에 걸쳐 그 기업이 독특하다고 인식될 기업 특유의 것을 창조하여 경쟁적 우위를 달성하는 것
③ 집중화 전략(focus strategy):특정시장, 즉 특정 소비자 집단, 일부 제품 종류, 특정지역 등을 집중적으로 공략하는 것

16 마케팅 믹스에 대한 설명으로 옳은 것을 모두 고르면?

가. 제품 : 질관리
나. 유통 : 간호서비스제공자의 전문적인 능력함양
다. 가격 : 간호수가의 개발
라. 촉진 : 간호의 이미지 증진

① 가, 나, 다　　② 가, 다
③ 나, 라　　④ 가, 나, 다, 라

해설 이 문제는 간협문제집의 내용을 토대로 구성되었다.
(나) 유통전략에 " 간호직원의 전문성" 또는 '간호서비스제공자의 전문적인 능력함양"이 포함되는지에 대한 질문이 많은 편이다. 간협문제집의 내용을 기준으로 간호서비스 제공자의 전문적인 능력함양은 유통전략으로 숙지하도록 한다.

17 마케팅을 설명하는 기본 개념들로 옳은 것은?

① 시뮬레이션, 게임
② 예산, 투자
③ 가치, 만족
④ 이익, 성과

해설 ① 시뮬레이션, 게임은 의사결정 기법의 한 종류이고 문제에서 요구하는 답과는 상관이 없는 내용이다.

마케팅을 형성하는 주요 기본개념은 다음과 같다.
*욕구, 필요, 수요
*관련성
*제품(재화, 서비스, 이이디어)
*시장
*가치, 비용, 만족
*예상 잠재고객
*교환, 거래

18 **고객과의 약속을 가능하게 만들기 위해 많은 의료기관이 의사, 간호사 등 직원을 교육, 훈련하고 동기부여 시키며, 직원의 만족도를 높이기 위한 노력을 하고 있다. 이에 해당하는 마케팅 유형은?**

① 외부마케팅 ② 경로마케팅
③ 내부마케팅 ④ 상호작용마케팅

해설 **[서비스 마케팅 삼각형]**
서비스 조직이 수행할 수 있는 마케팅 유형은 3가지이며 이것을 서비스 마케팅 삼각형이라고 한다.

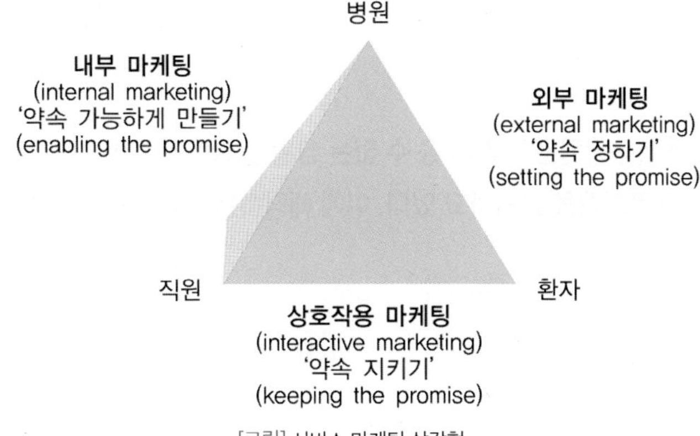

[그림] 서비스 마케팅 삼각형

(1) 외부 마케팅 : 약속 정하기
전통적인 마케팅으로 서비스를 제공하는 조직은 고객에게 일정 서비스에 대해 기대할 수 있게 하고 어떠한 서비스가 제공되는지에 대한 정보를 제공하고 약속하는 것이다.

(2) 내부 마케팅 : 약속 가능하게 만들기
내부 마케팅은 만족스런 서비스를 제공하기 위해서 조직이 조직원을 훈련시키고 동기부여시켜서 고객과 약속한 서비스를 제공할 수 있도록 하는 것이다.

(3) 상호작용 마케팅 : 약속 지키기
약속과 관련된 세번째 활동이며 고객의 관점에서 보았을 때 가장 중요한 부분이 바로 약속지키기이다.

19 **간호서비스 전달체계는 마케팅 종합전략을 구성하는 요소 중 어느 부분에 해당되는가?**

① 가격(price) ② 유통(place)
③ 제품(product) ④ 촉진(promotion)

해설 간호서비스를 고객에게 전달하는 것은 유통에 해당한다.
간호서비스 유통전략은 간호환경의 향상, 간호서비스 전달체계의 종류와 수행방식, 간호직원의 전문성과 예의바름 등이다.

20 다음 중 서비스 마케팅에 관한 설명으로 옳지 않은 것은?

① 서비스의 유형성, 소멸가능성, 분리 가능성, 이질성 등의 특징이 고려되는 마케팅이다.
② 현대 마케팅이 지향하는 고객 지향, 통합적 노력, 이윤지향이라는 원칙을 따른다.
③ 서비스를 제공하는 개인이나 조직의 마케팅 활동을 말한다.
④ 고객과의 관계 형성유지. 발전을 목표로 하여 노력을 기울여야 한다.

✚해설 서비스는 일반적인 제품과는 다르게 눈에 보이지 않는 다는 특징을 갖는다. 이것을 무형성이라고 하며, 생산과 동시에 소비가 이루어지는 비분리성을 갖는다. 무형성, 소멸가능성, 비분리성, 이질성 등의 특징으로 제품마케팅과는 구분이 된다.

21 A 지역의 복음병원은 병원에 올 수 없는 상황을 위해 홈페이지에서 진료 및 간호상담, 복약상담 등의 프로그램을 실시하고 있다. 이에 해당하는 마케팅믹스 전략은?

① 제품 전략
② 유통 전략
③ 촉진 전략
④ 가격 전략

✚해설 병원에 오기 어려운 상황의 고객들을 위해 접근성을 높이기 위한 마케팅 전략을 세우고 있으므로 유통전략에 해당된다.

22 유통경로전략 중 "병원예약시스템, 수요가 집중되는 시간대에 의료인력의 확대, 업무과정의 자동화, 시설의 분산화"는 어디에 속하는가?

① 물리적 접근
② 시간적 접근
③ 정보 접근
④ 시스템적 접근

✚해설 **[유통경로전략]**

(1) 특정제품이나 서비스가 생산자에서 소비자에게 전달되는 과정을 용이하게 지원하는 활동으로 의료서비스 분야의 접근경로란 의료이용자들이 의료서비스를 원활하게 이용하도록 지원하는 활동을 의미한다.
(2) 간호서비스가 제공되는 병원이나 조직의 외형, 위치, 이용의 편의성, 간호서비스 전달체제의 종류, 수

행방식, 간호직원의 전문성 등을 말한다.
㉠ 물리적 접근: 통원수술, 가정간호서비스, 컴퓨터통신이나 인터넷을 통한 상담과 진료, 전화상담과 진료, 원격진료시스템
㉡ 시간적 접근: 병원예약시스템, 수요가 집중되는 시간대에 의료인력의 확대, 업무과정의 자동화, 시설의 분산화, 대기시간, 진료시간의 연장, 야간진료 등
㉢ 정보 접근: 전화상담, 설명, 조언 등(간호직원의 전문성이 중요하게 작용)

23 병원 마케팅의 내부고객에 해당하는 것은?

가. 의사	나. 동료 간호사
다. 다른 부서 직원	라. 입원환자와 보호자

① 가, 나, 다
② 가, 다
③ 나, 라
④ 가, 나, 다, 라

해설 가, 나, 다. 이외에도 병원행정가 등이 병원 마케팅의 내부고객이 될 수 있으며 입원환자 또는 외래환자와 보호자 등은 외부고객에 속한다.

24 간호서비스 마케팅 전략 중 과정(Process) 관리의 이슈에 해당하는 것은?

① 인터넷 광고
② 데이터베이스마케팅
③ 병원분위기
④ 대기관리

해설 기존의 마케팅 4P 믹스에 과정(process)가 추가하여 전략을 세우기도 한다.
과정(process)은 서비스 제공에 필요한 절차, 작동구조, 활동의 흐름 등을 말한다. 서비스 대기시간 관리 전략 등이 여기에 속한다.

간호공무원시험의 결을 파악하라

PART 03

실전 모의고사

CHAPTER **01**

간호관리 실전 모의고사 1회차

01 간호관리의 개념에 대한 설명으로 옳지 않은 것은?

① 간호관리의 목표는 간호대상자에게 양질의 간호서비스를 제공하기 위한 것이다.
② 간호관리는 추구하는 목적을 보다 효율적이고 효과적으로 달성하기 위한 수단이다.
③ 간호관리는 조직의 단기적으로 결과물을 얻어내기 위한 과정이다.
④ 간호대상자에게 양질의 간호서비스를 제공하기 위하여 간호사들이 알고 또 행해야 할 지식과 기법이다.

02 간호조직에서 경력개발이 필요한 이유 중 가장 맞는 것은?

① 간호서비스에 대한 문제가 보다 용이해지고 관련비용을 절감하기 위함
② 간호사들의 독립적인 창업이 활성화되기 위함
③ 간호사의 직업만족도와 조직의 생산성 향상을 위함
④ 간호사 급여체계의 공정성 확보, 이직률 감소를 위함

03 기획의 계층화에서 기획이 지향하는 도달점을 개념적으로 표현한 것은 다음 중 무엇인가?

① 정책
② 철학
③ 목적
④ 목표

04 다음 중 병원윤리위원회에 대한 설명으로 옳지 않은 것은?

① 가족이나 다른 보건의료인의 충고를 구하고 지지받을 수 있는 장을 제공한다.
② 윤리적인 의사결정의 기전을 제공한다.
③ 치료의 내용을 결정해주고자 다양한 관점에서 문제해결을 제공한다.
④ 치료결정에 대한 체계적인 의사결정 절차를 확보한다.

05 간호사가 의사와 의사소통하는 유형 중 의사가 환자 옆에 갈 수 없는 응급상황에서만 사용하는 구두처방(Verbal order)에 대한 설명으로 옳은 것은?

① 구두처방은 수행을 무조건 거부해야 한다.
② 구두처방은 48시간 이내에 반드시 서면처방을 받아야 한다.
③ 필요시 심폐소생술 금지(DNR)도 구두처방이 된다.
④ 처음에 구두처방(V/O) 표시하고 그 뒤 처방 의사명, 처방받은 간호사명, 의사에게 그 처방을 확인한 간호사명을 기록한다.

06 간호서비스의 마케팅 믹스 전략으로 옳은 것은?

① 유통: 고객접점(MOT)을 관리한다.
② 제품: 간호 핵심서비스의 차별화에 집중한다.
③ 촉진: 서비스의 원가산정의 선행이 필수적이다.
④ 가격: 서비스 시간, 공간, 정보접근에 집중한다.
⑤ 과정: 서비스 활동의 표준화와 맞춤화를 추진한다.

07 다음은 조직화의 원리 중 무슨 원리에 대한 설명인가?

- 업무의 단순화 및 기계화가 가능하다.
- 업무를 가장 신속하게 수행할 수 있는 최선의 방법을 발견할 수 있다.
- 업무를 보다 효과적. 능률으로 수행할 수 있다.

① 계층제의 원리
② 통솔범위의 원리
③ 명령통일의 원리
④ 분업- 전문화의 원리

08 A병원에서 다음과 같은 방법으로 면접을 시행하였다. 어떤 방법인가?

> 다수의 면접자가 한 명의 피면접자를 면접 평가하는 방법으로, 면접이 끝나면 다수의 면접자들이 서로의 의견을 교환하여 피면접자에 대한 광범위한 자료를 얻는다.

① 패널면접
② 집단면접
③ 정형적 면접
④ 지시적 면접

09 다음 중 간호분담방법에 대한 설명으로 맞지 않는 것은?

① 기능적 간호분담방법은 입원환자의 수가 많은 것에 비해 간호인력이 적은 경우에 적용하는 방법이다.
② 모듈 간호방법은 가능한 적은 인원의 팀으로 의사소통 단계를 줄이고 직접 간호시간을 늘릴 수 있다.
③ 팀간호는 담당 환자의 상태와 요구를 파악하여 24시간 개별적 간호를 계획하고 환자 간호의 책임을 담당한다.
④ 일차간호방법은 간호사의 수가 부족할 경우에는 운영이 비효율적일 수 있다.

10 경력 3년차인 김 간호사는 올해 입사한 신입간호사 두명과 함께 밤 근무 중이다. 3일째 응급환자 발생으로 김 간호사는 신입간호사 지도에 어려움을 겪고 있다. 이를 보완할 수 있는 방법으로 가장 옳은 것은?

① 통일적, 조직적 교육이 진행되도록 신입간호사 모두를 김 간호사에게 배정한다.
② 작업과 훈련이 동시에 진행되어 효율적인 인력활용이 가능하므로 신입간호사를 추가로 배치한다.
③ 개인의 능력에 따른 지도가 어려우므로 외부 위탁교육으로 바꾼다.
④ 근무표를 조정 및 인력의 추가 투입으로 김 간호사가 무리 없이 신입간호사 교육을 할 수 있도록 조정한다.

11 **직원 훈육 시 고려해야 할 사항으로 옳은 것은?**

① 업무규칙과 규정을 위배한 직원 당사자의 요청이 있는 경우에만 개인적으로 알려준다.
② 위반을 명확히 규명한 후 적절한 교정행위를 신속하고 공개적으로 시행한다.
③ 화가 날 때는 훈육이 긍정적인 방향으로 가기 어려우므로 행동하지 않는다.
④ 교정이 필요한 행위뿐만 아니라 전문직인으로서의 인성, 소양 문제까지도 포함해서 다룬다.

12 **허츠버그의 동기-위생이론에 의하면 구성원들은 일 자체에 의해 동기유발될 수 있으며, 조직의 목표를 이루기 위하여 내면적 또는 개인적 욕구가 있다고 한다. 직무에 불만족하는 요인들로부터 개인적 동기유발 요인들을 분리하는 것이 가능하다고 하는데 이 이론의 두 가지 개념에 대한 설명으로 옳은 것은?**

① 만족과 불만족은 동일선상의 차원이다.
② 만족은 불만족의 반대 개념이다.
③ 위생요인이 충족되며 만족감이 생긴다.
④ 만족감을 증진시키는 것과 불만족을 예방해야 하는 것에 대한 판단이 중요하다.

13 **국가 정부의 예산 대부분이 예방접종에만 집중 될 경우, 이것에 대한 도덕적 원칙은?**

① 무해성의 원칙
② 정의의 원칙
③ 선행의 원칙
④ 자율성 존중의 원칙

14 **A병원 정형외과병동에 간호관리자가 새로 부임하였다. 신임간호관리자는 병동간호사회의에서 자신이 앞으로 병동을 이끌어 나갈 계획안을 발표하였고, 간호사 개개인별 과업과 활동목록 등을 발표하면서 이대로 수행하길 바란다고 당부하였다. 또한 간호사들에게 병동에서 발생하는 어떠한 문제든지 모두 자신에게 직접 보고하라고 하였다. 이 신임 간호관리자의 리더십 유형으로 옳은 것은?**

① 전제형
② 위임형
③ 민주형
④ 자유방임형

15 **사업과정에 따라 평가 유형을 구조평가. 과정평가. 결과평가로 나눌 때 다음 중 과정평가에 대한 설명이 아닌 것은?**

① 금식 기간 동안 처방된 수액을 주입한다.
② 간호사는 투약 시 5가지 기본 규칙(5R)을 올바르게 지켰는가?
③ 간호목표의 설정과 간호계획 시 환자와 의논하였는가?
④ 신규간호사 오리엔테이션 프로그램이 개발되어 있는가?

16 **다음의 내용에 해당하는 의료오류와 관련된 용어로 옳은 것은?**

> 왼쪽 무릎에 골관절염을 앓고 있는 관절경 시술을 위해 입원하였다. 담당의사로부터 시술 관련 설명을 자세히 들었고, 시술 동의서에 서명을 하였다. 오후 2시에 시술을 받기로 되어 있었는데 아침 7시로 시간이 바뀌었다고 연락을 받고 수술실에 입실하여 마취와 시술과정에 대한 설명을 들었다. 이후 회복실에서 일어나 보니 왼쪽 다리가 절단되어 있었다.

① 근접오류 (near misses)
② 주의의무태만(negligence)
③ 적신호 사건(sentinel event)
④ 위해사건

17 **K병원의 간호사들이 다음과 같은 행동을 했다. 다음의 내용 중 기대이론과 관련된 동기부여로 볼 수 있는 것은?**

> K병원에서는 친절한 병원이 되기 위해 병동별 환자만족도 조사를 작년부터 실시하고 있다. 금년에는 작년과 다르게 1등 병동에게 포상을 할 예정으로 포상의 내용에는 연말휴가를 즐길 수 있는 특별휴가비가 각 개인에게 지급 될 예정임이 공지되었다.

① B병동 수간호사는 A병동에 비해 B병동이 입퇴원이 많아 바쁜데 똑같은 기준으로 환자만족도 조사를 하여 포상을 한다는 것은 공정하지 않다고 생각하여 간호인력을 더 늘여줄 것을 요청했다.
② 최 간호사는 성취욕구가 높은 사람이어서 적극적으로 연말포상을 받을 수 있는 방법을 생각하여 수간호사에게 상의하였다.
③ 김 간호사에게는 연말에 가족끼리 여행을 갈 계획이어서 포상으로 지급되는 특별휴가비가 매우 매력적이게 느껴졌으며 그로 인해 훨씬 더 노력하는 모습을 볼 수 있었다.
④ C병동 수간호사는 인간은 본능적으로 스스로 목표를 세워 일하기 싫어하므로 병원에서 환자만족도를 높이기 위한 제도는 적절하다고 생각했다.

18 **다음 글에서 박간호사가 위반한 법적 의무는 무엇인가?**

> 박간호사는 갑상선 절제술을 받은 환자의 호흡 곤란을 알고도 0시 30분경부터 9시경까지 환자의 상태를 확인하지 않았다. 또한 2시간마다 체크하도록 되어 있는 활력증후 확인도 성실히 이행하지 않았는데 결국 환자가 기도부종으로 인한 호흡장애로 뇌기능 부분 손상 상태에 이르게 되었다.

① 사생활 보호 의무
② 주의의무
③ 기록 보존의 의무
④ 비밀유지의 의무

19 **변화하는 사회적 요구에 따라 간호전문성을 발전시키기 위한 간호사의 역할로 옳지 않은 것은?**

① 역할확대를 통해 업무의 자율성을 확보하기 위해 노력한다.
② 다른 전문직과 차별성을 두고 독립적인 역할을 더 우선시 한다.
③ 전문직으로서 직무 보상체계를 확립하도록 한다.
④ 연구결과에 기초한 간호중재방법을 개발하여 실무에 적용한다.

20 **홍역, 결핵은 작은 입자가 공기 중에 먼지와 함께 떠다니다가 흡입에 의해 감염이 발생하는 질환으로 공기전파 주의조치를 수행해야 한다. 감염 관리활동으로 옳은 것은?**

① 격리실 내부는 양압을 유지한다.
② 격리실은 최소 1시간당 6~12회의 공기순환이 되어야 한다.
③ 처치 시 보호 장구로 장갑을 착용한다.
④ 특별한 공기청정기나 환기장치는 필요 없으며 문을 열어놓아도 된다.

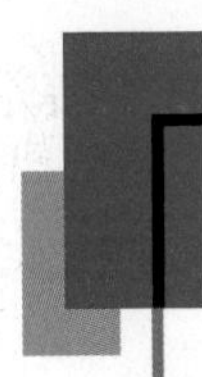

CHAPTER **02**

간호관리 실전 모의고사 2회차

01 하우스(House)는 리더의 행동이 조직구성원의 동기부여, 만족 및 직무수행 능력 등에 어떤 영향을 미치는가에 중점을 두면서 경로-목표이론을 전개하였는데, 이때 바탕이 된 동기이론으로 옳은 것은?

① 욕구계층이론 ② 기대이론
③ 욕구충족요인 이원론 ④ 성취동기이론

02 다음의 손익계산서에 대한 해석으로 옳은 것은?

(단위: 백만원)

계정과목	당기금액	전기금액	차감 (당기–전기)
Ⅰ. 의료수익	26,615	21,888	4,727
Ⅱ. 의료비용	31,467	26,840	4,627
Ⅲ. 의료이익	–4,851	–4,951	100
Ⅳ. 의료외수익	6,439	9,800	–3,361
Ⅴ. 의료외비용	3,039	5,595	–2,556
Ⅵ. 경상이익	–1,452	–747	–705
Ⅶ. 특별이익	0	0	0
Ⅷ. 특별손실	0	0	0
Ⅸ. 법인세차감전 당기순이익	–1,452	–747	–705

① 전년에 비해 올해 입원, 외래 진료 등을 인한 수익이 감소하였다.
② 전년에 비해 올해 입원, 외래 진료 등으로 인한 비용이 감소하였다.
③ 전년에 비해 올해 의료이익이 감소하였다
④ 전년에 비해 올해 의료외수익은 감소하였다.

03 프로젝트 조직에 대한 설명으로 옳은 것은?

① 일시적, 한시적인 혼성조직이므로 관리자의 관리능력에 의해 결과가 크게 좌우된다.
② 집단적 결정으로 합리적인 결정을 할 수 있다.
③ 조직에 기동성을 부여하며, 업무를 신속, 정확, 효과적으로 수행할 수 있다.
④ 조직의 이중권한으로 구성원에게 좌절과 혼란을 가중시킬 수 있다.

04 직무특성 모형에 대한 설명으로 옳은 것은?

① 과학적 관리와 산업공학에 근거를 두었다.
② 심리적으로 직무결과에 대한 책임감을 경험할 수 있다.
③ 자아실현이 높은 사람에게는 적합하나 그 반대 경우에는 불만이 증대 될 수 있다.
④ 직무를 수직적으로 확대시킨 것이다.

05 콜버그의 도덕발달에 관한 내용으로 옳은 것은?

① 도덕적 자아란 근본적으로 상황적이고 특수화되어 있다.
② 도덕발달의 단계를 3수준, 6단계의 계층적 과정으로 구분하였다.
③ 도덕적 자아 외에도 행위의 대상이 되는 타인도 특수화되어 있다
④ 심리이론과 여성의 발달을 통해 여성을 주체로 한 새로운 이론을 제시하였다.

06 의료사고로 분쟁이 야기되었을 때 간호기록이 법적 근거가 된든데 일반적으로 발생하는 간호기록상의 과오에 해당되는 것은?

① 적절한 서명
② 객관적인 견해를 기록
③ 정확한 약어를 사용한 기록
④ 수행한 간호활동의 누락

07 A간호부에서 '간호서비스 질 향상'과 관련하여 '합리적 의사결정 모형'에 의해 대안을 선택하려고 한다. 다음의 대안 중에서 선택할 수 있는 대안으로 옳은 것은?

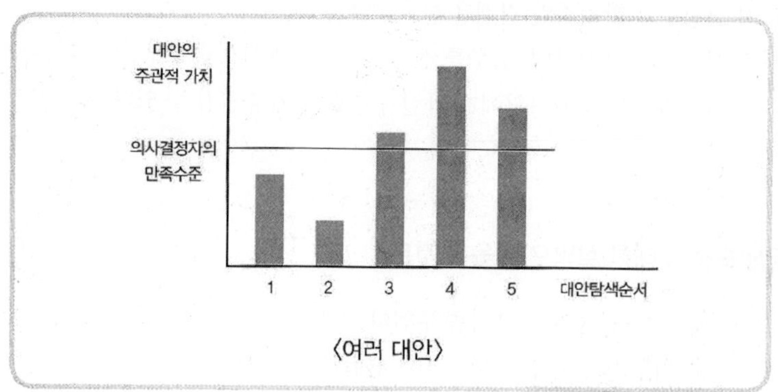

〈여러 대안〉

① 1번
② 2번
② 3번
④ 4번

08 행정적 책임이 있는 간호과장의 중요한 직무는?

① 병원 간호업무의 계획, 지시, 감독
② 병동 직원의 책임권한과 한계 규정
③ 간호과 직원에 대한 예비/실무교육의 계획 실천
④ 병원에서 승인된 인사방침에 따라 간호과 인사행정 담당

09 다음 중 목표관리(MBO)의 장점에 해당하지 않는 것은?

① 목표관리는 업적평가가 용이하고, 업적에 따른 처우개선이 이루어진다.
② 관료제에서 볼 수 있는 경직성, 집권적 구조, 권위적 행태 등 전통적 특성 타파에 기여할 수 있다.
③ 구성원에 대한 성과평가를 보다 주관적으로 할 수 있다.
④ 목표를 평가할 때 구성원의 훈련 수요 파악이 용이하다.

10 기획의 과정 중 가장 먼저 해야 할 단계로 옳은 것은?

① 현재의 소비자의 욕구, 경제상황, 정치적 변동 등의 상황과 미래의 발전 가능한 상황을 근거로 환경 요소를 예측한다.
② 각각의 대안에 대해 시행가능 여부를 파악하고 기대효과, 효율성, 합리성 등을 검토하여 대안을 선택한다.
③ 조직의 비전에 따라 일정한 기간 내에 성취하려는 업무나 업무의 정도를 목표로 설정하게 된다.
④ 목표에 적합한 최종안에 따라 간호활동을 수행하고 제안된 활동과 계획 추진을 위해 승인된 안을 시행한다.

11 간호조직문화가 간호조직에 미치는 영향에 대한 설명으로 옳은 것은?

① 조직문화는 변화저항적이지만 쉽게 변하는 특성이 있다.
② 조직문화는 조직에의 적응, 몰입, 직무만족에는 영향을 미치지 못한다.
③ 간호사들이 공유하는 가치나 신념, 태도 및 업무수행에 영향을 미친다.
④ 조직문화는 개인적 특성을 나타내며 스스로 통합성을 유지한다.

12 간호관리자는 입원환자가 줄어 간호 인력이 많이 필요하지 않을 때 근무하는 간호사 수를 조절하기 위해 일반간호사에게 무급으로 근무를 쉬도록 지시하였다. 간호관리자는 간호단위에서 발생하는 비용을 조절하고 유지해야 할 책임이 있는 것을 알기 때문에 일반간호사는 이 지시를 따랐다. 이는 간호관리자의 어떤 권력에 해당하는지 옳은 것은?

① 전문적 권력
② 준거적 권력
③ 보상적 권력
④ 합법적 권력

13 간호서비스 마케팅 과정 중 다음과 같은 내용이 정리되었다. 다음 과정에서 해야 할 일로 옳은 것은?

- 거동이 불편하며 가정간호서비스를 원하는 노인집단
- 거동이 불편하나 가정간호서비스를 원하지 않는 노인집단
- 거동에 불편은 없으나 가정간호서비스를 원하는 노인집단
- 거동에 불편이 없고 가정간호서비스를 원하지 않는 노인집단

① 간호서비스를 구매할 만한 고객을 결정한다.
② 바람직한 간호서비스 목표 포지션을 결정한다.
③ 간호경영활동에 영향을 미치는 각종 환경을 분석한다.
④ 간호서비스가 확고한 위치를 갖도록 하기 위한 활동을 수행한다.

14 임파워먼트에 대한 설명 중 옳지 않은 것은?

① 업무를 스스로 계획하고 통제할 수 있도록 하여 단순한 권한위임보다 넓은 의미를 갖는다.
② 구성원들의 권력을 확대하고 권한위임이나 권한을 확대하여 리더의 권력이 축소된다.
③ 구성원들이 조직을 위해 중요한 일을 할 수 있는 힘이나 능력이 있다는 확신을 심어주는 과정이다.
④ 구성원들의 권력을 확대하고 증진하여 구성원의 업무수행에 필요한 역량을 높인다.

15 실습 간호 대학생이 행한 간호 행위에 대하여 간호사가 직접적으로 과실이 없음에도 그 과실에 대하여 책임추궁을 받았다면 무엇에 해당하는 것인가?

① 설명 및 동의의무
② 확인의 의무
③ 비밀유지 의무
④ 결과예견의무

16 다음 중 모듈간호에 대한 설명으로 옳은 것은?

① 모듈 팀원들은 공동 책임을 지고 자율성을 갖는다.
② 모듈 팀원들은 개인의 전문성과 기술을 제공한다.
③ 모듈 팀은 간호사, 간호조무사, 보조원으로 구성된다.
④ 모듈 팀원들은 직접 환자간호를 제공하고, 교육한다.

17 최 간호사는 의사의 처방에 의문점이 있어 주치의에게 연락을 하였으나 주치의는 전화를 받지 않았다. 수간호사와 상의하여 처방 확인될 때까지 처방의 실행을 보류하기로 결정하고, 주치의와 계속적으로 연락을 하였다. 1시간 정도 지난 후 환자순회를 하던 주치의는 처방이 실행되지 않은 것을 알고 흥분한 상태로 간호사실에 왔다. 이때 최 간호사는 의사와 어떻게 대화하는 것이 적절한지 옳은 것은?

① 의사가 느끼는 감정을 받아들이면서 처방을 실행하지 못한 이유를 간단히 설명한다.
② 단호하고 큰 목소리로 의사가 연락을 받지 않았기 때문에 발생한 일이라는 것을 반복적으로 이야기한다.
③ 의사에게 바짝 다가 서서, 50cm 안쪽으로 거리를 유지하면서 이야기한다.
④ 처방을 받은 직후 바로 실행하지 않은 점에 대해 계속 사과한다.

18 다음 중 환자안전법에 의거한 국가와 지방자치단체의 책무에 해당하지 않는 것은?

① 환자안전 및 의료질 향상을 위한 시책을 마련하여 추진하여야 한다.
② 환자안전활동에 필요한 제도적 기반을 마련하여야 한다.
③ 보건의료인, 환자 및 환자의 보호자가 행하는 환자 안전활동에 필요한 행정적. 재정적 지원을 할 수 있다.
④ 환자안전사고가 발생하지 아니하도록 시설. 장비 및 인력을 갖추고 필요한 의무를 다하여야 한다.

19 우리나라에서 시행되고 있는 의료기관 인증제도에 대한 설명으로 옳지 않은 것은 ?

① 종합병원 이상은 의무적으로 인증 신청을 하도록 [의료법]에 명시되어 있다.
② 의료기관 인증에 관한 업무를 의료기관평가인증원에 위탁하고 있다.
③ 의료기관의 인증 유효기간은 4년이며, 조건부 인증의 경우는 1년으로 한다.
④ 의료기관 인증 기준에 환자, 만족도, 환자의 권리와 안전 등을 포함하고 있다.

20 간호연구와 관련되어 제기될 수 있는 윤리문제를 설명한 내용으로 옳은 것은?

① 인간을 대상으로 하는 실험에서 처음부터 인간에 대한 윤리적 문제가 제기되었다.
② 환자 옹호자로서 보호자의 역할이 증대되고 환자의 윤리적 의사결정은 매우 중요하다.
③ 인간을 대상으로 하는 실험에서 윤리적인 쟁점사항은 환자를 대상으로 하는 경우에만 적용된다.
④ 임상실험은 헬싱키 선언에 근거한 윤리규정, 임상시험관리 기준 및 관련규정에 따라 수행되어야 한다.

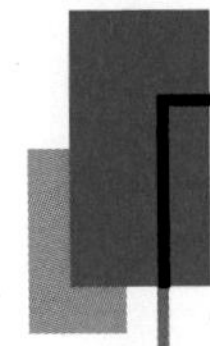

CHAPTER **03**

간호관리 실전 모의고사 3회차

01 일을 올바르게 하는 것을 의미하는 것으로 어떤 작업을 시행할 때 적은 인력과 물자를 투입하여 더 많은 산출을 얻었을 때 획득할 수 있는 것은?

① 생산성
② 효과성
③ 성과성
④ 효율성

02 민츠버그가 제시한 간호관리자의 역할 중 의사결정자의 역할을 설명한 것으로 옳은 것은?

① 각종 행사에서 조직의 대표자로서 참석한다.
② 조직의 목표달성을 위해 부하의 활동을 지휘하고 조정한다.
③ 조직이 당면한 문제에 대한 해결방안을 모색한다.
④ 조직 외부의 사람들에게 조직의 공식입장에 대한 정보를 전달한다.

03 과학적 관리론이 추구하는 궁극적인 목적은 다음 중 무엇인가?

① 효과성 향상
② 민주적인 조직 운영
③ 효율성 향상
④ 조직관리의 체계화

04 간호사의 시간관리 활동 중 긴급하나 중요하지 않은 일로 옳은 것은?

① 일부 전화 및 회의 등 눈앞의 급박한 활동
② 병실환경 개선을 위한 청소를 관리하는 일
③ 환자와 보호자의 질문에 대해 응답하는 일
④ 병실 순회 도중 발견된 낙상환자 간호문제

05 다음 중 간호부서의 정책(Policy)에 관한 예시로 옳은 것은?

① 대상자의 관리에 관한 다양한 보수교육을 통해 지식을 늘리고 간호관리를 향상시킨다.
② 근무 시에는 반드시 지정된 복장을 착용한다.
③ 전문호사가 실시하는 간호과정에 기초하여 간호를 수행한다.
④ 휴가는 1일씩 나누어 받을 수 있으며, 매년 휴가는 전부 사용되어야 한다.

06 목표에 의한 관리(MBO)의 단점에 해당되는 것으로 옳은 것은?

① 중앙집권적인 통제체계를 조성한다.
② 개인위주의 목표설정으로 팀워크 형성에 방해가 된다.
③ 목표와 성과의 계량적 측정을 강조하여 양을 중요시한다.
④ 수직적 의사소통에 문제가 발생한다.

07 조직구조를 결정하는 구성요인에 대한 설명이다. 옳은 것은?

① 집권화는 결정의 자유재량권을 겨냥한 개념이다.
② 집권화는 공식조직 및 비공식조직 모두와 관련되어 있다.
③ 표준화된 정도가 많을수록 조직원의 자유재량권도 많아진다.
④ 수직적 분화는 수평적 분화와 상관없이 독립적으로 발생한다.

08 A대학교 부속 병원은 기관 자체평가 결과에서 간호부 구성원들이 업무과정에서 의사소통 왜곡이나 누락현상을 자주 경험하며, 조직의 경직화로 개인의 창의성과 개성이 상실되며, 조직 구성원의 비인간화로 조직에 대한 소속감 결여가 심한 것으로 나타났다. 이는 무엇 때문에 나타난 현상으로 추정되는지 옳은 것은?

① 명령통일의 원리가 지나치게 강조되어 나타난 현상이다.
② 계층제의 원리가 지나치게 강조되어 나타난 현상이다.
③ 분업 및 전문화의 원리가 지나치게 강조되어 나타난 현상이다.
④ 통솔범위의 원리가 지나치게 강조되어 나타난 현상이다.

09 **K대학교병원 간호부는 조직구성원 모두를 동등하게 대해주고 서로 잘 알도록 하여 집단의 결속력을 증진시키는 방법으로 조직변화를 계획하고 있다. 이것은 무슨 전략에 의한 조직변화인지 옳은 것은?**

① 동지적 전략
② 학문적 전략
③ 권력 – 강제성 전략
④ 경험적 합리적 전략

10 **직무특성모형의 핵심 직무 특성 중, 입원환자를 간호하는 일반병동의 간호관리자가 간호사들의 동기부여를 위해 직무설계에 반영할 수 있는 가장 적절한 직무 특성으로 옳은 것은?**

① 기술의 다양성과 과업의 독자성
② 과업의 독자성과 피드백
③ 피드백과 과업의 중요성
④ 과업의 중요성과 자율성

11 **A병원 간호부에서는 금년에 입사한 신규간호사 오리엔테이션을 준비중이다. 다음에 제시된 자료를 바탕으로 신규간호사 교육일정에 맞게 교육내용이 가장 잘 계획 된 것으로 옳은 것은?**

A. 조직의 연혁
B. 업무 스케쥴, 인사 및 스케쥴 정책
C. 조직의 구조
D. 기록업무 교육
E. 간호단위 순회
F. 구성원과 조직의 책임, 행동규정
G. 사건보고
H. 직무기술서

① 제1일 – A, 제2일 – D, 제3일 – G
② 제1일 – B, 제2일 – C, 제3일 – G
③ 제1일 – C, 제2일 – E, 제3일 – G
④ 제1일 – C, 제2일 – F, 제3일 – H

12 간호인력 산정방법 중 관리공학적 접근방법에 관한 설명으로 옳은 것은?

① 간호조직의 철학, 목표를 기술하고, 환자유형별 간호표준을 정한 후, 그 표준에 따라 정해진 업무수행의 빈도, 난이도에 기초하여 간호 인력의 수를 예측한다.
② 간호행위별 요구되는 간호시간을 측정하여 필요한 인력을 산정한다.
③ 업무량 측정을 위해 시간 - 동작 분석 기법을 사용한다.
④ 환자를 유형에 따라 분류한 후, 필요한 간호사를 간호사 대 환자의 단순비율로 산출하여 결정한다.

13 피들러가 개발한 상황적합이론에서 리더는 자신의 리더십을 적절한 상황에 적합시켜야 한다고 하였다. 이때 고려되어야 할 상황요인에 해당되는 것으로 옳지 않은 것은?

① 부하직원의 업무수행능력
② 부하직원과의 관계
③ 간호업무의 일상성
④ 간호관리자가 발휘할 수 있는 권한

14 Maslow의 욕구단계이론에 비추어 현재 김성실 간호사가 만족되지 못하여 향후 얻기 위해 노력할 욕구로 옳은 것은?

> K병원 내과병동의 김성실 책임간호사는 관련 교육이수증을 많이 소지하고 이어 ENR (Electronic Nursing Record)개발팀의 위원으로 발탁되었으며 동료들로부터 부러움과 인정을 받고 있다.

① 생리적 욕구
② 존경의 욕구
③ 소속과 애정의 욕구
④ 자아실현의 욕구

15 A병원 간호부에서는 시범간호단위에서 운영 중인 항암화요법 개별 교육프로그램을 평가하고 보완하여 그 결과를 다른 간호단위의 항암화학요법을 받는 환자들로 확대 실시하려고 한다. 가장 먼저 수행해야 할 활동으로 옳은 것은?

① 시범간호단위를 방문하여 개별교육 상태를 점검한다.
② 항암화학요법 개별교육을 위한 업무표준을 설정한다.
③ 개별교육을 받은 퇴원 환자들의 만족도를 조사한다.
④ 개별교육프로그램 운영상의 문제점과 그 원인을 분석한다.

16 40세 남자가 활동성 결핵으로 중환자실에 입원하였다. 검사결과 확인 중 다제내성균(MRSA) 양성으로 판명되었다. 감염관리를 위해 수행한 중재 중 가장 옳은 것은?

① 격리실을 다제내성균(VRE) 환자가 사용 중이어서 가장 구석진 침대로 조정하고 커튼을 쳐 두었다.
② 격리실에 다제내성균(VRE) 환자와 같이 격리하였다.
③ 격리실로 격리하고 환기를 음압으로 조정하였다.
④ 담당간호사는 간호 중재시 보호장구로 비닐 앞치마와 장갑을 꼭 착용하게 하였다.

17 마케팅 관리 철학 중 사회지향적 마케팅 사고에 의한 활동으로 옳은 것은?

① 고가장비의 도입
② 검진센터의 기업대상 판촉활동
③ 의료기관의 금연학교 운영
④ 고객 중심 의료서비스 추구

18 회음부위가 과도하게 절개된 산모의 절개부위의 회복이 지연되자 상처의 회복을 돕기 위하여 간호사가 열램프를 상처 부위에 유지시켜 주었다. 이후 회음부에 2도 화상이 발생되었다. 간호행위와 관련된 간호과실은?

① 비밀유지 의무
② 불법진료 행위
③ 주의의무 태만
④ 의학적 진단행위

19 **A간호사는 돌보던 환자의 낙상으로 인해 민사상의 손해배상 청구를 받게 되었다. A간호사의 손해배상을 돕기 위한 제도로 가장 유용한 것은?**

① 민사조정 제도
② 손해배상 청구제도
③ 간호과오배상책임보험
④ 소비자 보호단체의 가입
⑤ 한국의료분쟁조정중재원의 조정

20 **연구윤리심의위원회 (IRB)에 관한 설명과 기능으로 옳은 것은?**

① 연구보고서, 추진일정 등을 연구자들로부터 서면동의를 얻어서 진행하도록 권고하고 있다.
② 최소 2명의 위원으로 구성되며 배경인 문화, 경제, 교육, 성별, 인종 등을 고려해서 위촉한다.
③ 연구윤리심의위원회에서 심의하는 심의유형은 심의보류, 신속심의, 정규심의의 세 가지로 구분이 된다.
④ 제공되는 정보를 지속적으로 검토, 확인함으로써 임상시험에 참여하는 대상자의 권리, 안전 복지를 보호한다.

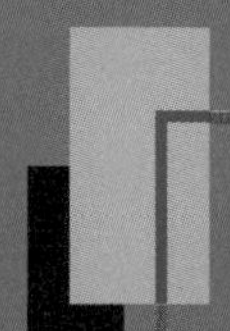

간호관리 모의고사 1회차

정답 및 해설

01 정답 ③

해설 [간호관리의 정의]

(1) 간호관리는 인적 요소가 중요시되는 일련의 과정인 동시에 기능이다.
(2) 간호관리의 목표는 양질의 간호제공이며, 이를 위해 자원의 기술적 활용이 요구된다.
(3) 간호관리는 간호의 조직적 측면에서 접근하는 것으로 간호조직이 추구하는 목적을 보다 효율적이고 효과적으로 달성하기 위한 수단이다.
(4) Gillis(1989)는 간호관리를 환자에게 양질의 간호서비스를 제공하기 위해서 간호직원들의 노력과 필요한 모든 자원의 활용을 기획, 조직, 인사, 지휘, 통제하는 과정과 기능이라고 정의했다.

02 정답 ③

해설 [경력개발의 개념]

1) 기관의 요구와 개인의 요구가 일치될 수 있도록 각 개인의 경력을 개발하는 활동
2) 목적
   ① 개인차원 - 자기개발을 통해 심리적 만족을 얻는데 있음
   ② 조직차원 - 조직목표 달성을 위해 필요한 자질을 갖춘 인적 자원을 개발
   ③ 궁극적 목적 - 조직구성원의 자기계발을 통해 조직의 유효성 증대
3) 간호조직 내 경력개발이 필요한 이유
   ① 병원 간 경쟁력 심화로 우수한 간호사 확보 위함
   ② 간호사의 핵심역량을 키워나갈 수 있는 체계적인 방안
   ③ 지식사회로의 변화에 주도적으로 대응하기 위한 접근
   ④ 간호사의 간호역량의 차이에 따른 조직기여도를 공정하게 관리하기 위함

03 정답 ④

해설 [기획의 계층화]

1) 비전(꿈) : 조직의 바람직한 미래상으로서 조직의 사업영역과 성장목표가 명시되어 있는 것

예시) 국민과 함께 하는 21C 초일류병원

2) 목적(사명, 설립이념) 조직의 사회적 존재이유

예시) S병원은 국가 중앙병원으로서 세계 최고 수준의 교육, 연구, 진료를 통해 국민이 건강하고 질 높은 삶을 영위할 수 있도록 최선을 다한다.

3) 철학 : 조직구성원의 행동을 이끌어가는 가치 또는 신념을 진술한 것

예시) 환자 중심 / 인간 존중/ 지식 창조 /사회 봉사

4) 목표 : 목적을 구체적 수치로 표현, 구체적 행동지침이며, 조직이 업무를 수행하는 최종지점 이다. 이 문장을 기억할 것!!! 기획이 지향하는 도달점은 목표이다.

예시) 대상자에게 친절과 봉사로, 동료 간에는 신뢰와 협조로, 업무에서는 자율과 책임으로 깨끗하고 밝고 부드러운 병원을 만든다.

5) 정책 : 목표를 성취하기 위한 방법을 제시, 목표를 행동화하기 위한 과정 및 활동범위를 알려주는 포괄적 지침

6) 절차 : 정책을 실행하기 위해 거치는 과정...

7) 규칙 ; 구성원들이 행해야 할 것과 금지해야 할 것을 알여주는 명확한 지침.

04 정답 ③

해설 ③ 치료내용의 결정이 아니라 치료결정에 대한 체계적인 의사결정 절차를 확보하는 것이다..

> **[병원윤리위원회의 배경]**
> ① 임상에서의 다양한 윤리문제 발생에 따른 해결방법의 하나로 시도되었다.
> ② 처음에는 의사, 병원직원, 지역사회 일반인 등으로 구성되었으나 현재는 의사, 간호사를 비롯한 병원행정가, 윤리학자, 성직자, 변호사, 사회사업가, 가족, 관심 있는 지역주민 등으로 구성되고 있다.

05 정답 ④

해설 ① 구두처방도 의사처방이라 무조건 수행을 거부하면 안 되며, 수행을 거부 할 시에는 그와 관련된 이유 및 의사와 연락한 것을 기록한다.

② 구도처방은 24시간 이내에 서면처방을 받도록 한다.

③ 어떠한 경우에도 심폐소생술 금지(DNR)는 구두처방이 안 된다.

06 정답 ⑤

해설 **[간호서비스의 마케팅 믹스 전략]**

① 유통(place): 간호서비스가 제공되는 장소인 클리닉이나 조직의 위치나 교통 편의성, 간호서비스전달체계의 종류와 수행방식, 간호직원의 전문성이나 예의바름 등에 의해서 좌우된다.

② 제품(product): 간호서비스에서 제품이란 간호서비스 자체를 말하며 간호서비스의 질은 제공하는 간호사의 역량에 따라, 양은 새로운 간호서비스의 개발 여부에 따라 좌우된다. 의료의 특성상 핵심서비스의 차별화는 어렵고 부가서비스의 차별화에 집중한다.

③ 촉진(promotion): 일반적인 마케팅 종합 전략의 광고, 홍보, 인적접촉, 판매 촉진에 해당하는 것으로

MOT 관리, 간호사 의복, 근무태도, 책임감 등을 통하여 간호전문직에 대한 이미지를 증진시키고 간호교육프로그램의 개발, 공공에 대한 봉사활동 등을 통하여 간호서비스를 촉진시킬 수 있다.

④ 가격(price): 간호서비스를 소비하거나 이용하기 위해서 소비자가 지불해야 하는 비용으로 적극적인 간호수가의 개발이 필요하다. 원가산정의 선행이 필수적이다.

⑤ 과정(process): 서비스가 실제 수행되는 절차나 활동의 메커니즘과 흐름을 말한다.

07 정답 ④

해설 [분업-전문화의 원리]

(1) 의의

① 분업-전문화의 원리란 조직구성원들에게 한정된 활동에 대해서만 책임을 지고 수행하도록 업무를 분담함으로써 전문적인 지식과 기술을 습득하여 전문화되고 능률의 향상을 기대할 수 있는 원리

② 분업화는 조직의 규모가 확대되고 업무의 전문성이 증가할수록 필요성이 더욱 요구된다.

(2) 장점

① 업무의 단순화 및 기계화가 가능하다.

② 업무를 가장 신속하게 수행할 수 있는 최선의 방법을 발견할 수 있다.

③ 업무가 분업-전문화 될수록 보다 효과적·능률적으로 일할 수 있다.

(3) 단점

① 직원들로 하여금 일에 대한 흥미를 잃게 하며 개인 간, 부서 간 할거주의가 야기되어 조정과 통합을 어렵게 할 수 있다.

② 단순하고 단조로운 업무로 흥미와 창의력이 상실되어 조직원들의 능력개발을 저해할 수 있다.

③ 업무의 기계화가 가속됨에 따라 비인간화가 초래될 수 있다.

④ 지나친 분업의 강조로 전체적으로 업무의 중복을 초래할 수 있고, 이로 인한 재정적 낭비와 책임회피를 초래할 수 있다.

⑤ 분업을 세분화할수록 통합적으로 조직을 관리하는 것보다 비용이 더 많이 소요될 가능성이 있다.

08 정답 ①

해설 [면접시험 방법]

(1) 정형적 면접 : 직무명세서를 기초로 미리 질문의 내용 목록을 준비해 두고 이에 따라 면접자가 차례로 질문하는 것으로 구조적 또는 지시적 면접으로 불린다.

(2) 비지시적 면접 : 지원자가 거리낌없이 자기를 표현하게 하는 방법이므로 지원자에게 최대한의 의사표시의 자유를 주어서 응모자에 관한 정보를 얻는 방법이다.
고도의 질문기술과 훈련 및 방해하지 않고 듣는 태도가 필요하다.

(3) 스트레스 면접 : 기업에서 활용하는 방법으로 면접자는 매우 공격적으로 피면접자를 무시하여 피면접자를 방어적이고 좌절하게 만든다. 이때 피면접자가 스트레스를 받은 상태에서 보이는 감정의 안정성과 조절에 대한 인내도 등을 관찰한다.

(4) 패널 면접 : 다수의 면접자가 한 명의 피면접자를 평가하는 방법으로서, 면접이 끝나면 다수의 면접자들이 의견을 교환하여 피면접자를 더욱 광범위하게 조사하는 방법이다.

(5) 집단 면접 : 집단별로 특정 문제에 대해 자유롭게 토론할 기회를 주고 토론과정을 지켜보면서 개별적으로 적격 여부를 심사하는 방법이다. 다수의 피면접자를 동시에 평가하고 우열을 비교할 수 있어서 시간이 절약되고 리더십 있는 인재의 발견이 용이하다는 장점이 있다.

09 정답 ③

해설 ③은 일차간호에 대한 설명이다.

[간호전달체계]

1) 모듈 간호방법
- 간호사가 직접 간호를 제공하며, 비전문 간호요원으로부터 도움을 받는다
- 가능한 적은 인원의 팀으로 의사소통 단계를 줄이고 직접 간호시간을 늘릴 수 있다.

2) 팀간호방법
팀간호는 팀이 책임과 의무를 공유하고 있으나 팀원 각자가 분담된 업무수행에 자율성을 갖기 때문에 자율성과 만족도가 높은 것은 팀간호의 큰 장점이다.

3) 일차간호방법
일차간호방법은 한 명의 간호사가 담당하는 환자의 병원 입원에서 퇴원까지의 24시간 전체의 간호를 책임지는 방법으로 간호보조원이 참여하지 않으므로 다른 간호분담방법보다 간호사의 수가 많아야 하며 간호사의 수가 부족하면 비효율적일 수 있다.

4) 사례방법
사례방법은 환자방법(patient method)이라고도 하며 가장 오래된 전인적인 간호방법으로 한 명의 간호사가 한 명의 대상자를 돌보는 것이다. (RN : Pt = 1:1)

5) 총체적 간호방법
사례방법의 변형된 방법으로 간호사가 지정된 특정한 근무시간에만 그 환자의 총체적 간호를 책임지는 것을 의미한다.

6) 기능적 분담방법의 개념
입원환자의 수가 많은 것에 비해 간호인력이 적은 경우 업무를 단시간에 수행해야 할 때 적당한 기능별로 간호업무를 나누어서 분담하게 하는 방법이다.

10 정답 ④

해설 ④ 직장 내 교육은 현실적이고 실제적인 교육이 가능하나 현재 상황에서 김 간호사가 계속 혼자 두 명의 신입간호사를 교육하는 것은 무리이므로 근무표를 조정하거나 추가 인력을 투입하여 무리 없이 신입 간호사를 교육할 수 있도록 조정하는 것이 필요하다.

① 통일적, 조직적 교육은 직장 외 교육훈련의 장점에 해당한다.

② 작업과 훈련이 동시에 진행되는 것은 직장내 교육 훈련의 장점이지만 현재 상황에서 신입간호사를 추가로 배치하는 것은 업무의 더 심한 과중을 가지고 오게 되므로 바람직한 보완책이 될 수 없다.

③ 외부 위탁교육은 직장 외 교육으로 전문가 밑에서 집중적으로 교육을 받을 수 있으나 경제적 부담이 발생한다는 단점이 있다.

11 정답 ③

해설 **[직원 훈육시 고려해야 할 사항]**

1) 사전에 설정된 규칙을 일관성 있게 모든 직원에게 의사소통해야 한다.
2) 훈육 시 직원의 사생활을 보호하고 체면유지를 도와야 한다.
3) 인간성 자체에 대한 비난으로 확대하지 않아야 한다.

4) 구두경고, 서면경고, 정지, 해고 순으로 점진적으로 벌칙을 적용한다.

12 정답 ④

해설 동기-위생이론 관련 문제를 풀 때 혼돈되는 내용중에 하나가 만족과 불만족은 별개의 차원이라는 것이다. 만족하지 못했다고해서 불만족을 느끼게 되는 것이 아님을 잊지 말아야 할 것이다.

[동기 - 위생이론(Two Factors Theory)]

허즈버그(Frederick Herzberg)는 매슬로우의 이론을 확대하여 2요인론인 동기-위생이론을 제안하였으며 인간에게는 이질적인 2가지 욕구가 동시에 존재한다고 주장했다.

① 위생요인

㉠ 위생요인은 환경과 관련된 불만요인으로 환경의 개선을 통해 불만을 감소시키거나 방지할 수 있다는 이론이다.

㉡ 불만요인의 제거는 단기적 변화만 초래하고 장기적인 태도변화의 효과를 기대하기는 어려우며 근무만족을 위한 필요조건이지 충분조건은 아니다.

② 동기요인

㉠ 동기요인은 직무내용과 관련된 만족요인으로, 이것이 충족되면 근무의욕이 향상되고 자기실현이 달성되어 장기적으로 업무효과가 높아진다는 이론이다.

㉡ 충족되지 못하면 만족을 느끼지 못하나 불만이 발생하지는 않는다.

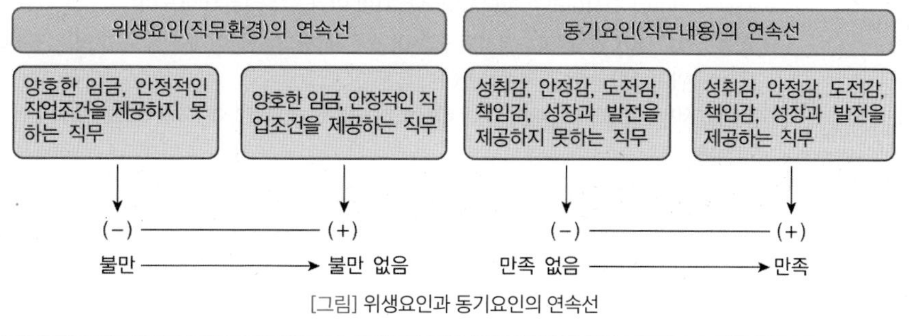

[그림] 위생요인과 동기요인의 연속선

13 정답 ②

해설 간호윤리에는 지켜야 할 4가지 도덕적 원칙(자율성 존중의 원칙, 선행의 원칙, 악행금지의 원칙(무해성의 원칙), 정의의 원칙)이 있으며 예산을 형평성에 맞게 분배하는 부분에 대한 것은 정의의 원칙에 해당한다.

[정의의 원칙(the principle of justice)]

(1) 정의의 원칙은 한판의 파이를 어떻게 공평하게 나누어 먹느냐의 의미로 해악과 이득이 공존하는 상황에서 이득을 분배하는 것을 뜻한다.

(2) 부담이나 해악이 필연적으로 수반되는 혜택의 경우, 공평한 분배의 문제는 정의의 원칙에 따라 이루어지게 된다.

(3) 분배의 기준은 균등한 분배(선착순 지급), 획일적 분배(동일한 몫의 분배), 필요에 의한 분배(의료보험 혜택), 투여된 노력에 의한 분배, 성과에 따른 분배, 공적에 따른 분배 등으로 볼 수 있다.

(4) 정의의 원칙의 적용
① 해악과 이득이 공존하는 상황이 발생하는데, 이때 윤리적인 관심사는 어떻게 해악과 이득을 분배(distribute)하는지에 있다. 그 예로는 다음과 같은 것들이 있다.
㉠ 응급처치를 필요로 하는 사람이 많을 때 누구부터 처치할 것인가?
㉡ 정부예산이 노인건강관리에 집중될 경우 옳은가?
㉢ 뇌사자에 의한 장기의식을 시행할 때 해결해야 할 사항이 있다. 즉 수여대상자 중 누구에게 먼저 우선권을 줄 것인지, 누가 장기수여를 선택할지, 확보된 장기를 어떤 기준에서 분배할지 등을 고려해야 한다.
② 소득 분배의 문제, 첨단의료 개발과 고가의료에 대한 사회 재원의 투자 문제, 장기이식에서 분배의 문제 등이 포함된다.

14 정답 ①

해설 어떠한 문제든지 모두 자신에게 직접 보고하라고 했기 때문에 모든 상황에서의 의사결정은 혼자서 하겠다는 의도로 볼 수 있으며 이러한 유형은 전체형 리더십에 해당한다.

[전제형 리더십]
- 리더가 조직의 모든 목표와 방침 및 작업과제를 혼자서 결정한다.
- 자신의 판단이 최상이라고 판단하여 추종자의 의견을 수렴하지 않는다.
- 중앙집권화되어 있고, 의사결정의 권한이 낮은 직위의 사람에게 위임되지 않는 조직에서 자주 사용되며 위기상황과 같은 특수상황에서 유용하다.
- 의사결정권이 리더 자신에게 주어지며 성취지향적, 업무중심적, 권위주의적인 지도성 유형이다.
- 장점과 단점

장점	단점
• 구성원이 지도자의 능력을 절대적으로 신뢰한다. • 구성원의 지식과 경험이 미숙할 때 유용하다. • 예측 가능한 인정된 집단의 활동에 유용하며 혼돈의 완화로 생산성이 높아진다.	• 구성원의 낮은 성장과 낮은 작업 만족도를 보인다. • 조직의 목표 달성에 참여할 기회가 없어 집단의 참여를 저해한다. • 창의성, 동기부여, 자율성이 떨어진다.

15 정답 ④

해설 과정평가는 간호의 실제 수행, 즉 간호사가 환자와 상호작용을 하는 간호활동에 대한 평가이다.
④는 구조평가의 내용이다.

[간호의 질 관리 접근방법의 비교]

구분	구조적 평가	과정적 평가	결과적 평가
특징	간호가 수행되는 구조, 환경, 전달체계	간호실무과정, 간호과정 측정	목표 달성 정도
질 평가시 표준	물리적 시설, 직원의 자격, 정책, 절차, 인력개발 프로그램	간호업무 수행, 환자교육, 의사소통	자가간호 수준, 환자 만족도

문제점	간호의 질 관련 지표로 보기 어려움, 비용이 많이 듦	정확한 간호표준이 없는 경우 평가가 어려움	시간이 많이 걸리므로 측정시기의 적정기준을 잡기가 어려움
예시	• 적정 간호인력이 배치되어 있는가? • 병동에 안전관리 매뉴얼이 비치되어 있는가? • 입원환자 5명당 2명의 간호사가 확보되어 있는가? • 신규간호사 오리엔테이션 프로그램이 개발되어 있는가? • 간호직원의 책임과 직무분석이 서면화되어 있는가? • 응급실 내 간호사와 보조인력의 수 • 환자의 응급실 체류 시간	• 간호사는 투약 시 5가지 기본 규칙(5R)을 올바르게 지켰는가? • 간호사는 환자에게 간호행위를 수행할 때 친절했는가? • 환자가 동통, 오심, 구토 등을 호소할 때 간호사가 주의집중을 했는가? • 간호목표의 설정과 간호계획 시 환자와 의논하였는가? • 응급실에 들어온 지 30분 내에 환자의 문제사정과 기록 • 환자에게 냉가습기를 적용한다. • 환자의 체위를 반좌위로 유지한다. • 금식 기간 동안 처방된 수액을 주입한다. • 수술 후 24시간 후 환자의 조기 이상을 격려한다.	• 환자는 간호의 결과에 어느 정도 만족하는가? • 입원환자 수, 재원기간, 병상점유율, 활동 정도, 자각하는 기술, 환자의 건강상태의 변화, 환자의 지식, 외래방문, 환자의 자가간호능력 • 수술 후 2일째에 환자의 장음이 들린다. • 수술 후 합병증이 예방된다.

16 정답 ③

해설 의료오류 관련 용어에 대한 이해를 묻는 문제이다. 여기서 중요한 것은 적신호사건과 근접오류, 위해사건의 정확한 개념과 각각의 차이를 이해하고 있어야 한다는 것이다.

1) 적신호사건(sentinel event)
   ① 의료 대상자에게 장기적이고 심각한 위해를 가져온 위해사건을 말하며, 48시간 이내에 강제적 보고를 해야하는 환자안전 사건들이 적신호사건에 포함된다.
   ③ 잘못된 부위나 잘못된 환자 수술/시술 후 의도하지 않은 이물질 잔존, 잘못된 약물투여로 인한 환자 사망이나 심각한 장애, 입원환자의 자살이나 영아 유괴 등이 이에 해당한다.
2) 근접오류(near miss)
   의료오류가 발생하여 환자에 대한 위해(harm)의 가능성이 있을 수 있찌만. 회복 조치에 의해서 원하지 않는 결과가 예방된 경우를 말한다. 환자에게 위해를 가져오지 않은 사건, 즉 아무일도 일어나지 않은 사건을 을 의미한다.
3) 위해사건(adverse event)
   의료 대상자에게 신체적, 정신적 상해 및 부작용의 발생으로 인한 위해를 가져온 사건을 의미하며 기존의 질병 때문이 아닌 병원에서 치료 과정 중에 발생한 사망이나 상해를 의미한다.

17 정답 ③

해설 ③번은 기대이론에 의한 동기부여 관한 내용이며 김 간호사에게 특별휴가비는 높은 유인가로 작용하고 있음을 알 수 있다.
① 아담스의 공정성이론

② 맥클리랜드의 성취동기이론
④ 맥그리거의 X-Y이론 중 Y이론

[기대이론의 관리에의 적용]
관리자는 작업과 결과 사이의 관계를 명확히 하고 구성원의 기대한 행위에 대한 보상을 명백히 해주어야 한다.

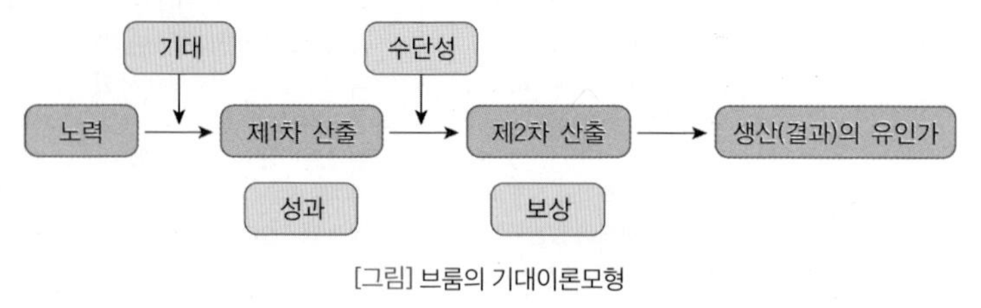

[그림] 브룸의 기대이론모형

18 정답 ②

해설 기출 문제에서 여러번 다루어진 법적의무 중 하나가 주의의무이다. 주의의무는 업무상과실치사상죄로 인정되어 민사상의 책임과 별도로 형사상의 책임을 지게 된다.

[주의의무의 개념]
① 주의의무는 나쁜 결과가 발생하지 않도록 의식을 집중할 의무이다.
② 과실의 유무 판단은 일반인(통상인)의 주의 정도를 의미하는 것이 아니라 전문직 간호사의 주의 정도를 말한다.
③ 민사상의 책임과 별도로 형사상의 책임을 지게 되며 주의의무를 태만히 하여 타인의 생명과 건강에 위해를 초래하는 상황이 이에 해당된다.
④ 주의의무는 사고가 발생한 후에 이의 위반 여부가 검토되며 결과 예견의무와 결과 회피의무의 이중적 구조로 구성된다.

19 정답 ②

해설 다른 전문직과 차별성을 두는 것은 간호전문성 발전에 도움이 될 수 있으나 독립적인 역할만을 우선적으로 하는 것은 바람직 하지 못한 행동이다.

[간호전문직 발전의 장애요인]
① 대중의 간호사에 대한 부정적 이미지
② 간호단독법의 부재 및 자율성과 파워의 부족
③ 표준화된 교육체계의 결핍과 올바른 직업관의 부재 등
④ 건강 관련 분야의 부적절한 리더십
⑤ 업무과중으로 인한 높은 이직률 등의 사회적 요인
⑥ 임금차별과 기혼간호사의 재취업제도의 부재

20 정답 ②

해설 ① 격리실 내부는 음압을 유지하여 안쪽의 오염된 공기가 밖으로 나가지 못하도록 해야 한다.

② 처치시에 의료인은 자신을 보호하고 감염의 전파를 차단하기 위해 반드시 보호 장구 : 장갑, 앞치마, 마스크(결핵용) 착용해야 한다.

④ 세균성, 바이러스성 호흡기계감염 등 비말에 의해 전파되는 질환이 있는 경우 환기장치 설치규정을 준수해야 한다.

정답 및 해설

01 정답 ②

해설 **[경로-목표이론]**

① 하우스(House)는 동기부여의 기대이론에 기초를 두고 리더의 행동에 영향을 미치는 상황적 변수에 대해 실제적인 연구를 토대로 경로 - 목표이론을 개발하였다.

② 구성원들의 기대인 목표경로와 목표에 대한 매력 정도인 유의성에 영향을 미치는 정도에 따라서 리더의 유형과 행위에 대한 동기가 나타난다는 것이다.

③ 리더의 기능

㉠ 구성원들이 목표에 대해 스스로 인지하고 개발하게 한다.

㉡ 목표를 달성하기 위한 경로를 제시한다.

㉢ 목표 달성을 위한 경로를 한층 쉽게 해결해준다.

㉣ 구성원들이 자기가 얻고자 하는 목표를 달성하는 것이 가능하다는 기대를 높이는 데 중점을 둔다.

㉤ 구성원들의 작업 의욕의 증가 및 직무에 대한 만족감도 높인다.

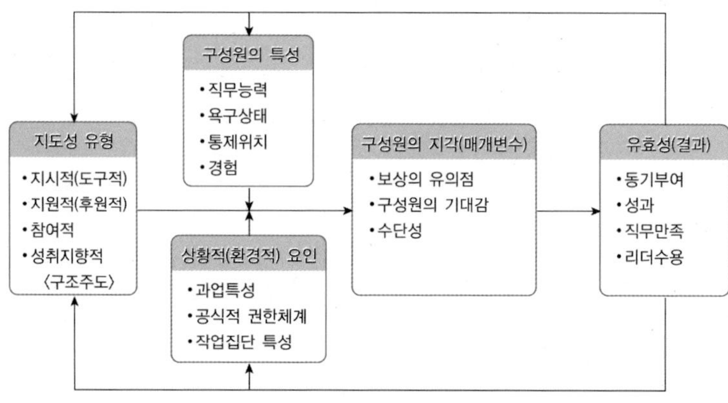

[그림] 경로 - 목표모형의 변수 간 관계

02 정답 ④

해설 ① 입원, 외래 진료 등으로 인한 수익은 의료수익을 의미하며 전년도 수입인 전기금액이 21,888백만원이고 올해 수입인 당기금액이 26,615백만원이므로 증가하였다.

② 의료비용은 전년도 26,840백만원에서 올해는 31,467백만원으로 증가하였다.

③ 전년에 비해 올해 의료이익은 당기(올해)에서 전기(전년)을 차감한 금액이 100만원으로 증가하였음을 알 수 있다.

[손익계산서]

1) 손익계산서의 개념
- ㉠ 일정 기간 동안의 비용과 수익을 대응시켜 기업의 성과를 나타내는 보고서이다.
- ㉡ 손익계산서는 현금기준보다는 발생기준에 의해 작성되는데 이는 영업 기간 동안의 비용과 수익을 대응한다는 것을 의미한다.
- ㉢ 손익계산서의 궁극적인 목적은 일정 기간 동안의 경영성과인 순손익을 표시하는 데 있다.
- ㉣ 일정기간 내의 수익과 발생의 비용을 명확히 하여 기업의 경영성과(경영실적)을 나타내는 것이다.

2) 손익계산서의 구조

일정 기간의 순이익(net profit) = 일정 기간의 수익(revenue) - 일정 기간의 비용(expense)

03 정답 ①

해설 ② 위원회 조직, ③ 직능조직, ④ 매트릭스 조직에 대한 설명이다.

프로젝트 조직은 관리자가 팀 구성을 어떻게 하느냐에 따라 결과가 크게 좌우 될 수 있으므로 구성원의 능력을 정확히 파악하고 일시적, 한시적으로 팀을 구성하는 관리자의 관리능력에 따라 결과가 크게 달라진다.

[프로젝트 조직(project organization)]

(1) 프로젝트 조직의 특징
- ① 임시적으로 만들어진 조직이다.
- ② 상황변화에 신속하고 합리적으로 대응할 수 있다.
- ③ 조직구성원의 책임과 권한이 상하관계가 아닌 좌우관계이다.
- ④ 수평적 분화가 높은 조직구조이다.

(2) 프로젝트 조직이 효과적인 경우
- ① 과업의 중요성이 조직에 결정적인 영향을 미칠 때
- ② 특정 과업이 구체적인 시간제약과 성과기준을 지닌 경우
- ③ 특정 과업이 예전의 과업에 비해 독특하고 생소한 성질의 것일 경우
- ④ 특정 과업의 수행이 상호의존적인 기능을 필요로 하는 경우

04 정답 ②

해설 직무특성 모형의 핵심직무 특성 차원의 자율성으로부터 직무결과에 대한 책임을 느끼게 된다.

[직무특성 모형]

(1) 구성원은 직무의 5가지 핵심적 특성으로부터 3가지 중요 심리적 상태를 경험하게 되고 그 직무가 중요하다는 느낌을 갖게 된다.

(2) 핵심직무 특성차원은 직무가 가지는 3가지 특성과 자율성, 피드백으로 모두 3가지이다.
이 중 직무가 가지는 3가지 특성은 직무수행에 필요한 기술의 다양성, 과업의 독자성, 과업의 중요성이며 구성원들은 심리적으로 직무의 의미(직무가 중요하다는 느낌)를 경험하게 한다.

(3) 자율성으로부터는 직무결과에 대한 책임을 느끼게 되며, 피드백으로부터는 결과에 대한 정보를 얻게된다.

(4) 그 결과 직원은 직무결과에 대한 정보를 통해 더 좋은 직무성과를 얻기 위한 방안들을 수립할 수 있게 된다.

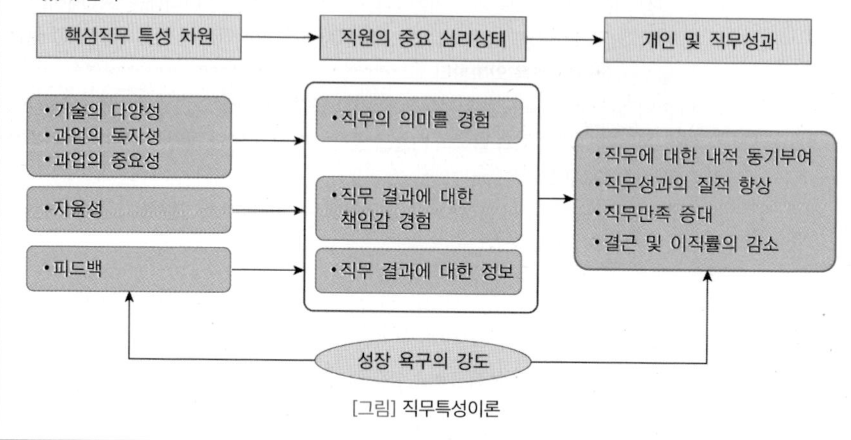

[그림] 직무특성이론

05 정답 ②

해설 콜버그는 도덕발달을 남성중심 성향으로 보았으며 도덕성을 도덕적으로 옳은 행위와 원칙으로 보았다.

[콜버그와 길리건의 도덕발달 이론 비교]

구분	콜버그(L. Kohlberg)	길리건(C. Gilligan)
주제	남성 중심의 도덕발달	여성 심리와 도덕발달
도덕성	도덕 그 자체를 중요시 여김. 합리적 보편성, 객관성 도덕판단의 합리성을 중시함	인간관계를 통해서 도덕성이 실현 됨을 중요시 여김 모성적인 돌봄을 강조
발달 단계	인간의 도덕발달을 관습 이전 단계 - 관습단계 - 관습 이후 단계인 3수준으로 설명하고 있으며 각 단계는 2개씩의 단계를 포함하여 모두 6단계로 나누어진다.	여성들이 스스로의 선택에 의해 돌봄을 실천한다고 보면서 여성의 도덕발달을 3수준 2과도기로 설명하였다.
특징	행위자와 대상자의 구체적 상황을 고려하지 않았다.	상황적 특수성이나 도덕원칙에 있어서 보편성은 인정하지 않았다.

06 정답 ④

해설 ① 적절한 서명은 문제가 되지 않는다. 부적절한 서명이 간호기록상의 과오에 해당한다.
② 간호사 개인의 주관적인 기록 시에 과오가 된다.
③ 부적당한 약어사용를 사용하게 되는 경우 간호기록상의 과오가 발생 할 가능성이 커진다.

07 정답 ④

해설 **[의사결정모형]**

의사결정 모형은 합리적 의사결정 모형과 관리적 의사결정 모형이 있다.

(1) 합리적 의사결정 모형은 의사결정자가 완전한 합리성에 기초하여 모든 가능한 대안을 체계적으로 탐색, 평가하여 가장 합리적인 대안을 선택한다는 모형이다.

(2) 관리적 의사결정 모형은 여러 가지 환경적인 제한점을 인정하며 최적의 의사결정 보다는 만족스러운 의사결정을 추구하는 것이다.

이 상황에서 4번째 대안을 선택한 것은 모든 가능한 대안을 탐색하고 그중 가장 좋은 대안을 선택한다는 합리적 의사결정 모형에 근거한 선택이다.

08 정답 ④

해설 간호과장은 중간관리자이이며 간호과를 대표하여 행정을 담당하는 책임자로서의 간호과장에 대한 역할을 찾아야하는 문제이다.
① 간호 업무에 대한 계획과 지시는 행정적이라기보다 실질적인 간호에 해당하는 것으로 볼 수 있다.
② 병동에서 직원의 책임권환과 한계를 규정하는 것은 일선관리자 또는 실무자의 역할로 볼 수 있다.
③ 간호과 신규직원에 대한 예비교육에서는 주로 간호부장이 전체적인 간호과의 시스템을 설명하고 실직적인 실무교육은 수간호사 등 일선관리자가 담당하게 된다.

09 정답 ③

해설 목표관리(MBO)는 객관적인 성과평가가 가능하기 때문에 조직원 개개인의 업적을 정확하게 평가할 수 있고 그 결과를 임금, 상여금, 승진에 올바르게 반영할 수 있다.

[목표관리(MBO)의 장점]

1) 뚜렷한 목표와 수단. 방법을 미리 결정해 계획적으로 업무를 수행하기 때문에 효율적으로 업무를 수행할 있고 업무의 양과 질도 개선된다.
2) 조직의 생산성을 향상시키는 효과를 얻을 수 있다.
3) 목표관리는 현재보다 높은 업무목표를 정해놓고 도전하는 제도이므로 목표달성을 위해 노력하는 과정에서 능력이 향상된다.
4) 구성원은 스스로 설정한 목표와 통제를 위해 자신의 직업적 발전과 자기계발을 촉진한다.

10 정답 ③

해설 **[간호기획 과정의 단계]**
간호목표설정 - 현황분석 및 문제파악 - 대안의 탐색과 선택 - 간호업무수행 - 간호업무평가와 수정

③ 기획의 과정 중 가장 먼저 해야 할 단계는 목표설정이다 .
① 현황분석 및 문제 파악단계에 대한 설명이다.
② 대안의 탐색과 선택단계에 대한 설명이다.
④ 간호업무 수행단계에 대한 설명이다.

11 정답 ③

해설 **[간호조직문화가 간호조직에 미치는 영향]**
(1) 간호사들이 공유하는 가치나 신념 및 태도, 행동, 일상 업무수행에 영향을 미친다.
(2) 간호조직의 외부 및 내부고객의 만족도와 간호사의 조직에 대한 적응, 몰입, 직무 만족도에 영향을 미친다.
(3) 간호서비스의 질을 향상시키고 간호조직의 효과성·효율성·생산성에 영향을 미친다.
(4) 간호사들의 지각, 조퇴, 결근, 이직률에 영향을 미친다.
(5) 간호사의 태도, 행동, 일상 업무수행에 영향을 미친다.
(6) 간호서비스 질보장(QA), 질 향상(CQI), 총체적 질관리(TQM)에 영향을 미친다.
(7) 궁극적으로 간호조직의 효과성·효율성·생산성에 영향을 미친다.

12 정답 ④

해설 **[권력의 종류]**
* 합법적 권력 : 다른 사람이 권력자의 권력행사를 인정하고 이에 추종해야 할 의무가 있다고 생각하는 것에 기인하는 권력이다.
* 전문적 권력 : 특수한 분야에 대한 전문적 기술이나 지식 또는 독점적 정보를 가지고 있을 때 가지는 권력이다.
* 강압적 권력 : 권력자가 해고, 징계와 같이 벌을 줄 수 있는 능력에서 기인하는 권력이다.
* 준거적 권력 : 어떤 사람이 특별한 자질을 갖고 있어서 다른 사람들이 그를 닮으려고 할 때 생기는 권력이다.
* 보상적 권력 : 권력자가 다른 사람이 원하는 경제적, 정신적 보상을 해줄 수 있는 자원과 능력을 가지고 있을 때 발생하는 권력이다.

13 정답 ①

해설 정리된 내용은 시장 세분화에 관한 것이므로 다음 과정에서 해야 할 일은 표적시장 선정에 관한 활동이다. 마케팅 과정은 일반적으로 상황분석 또는 시장 기회분석 → 시장 세분화 → 표적시장 선정 → 마케팅 믹스 개발(SWOT → STP → 4P mix) 의 과정으로 이루어진다.

상황분석 SWOT	• 외부환경 분석 : 기회와 위협 • 내부분석 : 강점 / 약점
세분화 및 표적시장의 탐색과 선정	• 의료시장의 세분화 : 인구통계적, 지리적(Market segmentation) • 표적시장의 탐색과 결정(Target Market) • 포지셔닝(Positioning)
마케팅 전략의 수립	• 병원 마케팅 전략수립(차별화전략/위치화전략/새로운 의료서비스전략)
4P mix를 통한 마케팅 기획분석	• 상품(product)정책 : 의료진, 병원시설, 서비스정책 - 의료/관리진의 질 : 의사, 간호사, 의료기관, 관리자, 사무직원의 능력과 수준 - 병원시설 : 건물(외형, 구조), 최신의료장비, 진찰실, 수술실, 입원실, 응급실, 대기실, 접수실, 안내실, 수납실, 화장실 • 경로(place)정책 : 경로망, 병원입지, 진료시간 확장 - 경로망 : 위성진료소, 타 병원과의 의료전달체계, 앰뷸런스 운행 - 병원입지 : 병원위치, 주차장 여건, 교통망 - 진료시간 확장 : 직장인을 위한 진료시간, 공휴일 진료 • 촉진(promotion)정책 : 병원홍보 광고, 판촉활동 - 병원홍보 : 병원보, 의료신문, 게시판, 강연회, 사회활동, 방송출연, 건강교실 - 병원광고 : 개원광고, 이전광고, 신의료기술광고, 신의료설비 광고(신문, 전화번호부 광고) - 병원판촉 : 캘린더, 개원, 확장 기념품 증정, 생일축하카드 - 병원인적판매 : 노약자, 중환자를 위한 왕진 • 수가(price)정책 : 전국민의료보험 : 원가절감, 재무개선 - 원가절감 : 수술방법 개선에 의한 조기퇴원, 외부검사소, 수술센터 이용, 업무전산화 - 재무개선 : 전문재무관리자 활용, 비경제적 업무절차 개선
조직/실행/통제	• 병원 마케팅 조직 / 실행 / 통제

14 정답 ②

해설 [임파워먼트]

1) 임파워먼트의 효과
   ① 구성원의 잠재능력 및 창의력을 최대한 발휘하게 하여 직무몰입이 극대화
   ② 실무자들이 고객에게 적절한 대응을 하게 됨으로써 신속하고 적절한 대응 및 품질과 서비스 수준 제고
   ③ 의사소통 등에 필요한 시간과 비용 절감
2) 간호조직에서 구성원을 임파워먼트시키기 위한 전략
   ① 정보공개 : 필요한 정보를 간호사 개인이나 팀이 손쉽게 얻을 수 있어야 함
   ② 내적 보상 제공
   ③ 혁신활동의 지원 : 창의성과 적극성을 발휘할 수 있는 조직분위기 조성
   ④ 권한을 부여하고 책임감을 느끼도록 함
   ⑤ 구성원에 대한 개인적인 밀착도를 높임
   ⑥ 다양한 변화활동에 적극적으로 참여하도록 유도

15 정답 ②

해설 [확인의무]

1) 간호사는 환자에게 수행되는 간호의 내용 및 그 행위가 정확하게 이루어지는지를 확인해야 하는 의무를 갖는다.
2) 의료보조원 또는 학생간호사에게 간호사의 의료행위가 위임되었을지라도 간호사는 이들을 지도·감독

하고 그 행위를 확인하여야 하는 의무가 있다.
3) 확인의무를 성실히 이행하지 않아 과실이 발생한 경우 과실에 대한 확인을 태만히 한 책임을 추궁받게 된다.

16 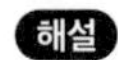 ③

해설 ①②④는 팀 간호에 대한 설명이다.

[모듈간호 방법]

① 모듈법은 팀간호법의 발전된 방법으로 팀간호를 용이하게 하기 위하여 지역적 단위로 간호를 구성하는 방법이다.
② 지리적으로 환자를 할당하여 간호인력을 침상 곁에 더 가까이 있게 하면서 가능한 한 적은 인원으로 팀을 구성하여 의사 소통의 단계를 줄이다.
③ 직접 환자간호 시간을 늘여서 질적 간호를 제공하고자 하는 방법이다.
④ 모듈법의 팀구성은 간호사, 간호조무사, 보조원 등을 포함시킨다. 이러한 방법은 전문직원과 비전문직원이 함께 일한다는 점에서 팀간호와 유사하고 환자의 입원에서 퇴원, 추후관리, 재입원 시 그 환자를 담당한 모듈의 간호사가 간호를 맡는 점이 일차간호방법과 유사하다.
⑤ 일차간호방법에서 일차간호사가 24시간 환자의 간호를 책임지는 것과 달리 모듈에서는 2~3명의 간호사가 책임을 공유하는 것이 차이점이다.
⑥ 모듈방법은 일차간호방법을 실행할 간호사가 부족할 때 사용되며 재정난과 인원 변동이 잦아 어려움이 있는 병원에서 질적 환자간호와 전문적 간호를 증진하여 효율적인 전달체계를 제공하기 위한 방법이다.
⑦ 팀간호에서는 팀리더인 간호사가 환자의 간호를 이끌어 나가지면 모듈간호법에서는 각각의 간호사가 일정 수의 환자들에게 직접 간호를 전달하고 비전문인들로부터 도움을 받는다.
⑧ 모듈간호에서 간호사는 간호제공뿐만 아니라 모듈 내의 모든 환자를 돌보고 간호의 기술적인 면에 대하여 비전문인들을 지도한다.

17 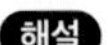 ①

해설 ① 주장행동에 대한 설명으로 가장 적합한 행동이다.
② 공격적 행동에 대한 설명이다.
③ 상대방과의 거리는 50cm이상 100cm이상이 적절하다.
④ 소극적 행동에 대한 설명이다.

18 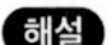 ④

해설 ④은 보건의료기관의 장과 보건의료인에 대한 내용이다.

[환자안전법]

제1조 (목적) 이 법은 환자안전을 위하여 필요한 사항을 규정함으로써 환자의 보호 및 의료 질(質) 향

상에 이바지함을 목적으로 한다.

제2조 (정의)
1. "환자안전사고"란 보건의료인이 환자에게 보건의료서비스를 제공하는 과정에서 환자안전에 보건복지부령으로 정하는 위해(危害)가 발생하였거나 발생할 우려가 있는 사고를 말한다.
2. "환자안전활동"이란 국가, 지방자치단체, 보건의료기관, 보건의료인, 환자 및 환자의 보호자가 환자안전사고의 예방 및 재발 방지를 위하여 행하는 모든 활동을 말한다.

제3조 (국가와 지방자치단체의 책무)
① 국가와 지방자치단체는 환자안전 및 의료 질 향상을 위한 시책을 마련하여 추진하여야 한다.
② 국가와 지방자치단체는 환자안전활동에 필요한 제도적 기반을 마련하여야 한다.
③ 국가와 지방자치단체는 보건의료기관, 보건의료인, 환자 및 환자의 보호자가 행하는 환자안전활동에 필요한 행정적·재정적 지원을 할 수 있다.
④ 국가와 지방자치단체는 환자안전활동에 환자의 참여를 촉진하기 위하여 노력하여야 한다.

제4조 (보건의료기관의 장과 보건의료인의 책무)
① 보건의료기관의 장과 보건의료인은 환자안전 및 의료 질 향상을 위하여 국가와 지방자치단체의 시책을 따라야 한다.
② 보건의료기관의 장과 보건의료인은 환자안전사고가 발생하지 아니하도록 시설·장비 및 인력을 갖추고, 필요한 의무를 다하여야 한다.
③ 보건의료기관의 장과 보건의료인은 환자안전활동에 환자와 환자의 보호자가 참여할 수 있도록 노력하여야 한다.

19 정답 ①

해설 [의료기관 인증방법 및 절차]

① 인증제 도입취지를 고려, 의료기관의 자발적인 신청을 원칙으로 하되, 요양병원 · 정신병원 · 노인전문병원은 의무인증 신청대상으로 정한다.
② 인증등급은 인증, 조건부인증, 불인증으로 구분한다. 인증유효기간은 4년이며 조건부인증은 1년으로 시정 및 보완 후 유효기간내 재인증을 받도록 되어 있다.
③ 보건복지부장관은 인증을 받은 의료기관에 인증서를 교부하고 인증을 나타내는 표시(인증마크)를 제작하여 인증을 받은 의료기관이 사용토록 한다. ,
④ 의료기관 인증을 신청한 의료기관의 장은 평가결과 또는 인증등급에 관하여 그 결과를 통보받은 날부터 30일 이내에 복지부장관에게 이의신청을 할 수 있다.

20 정답 ④

해설 ① 처음부터 인간에 대한 윤리적 문제가 제기되지는 않았다. '
② 환자의 옹호자로서 간호사 역할이 점차 증대되고 있으며, 이러한 시대적 상황에 비추어 간호사의 윤리적 의사결정은 매우 중요하다. 특히, 의사와 환자와의 관계는 계약모델에 의한 것이고, 간호사와 환자와의 관계는 선행모델에 의한 것이라 환자에 대한 옹호자 역할이 더욱 강하다.
③ 인간을 대상으로 하는 실험에서 윤리적인 쟁점사항은 환자와 일반인을 대상으로 하는 경우에 적용된다.

간호관리 모의고사 3회차

정답 및 해설

01 정답 ④

해설 **[효과성과 효율성]**

① 효과성: 목적에 부합했는가를 보는 것으로 목표 달성의 정도를 나타낸다.

② 효율성: 자원을 최소로 활용하여 목표를 달성했는가에 대한 능률성을 나타낸다.

③ 관리자에게는 목표 달성(효과성)이 더 강조되지만, 목표를 달성했다고 해서 언제나 생산성이 높은 것은 아니며 자원을 낭비하지 않고 목표를 달성하는 것이 중요하다.

④ 드러커(Peter Druker): 효과성은 목적을 달성하기 위해 옳은 일을 하는 것(doing the right thing)이고 효율성은 자원의 이용을 극대화하기 위하여 일을 옳게 하는 것(doing things right)이다.

효과성(effectiveness)	효율성(efficiency)
올바른 일을 함을 의미	일을 올바르게 함을 의미
대외지향적 개념으로 조직과 환경 간의 관계의 질을 측정하는 개념	대내지향적 개념으로 기술의 수행에 관련되는, 업적의 질에 대한 측정치
조직의 목적이 달성되는 정도를 측정하는 개념	최소한의 자원으로 목적을 달성했는지를 보는 개념으로 투입에 대한 산출의 비율
장기적 측정	단기적 측정

[표] 효과성과 효율성의 비교

02 정답 ③

해설 ①은 대인관계 역할 중 대표자, ②지도자 역할이며
④는 정보관리 역할 중 대변자 역할이다.

구체적	역할	역할 서술	연구로부터 확인된 활동
대인관계 역할	대표자	법적이나 사회적으로 요구되는 상징적이고 일상적인 의무의 수행	의식에 참여하거나 공적·법적·사회적 기능을 수행
	지도자	부하직원들을 동기유발시키고 직원의 채용과 훈련을 담당	부하직원과의 상호작용
	섭외자	정보를 제공해주는 사람들과의 네트워크 유지	외부인과의 상호작용
정보적 역할	모니터	다양하고 특정한 정보를 조직과 환경에서 찾고 받음	일차적으로 정보를 받는 모든 메일을 관리하고 관련자들을 관리함
	전달자	외부인이나 부하직원으로부터 받은 정보를 조직의 다른 사람에게 전파함	수렴한 정보를 조직에 전달하며 부하직원과 구두로 의사소통을 유지함
	대변인	외부인에게 조직의 계획, 정책, 활동, 결과 등을 알리며 조직에서 전문가로서 활동함	이사회에 참석하고 정보를 외부에 알림
의사결정 역할	기업가	조직과 환경에서 기회를 찾고 변화를 위한 사업을 추진함	개선을 위해 전략을 실행함
	고충 처리자	조직이 기대하지 않았던 어려움에 당면했을 때 올바른 행동을 수행함	어려움과 위기를 해결하기 위해 전략을 수행함
	자원 분배자	중요한 결정을 내리기 위해 조직의 모든 자원을 할당하는 책임을 가짐	스케줄링, 예산책정, 부하직원의 일에 관한 프로그램
	협상자	중요한 협상에서 조직을 대표함	협상 역할

[표] 민츠버그(Mintzberg)의 10가지 관리역할

03 정답 ③

해설 과학적 관리론은 테일러(F. Taylor)에 의해 1890년대에 시작되어 발전되었으며 과학적 관리론의 궁극적인 목적은 생산성와 효율성의 향상이다.

[과학적 관리이론의 특징]
① 근로자의 효율성과 생산성을 향상시키는 방법에 과학적 원칙을 적용했다
② 직무의 표준화를 주장했으며, 생산율에 따라 보수를 지급하는 제도를 채택했다.
③ 조직 전체의 합리화가 아닌 공장 내부의 합리화를 시도하였다.
④ 공식적 조직(계층제나 분업체계)을 중시하였다.

04 정답 ①

해설 3상한과 4상한에서 일부 전화와 메일 및 문자확인, 전화의 차이점은 3상한은 요청 걸려온 전화이고, 4상한은 어떠한 요청 없이 내가 혼자 전화를 걸거나 메일을 확인하는 것이다.

[시간관리 매트릭스의 구분]
어떤 활동을 결정하는 2가지 요소를 긴급성과 중요성의 2가지 기준으로 구분한다.

구분	긴급함	긴급하지 않음
중요함	제1상한 • 위기(사고, 천재지변 등) • 급박한 문제 • 기간이 정해진 프로젝트	제2상한 • 예방, 생산능력 활동 • 인간관계 구축 • 새로운 기획 발굴 • 중장기 계획, 오락
중요하지 않음	제3상한 • 급한 질문, 눈앞의 급박한 상황 • 일부 우편물, 일부 보고서, 걸려온 일부 전화 • 다른 사람의 일에 간섭 • 인기 있는 활동	제4상한 • 바쁜 일, 하찮은 일 • 의미없는 메일 및 문자 확인, 전화 • 쾌락적 활동 • 지나친 TV 시청 및 컴퓨터 게임 • 현실도피를 위한 소일거리

[표] 시간관리 매트릭스(Time Management Matrix)

05 정답 ④

해설 ①③은 간호단위 목표에 관한 예시
②는 규칙에 관한 예시

[정책]
① 정책은 조직의 철학과 목표로부터 도출되며 조직의 목표를 성취하기 위한 방법을 제시하고, 목표를 행동화하기 위한 과정 및 활동범위를 알려주는 포괄적인 지침이다.
② 정책은 암시적인 경우도 있고, 문서화되는 등 직접적으로 표현되는 경우도 있다.
③ 의사결정과 행위의 기초가 되는 계획을 조정하고 업무통제를 도와주며 편람으로 활용 가능하고 적절하게 직원에게 이용되어 일관성 있는 관리를 가능하게 한다.
④ 정책은 조직의 갈등을 방지하고 공평성을 증진시킨다.

06 정답 ③

해설 **[MBO의 장기적인 목표 등한시]**
① 목표관리는 목표와 성과의 계량적인 측정을 강조함으로써 가치, 질이 우선시되는 구성원의 발전과 인간관계의 개선과 같은 계량화할 수 없는 업무보다는 양을 중요시하는 경향이 있다.
② 조직의 미래보다는 단기목표를 강조하는 경향이 있다.

07 정답 ①

해설 ② 집권화는 공식조직과 관련되며 비공식조직은 관련되지 않는다.
③ 표준화 정도가 많으면 많을수록 조직원의 자유재량권은 적어진다.
④ 수직적 분화는 수평적 분화와 상관없이 독립적으로 발생하지 않는다. 즉 수평적 분화가 커짐에 따라 나타나는 결과이다.

※조직구조를 결정하는 구성요인은 복잡성, 공식화, 집권화이다.

08 정답 ②

해설 계층제의 원리 - 현대 간호조직상황에서 고려해야 할 점
① 환경에 대한 적응성과 신축성 고양을 위해 간호계층의 완화를 도모해야 한다.
② 이중적 계층제나 이중감독을 용인해야 한다.
③ 간호업무상의 계층제를 신분적, 사회적 계층제와 혼합하는 것을 금지해야 한다.

09 정답 ①

해설 **[계획적 조직변화를 위한 전략]**

1. 동지적 전략 : 모든 구성원들을 동등하게 대해주고 서로 잘 알도록 하여 집단의 결속력을 증진시키는 전략으로서 높은 사회적 욕구와 자존심을 필요로 하는 사람들을 변화시키는데 효과적임.
2. 학문적 전략 : 지식추구와 같은 학문적 요소가 일차적 영향요소가 되어 변화를 유도하는 전략으로서 변화를 유도하기 위해 연구결과나 학문적 내용을 활용함.
3. 권력- 강제적 전략 : 사람은 자기보다 권력- 강제력이 많은 사람의 지시와 계획을 따르는 존재라고 가정하고 변화를 위해 권력을 사용하는 전략
4. 경험적 합리적 전략 : 사람은 자신에게 유리한 쪽으로 행동하는 존재라고 가정하고 변화로 인해 생기는 개인과 기관의 이득을 구체적으로 보여주면서 변화를 유도하는 전략
5. 규범적-재교육적 전략 : 사람은 교육에 의해 가치관과 태도가 변화될 수 있다고 가정한다.
   인간관계를 중요한 수단으로 하며, 정보를 제공하고 구성원들의 가치관과 태도 변화에 주안점을 두는 전략
6. 정책적 전략 : 공식적, 비공식적 권력구조를 확인하여 변화를 유도하려는 전략이다.
   권력구조를 확인하여 변화를 위한 정책을 결정하고 실행에 영향력 있는 사람의 권력을 이용하여 변화를 유도하는 방법
7. 경제적 전략 : 물품이나 자원, 자본, 금전적 보수 등과 같은 경제적 요소를 활용하여 변화를 시도하는 것
8. 공학기술적 전략 : 환경 내의 개인을 변화시키기 위해서 환경을 변화시켜야 한다는 전략

10 정답 ③

해설 입원환자 간호는 24시간 교대 근무를 통해 팀으로 운영되며, 근무번에 따라 특정 시간에 수행되어야 할 업무들을 포함하고 있다. 따라서 과업의 독자성이나 자율성의 특성이 강조되기가 어려운 실정이다. 또한 표준화된 일상 업무수행들을 고려할 때 기술의 다양성이 높지는 않은 편이다. 반면에 과업의 중요성과 피드백을 직무설계에 반영하기는 보다 용이하다고 할 수 있다.

11 정답 ③

해설 **[일정에 따른 바람직한 교육내용]**

제1일 교육내용 : 조직의 연혁 및 신념, 목적, 조직의 구조, 구성원과 조직의 책임, 행동규정
제2일 교육내용 : 간호단위 순회, 간호단위 구성원 소개, 업무 스케쥴, 인사 및 스케쥴 정책
제3일 교육내용 : 업무배정, 기록업무 교육, 사건보고, 직무기술서, 업무수행기준

12 정답 ①

해설 ②③ 산업공학적 방법
④ 서술적 방법

[관리공학적 방법(management engineering method) : 질적접근]
① 관리공학적 방법은 간호부서를 위한 행동목표를 기술하고, 환자의 유형에 맞추어 간호표준을 기술한 뒤 그 표준에 따라 정해진 업무수행 빈도와 난이도를 바탕으로 간호인력의 수를 결정하는 방법이다.
② 계속적인 평가와 질 통제 방식에 따라 간호의 질, 돌보아야 할 환자 유형, 병상수용 능력 등의 정보를 분석하여 인력을 모집하고 선발한다.
③ 일련의 종합적인 데이터에 근거해서 인력 산정을 결정하는 것으로 병원의 특징에 관한 정보에 의해서 결정된다.
④ 예를 들면 환자를 간호요구에 따라 분류한 후 각 분류군에 따라 필요한 시간을 산출하여 총 간호업무량에 따라 간호사를 모집하고 선발·배치한다.

13 정답 ①

해설 부하직원의 업무수행 능력은허시와 브랜차드의 상황대응리더십이론(=상황이론)의 부하직원의 성숙도 요인에 해당함

14 정답 ④

해설 매슬로우 욕구단계 이론 중 4단계는 존경의 욕구이고 그 다음 5단계는 자아실현의 욕구이다.
메슬로우의 욕구단계이론은 하위에서 상위욕구로 순서적으로 나타나므로 사례에서 만족된 욕구는 존경의 욕구이므로 향후 얻기 위해 노력할 욕구는 자아실현의 욕구이다.

15 정답 ②

해설 **[통제과정]**

1) 표준의 설정
① 표준은 업무수행모델을 포함하는 우수한 기준이나 기본조건, 제공된 서비스의 질을 측정하기 위한 표준척도를 제공하는 것이다.

② 표준은 간호조직의 목적이나 목표로부터 꼭 성취해야 할 내용과 성취 가능한 목표를 확인해서 간호사의 행위방향을 제시해주는 것이다.
③ 표준개발 시 유의점
-표준대상과 업무수행의 수준, 소요시간이 명확해야 한다.
-간호직의 많은 차이를 구별할 수 있어야 한다.
-조직은 기준측정에 필요한 기술을 가지고 있어야 한다.
-표준측정은 비용 효과적이어야 한다.
-객관적, 타당도, 신뢰도가 높은 간호평가를 위해서는 측정 가능한 평가기준을 설정하는 것이 중요하다.
-목적이 있고 측정할 수 있고, 성취할 수 있어야 한다.
④ 측정 가능한 표준설정을 위한 지침
-기대하는 행위를 측정 가능한 용어로 표현한다.
-기대하는 내용을 구체적으로 열거한다.
-기준설정은 관련내용만 간략하게 서술한다.
-한 가지 기준에는 한 가지 행위만 서술한다.
-기준설정 시 통용되는 약자만 사용한다.
-행위에 대한 주어를 서술한다.
-현실적이고 성취 가능한 기준을 설정한다.
-기준은 긍정적인 형태로 기술한다.
-비슷한 문제를 가진 많은 대상자에게 적용할 수 있는 것이어야 한다.

16 정답 ③

해설 ① 결핵은 공기전파 주의로 격리실 사용이 필수적임
② 다른 환자와 격리해야 함.
④ 특수마스크 (N95)도 착용해야 함.

17 정답 ③

해설 ① 제품지향적 사고
② 판매 지향적 사고
④ 마케팅 지향적 사고

[마케팅 관리 철학]
1) 제품중심 사고
전통적으로 초기의 마케팅 개념이며 고객의 욕구보다 제품이나 서비스 자체에 중시해서 그 스타일이나 기능을 중시하는 시각이다. 고객이 제품이나 서비스의 구매를 통해 얻고자 하는 욕구가 무엇인가에 대한 고려 없이 단순히 제품 그 자체에 대한 관심만 기울이게 되므로 근본적인 소비자들의 욕구충족에 대한 해결이 잘 되지 않는다.
2) 판매 중심 사고
판매 중심 사고에서 마케팅 활동의 목표는 판매를 많이 하는 것이며 대부분의 사람들이 마케팅에 대해 갖고 있는 생각이다. 근본적으로 고객의 욕구를 충족시켜서 이익을 창출하는 고객 중심 사고

가 오늘날의 마케팅 경향이다.
3) 고객 중심 사고
고객 중심 사고는 고객의 욕구를 파악하고 이를 만족시킬 수 있는 제품이나 서비스를 제공함으로써 고객의 만족을 극대화시키며 이러한 고객만족의 결과를 통해 조직의 목표를 달성하려는 사고이다.
오늘날 마케팅의 전 분야에서 중시되는 고객 중심 마케팅은 바로 이러한 고객지향적 사고에서 출발한 것으로서 "고객의 욕구 만족을 통해 조직의 목표를 효과적으로 달성하기 위해 전체적으로 고객의 관점에서 통합되고 조정된 마케팅 활동을 수행하는 것이다. 이러한 고객중심 마케팅 과정은 네 가지 마케팅 수단, 즉 마케팅 믹스를 구성하는 제품, 가격, 유통, 촉진의 측면에서 이들 마케팅 수단이 모두 목표 고객의 관점에서 결정이 되고 평가가 이루어질 수 있도록 해야 한다.
4) 사회적 책임 지향적 사고
소비자와 사회의 장기적인 복지를 보존하거나 제공하는 방향으로 마케팅 개념을 실천하는 것이 기업 성패를 결정짓는 관건이라고 간주하는 철학이며, 대표적으로 그린 마케팅 등을 들 수 있다.

18 정답 ③

해설 **[주의의무의 개념]**
① 주의의무는 나쁜 결과가 발생하지 않도록 의식을 집중할 의무이다.
② 과실의 유무 판단은 일반인(통상인)의 주의 정도를 의미하는 것이 아니라 전문직 간호사의 주의 정도를 말한다.

19 정답 ③

해설 간호과오배상보험제도나 공제제도는 간호사가 민사상 손해배상 청구를 받을 경우 간호사의 손해배상을 돕기 위한 제도이다.
의료사고 발생 시 의료인의 과오를 주장하며 다투는 것이 의료분쟁인데, 의료분쟁을 해결하는 형태에는 합의 또는 화해, 민사조정신청, 민사소송에 의한 손해배상청구. 한국의료분쟁조정중재원 등 기관의 조정, 민원이나 진정, 소비자 보호기구나 언론기관에 호소하는 것이 있다.

20 정답 ④

해설 **[연구윤리심의위원회(IRB)]**
-연구계획서, 변경계획서, 서면동의를 얻기 위해 사용하는 방법이다. 제공되는 정보를 지속적으로 검토, 확인함으로써 임상시험에 참여하는 대상자의 권리, 안전, 복지를 보호하기 위해 시험기관 내에 독립적으로 설치한 상설위원회이다.
-최소 5명으로 구성하며, 연구윤리심의위원회에서 심의하는 심의유형을 심의면제, 신속심의, 정규심의 세 가지로 구분된다.

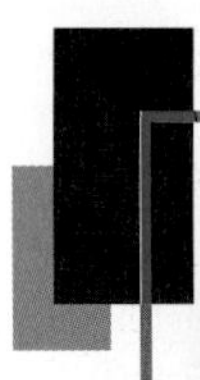

PART 02

기출 및 기출응용문제

정답

CHAPTER 01 간호관리학의 이해

UNIT 01 _ 기출문제

01	①	08	④	15	②	22	③
02	①	09	③	16	②	23	①
03	①	10	③	17	②	24	①
04	④	11	①	18	②	25	④
05	③	12	②	19	⑤	26	③
06	②	13	③	20	①	27	⑤
07	②	14	②	21	④		

UNIT 02 _ 기출응용문제

01	②	09	④	17	①	25	④	33	②	41	③
02	③	10	④	18	④	26	④	34	④	42	③
03	④	11	③	19	③	27	③	35	④		
04	②	12	①	20	④	28	①	36	④		
05	④	13	④	21	②	29	④	37	②		
06	④	14	④	22	②	30	④	38	②		
07	②	15	②	23	③	31	③	39	④		
08	①	16	④	24	④	32	②	40	④		

CHAPTER 02 기획

UNIT 01 _ 기출문제

01	③	12	④	23	④	34	④
02	③	13	③	24	①	35	①
03	②	14	④	25	①	36	③
04	②	15	③	26	②	37	④
05	①	16	④	27	④	38	④
06	②	17	③	28	④	39	④
07	②	18	①	29	⑤	40	⑤
08	②	19	③	30	⑤	41	②
09	④	20	②	31	④	42	⑤
10	④	21	④	32	①	43	④
11	①	22	②	33	⑤	44	①

UNIT 02 _ 기출응용문제

01	①	12	④	23	④	34	③	45	④	56	③
02	③	13	②	24	④	35	②	46	①		
03	④	14	①	25	①	36	④	47	①		
04	①	15	③	26	②	37	④	48	①		
05	①	16	①	27	④	38	④	49	③		
06	④	17	②	28	③	39	③	50	②		
07	③	18	②	29	①	40	②	51	④		
08	①	19	③	30	④	41	③	52	④		
09	④	20	①	31	③	42	②	53	①		
10	④	21	①	32	④	43	③	54	③		
11	①	22	②	33	③	44	③	55	④		

CHAPTER 03 조직

UNIT 01 _ 기출문제

01	③	07	①	13	①	19	②
02	④	08	⑤	14	②	20	②
03	③	09	④	15	⑤	21	①
04	①	10	④	16	④	22	①
05	③	11	③	17	③	23	①
06	③	12	⑤	18	②	24	④

UNIT 02 _ 기출응용문제

01	④	07	②	13	②	19	④	25	③	31	②
02	②	08	②	14	④	20	④	26	④	32	③
03	④	09	③	15	④	21	④	27	②	33	④
04	④	10	④	16	④	22	④	28	②	34	②
05	④	11	②	17	③	23	①	29	②	35	③
06	③	12	④	18	①	24	②	30	②		

CHAPTER 04 인적자원관리

UNIT 01 _ 기출문제

01	①	13	①	25	④	37	②	49	⑤
02	④	14	④	26	①	38	⑤	50	④
03	③	15	④	27	③	39	③	51	④
04	④	16	①	28	④	40	④	52	②
05	①	17	④	29	③	41	①	53	②
06	③	18	③	30	④	42	②	54	②
07	④	19	④	31	①	43	③	55	④
08	②	20	③	32	②	44	③	56	①
09	①	21	①	33	⑤	45	④		
10	①	22	②	34	⑤	46	②		
11	①	23	①	35	⑤	47	②		
12	③	24	④	36	①	48	③		

UNIT 02 _ 기출응용문제

01	①	11	②	21	②	31	②	41	①
02	①	12	③	22	④	32	②	42	④
03	③	13	③	23	④	33	②	43	①
04	④	14	①	24	②	34	④	44	①
05	②	15	②	25	②	35	①	45	④
06	③	16	⑤	26	①	36	③	46	④
07	②	17	②	27	④	37	①	47	④
08	④	18	③	28	③	38	③	48	④
09	②	19	③	29	①	39	③		
10	①	20	②	30	③	40	②		

CHAPTER 05 지휘

UNIT 01 _ 기출문제

01	②	11	③	21	④	31	②	41	①
02	④	12	②	22	②	32	③	42	③
03	②	13	②	23	②	33	②	43	④
04	①	14	③	24	①	34	③	44	④
05	①	15	①	25	⑤	35	③	45	④
06	②	16	①	26	②	36	③	46	④
07	③	17	③	27	②	37	③		
08	④	18	③	28	②	38	③		
09	③	19	②	29	①	39	①		
10	④	20	③	30	③	40	①		

UNIT 02 _ 기출응용문제

01	①	12	④	23	②	34	④	45	③
02	③	13	②	24	④	35	⑤	46	④
03	②	14	②	25	①	36	②	47	①
04	③	15	③	26	①	37	①	48	③
05	②	16	①	27	②	38	①	49	①
06	④	17	③	28	②	39	③	50	①
07	③	18	④	29	①	40	④	51	④
08	②	19	③	30	①	41	③		
09	③	20	④	31	①	42	③		
10	④	21	①	32	③	43	①		
11	③	22	②	33	③	44	②		

CHAPTER 06 통제

UNIT 01 _ 기출문제

01	②	10	③	19	②	28	①	37	②
02	③	11	②	20	④	29	③	38	④
03	④	12	④	21	①	30	①	39	③
04	③	13	④	22	②	31	①	40	③
05	④	14	③	23	①	32	①	41	④
06	③	15	②	24	④	33	⑤	42	②
07	④	16	①	25	③	34	①	43	②
08	②	17	④	26	③	35	⑤	44	⑤
09	④	18	②	27	②	36	⑤		

UNIT 02 _ 기출응용문제

01	④	10	③	19	④	28	①	37	④
02	④	11	①	20	④	29	④	38	③
03	③	12	①	21	④	30	①	39	④
04	②	13	④	22	③	31	②	40	②
05	①	14	②	23	②	32	②	41	①
06	①	15	②	24	④	33	④	42	②
07	②	16	②	25	③	34	①	43	③
08	④	17	③	26	③	35	④		
09	④	18	③	27	①	36	④		

CHAPTER 07 간호단위관리

UNIT 01 _ 기출문제

01	①	07	②	13	①·④	19	①
02	③	08	②	14	⑤	20	②
03	①	09	②	15	③	21	③
04	①	10	①	16	①	22	①
05	③	11	②	17	②	23	⑤
06	②	12	③	18	④		

UNIT 02 _ 기출응용문제

01	④	06	①	11	②	16	③	21	④	26	④
02	①	07	④	12	②	17	①	22	②	27	①
03	①	08	①	13	④	18	④	23	②	28	①
04	④	09	①	14	④	19	①	24	③		
05	②	10	③	15	①	20	③	25	③		

CHAPTER 08 간호관리의 법적 측면과 간호윤리

UNIT 01 _ 기출문제

01	④	09	④	17	①	25	④
02	②	10	③	18	④	26	③
03	④	11	④	19	④	27	②
04	②	12	①	20	①	28	①
05	②	13	②	21	④	29	③
06	①	14	③	22	①	30	④
07	②	15	①	23	②	31	①
08	④	16	②	24	②	32	⑤

UNIT 02 _ 기출응용문제

01	④	09	②	17	④	25	①	33	①	41	②
02	③	10	②	18	②	26	④	34	①	42	④
03	①	11	③	19	④	27	③	35	④	43	④
04	②	12	①	20	④	28	②	36	②	44	④
05	②	13	④	21	③	29	②	37	③	45	④
06	①	14	②	22	④	30	②	38	④	46	②
07	③	15	④	23	①	31	①	39	③	47	②
08	④	16	②	24	②	32	④	40	①	48	②

CHAPTER 09 간호와 마케팅

UNIT 01 _ 기출문제

01	④	05	③	09	⑤	13	④
02	①	06	②	10	②		
03	③	07	②	11	①		
04	②	08	④	12	③		

UNIT 02 _ 기출응용문제

01	④	05	④	09	②	13	①	17	③	21	②
02	③	06	①	10	④	14	②	18	③	22	②
03	④	07	④	11	②	15	③	19	②	23	①
04	②	08	③	12	②	16	④	20	①	24	④